W0086800

Mark Honigsbaum
Das Jahrhundert der Pandemien

MARK HONIGSBAUM

Das Jahrhundert der Pandemien

Eine Geschichte der Ansteckung von der Spanischen Grippe bis Covid-19

Aus dem Englischen von
Monika Niehaus und Susanne Warmuth

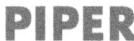

Mehr über unsere Autoren und Bücher:
www.piper.de

Das Zitat auf Seite 6 stammt aus dem Buch *Die Pest* von Albert Camus, 1947, in der Übersetzung von Uli Aumüller, S. 46. Mit freundlicher Genehmigung der Rowohlt Verlag GmbH © 1997, Hamburg.

Inhalte fremder Webseiten, auf die in diesem Buch (etwa durch Links) hingewiesen wird, macht sich der Verlag nicht zu eigen. Eine Haftung dafür übernimmt der Verlag nicht.

MIX
Papier aus verantwor-
tungsvollen Quellen
FSC
www.fsc.org   FSC® C014496

ISBN 978-3-492-07083-6
© Mark Honigsbaum, 2019
Kapitel 10 und Epilog © Mark Honigsbaum, 2020
Titel der englischen Originalausgabe: »The Pandemic Century. A History of Global Contagion from the Spanish Flu to Covid-19« bei WH Allen, Ebury Publishing in der Penguin Random House Group, London 2020
© Piper Verlag GmbH, München 2021
Satz: psb, Berlin
Gesetzt aus der Minion Pro
Litho: Lorenz & Zeller, Inning am Ammersee
Druck und Bindung: GGP Media GmbH, Pößneck
Printed in Germany

Für Mary-Lee

»*Plagen sind ja etwas Häufiges, aber es ist schwer, an Plagen zu glauben, wenn sie über einen hereinbrechen. Es hat auf der Welt genauso viele Pestepidemien gegeben wie Kriege. Und doch treffen Pest und Krieg die Menschen immer unvorbereitet.*«
Albert Camus, 1947

Inhalt

Prolog
Haie und andere Prädatoren

In den gemäßigten Gewässern des Nordatlantiks greifen Haie Badende niemals an. Und ein Hai kann das Bein eines Schwimmers auch nicht mit einem einzigen Biss abtrennen. So dachten die meisten Haiexperten im glühend heißen Sommer des Jahres 1916, als die Bewohner von New York und Philadelphia an die Strände im Norden von New Jersey strömten, um dort vor der drückenden Hitze im Inland Abkühlung zu finden. Im selben Sommer hatte an der Ostküste eine Polio-Epidemie gewütet, und das hatte zu Warnhinweisen geführt, es bestehe das Risiko, sich in öffentlichen Schwimmbädern mit »Kinderlähmung« zu infizieren. Die Küste von Jersey galt jedoch als prädatorenfreie Zone.

»Das Risiko, von einem Hai angegriffen zu werden«, erklärte Frederic Lucas, Direktor des American Museum of Natural History, im Juli 1916, »ist ungleich geringer, als vom Blitz getroffen zu werden ... die Gefahr eines Haiangriffs an unseren Küsten liegt praktisch bei *null*.« Als Beweis verwies Lucas auf die Belohnung von 500 Dollar, die der Millionär und Bankier Hermann Oelrichs »für einen authentischen Fall« ausgesetzt hatte, »dass ein Mensch in gemäßigten Gewässern [in den Vereinigten Staaten nördlich von Cape Hatteras, North Carolina] von einem Hai attackiert wird« – eine Summe, die niemals eingefordert worden war, seit Oelrichs dieses Angebot 1891 in der *New York Sun* gemacht hatte.[1]

Aber Oelrichs und Lucas irrten sich, und das galt auch für Henry Fowler und Henry Skinner, zwei Kuratoren der Academy of Natural Sciences in Philadelphia, die 1916 kategorisch festgestellt hatten, dass einem Hai die Kraft fehle, einem Menschen ein Bein abzubeißen. Das war die *bekannte* Faktenlage – bis zur ersten Ausnahme am Abend des 1. Juli 1916. Damals entschloss sich Charles Epting Vansant, ein reicher junger Börsenmakler, der mit Frau und Familie in New Jersey Urlaub machte, vor dem Abendessen in der Nähe seines Hotels in Beach Haven noch mal kurz ins Wasser zu gehen. Vansant oder »Van«, wie er von seinen Freunden genannt wurde, hatte 1914 an der University of Pennsylvania seinen Abschluss gemacht; er war ein Nachkomme einer der ältesten Familien des Landes – niederländische Einwanderer, die sich 1647 in der Neuen Welt niedergelassen hatten – und berühmt für seine Sportlichkeit. Wenn er irgendwelche Sorgen gehabt haben sollte, sich an diesem Abend in die kühlen Wasser des Atlantiks zu wagen, so wurden sie vom vertrauten Anblick des Rettungsschwimmers Alexander Ott, Mitglied des amerikanischen olympischen Schwimmteams, und eines freundlichen Chesapeake Bay Retriever vertrieben, der auf ihn zurannte, als er in die Brandung eintauchte. Nach Art junger edwardianischer Männer jener Tage schwamm Vansant aus dem mit Leinen abgetrennten Bereich direkt aufs offene Meer hinaus, bevor er sich umdrehte, um Wasser zu treten und den Hund zu sich zu rufen. Inzwischen waren sein Vater, Dr. Vansant, und seine Schwester Louise an den Strand gekommen und bewunderten vom Rettungsschwimmerhäuschen aus seine gute Form. Zu ihrer großen Belustigung weigerte sich der Hund, ins Wasser zu gehen. Wenige Augenblicke später wurde der Grund dafür klar – im Wasser tauchte eine schwarze Flosse auf, die sich von Osten her auf Vansant zubewegte. Verzweifelt winkte der Vater seinem Sohn zu, zurück an Land zu schwimmen, doch Vansant erkannte die Gefahr zu spät, und als er sich noch rund 50 Meter vom Strand entfernt befand, spürte er einen plötzlichen heftigen Ruck und einen schrecklichen Schmerz. Als sich das Wasser um ihn rot verfärbte, griff Vansant nach unten und stellte fest, dass sein linkes Bein nicht mehr da war, glatt am Oberschenkelknochen durchtrennt.

Inzwischen war ihm Ott zu Hilfe geeilt und zog ihn durch das Wasser in die Sicherheit des Engleside Hotels, wo sein Vater verzweifelt versuchte, die Blutung zu stillen. Aber es war zwecklos – die Wunde blutete zu stark –, und zum Entsetzen seines Vaters und seiner jungen Frau starb Vansant an Ort und Stelle, das erste bekannte Opfer eines Haiangriffs im Nordatlantik. Von diesem Moment an würde keiner von beiden jemals wieder auf den Atlantik am Strand von New Jersey blicken können, ohne sich das mörderische Gebiss vorzustellen, das unter der Oberfläche lauerte.

Sie waren nicht allein. Innerhalb von zwei Wochen wurden vier weitere Schwimmer an der Küste von New Jersey angegriffen und drei getötet, was eine geradezu hysterische Furcht vor »menschenfressenden« Haien* auslöste, die bis heute anhält.[2] Dabei spielt es kaum eine Rolle, dass Sichtungen von Weißen Haien und anderen großen Haiarten im Nordatlantik selten und Angriffe auf Schwimmer noch seltener sind. Strandbesucher *wissen* inzwischen, dass sie sich beim Schwimmen besser nicht zu weit von der Küste entfernen, und sollten sie die Risiken unterschätzen oder die Gefahr mit einem Achselzucken abtun, so gibt es stets eine Wiederholung von *Der weiße Hai* oder eine Folge von *Shark Week* auf Discovery Channel, um ihnen den Kopf zurechtzurücken. Daher fürchten sich viele Kinder und auch zahlreiche Erwachsene davor, in der Brandung zu spielen, und selbst diejenigen, die sich hinter die Brecher wagen, *wissen*, dass es ratsam ist, die Wasseroberfläche immer wieder nach einer verräterischen Rückenflosse abzusuchen.

***

Auf den ersten Blick scheinen die Haiangriffe in New Jersey wenig mit der Ebola-Epidemie in Westafrika 2014 oder der Zika-Epidemie zu tun zu haben, die im Folgejahr in Brasilien ausbrach. Doch das ist ein Irrtum, denn genauso, wie sich die meisten Biologen keinen Haiangriff in den kalten Gewässern des Nordatlantiks vorstellen konnten, konnten sich die meisten Experten für Infektionskrankheiten im Sommer 2014 nicht vorstellen, dass Ebola, ein Virus, dessen Vorkommen sich zuvor auf abgelegene

---

* Zu welcher Art der oder die Haie gehörten, die für die Attacken verantwortlich waren, wurde nie geklärt. Einige Fachleute nehmen an, es habe sich um einen jungen Weißen Hai, *Carcharodon carcharias,* gehandelt; andere weisen darauf hin, dass die Angriffe zum Fressmuster von Bullenhaien *(C. leucas)* passen, die gerne in seichten Küstengewässern auf Jagd gehen.

Waldregionen in Zentralafrika beschränkt hatte, eine Epidemie in einer Großstadt in Sierra Leone oder Liberia auslösen könnte, noch viel weniger jenseits des Atlantiks, in Europa oder den Vereinigten Staaten. Aber genau das geschah, als das Ebolavirus kurz vor Januar 2014 aus einem unbekannten Tierreservoir auftauchte, im Dorf Méliandou im Südosten von Guinea einen zweijährigen Jungen infizierte und von dort auf dem Landweg nach Conakry, Freetown und Monrovia und weiter auf dem Luftweg nach Brüssel, London, Madrid, New York und Dallas gelangte.

Und etwas sehr Ähnliches geschah 1997, als ein bislang obskurer Stamm aviärer Influenzaviren namens H5N1, der zuvor in Entenvögeln und anderem wilden Wassergeflügel zirkuliert hatte, plötzlich begann, große Mengen an Geflügel in Hongkong zu töten, und eine weltweite Panik vor der Vogelgrippe auslöste. Auf die Furcht vor der Vogelgrippe folgte 2003 die Panik vor dem Schweren Akuten Respiratorischen Syndrom (SARS), auf das 2009 wiederum die Schweinegrippe folgte – ein Ausbruch, der in Mexiko begann und Angst vor einer weltweiten Influenza-Pandemie auslöste, die die Lagerbestände antiviraler Arzneimittel schrumpfen ließ und zur Produktion von Impfstoffen im Wert von vielen Milliarden Dollar führte.

Die Schweinegrippe entwickelte sich nicht zu einem »Menschenfresser« – die Pandemie tötete weltweit weniger Menschen, als gewöhnliche Influenzastämme in den Vereinigten Staaten und Großbritannien in den meisten Jahren an Opfern fordern –, im Frühjahr 2009 wusste das aber noch niemand. Während sich Infektionsfachleute auf das Wiederauftauchen der Vogelgrippe in Südostasien konzentrierten, hatte tatsächlich niemand mit dem Auftauchen eines neuartigen Schweinegrippevirus in Mexiko gerechnet, geschweige denn eines Virus mit einem ähnlichen genetischen Profil wie dem des Erregers der sogenannten Spanischen Grippe von 1918 – einer Pandemie, die Schätzungen zufolge mindestens 50 Millionen Menschen weltweit tötete und zu einem Symbol für ein virales Armageddon geworden ist.*

***

---

* Als Epidemie bezeichnet man die rasche Ausbreitung einer Infektion auf eine große Zahl von Menschen in einer bestimmten Population. Eine

Im 19. Jahrhundert gingen medizinische Experten davon aus, ein besseres Verständnis der sozialen und umweltspezifischen Bedingungen, die zu Infektionen führten, würde sie in die Lage versetzen, Epidemien vorherzusagen und »die Panik zu bannen«, wie es der viktorianische Epidemiologe und Sanitärexperte William Farr 1847 ausdrückte. Als Fortschritte in der Bakteriologie jedoch zur Entwicklung von Impfstoffen (Vakzinen) gegen Typhus, Cholera und Pest führten und die Furcht vor den großen epidemischen Seuchen der Vergangenheit allmählich nachließ, gerieten andere Erkrankungen ins Blickfeld, und neue Ängste entwickelten sich. Ein gutes Beispiel ist die Poliomyelitis, kurz Polio genannt. In dem Monat, bevor die Haiangriffe auf Badende an den Stränden von New Jersey begannen, war in der Nähe des Hafengebiets in South Brooklyn eine Polio-Epidemie ausgebrochen. Mitarbeiter der New Yorker Gesundheitsbehörde beschuldigten sofort italienische Immigranten, die kürzlich aus Neapel eingewandert waren und in einem Bezirk namens »Pigtown« in höchst beengten, unhygienischen Mietskasernen lebten, für den Ausbruch verantwortlich zu sein. Als sich die Poliofälle häuften und die Zeitungen sich mit herzzerreißenden Berichten über gelähmte oder verstorbene Kinder füllten, führte diese öffentliche Aufmerksamkeit zu einer wahren Hysterie und der Flucht wohlhabender Einwohner aus der Stadt (viele New Yorker machten sich an die Küste von New Jersey auf). Innerhalb von Wochen hatte die Panik auch die Nachbarstaaten an der Ostküste ergriffen, was zu Quarantänemaßnahmen, Reiseverboten und Zwangseinweisungen in Krankenhäuser führte.[3] Diese hysterischen Reaktionen spiegelten zum Teil die damals vorherrschende medizinische Überzeugung wider, dass es sich bei Polio um eine Atemwegserkrankung handele, die durch Husten und Niesen sowie Fliegen weiterverbreitet werde, die sich inmitten von Abfall vermehrten.*

Pandemie ist hingegen eine Epidemie, die sich über eine große Fläche ausbreitet, beispielsweise über Länder und Kontinente hinweg. Diese Ausbreitung kann rasch erfolgen, aber auch mehrere Monate oder Jahre erfordern. Die Weltgesundheitsorganisation (WHO) definiert eine Pandemie einfach als »weltweite Ausbreitung einer neuen Krankheit«.

* Tatsächlich breitet sich Poliomyelitis prinzipiell auf oral-fäkalem Wege

In seiner Geschichte der Poliomyelitis beschreibt der Epidemiologe John R. Paul die Epidemie von 1916 als »den Höhepunkt bei den Versuchen zur Durchsetzung von Isolations- und Quarantänemaßnahmen«. Als die Epidemie mit den sinkenden Temperaturen im Dezember 1916 allmählich abklang, zählte man in 26 Bundesstaaten insgesamt 27 000 Fälle und 6000 Tote, was die Epidemie zum größten Polio-Ausbruch der damaligen Zeit machte. Allein in New York wurden 8900 Fälle und 2400 Tote registriert; die Mortalitätsrate betrug also rund eins von vier Kindern.[4]

Die Größenordnung des Ausbruchs ließ Kinderlähmung als ein spezielles amerikanisches Problem erscheinen. Was die meisten Amerikaner aber nicht wussten, war, dass Schweden fünf Jahre zuvor einen ähnlich verheerenden Ausbruch erlebt hatte. Während dieses Ausbruchs hatten schwedische Wissenschaftler wiederholt Polioviren aus dem Dünndarm der Opfer isoliert – ein wichtiger Schritt zur Erklärung der wahren Ursachen der Entstehung (Ätiologie) und Krankheitsverläufe (Pathologie) der Krankheit. Den Schweden gelang es überdies, das Virus in Tieraffen zu kultivieren, die den Absonderungen von asymptomatischen menschlichen Trägern des Virus ausgesetzt worden waren. Das nährte den Verdacht, das Virus könne die Zeit zwischen den einzelnen Ausbrüchen in »gesunden Überträgern« überdauern. Diese Erkenntnisse wurden jedoch von führenden Polio-Experten ignoriert. Deshalb sollte es bis 1938 dauern, bis Forscher der Yale University die schwedischen Studien aufgriffen und bestätigten, dass asymptomatische Überträger häufig Polioviren mit dem Stuhl ausschieden und die Viren bis zu zehn Wochen in unbehandelten Abwässern überleben konnten.

Wie wir heute wissen, bestand in der Ära vor Entwicklung eines Poliovakzins die größte Hoffnung, Lähmungserscheinungen zu vermeiden, darin, bereits in früher Kindheit eine immunisierende Infektion durchzumachen, denn dann ist die Wahrscheinlichkeit geringer, dass Polio schwere Komplikationen hervorruft. So gesehen war Dreck ein Freund der Mütter, und man konnte es

aus, und die Nichtparalytische Poliomyelitis war bereits vor 1916 seit mehreren Jahrzehnten in den Vereinigten Staaten endemisch.

als rationale Strategie ansehen, Babys mit poliokontaminiertem Wasser und Lebensmitteln in Kontakt zu bringen. Um die Wende vom 19. zum 20. Jahrhundert waren die meisten Kinder aus Nachbarschaften, in denen arme Einwanderer lebten, auf genau diese Weise immun gegen den Erreger geworden. Das höchste Risiko, die paralytische Form der Erkrankung zu entwickeln, trugen die Kinder aus gepflegten Mittelklassewohngegenden – Menschen wie Franklin Delano Roosevelt, der künftige 32. Präsident der Vereinigten Staaten, der dem Polio-Erreger in seinen Teenagerjahren entkam, nur um sich 1921 als 39-Jähriger bei einem Urlaub auf Campobello Island, New Brunswick, mit dem Virus zu infizieren.

***

In diesem Buch geht es darum, wie wachsendes Wissen über Viren und andere Krankheitserreger (Pathogene) medizinische Forscher blind für diese ökologischen und immunologischen Erkenntnisse sowie für die Epidemie, die direkt um die Ecke lauert, machen kann. Seit der deutsche Bakteriologe Robert Koch und sein französischer Kollege Louis Pasteur in den 1880er-Jahren die »Keimtheorie« von Krankheiten aus der Taufe gehoben hatten, indem sie zeigten, dass Tuberkulose eine bakterielle Infektion war, und Impfstoffe gegen Anthrax (Milzbrand), Cholera und Tollwut entwickelten, haben Wissenschaftler – und die Beamten des öffentlichen Gesundheitswesens, deren Arbeit auf den Methoden der Forscher fußten – davon geträumt, alle pathogenen Mikroorganismen zu besiegen. Aber während die medizinische Mikrobiologie und damit verknüpfte Gebiete, wie Epidemiologie, Parasitologie, Zoologie und in letzter Zeit auch Molekularbiologie, neue Möglichkeiten schufen, die Übertragung und Ausbreitung neuartiger Pathogene zu verstehen und sie für Kliniker sichtbar zu machen, stellten sich diese wissenschaftlichen Erkenntnisse und Methoden allzu oft als nicht ausreichend heraus. Das liegt nicht einfach nur daran, dass Mikroorganismen ständig mutieren und sich weiterentwickeln, was unsere Fähigkeit überfordert, mit ihrer sich pausenlos wandelnden Genetik und ihren Übertragungsmustern Schritt zu halten, wie manchmal argumentiert wird. Tatsächlich liegt es auch daran, dass Medizinforscher dazu neigen, Gefangene bestimmter Paradigmen und Theorien zu Krankheitsursachen zu werden, was sie blind für die Gefahren bekannter und unbekannter Pathogene macht.

Nehmen wir zum Beispiel Influenza, das Thema des ersten Kapitels. Als in der Endphase des Ersten Weltkriegs, im Sommer 1918, die Spanische Grippe ausbrach, nahmen die meisten Ärzte an, sie werde sich ähnlich wie vorangegangene Grippe-Epidemien verhalten, und taten sie als lediglich lästig ab. Nur wenige glaubten, der Erreger könne eine tödliche Bedrohung für junge Erwachsene darstellen, noch viel weniger für Soldaten auf dem Marsch zu den alliierten Linien in Nordfrankreich. Schließlich hatte niemand Geringerer als Kochs Schützling Richard Pfeiffer die Ärzteschaft darüber informiert, dass Influenza von einem winzigen, gramnegativen Bakterium übertragen werde und es nur eine Frage der Zeit sei, bis in deutschen Labormethoden ausgebildete Bakteriologen einen Impfstoff gegen den Influenza-Bazillus liefern würden, genauso wie es ihn schon gegen Cholera, Diphtherie und Typhus gab. Aber Pfeiffer und all diejenigen, die auf seine experimentellen Methoden vertrauten, irrten sich: Der Erreger der Influenza ist kein Bakterium, sondern ein Virus, zu klein, um durch die Linse eines normalen Lichtmikroskops gesehen zu werden. Überdies passierte das Virus problemlos die Porzellanfilter, die damals verwendet wurden, um Bakterien zu isolieren, wie man sie häufig im Nasen- und Rachenraum von Grippekranken fand. Auch wenn einige britische und amerikanische Forscher bereits früh den Verdacht hegten, der Influenza-Erreger könne ein »Filterpassierer« sein, sollte es viele Jahre dauern, bis Pfeiffers Fehleinschätzung korrigiert und die virale Ätiologie des Influenza-Erregers deutlich wurde. In der Zwischenzeit wurde viel Forschungszeit verschwendet, und Millionen junger Menschen starben.

Es wäre jedoch ein Irrtum zu glauben, dass es ausreicht, die Identität eines Erregers und die Ätiologie einer Krankheit zu kennen, um eine Epidemie unter Kontrolle zu bringen, denn auch wenn die Präsenz eines Infektionserregers eine notwendige Bedingung für Krankheit ist, ist sie selten hinreichend. Mikroorganismen interagieren auf verschiedene Weise mit unserem Immunsystem, und ein Erreger, der bei einer Person zu einer Erkrankung führt, lässt eine andere vielleicht unbeeinflusst oder löst nur leichte Symptome aus. Tatsächlich können viele bakterielle und virale Infektionen jahrzehntelang in Zellen und Geweben »schlafen«, bevor sie durch äußere Ereignisse oder Prozesse (re-)aktiviert werden, ob durch eine Koinfektion mit anderen Mikroorganismen, durch einen plötzlichen systemischen Schock aufgrund eines äußeren Stressors oder durch ein Nachlassen der Immunabwehr im höheren Alter. Noch wichtiger ist aber: Indem wir uns auf spezifische mikrobielle Prädatoren konzentrieren, riskieren wir, das größere Ganze aus dem Blick zu verlieren. Beispielsweise gehört das Ebolavirus vielleicht zu den tödlichsten Erregern, die uns bekannt sind, doch nur wenn tropische Regenwälder abgeholzt und die Fledermäuse, die vermutlich das Reservoir des Virus zwischen den Epidemien bilden, aus ihren Unterschlüpfen vertrieben werden oder wenn Jäger Schimpansen töten und zerlegen, um sie als »Bushmeat« (Fleisch von Wildtieren) zu verkaufen, kommt es dazu, dass Ebola auf Menschen überspringt und sich verbreitet. Und nur wenn die via Blut übertragene Krankheit durch schlechte Krankenhaushygiene weiteren Schub erhält, ist die Wahrscheinlichkeit hoch, dass sie sich weiter ausbreitet und schließlich auch urbane Regionen erreicht. Unter solchen Umständen lohnt es, sich an das zu erinnern, was George Bernard Shaw 1906 in *Des Doktors Dilemma* ausdrückte: »Es war auch klar, dass die charakteristische Mikrobe einer Krankheit ebenso gut ein Symptom wie eine Ursache sein kann.« Wenn man Shaws Axiom aktualisiert, könnte man in der Tat sagen, dass Infektionskrankheiten fast immer breiter gefächerte umweltbedingte und soziale Ursachen haben. Solange wir die ökologischen, immunologischen und verhaltensbiologischen Faktoren, die das Auftauchen und die Verbreitung neuartiger Pathogene beeinflussen, nicht mitberücksichtigen, wird unser Wissen um solche Erreger und ihre Verbindungen zu Krankheiten zwangsläufig bruchstückhaft und unvollständig bleiben.

Um fair zu sein, hat es immer medizinische Forscher gegeben, die bereit waren, einen nuancierteren Blick auf unsere komplexen Wechselbeziehungen mit Mikroorganismen zu werfen. Beispielsweise wetterte René Dubos, Forscher am Rockefeller Institute, auf dem Höhepunkt der Antibiotikarevolution 1959 heftig gegen kurzsichtige technische Lösungen medizinischer Probleme. Zu einer Zeit, als die meisten seiner Kollegen die Überwindung von

Infektionskrankheiten für selbstverständlich hielten und glaubten, die Ausrottung der häufigen bakteriellen Infektionsursachen stehe kurz bevor, warnte Dubos, der 1939 das erste kommerzielle Antibiotikum isoliert hatte und wusste, wovon er sprach, vor der allgemeinen medizinischen Hybris. Er verglich die Menschheit mit dem »Zauberlehrling« und mahnte, die medizinische Wissenschaft habe »potenziell zerstörerische Kräfte« in Gang gesetzt, die eines Tages den Traum von einem medizinischen Utopia zunichtemachen könnten. »Der moderne Mensch glaubt, dass er sich zum fast völligen Herrscher der Naturkräfte aufgeschwungen habe, die seine Evolution in der Vergangenheit geformt haben, und dass er nun sein eigenes biologisches und kulturelles Schicksal kontrollieren könne«, schrieb Dubos. »Aber das könnte sich als Illusion erweisen. Wie alle anderen Lebewesen ist er Teil eines ungeheuer komplexen ökologischen Systems und durch unzählige Verbindungen mit all seinen Komponenten verknüpft.« Ein vollständiges Freisein von Krankheiten, so Dubos, sei eine »Fata Morgana«, und die Natur werde »zu einem unvorhersehbaren Zeitpunkt und in unvorhersehbarer Weise zurückschlagen«.[5]

Aber obwohl Dubos' Schriften in den 1960er-Jahren in der amerikanischen Öffentlichkeit ungeheuer populär waren, wurden seine Warnungen vor einem kommenden Krankheits-Armageddon von seinen wissenschaftlichen Kollegen weitgehend ignoriert. Daher war die medizinische Welt auch völlig überrascht, als die Centers for Disease Control and Prevention (CDC, eine Behörde des US-Gesundheitsministeriums, die sich auf Infektionskrankheiten konzentriert) kurz nach Dubos' Tod 1982 das Akronym AIDS für eine ungewöhnliche Autoimmunkrankheit prägten, die plötzlich in der Homosexuellengemeinschaft in Los Angeles aufgetaucht war und sich nun auf andere Teile der Bevölkerung auszubreiten begann. Aber die CDC hätten eigentlich nicht überrascht sein sollen, denn etwas ganz Ähnliches war erst acht Jahre zuvor geschehen: Damals hatte der Ausbruch einer untypischen Lungenentzündung (Pneumonie) bei einer Gruppe von Kriegsveteranen, die an einem Treffen der American Legion in einem Luxushotel in Philadelphia teilgenommen hatten, eine allgemeine öffentliche Hysterie ausgelöst. Epidemiologen bemühten sich verzweifelt, den »Philly Killer« zu identifizieren. Zunächst verblüffte der Ausbruch die Infektionsdetektive der CDC, und erst einem Mikrobiologen gelang es, den Erreger, *Legionella pneumophila*, zu identifizieren, ein winziges Bakterium, das in wässriger Umgebung gedeiht, so auch in den Kühltürmen einer Klimaanlage des Hotels. In diesem Jahr (1976) kam es nicht nur zu einer Panik aufgrund der Legionärskrankheit, sondern auch wegen des plötzlichen Auftretens eines neuen Schweinegrippestamms auf einer Basis der US-Armee in New Jersey – ein Ereignis, auf das die CDC und die Mitarbeiter der Gesundheitsbehörden gleichermaßen unvorbereitet waren und das schließlich zu der unnötigen Impfung von Millionen Amerikanern führen sollte. Und etwas ganz Ähnliches wiederholte sich 2003, als ein älterer chinesischer Professor für Nephrologie im Metropole Hotel in Hongkong eincheckte und damit für grenzüberschreitende Ausbrüche einer schweren Atemwegserkrankung sorgte, die anfangs dem Vogelgrippevirus H5N1 zugeschrieben wurde, doch, wie wir inzwischen wissen, von einem neuartigen, SARS-ähnlichen Coronavirus* ausgelöst wurde. In diesem Fall wurde eine Pandemie durch raffinierte mikrobiologische Detektivarbeit und eine beispielhafte Kooperation zwischen Netzwerken von Wissenschaftlern verhütet, die ihre Informationen miteinander teilten, aber es war eine knappe Sache, und seitdem gab es noch mehrere weitere unerwartete – und anfangs fehldiagnostizierte – kritische Infektionsereignisse.

In diesem Buch geht es um diese Ereignisse und Prozesse und um die Gründe, warum sie uns immer wieder überraschen, obwohl wir uns doch nach Kräften bemühen, sie vorherzusagen und vorbereitet zu sein. Einige dieser Geschichten, wie die Panik im Rahmen der Ebola-Epidemie 2016–18 oder die AIDS-Hysterie in den 1980er-Jahren, werden den Lesern bekannt sein; andere, wie der Ausbruch einer Pneumonie-Seuche im mexikanischen Viertel von Los Angeles 1924 oder die große Psittakose-Panik, die ein paar Monate nach dem Wall-Street-Crash von 1929 über die Vereinigten Staaten fegte, wohl weniger. Aber ob vertraut oder

---

* Coronaviren infizieren hauptsächlich das Atmungssystem und den Magen-Darm-Trakt von Säugern und sind vermutlich die Ursache von bis zu einem Drittel aller Erkältungen.

nicht – all diese Epidemien zeigen, wie rasch das anerkannte medizinische Wissen durch das Auftauchen neuer Pathogene auf den Kopf gestellt werden kann und wie ungewöhnlich erfolgreich solche Epidemien beim Verbreiten von Panik, Hysterie und Furcht sind, solange es keine Laborergebnisse, effektiven Impfstoffe und wirksamen Arzneimittel gibt.

Statt die Panik zu bändigen, können besseres medizinisches Wissen und eine bessere Überwachung von Infektionskrankheiten aber auch neue Ängste schüren und Menschen übersensibel auf epidemische Gefahren reagieren lassen, deren sie sich zuvor gar nicht bewusst waren. Genauso, wie Rettungsschwimmer das Meer nach bedrohlichen Rückenflossen absuchen, um Badende warnen zu können, durchsucht die Weltgesundheitsorganisation (WHO) nämlich routinemäßig das Internet nach Berichten über ungewöhnliche Ausbrüche und testet Mikroorganismen auf Mutationen, die das Auftauchen des nächsten Pandemievirus signalisieren könnten. Bis zu einem gewissen Grad ist diese Hypervigilanz sinnvoll, aber der Preis, den wir zahlen, ist ein Zustand ständiger latenter Angst vor dem nächsten »Big One«, der nächsten großen Pandemie. Die Frage ist nicht, *ob* es zur Apokalypse kommt, hören wir immer wieder, sondern *wann*. In dieser fiebrigen Atmosphäre ist es nicht überraschend, dass sich Experten für öffentliche Gesundheit manchmal irren und den Panikknopf drücken, wenn tatsächlich gar kein Anlass zur Panik besteht. Oder sie verstehen die Bedrohung, wie im Fall der westafrikanischen Ebola-Epidemie, völlig falsch.

Um es deutlich zu sagen: Die Medien sind Teil dieser Prozesse – schließlich verkauft sich nichts so gut wie Furcht –, aber auch wenn Nachrichtenkanäle, die 24 Stunden lang sieben Tage die Woche senden, und die sozialen Medien dazu beitragen, Panik, Hysterie und die Stigmatisierung zu schüren, die mit dem Ausbruch von Infektionskrankheiten einhergehen, sind Journalisten und Blogger meistenteils lediglich Boten. Ich argumentiere, dass die medizinische Wissenschaft – und insbesondere die Epidemiologie –, die uns auf neue Infektionsquellen aufmerksam macht und bestimmte Verhaltensweisen als »riskant« bezeichnet, letztendlich auch die Quelle dieser irrationalen und oft schädlichen Urteile ist. Niemand bestreitet, dass ein besseres epidemiologisches Verständnis für die Ursachen von Infektionskrankheiten zu großen Fortschritten geführt hat, was das Vorbereitetsein auf Epidemien angeht, oder dass sich unsere Gesundheit und unser Wohlergehen dank technischer Fortschritte in der Medizin immens verbessert haben; dennoch sollten wir nicht vergessen, dass aus diesem Wissen ständig neue Sorgen und Ängste erwachsen.

Jede in diesem Buch diskutierte Epidemie illustriert einen anderen Aspekt dieses Prozesses und zeigt, wie der Ausbruch jedes Mal das Vertrauen in das vorherrschende medizinische und wissenschaftliche Paradigma untergrub, was die Gefahr von blindem Vertrauen in bestimmte Technologien auf Kosten eines umfassenderen ökologischen Verständnisses für die Ursachen von Krankheiten unterstreicht. Dabei stütze ich mich auf soziologische und philosophische Einsichten in die Struktur naturwissenschaftlicher Erkenntnisse und argumentiere, dass sich das, was vor dem Auftauchen (Emergenz) der neuartigen Infektion »bekannt« war – dass Kühltürme und Klimaanlagen *kein* Risiko für Hotelgäste und Krankenhauspatienten darstellen, dass Ebola *nicht* in Westafrika zirkuliert und *keine* Großstadt erreichen kann, dass Zika eine relativ harmlose, von Stechmücken übertragene Krankheit ist –, als falsch herausstellte, und ich erkläre, wie all diese Epidemien in der Rückschau eine intensive Gewissenserforschung über »bekannte Bekannte« und »unbekannte Unbekannte«* auslösten und was Wissenschaftler und Gesundheitsexperten tun sollten, um solche erkenntnistheoretisch blinden Flecken in Zukunft zu vermeiden.[6]

Die in diesem Buch diskutierten Epidemien unterstreichen überdies die Schlüsselrolle, die umweltbedingte, soziale und kulturelle Faktoren dabei spielen, die Prävalenz- und Emergenzmuster einer Infektion zu verändern. Eingedenk von Dubos' Erkenntnissen über die Ökologie von Pathogenen argumentiere ich, dass sich die Emergenz von Krankheiten in den meisten Fällen auf Störungen des ökologischen Gleichgewichts oder Veränderungen der Umwelt

---

* Das Konzept der »bekannten Bekannten« und »unbekannten Unbekannten« wurde vom früheren US-Verteidigungsminister Donald Rumsfeld während einer Pressekonferenz im Pentagon 2002 eingeführt (weitere Diskussion siehe Endnoten).

zurückführen lässt, in der der Erreger gewöhnlich heimisch ist. Das gilt besonders für Viren tierischen Ursprungs oder zoonotische Viren (die von Tier zu Mensch und umgekehrt übertragen werden können) wie das Ebolavirus, aber auch für kommensale (schmarotzende, aber nicht schädigende) Bakterien wie Streptokokken, die Hauptursache für ambulant erworbene Pneumonie. Der natürliche Wirt des Ebolavirus ist vermutlich ein Flughund. Aber obwohl Antikörper gegen das Ebolavirus in verschiedenen in Afrika heimischen Fledertierarten gefunden wurden, sind aus ihnen noch nie vermehrungsfähige Viren isoliert worden. Das liegt höchstwahrscheinlich daran, dass das Ebolavirus, wie andere Viren, die sich im Lauf einer langen gemeinsamen Evolution an ihren Wirt angepasst haben, vom Immunsystem der Fledertiere sehr rasch aus dem Blutstrom eliminiert wird, aber vermutlich nicht, bevor es auf ein anderes Fledertier übertragen wurde. Das führt dazu, dass das Virus ständig in Fledertierpopulationen zirkuliert, ohne dass Virus oder Wirt geschädigt werden. Etwas Ähnliches geschieht bei Viren, die sich im Lauf ihrer Evolution ausschließlich auf den Befall von Menschen spezialisiert haben, wie Masern- und Polioviren: Eine Erstinfektion in der Kindheit führt gewöhnlich nur zu einem leichten Verlauf der Erkrankung; anschließend erholen sich die Betroffenen und sind lebenslang immun. Aber von Zeit zu Zeit wird dieser immunologische Gleichgewichtszustand gestört. Das kann natürliche Ursachen haben, zum Beispiel wenn eine genügend große Anzahl von Personen in der Kindheit nicht erkrankt, sodass die Herdenimmunität schwindet, oder wenn das Virus plötzlich mutiert – wie es beim Influenzavirus häufig vorkommt – und es zur Zirkulation eines neuen Virenstamms kommt, gegen den die Population kaum oder gar keine Immunität besitzt. Aber so etwas kann auch passieren, wenn wir uns unabsichtlich zwischen das Virus und seinen natürlichen Wirt stellen. Das war vermutlich beim Ebolavirus 2014 der Fall, als Kinder in Méliandou begannen, Angola-Bulldoggfledermäuse zu necken, die in einem hohlen Baum in der Mitte des Dorfes lebten. Und vermutlich löste ein sehr ähnliches Ereignis in den 1950er-Jahren den Spillover* (»Übersprung«) des

---

* Ein Begriff, der 2012 von David Quammen in seinem Buch *Spillover.*

HI-Vorläufervirus von Schimpansen auf Menschen im Kongo aus. Im Fall von AIDS besteht kaum Zweifel, dass die Einführung des Dampfschiffsverkehrs auf dem Kongo um die Wende vom 19. zum 20. Jahrhundert und der Bau neuer Straßen und Schienenwege in der Kolonialzeit eine wichtige Rolle bei der Verbreitung des Virus spielten, ebenso die Gier von Holzfällern und Holzfirmen. Aber auch soziale und kulturelle Faktoren hatten Einfluss: Wäre es nicht allgemein üblich gewesen, Bushmeat zu verzehren, und hätte die Prostitution rund um die Lager der Schienen- und Holzarbeiter nicht derart floriert, hätte sich das Virus wahrscheinlich nicht so weit verbreitet und so rasch vervielfältigt. Und hätte es nicht so tief verwurzelte kulturelle Überzeugungen und Gepflogenheiten in Westafrika gegeben – vor allem das Festhalten der Einheimischen an traditionellen Begräbnisriten und ihr Misstrauen gegenüber wissenschaftlicher westlicher Medizin –, hätte sich das Ebolavirus wohl kaum zu einer großen regionalen Epidemie entwickelt, geschweige denn zu einer globalen Gesundheitskrise.

Die vielleicht wichtigste Erkenntnis, die uns die Medizingeschichte vermitteln kann, ist jedoch die lange und enge Verbindung zwischen Epidemien und Krieg. Spätestens seit der attische Staatsmann Perikles den Athenern befahl, die spartanische Belagerung ihrer Hafenstadt 430 v. Chr. »auszusitzen«, gelten Kriege als Vorläufer tödlicher Ausbrüche von Infektionskrankheiten (was zweifellos auch 2014 in Westafrika der Fall war, wo ein jahrzehntelanger Bürgerkrieg und bewaffnete Konflikte dazu führten, dass die Gesundheitssysteme in Liberia und Sierra Leone am Boden lagen und völlig unzureichend ausgestattet waren). Auch wenn der Erreger, der für die Seuche in Athen verantwortlich war, niemals identifiziert wurde und vielleicht auch niemals identifiziert werden wird (zu den Kandidaten zählen unter anderem Anthrax, Pocken, Typhus und Malaria), bestehen kaum Zweifel, dass der entscheidende Faktor die drangvolle Enge war, die hinter den Langen Mauern der griechischen Stadt herrschte, denn dort suchten bis zu 300 000 Athener und Flüchtlinge aus ganz Attika Schutz. Dieses erzwungene Zusammenleben auf engstem Raum

Der tierische Ursprung weltweiter Seuchen eingeführt wurde. Siehe auch Kapitel 6.

schuf ideale Bedingungen für die Verbreitung des Virus – wenn es denn ein Virus war – und verwandelte Athen in ein Leichenhaus (wie Thukydides schreibt, gab es keine Häuser, um die Flüchtlinge aus dem Umland zu empfangen, daher »mußten sie in der heißen Jahreszeit des Jahres in stickigen Kabinen untergebracht werden, wo die Sterblichkeit ungehemmt wütete«[7]). Das führte dazu, dass Athen nach der dritten Infektionswelle um 426 v. Chr. ein Viertel bis Drittel seiner Bevölkerung verloren hatte.[8]

Im Fall der Attischen Seuche verschonte die Krankheit aus ungeklärten Gründen die Spartaner und breitete sich offenbar auch nicht weit über die Grenzen Attikas aus. Doch vor 2000 Jahren waren Städte und Dörfer stärker isoliert, und es gab weitaus weniger Ortsbewegung von Menschen und damit von Pathogenen zwischen Ländern und Kontinenten. Leider ist das heute nicht mehr der Fall. Dank des weltweiten Handels und Reiseverkehrs überqueren neue Viren und ihre Überträger (Vektoren) ständig Grenzen und Zeitzonen, und an jedem Ort treffen sie auf eine andere Mischung von ökologischen und immunologischen Bedingungen. Das galt ganz besonders für den Ersten Weltkrieg: Damals boten das Zusammentreffen von zigtausend jungen amerikanischen Rekruten in Ausbildungslagern an der Ostküste der Vereinigten Staaten sowie ihre anschließende Überfahrt nach Europa und wieder zurück ideale Bedingungen für den bislang tödlichsten Ausbruch einer Pandemie in der menschlichen Geschichte.

1
Der blaue Tod

Es war ein verschlafenes Provinznest, wie man es um 1917 auf einer Tour durch das ländliche New England überall hätte finden können. Ein Blinzeln, und Sie wären vielleicht schon daran vorbei gewesen. Ayer, 56 Kilometer nordwestlich von Boston in graubraunem Buschland gelegen, bestand aus weniger als 300 kleinen Cottages sowie einer Kirche und ein paar Geschäften. Wäre da nicht die Tatsache gewesen, dass Ayer an der Schnittstelle der Boston and Maine Railroad sowie der Worcester, Nashua and Rochester Railroad lag und zwei Bahnhöfe besaß, hätte wenig für dieses Dorf gesprochen. Doch im Frühjahr 1917, als sich Amerika auf den Kriegseintritt vorbereitete und sich Militärplaner nach geeigneten Standorten umzusehen begannen, um Tausende von frisch eingezogenen Rekruten auszubilden, machten die Bahnstation und das umliegende freie Feld Ayer zu etwas Besonderem, gar Ungewöhnlichem. Vielleicht steckte jemand in Washington, D. C., im Mai 1917 genau aus diesem Grund eine Nadel mit einer roten Flagge in eine Landkarte von Massachusetts und bestimmte Ayer als Standort für das Quartier der neuen 76. Infanteriedivision der US-Armee.

Anfang Juni wurden Pachtverträge mit den Besitzern von rund 9000 Morgen baumlosem Grünland unterzeichnet, das an den Nashua River angrenzte, und zwei Wochen später begannen Pioniere, das Gelände in ein Lager für Major General John Pershings Infanteristen zu verwandeln. Innerhalb von nur zehn Wochen errichteten die Pioniere 1400 Baracken, installierten 2200 Duschen und verlegten fast 100 Kilometer an Heizrohren. Das Ausbildungslager, das rund 11 mal 11 Kilometer maß, hatte

ein eigenes Restaurant, eine Bäckerei, ein Theater und 14 Aufent-
haltsräume, in denen man lesen und zusammenkommen konnte,
dazu eine Post und ein Telegrafenamt. Das Erste, was die frisch
eingezogenen Rekruten sahen, die von Ayer kamen – ein kurzer Marsch von 2,5 Kilometern, der über die Schienenstränge
der Bahnstrecke Boston–Fitchburg führte –, waren das riesige
YMCA-Auditorium (Young Men's Christian Association, Christ-
licher Verein Junger Menschen) und die Baracken der Pioniere
des 301. Regiments. Rechts lagen die Baracken der 301., 302. und
303. Infanterieregimenter und ganz in der Nähe die von Feld-
artillerie, Depotbrigade und Maschinengewehrbatallion. Jenseits
dieser Baracken befanden sich Exerzierplätze, um Drill und den
Umgang mit dem Bajonett einzuüben, sowie ein 800-Betten-
Lazarett, das ebenfalls vom YMCA geleitet wurde. Alles in allem
konnte das Camp 30 000 Männer beherbergen. Im Lauf der nächsten Monate, als neue Rekruten aus Maine, Rhode Island, Connecticut, New York, Minnesota und sogar aus so südlichen Gefil-
den wie Florida eintrafen, füllten sich die einfachen hölzernen
Baracken mit mehr als 40 000 Männern, und die Pioniere waren
gezwungen, für die überzähligen Ankömmlinge Zelte zu errichten. In Würdigung seiner Bedeutung für das nordöstliche Militär-
kommando wurde das Lager Camp Devens getauft, zu Ehren von
General Charles Devens, einem Bostoner Rechtsanwalt, der Kom-
mandant im Bürgerkrieg gewesen war und dessen Unionstrup-
pen die ersten gewesen waren, die nach dem Fall der Stadt 1865
Richmond besetzt hatten. Wie Roger Batchelder, ein Propagan-
dist des Verteidigungsministeriums, meinte, als er im Dezember
1917 Camp Devens von einem Hügel außerhalb von Ayer bewun-
derte, ähnelte das Ausbildungslager einer »riesigen Soldaten-
stadt«.[1] Was der Beobachter verschwieg, war, dass Camp Devens
auch ein beispielloses immunologisches Experiment darstellte.
Nie zuvor waren so viele Männer mit ganz verschiedenen Lebens-
geschichten – Fabrikarbeiter und Landarbeiter, Maschinisten und
Hochschulabsolventen – in solcher Zahl zusammengebracht und
gezwungen worden, auf engstem Raum zusammenzuleben.

Camp Devens war nicht das einzige Lager, das in diesem Sommer hastig errichtet wurde, und es war auch nicht das größte.
Alles in allem wurden die frisch eingezogenen Rekruten, die für

die American Expeditionary Forces (AEF), das Expeditionskorps der Vereinigten Staaten, bestimmt waren, zur Ausbildung in 40 große Lager geschickt, die sich über das ganze Land verteilten; beispielsweise beherbergte Camp Funston, das an einem früheren Kavalleriestandort errichtet worden war, 55 000 Männer. Unterdessen hatten die Briten auf der anderen Seite des Atlantiks in Étaples in Nordfrankreich ein noch größeres Truppenlager errichtet. Das Lager Étaples, auf tief liegenden Wiesen neben der Bahnstrecke von Boulogne nach Paris gelegen, hatte Schlafplätze für bis zu 100 000 Soldaten aus Großbritannien und dem Britischen Empire sowie Lazarettbetten für 22 000 Personen. Im Lauf des Krieges kamen Schätzungen zufolge rund eine Million Soldaten auf dem Marsch an die Somme oder zu anderen Schlachtfeldern durch Étaples.

Die Ausstattung vieler dieser Lager war jedoch keineswegs so gut, wie Kriegsunterstützer suggerierten. In vielen Fällen war die Mobilisierung tatsächlich so rasch erfolgt, dass es den Pionieren nicht gelungen war, Lazarette und andere medizinische Einrichtungen rechtzeitig fertigzustellen, und die Baracken waren oft so zugig, dass die Männer gezwungen waren, sich abends um die Öfen zu drängen, um sich warm zu halten, und nachts in zusätzlichen Kleiderschichten zu schlafen. Einige, wie Batchelder, sahen dies als Möglichkeit an, die Rekruten abzuhärten und sie auf die Strapazen des Grabenkriegs in Nordfrankreich vorzubereiten. »In Ayer ist es kalt, aber … das kalte Wetter ist belebend; es härtet die Männer, die stets in warmen Behausungen gelebt haben, für das Leben draußen ab.«[2] Andere kritisierten das Kriegsministerium jedoch für die Wahl eines Standorts so weit im Norden und meinten, es wäre besser gewesen, Camp Devens weiter im Süden zu errichten, wo das Wetter freundlicher war. In Wahrheit war weniger die Kälte als die drangvolle Enge die größte Gefahr. Dadurch, dass die Mobilisierung Männer mit so vielen verschiedenen immunologischen Vorgeschichten zusammenbrachte und sie zwang, wochenlang auf engstem Raum zusammenzuleben, erhöhte sich das Risiko für die Ausbreitung übertragbarer Krankheiten ganz beträchtlich. Kriege waren natürlich schon immer Brutstätten für Krankheiten. Was 1917 von anderen Kriegszeiten unterschied, war die Größenordnung der Einberufung und das Vermischen von Männern, die unter sehr unterschiedlichen ökologischen Bedingungen aufgewachsen waren. In städtischen Gebieten, wo die Bevölkerungsdichte höher ist, ist die Wahrscheinlichkeit, schon in der Kindheit mit Masern oder häufigen Atemwegspathogenen, wie *Streptococcus pneumoniae* und *Staphylococcus aureus*, in Kontakt zu kommen, viel höher als in dünner besiedelten Regionen. Kinder, die in einer Zeit ohne Autos und Busse auf dem Land aufwuchsen und meist in der Nähe zur Schule gingen, hatten hingegen oft keine Bekanntschaft mit Masernerregern oder *Streptococcus pyogenes* und anderen hämolytischen Bakterien gemacht, die zu Hals-Rachen-Entzündungen führen. Als die US-Armee von 378 000 Mann im April 1917 auf 1,5 Millionen um die Jahreswende 1917/18 wuchs (bei Kriegsende im November 1918 lag die kombinierte Truppenstärke von US-Armee und US-Marine bei 4,7 Millionen), brachen daher überall in den Lagern längs der Ostküste wie auch in mehreren südlichen Bundesstaaten Masern- und Lungenentzündungsepidemien aus.[3]

Vor dem Aufkommen von Antibiotika gingen rund ein Viertel aller Todesfälle in den Vereinigten Staaten auf Lungenentzündungen zurück. Diese Pneumonien konnten von Bakterien, Viren, Pilzen oder Parasiten ausgelöst werden, aber die bei Weitem wichtigste Quelle für Ausbrüche ambulant erworbener Pneumonien war *Streptococcus pneumoniae*. Unter dem Mikroskop sehen diese Bakterien wie alle anderen Streptokokken aus. Eines der ungewöhnlichen Merkmale von *S. pneumoniae* ist jedoch, dass es eine Polysaccharid-Kapsel aufweist, die es davor schützt, an der Luft auszutrocknen oder von Phagozyten verschlungen zu werden, die zu den wichtigsten zellulären Verteidigern unseres Immunsystems gehören. Daher können Pneumokokken in feuchtem Auswurf (Sputum) in einem dunklen Raum auf Oberflächen bis zu zehn Tage überleben.

Weltweit gibt es mehr als 80 Subtypen von Pneumokokken, die sich alle im Bau ihrer Kapsel unterscheiden. Meistens residieren diese Bakterien in der Nase und im Rachenraum, ohne Krankheiten hervorzurufen, doch wenn das Immunsystem eines Menschen geschwächt oder durch eine andere Krankheit, wie Masern oder Influenza, beeinträchtigt ist, können die Bakterien die Oberhand gewinnen und eine potenziell tödliche Lungeninfektion auslösen.

Typischerweise beginnen diese Infektionen als Entzündung der Lungenalveolen, der mikroskopisch kleinen Bläschen, die den Sauerstoff in der Lunge aufnehmen. Wenn die Bakterien in die Alveolen eindringen, werden sie von Leukozyten und anderen Immunzellen verfolgt; überdies sammeln sich dort Flüssigkeiten an, die Proteine und spezielle Enzyme enthalten. Je mehr sich die Lungenbläschen füllen, desto stärker »verdichten« sie, was es ihnen erschwert, Sauerstoff ans Blut abzugeben. Gewöhnlich äußert sich diese Verdichtung (Konsolidierung) im Röntgenbild in Flecken rund um die Bronchien – die Passagen, die von einem Bronchus abzweigen, der röhrenartigen Struktur, die Luft aus der Luftröhre in den rechten und den linken Lungenflügel transportiert. Wenn die entzündliche Verdichtung herdförmig um den Bronchus liegt, wird sie als Bronchopneumonie bezeichnet. Bei schwereren Infektionen kann sich die Verdichtung aber auch über alle Lungenlappen (der rechte Lungenflügel hat drei, der linke zwei Lappen, medizinisch Lobus) ausbreiten und die Lunge in eine feste, leberartige Masse verwandeln. Die Auswirkungen auf das Lungengewebe sind dramatisch. Eine gesunde Lunge ist schwammartig und porös und ein guter Schallleiter. Wenn ein Arzt mit einem Stethoskop die Lunge eines gesunden Patienten abhört, ist wenig zu vernehmen. Bei einer »verstopften« Lunge (Lungenkongestion) werden die Atemgeräusche hingegen an den Brustkorb weitergeleitet, und es kommt zu typischen Rasselgeräuschen.

In der Spätphase des Viktorianischen und Edwardianischen Zeitalters war Lungenentzündung vielleicht die Krankheit, die nach der Tuberkulose am meisten gefürchtet war und fast immer tödlich endete, vor allem bei den Älteren, deren Immunsystem bereits durch andere Krankheiten geschwächt war. Zu den prominenten Opfern gehörten der neunte Präsident der Vereinigten Staaten, William Henry Harrison, der einen Monat nach seiner Amtseinführung 1841 starb, und der Konföderiertengeneral Thomas Jonathan »Stonewall« Jackson, der, acht Tage nachdem er in der Schlacht von Chancellorsville 1863 verwundet worden war, an den Komplikationen einer Lungenentzündung starb. Ein weiteres Opfer war Königin Viktorias Enkel, der Duke of Clarence, der, nachdem er sich in Sandringham im Winter 1892 eine sogenannte

Russische Grippe zugezogen hatte, an den Folgen einer Lappen- oder Lobärpneumonie verstarb. Kein Wunder, dass Sir William Osler, der »Vater der modernen Medizin«, die Lungenentzündung als »Kapitän der todgeweihten Männer«[4] bezeichnete.

Wer sich in der Kindheit mit Masern ansteckt, leidet gewöhnlich unter Hautausschlag und hohem Fieber, begleitet von heftigem Husten und Lichtempfindlichkeit, doch im Fall der im Lager erworbenen Masern waren die Symptome deutlich schwerer. Die Ausbrüche führten zu den höchsten Infektionsraten, die die Armee in 97 Jahren erlebt hatte, und gingen oft mit einer aggressiven Bronchopneumonie einher. Das führte dazu, dass zwischen September 1917 und März 1918 mehr als 30 000 amerikanische Truppenangehörige mit Lungenentzündung ins Krankenhaus mussten, fast alle infolge von Masernkomplikationen, und rund 5700 Männer starben. Das Ausmaß der Ausbrüche erstaunte selbst kampferfahrene Ärzte wie Victor Vaughan, Dekan der School of Medicine der University of Michigan und Veteran des Spanisch-Amerikanischen Krieges. »Kein Truppenzug kam im Herbst 1917 nach Camp Wheeler (in der Nähe von Macon, Georgia), ohne einen bis sechs Fälle von Masern mitzubringen, die sich bereits im eruptiven Stadium befanden«, schrieb er. »Diese Männer hatten die Infektion von zu Hause mitgebracht und ihre Keime im Feldlager und im Zug verbreitet. Keine Macht der Erde konnte die Ausbreitung von Masern im ganzen Lager unter diesen Bedingungen stoppen. Pro Tag kam es zu hundert bis fünfhundert neuen Fällen, und die Infektion lief so lange weiter, wie es im Lager empfängliches Material gab.«[5]

Im Frühjahr 1918 wurde das Kriegsministerium vom Kongress heftig attackiert, weil es Rekruten in Ausbildungslager verlegte, bevor die Anlagen völlig fertiggestellt waren, und dies unter Bedingungen, die nicht einmal hygienische Mindeststandards erfüllten. Daher hatte das Ministerium im Juli eine Pneumonie-Kommission eingesetzt, die die ungewöhnliche Prävalenz der Krankheit in großen Lagern untersuchen sollte. Die Kommission las sich wie ein zukünftiges Who's who der amerikanischen Medizin; zu ihr gehörten Eugene L. Opie, ein zukünftiger Dekan der Washington University School of Medicine, Francis G. Blake, ein zukünftiger Professor für Innere Medizin an der Yale University, und Thomas Rivers, der einer der weltweit führenden Virologen und Direktor des Rockefeller University Hospital in New York werden sollte. Unterstützt wurden sie im Büro des Surgeon General von Victor Vaughan und William H. Welch, dem Dekan der Johns Hopkins School of Medicine und damals der wohl berühmteste Pathologe und Bakteriologe in ganz Amerika, sowie Rufus Cole, dem ersten Direktor des Rockefeller University Hospital und Spezialisten für Pneumokokken-Erkrankungen, alles Männer im Rang von Kommandeuren. Gemeinsam mit seinem Assistenten Oswald Avery leitete Cole die Laboruntersuchungen der Pneumonieausbrüche und brachte Sanitätsoffizieren die richtigen Techniken zur Kultivierung der Bakterien und Herstellung von Seren und Vakzinen bei. Überwacht wurden ihre Bemühungen von Simon Flexner, dem Leiter des Rockefeller Institute for Medical Research und früheren Studenten und Protegé von Welch.

***

Während sich amerikanische Ärzte wegen der im Lager erworbenen Masern und Lungenentzündungen sorgten, bereitete ihren britischen Kollegen eine andere Atemwegserkrankung Kopfzerbrechen. Mangels eines besseren Begriffs als »eitrige Bronchitis« bezeichnet, war die Krankheit im bitterkalten Winter 1917 in Étaples ausgebrochen, und bis Februar waren 156 Soldaten gestorben. Die Anfangsstadien ähnelten einer gewöhnlichen Lobärpneumonie – hohes Fieber und blutiger Auswurf. Diese Symptome wichen aber bald einem rasenden Puls, begleitet von der Absonderung dicker, hellgelber Eiterklümpchen, was für eine Bronchitis sprach. In der Hälfte der Fälle trat kurz danach der Tod durch Lungenversagen ein.

Ein weiteres auffälliges Merkmal war die Blaufärbung (Zyanose). Dazu kommt es, wenn der Patient keine Luft mehr bekommt, weil seine Lunge das Blut nicht mehr ausreichend mit Sauerstoff versorgen kann, und dieser Zustand ist gekennzeichnet durch eine dunkle, purpurfarbene Verfärbung von Gesicht, Lippen und Ohren (denn der Sauerstoff ist es, der das Blut in den Arterien rot färbt). Im Fall der Étaples-Patienten war die Atemnot jedoch so akut, dass sie in ihrer Verzweiflung ihre Bettwäsche wegrissen. Bei der Autopsie stellte der Pathologe William Rolland schockiert fest, dass dicker, gelber Eiter die Bronchien verstopfte. In den größeren Bronchien war der Eiter mit Luft gemischt, doch als Rolland die kleineren Röhren durchtrennte, beobachtete er:»Der Eiter trat spontan aus ..., mit kaum oder ganz ohne Beimischung von Luft.«[6] Das erklärte, warum der Versuch, den Patienten Sauerstoff per Schlauch zuzuführen, kaum etwas genutzt hatte. Étaples war nicht das einzige Armeelager, in dem diese seltsame Erkrankung auftrat. Im März 1917 war es zu einem ähnlichen Ausbruch in Aldershot, der »Heimat der britischen Armee«, in Südengland gekommen. Wieder erwies sich die Erkrankung für die Hälfte der Betroffenen als tödlich, und das kennzeichnende Merkmal war die Absonderung (Exsudation) von gelblichem Eiter, gefolgt von Atemnot und Blaufärbung. Was ihre zyanotischen Patienten anging, so notierten die Ärzte:»Keine Behandlung, die wir entwickelt haben, scheint irgendetwas zu nützen.« Einige erinnerte das kurze, flache Atmen der Betroffenen an die »Wirkungen von Gasvergiftungen«,[7] doch die Bakteriologen und Pathologen, die die Fälle in Étaples und Aldershot untersuchten, kamen später zu dem Schluss, dass es sich um eine Art Influenza gehandelt haben müsse.[8] Grippe war seit Langem als Auslöser von Bronchialinfektionen bekannt. Epidemiologen waren bislang gewohnt, bei Grippe-Epidemien und den saisonalen Ausbrüchen der Infektion im Herbst und Winter eine Steigerung bei den Todesfällen durch Atemwegserkrankungen zu sehen, die vor allem Kleinkinder und den älteren Teil der Bevölkerung betraf. Für junge Erwachsene und unter Siebzigjährige galt Grippe hingegen eher als lästig denn als lebensbedrohlich, und Rekonvaleszenten wurden häufig mit Misstrauen betrachtet.

***

Wir werden vielleicht nie wissen, ob es sich bei den Ausbrüchen in Étaples und Aldershot um Influenza handelte, doch im März 1918 kam es in einem großen Armeelager zu einem weiteren Ausbruch einer ungewöhnlichen Atemwegserkrankung, diesmal in Camp Funston in Kansas. Anfangs glaubten die Ärzte, es handele sich um eine weitere Welle einer im Lager erworbenen Pneumonie, doch schon bald änderten sie ihre Meinung.

Das erste Opfer war vermutlich ein Koch des Lagers. Am 4. März wachte er mit heftigem Kopfweh sowie Schmerzen in

Nacken und Rücken auf und meldete sich im Lazarett. Bald hatten sich 100 weitere Mitglieder der 164. Depotbrigade zu ihm gesellt, und in der dritten Märzwoche standen mehr als 1200 Männer auf der Krankenliste, was den obersten Sanitätsoffizier von Fort Riley dazu zwang, einen benachbarten Hangar mit Beschlag zu belegen, um alle Patienten unterzubringen. Die Krankheit ähnelte der klassischen Influenza: Schüttelfrost, gefolgt von hohem Fieber, Halsweh, Kopf- und Bauchschmerzen. Viele Patienten waren jedoch so stark angeschlagen, dass sie nicht aufstehen konnten, was der Krankheit den Namen »knock-me-down fever« eintrug. Die meisten Männer erholten sich innerhalb von drei bis fünf Tagen, doch besorgniserregenderweise entwickelten einige anschließend eine schwere Lungenentzündung. Im Gegensatz zur Lungenentzündung nach einer Maserninfektion, die sich in der Regel in den Bronchien manifestierte, dehnten sich diese Post-Influenza-Pneumonien häufig auf einen ganzen Lungenlappen aus. Insgesamt hatten 237 Männer, rund ein Fünftel der eingewiesenen Patienten, solche Lobärpneumonien entwickelt, und bis Mai 1918 gab es 75 Todesfälle. Wie Opie und Rivers im folgenden Juli, als die Pneumonie-Kommission endlich eintraf, um eine Untersuchung durchzuführen, entdeckten, kamen noch weitere besorgniserregende Faktoren hinzu: Nachdem die anfängliche Epidemie im März ausgelaufen war, war es im April und Mai zu weiteren Ausbrüchen gekommen, die jedes Mal mit der Ankunft neuer Rekruten zusammengefallen waren.[9] Und nicht nur das: Männer, die in Lager im Osten verlegt wurden, schleppten die Krankheit offenbar mit sich, und als viele von ihnen dem Expeditionskorps zugeteilt wurden und sich unter die Soldaten mischten, die nach Europa verschifft wurden, lösten sie an Bord der Truppentransportschiffe weitere Ausbrüche aus. Das Muster setzte sich fort, als die Transporter in Brest, dem größten Hafenstützpunkt der amerikanischen Truppen, vor Anker gingen und ihre Ladung ausspien. »Epidemie eines akut infektiösen Fiebers unbekannter Natur«, berichtete ein Sanitätsoffizier in einem Lazarett der US-Armee am 15. April. Im Mai war die »Grippe« in den französischen Linien ausgebrochen, und zahlreiche britische Soldaten in Étaples waren an PUO – »pyrexia of unknown origin« (Fieber unbekannten Ursprungs) – erkrankt. Wie in Funston verliefen die

Fälle anfangs mild, doch bis zum Juni lagen Tausende alliierte Soldaten im Lazarett, und bis zum August war die Lage alarmierend geworden. »Diese sukzessiven Ausbrüche zeigten die Tendenz, zunehmend schwerer in Charakter und Ausmaß zu werden, was für eine steigende Virulenz des Erregers spricht«, wie Alan M. Chesney, ein Sanitätsoffizier im AEF-Trainingslager der Artillerie in Valdahon, beobachtete.[10]

Chesney gehörte zu den wenigen, die sich deshalb sorgten. Im Sommer 1918 hatte seit 28 Jahren niemand mehr eine Influenza-Pandemie erlebt. Im Vergleich zu Typhus, einer tödlichen, durch Blut übertragenen Krankheit, die von Kleiderläusen in der Uniform der Soldaten verbreitet wurde, oder zur Sepsis (Blutvergiftung), deren Erreger sich in Schuss- oder Schrapnellwunden vermehrten, war Influenza in den Augen der Sanitätsoffiziere der Armee eine triviale Infektion. Zivile Ärzte betrachteten Influenza mit ähnlicher Verachtung, vor allem die Briten, die sie lange als einen suspekten italienischen Begriff für eine schlimme Erkältung oder einen Katarrh angesehen hatten.* Nach rund vier Jahren eines brutalen Grabenkrieges, der bereits zigtausend Europäer das Leben gekostet hatte, und mit zwei Millionen alliierten Soldaten, die sich nun in Nordfrankreich und Flandern eingegraben hatten, hatten die Offiziere zudem mit dringenderen Problemen zu kämpfen. »Rund ein Drittel des Bataillons und etwa 30 Offiziere sind von der Spanischen Grippe befallen«, meinte der Dichter Wilfred Owen im Juni in einem Brief aus einem britischen Armeelager in Scarborough, North Yorkshire, an seine Mutter Susan geringschätzig. »Die Sache erscheint mir allzu gewöhnlich, um daran teilzunehmen. Ich habe mich definitiv dagegen entschieden! Stell Dir doch nur die Arbeit vor, die die nicht betroffenen Offiziere nun zu bewältigen haben.«[11]

Owen irrte sich, was seine Geringschätzung der Gefahr betraf. Zwischen Sommer 1918 und Frühjahr 1919 sollten Zehntausende von Soldaten und Millionen von Zivilisten von der Spanischen Grippe (so genannt, weil Spanien das einzige Land war, das Berichte über die sich ausbreitende Epidemie nicht zensierte)

---

* Influenza leitet sich von dem latinisierten italienischen Ausdruck *coeli influencia* (himmlische Einflüsse) ab.

niedergemäht werden, während die Krankheit zwischen Nordamerika und Nordeuropa hin- und hersprang, bis sie schließlich den ganzen Globus ergriff. Allein in den Vereinigten Staaten sollten rund 675 000 Menschen den aufeinanderfolgenden Grippewellen zum Opfer fallen, in Frankreich waren es vielleicht 400 000, in England 228 000. Weltweit forderte die Spanische Grippe Schätzungen zufolge 50 Millionen Leben – fünfmal mehr, als bei den Kämpfen im Ersten Weltkrieg umkamen, und zehn Millionen mehr, als in 30 Jahren an AIDS starben.

Ein Grund, warum Owen und andere die Influenza so sehr unterschätzten, war, dass sich Medizinexperten 1918 sicher wähnten, sie wüssten, wie die Krankheit übertragen wird. Schließlich hatte Richard Pfeiffer, Schwiegersohn von Robert Koch, dem deutschen »Vater« der Bakteriologie, 1892 verkündet, er habe den »Erreger« der Krankheit identifiziert, ein winziges, gramnegatives Bakterium, das er *Bacillus influenzae* taufte. Pfeiffers »Entdeckung« fiel mit dem Höhepunkt der sogenannten Russische-Grippe-Pandemie zusammen und machte Schlagzeilen rund um die Welt, und sie schürte Erwartungen, es sei nur eine Frage der Zeit, bis in deutschen Labormethoden geschulte Wissenschaftler einen Impfstoff entwickeln würden. Da spielte es keine Rolle, dass es anderen Forschern nicht immer gelang, »Pfeiffers Bazillus«, wie das Bakterium allgemein genannt wurde, aus Rachenspülungen und dem bronchialen Auswurf von Influenzapatienten zu isolieren. Oder dass es notorisch schwierig war, das Bakterium auf künstlichen Medien zu kultivieren, und es oft mehrerer Versuche bedurfte, um Kolonien von ausreichender Größe zu züchten, um die kleinen, runden und farblosen Körperchen mit speziellen Färbungen im Lichtmikroskop nachzuweisen. Oder dass es Pfeiffer und seinem Berliner Kollegen Shibasaburo Kitasato trotz Impfung (Inokulation) von Tieraffen mit dem Bazillus bislang nicht gelungen war, die Krankheit zu übertragen – womit sie an Kochs viertem Postulat scheiterten.* Was die meisten medizinischen Autoritäten anging, *war* Pfeiffers Bazillus das ätiologische Agens der

---

* Dieses Postulat legt fest, dass ein Mikroorganismus, um als das ätiologische Agens einer Krankheit angesehen zu werden, bei allen klinischen Fällen der Krankheit präsent sein muss und, wenn er isoliert, in

Influenza – Ende der Diskussion. Nur selten gab es Wissenschaftler, die es wagten, die Autorität von Koch und seinen Schülern anzuzweifeln und ihr Unbehagen darüber auszudrücken, dass es nicht gelang, den Bazillus bei allen Influenzafällen nachzuweisen. Vielleicht erklärt das, warum Opie, Blake und Rivers, als sie im Juli in Camp Funston eintrafen, die Tatsache ignorierten, dass es Forschern in 77 Prozent aller Pneumoniefälle nicht gelungen war, *Bacillus influenzae* zu isolieren, oder dass der Bazillus auch im Mund eines Drittels der gesunden Männer gefunden worden war, d. h. bei Männern, die *keinerlei* Influenza-Symptome gezeigt hatten.* Stattdessen versuchten sie, die höheren Pneumonieraten, die bei afroamerikanischen Rekruten aus Louisiana und Mississippi zu beobachten waren, mit rassischen Unterschieden zwischen weißen und »farbigen« Soldaten zu erklären. Zu diesem Schluss kamen sie trotz der Beobachtung, dass die Einheiten, die am schwersten unter Post-Influenza-Pneumonie gelitten hatten, diejenigen waren, die neu im Lager waren und sich nur drei bis sechs Monate in Fort Riley aufgehalten hatten, und dass ein größerer Anteil afroamerikanischer Wehrpflichtiger aus ländlichen Gebieten stammte.[12] Größtenteils bestand die Untersuchung aus langweiligen, sich wiederholenden Erhebungen, und Blake wünschte sich schon bald einen Tapetenwechsel. So beklagte er sich am 9. August bei seiner Frau:»Seit zwei Tagen kein Brief von meinem Schatz. Keine kühlen Tage, keine kühlen Nächte, keine Drinks, keine Filme, kein Tanz, keine Clubs, keine hübschen Frauen, keine Dusche, kein Poker, keine Leute, kein Spaß, überhaupt nichts außer Hitze und stechender Sonne und glühend heißen Winden und Schweiß und Staub und Durst und langen und stickigen Nächten und Arbeit rund um die Uhr und Einsamkeit und ganz allgemein die Hölle – das ist Fort Riley, Kansas.«[13]

Sehr bald darauf sollten Opie, Blake und Rivers den Befehl erhalten, Kansas zu verlassen, nur um vom Regen in die Traufe, sprich in eine noch schlimmere Hölle zu geraten: In Camp Pike, Arkansas, wohin sie versetzt wurden, wütete gerade eine Influenza-

---

Reinkultur gezüchtet und gesunden Versuchstieren verabreicht wird, bei ihnen dieselbe Krankheit auslösen muss.

* Heute wird der Bazillus als *Haemophilus influenzae* bezeichnet.

und Pneumonie-Epidemie. Die schlimmste Hölle blieb ihnen jedoch erspart.

***

Im August 1918 bestieg Clifton Skillings, ein 23-jähriger Farmer aus Ripley, Maine, einen Zug nach Boston in Richtung Süden. Wie viele Tausend andere Amerikaner im wehrfähigen Alter hatte Skillings seinen Einberufungsbefehl ein paar Wochen zuvor erhalten und war nun angewiesen worden, sich in Camp Devens zum Dienst zu melden. Nach seiner Ankunft in Ayer schloss er sich anderen Rekruten an, die ihren besten Sonntagsstaat trugen, und begann, Richtung Lager zu marschieren, begleitet von berittenen Soldaten, die den Neulingen den Weg wiesen. In den Augen der Bostoner Männer war Ayer ein »Bauernkaff«.[14] Ob Skillings auch so dachte, ist nicht bekannt, aber nach seinen Briefen und Postkarten zu urteilen, schmeckte ihm das Essen nicht. »Zu Mittag gab es Bohnen, aber sie schmecken nicht wie die Bohnen zu Hause«, beklagte er sich am 24. August bei seiner Familie. »Sie erinnern mich an Hundefutter.« Er schloss sich sofort einer Gruppe aus Skowhegan, Maine, an, erfuhr jedoch bald zu seinem Erstaunen, dass sich auch Männer aus Staaten des Mittleren Westens wie Minnesota im Lager befanden. »Im Lager leben mehrere Tausend Männer. Es ist wirklich ziemlich komisch, rundum nur Männer zu sehen …, ich wünschte, Ihr könntet vorbeikommen und Euch hier umschauen.« Vier Wochen später waren die Größe des Lagers und die Qualität des Essens jedoch seine geringste Sorge. »Eine Menge der Jungs sind krank und im Lazarett«, schrieb er am 23. September nach Hause. »Es ist eine Krankheit, so etwas wie die Grippe …, ich glaube nicht, dass ich sie kriege.«[15]

Wir wissen nicht, wo die Herbstwelle der Influenza ihren Ausgang nahm. Möglicherweise war sie im Lauf des Sommers in Amerika »ausgebrütet« worden, wahrscheinlicher ist jedoch, dass sie von Truppen eingeschleppt wurde, die aus Europa zurückkehrten. Aus ökologischer Sicht fand in Nordfrankreich ein riesiges biologisches Experiment statt – dort trafen Männer von zwei Kontinenten in großer Zahl aufeinander und mischten sich freizügig mit Männern aus einem breiten Spektrum anderer Nationen, darunter indische Soldaten aus dem Punjab, afrikanische Regimenter aus Nigeria und Sierra Leone, chinesische Tagelöhner und indochinesische Arbeiter aus Vietnam, Laos und Kambodscha. Einer Theorie zufolge begann die zweite Welle mit einem Ausbruch Ende August an einer Bekohlungsanlage in Sierra Leone und breitete sich von dort rasch auf andere westafrikanische Länder und via britische Militärschiffe nach Europa aus.[16] Einer anderen Theorie zufolge weilte der Erreger bereits in Europa, daher die präpandemischen Wellen, die im Juli aus Kopenhagen und anderen nordeuropäischen Städten gemeldet wurden.[17]

In den Vereinigten Staaten kündigte sich die zweite Welle gegen Ende August am Commonwealth Pier in Boston an, einem der wichtigsten Häfen für rückkehrende AEF-Truppen, als mehrere Seeleute plötzlich erkrankten. Bis 29. August waren fünfzig Erkrankte ins Chelsea Naval Hospital verlegt worden, wo sich Kapitänleutnant Milton Rosenau um sie kümmerte, vormals Direktor des Hygienelabors des United States Public Health Service (PHS, eine Behörde des amerikanischen Gesundheitsministeriums) und Mitglied der Harvard Medical School. Um den Ausbruch unter Kontrolle zu bringen, isolierte Rosenau die Seeleute, doch Anfang September meldeten Marinestützpunkte in Newport, Rhode Island, und New London, Connecticut, ebenfalls signifikante Zahlen an Influenzafällen.[18] Etwa um dieselbe Zeit kam es in Camp Devens zu einem Anstieg der Pneumoniefälle. Dann, am 7. September, wurde ein Soldat aus Kompanie B, 42. Infanteriedivision, mit »epidemischer Meningitis« (Hirnhautentzündung) ins Lazarett eingeliefert. Tatsächlich passten seine Symptome – laufende Nase, rauer Hals und Entzündung der Nasengänge – zu einer Influenza, und als am folgenden Tag zwölf weitere Männer derselben Kompanie erkrankten und ähnliche Symptome zeigten, zögerten die Ärzte nicht, eine »milde« Form der Spanischen Grippe zu diagnostizieren.[19] Sie sollte nicht lange »mild« bleiben.

Wenn ein parasitischer Organismus zum ersten Mal auf einen anfälligen Wirt trifft, löst dies ein Wettrüsten zwischen dem Erreger und dem Immunsystem des Wirtes aus. Das Immunsystem, das noch nie zuvor mit dem Erreger in Kontakt gekommen ist, ist anfangs blind für ihn und braucht Zeit, um seine Abwehr zu organisieren und einen Gegenangriff zu starten. So lange arbeitet sich der Erreger ungehindert durch das Gewebe des Wirtes, dringt in seine Zellen ein und vermehrt sich ungehemmt. In diesem Stadium ähnelt der Parasit einem Kind, das einen Wutanfall hat. Ohne dass jemand es zur Ordnung weist, können seine Wutanfälle leicht eskalieren, und sein Verhalten kann zunehmend virulent werden. In extremen Fällen kann es vorkommen, dass seine Wut alles verzehrend wird. Das ist gewöhnlich eine schlechte Nachricht für den Wirt. Aus darwinistischer Sicht liegt es jedoch nicht im Interesse des Parasiten, seinen Wirt zu töten; vielmehr ist sein wichtigstes Ziel, lange genug zu überleben, um zu entkommen und einen neuen Wirt zu infizieren. Mit anderen Worten: Der Tod des Wirtes ist eine schlechte Strategie für einen Parasiten, ein biologischer »Unfall«, wenn man so will. Langfristig ist es eine viel bessere Überlebensstrategie, sich in die andere Richtung zu entwickeln, in Richtung Avirulenz, sodass Infektionen beim Wirt mild oder kaum wahrnehmbar verlaufen. Aber damit es so weit kommt, muss dessen Immunsystem zunächst einmal einen Weg finden, den Parasiten zu bändigen.

Es dauerte nicht lange, bis die Infektion von der 42. Infanteriedivision auf Nachbarbaracken übersprang, und als das geschah, zeigte sich die Influenza nicht so mild wie bei der Frühjahrswelle. Sie war vielmehr geradezu explosiv. Bis zum 10. September lagen in Camp Devens mehr als 500 Männer im Lazarett. Innerhalb von vier Tagen hatte sich diese Zahl verdreifacht, und am 15. September wurden 705 weitere Patienten aufgenommen. Die nächsten drei Tage waren jedoch die schlimmsten. Am 16. September mussten Betten für weitere 1189 Männer gefunden werden, und am Folgetag nochmals 2200 Betten. Bald darauf begann auch die Zahl der Pneumoniefälle zu steigen, aber diese Fälle unterschieden sich deutlich von den Bronchopneumonien im Gefolge von Masern. Vielmehr ähnelten sie den schwereren Versionen der lobulären Pneumonien, die einige Influenzafälle in Camp Funston im Frühjahr entwickelt hatten. »Die Männer beginnen mit etwas, das so aussieht wie eine gewöhnliche Grippe- oder Influenza-Attacke, und wenn sie ins Krankenhaus gebracht werden, entwickeln sie sehr schnell den aggressivsten Typ der Pneumonie, den man jemals gesehen hat«, erinnerte sich ein schottischer Arzt namens Roy, der zugegen war, als die Lungenentzündung durch die Station fegte. »Zwei Stunden nach der Aufnahme haben sie über den

Wangenknochen die typischen mahagonibraunen Flecken, und ein paar Stunden später kann man beobachten, wie sich die Zyanose von den Ohren über ihr ganzes Gesicht auszubreiten beginnt, bis man Farbige kaum noch von Weißen unterscheiden kann ... Man könnte es aushalten, einen, zwei oder zwanzig Männer sterben zu sehen, aber all diese armen Teufel wie die Fliegen umkommen zu sehen ... ist schrecklich!«[20]

Wie der Autor John M. Barry 2004 in seinem Buch *The Great Influenza* schrieb, waren die Zyanosen 1918 so ausgeprägt, dass der ganze Körper eine dunkle, purpurfarbene Schattierung annahm, was »zu Gerüchten« führte, »bei der Krankheit handele es sich nicht um Grippe, sondern um den Schwarzen Tod«.[21] Die Sanitätsoffiziere der britischen Armee, von denen viele wie Welch und Vaughan im Zivilleben erfahrene Ärzte und Pathologen waren und bei Kriegsausbruch ihren Dienst beim Militär angetreten hatten, waren von diesen Fällen, die sie an die Zyanosen im Winter 1917 in Étaples und Aldershot erinnerten, genauso beeindruckt und beauftragten einen Künstler der Royal Academy, Patienten im letzten Stadium der Krankheit zu malen. Der Künstler bezeichnete dieses Endstadium nach der tief blauvioletten, bei englischen Gärtnern so beliebten Vanilleblume *(Heliotropium arborescens)* als »heliotrope Zyanose«.[22]

Da die Besorgnis im Hinblick auf Masern und Lungenentzündung im Lauf des Sommers gewachsen war, hatte das Büro des Surgeon General in Washington Welch, Vaughan und Cole auf Trab gehalten. Nun erhielten sie den Auftrag, Camp Wheeler nahe Macon, Georgia, und andere Camps im Süden zu inspizieren. Als sie Macon Anfang September verließen, schlug Welch vor, im Mountain Meadows Inn haltzumachen, einem beliebten Einkehrort in Asheville, North Carolina. Welch war ein beleibter Mann, berühmt für seine Liebe zu Zigarren und gutem Essen, inzwischen Ende sechzig und abgesehen von einem Streifen Weiß um die Ohren völlig kahl. Um das Fehlen der Kopfbehaarung auszugleichen, trug er einen modischen Schnurr- und Kinnbart, ebenfalls in Weiß. Einige meinten, dies lasse ihn wie einen verdienten Staatsmann aussehen – ein Eindruck, der von seinem Ruf unterstrichen wurde, ein distanzierter und zerstreuter Lehrer zu sein. Aber das war der ältere Welch. In seiner Jugend

war seine Fantasie von Berichten aus Deutschland über die Fortschritte beim Verständnis von Krankheitsprozessen durch den
Einsatz des Mikroskops und neuer Labortechniken angeregt
worden, und 1876 hatte er sich nach Leipzig aufgemacht, um dort
bei Carl Ludwig zu arbeiten, damals der wohl beste Physiologe
der Welt. Von Ludwig lernte Welch, dass es »die wichtige Lektion für einen Mikroskopiker [ist], sich nicht mit ungenauem
Denken und halben Beweisen zufriedenzugeben ..., sondern die
Fakten sorgsam und genau zu beobachten«. Diese Erfahrung
hinterließ einen unauslöschlichen Eindruck bei ihm, und nach
seiner Rückkehr in die Vereinigten Staaten machte sich Welch
daran, die Prinzipien und Techniken, die er in Europa kennengelernt hatte, einer neuen Generation amerikanischer Medizin-
studenten zu vermitteln – zunächst am Bellevue Hospital Medical College in New York und später an der Johns Hopkins, der
Universität, die mehr als jede andere amerikanische Institution
für ein neues Paradigma in der medizinischen Ausbildung in den
Vereinigten Staaten steht.[23] Dort galt Welch für Zeitgenossen wie
William Osler und William Stewart Halsted als Bonvivant, dessen
liebster Zeitvertreib Schwimmen, Fahrgeschäfte auf Volksfesten
und Fünf-Dessert-Dinner in Atlantic City waren. Aber auch wenn
sie dem eingefleischten Junggesellen den Spitznamen »Popsy«
(»Mieze«, im Sinne von »attraktives Mädchen«) verpasst hatten,
wussten sie, dass es nur wenige mit Welchs Fertigkeiten als Ana-
tom aufnehmen konnten. Wenn er wollte, konnte Welch seine Studenten auch mit seinem Intellekt und seinem Wissen über Kunst
und Kultur in Staunen versetzen. Wie sich Simon Flexner, der
später eine Biografie seines früheren Lehrers schrieb, erinnerte,
bestand Welchs Methode darin, seine Studenten anfangs zu ignorieren und sie im Labor sich selbst zu überlassen. Aber an den
seltenen Abenden, an denen er vielversprechende Studenten ein-
lud, mit ihm zu speisen, »legte sich ein Zauber über den Raum,
während die ruhige Stimme sprach und die jungen Männer, einige
von ihnen schon ein wenig rundschultrig vom ständigen Schauen
ins Mikroskop ..., sich entschlossen, in Kunstgalerien zu gehen,
Musik zu hören, die Meisterwerke der Literatur zu lesen, über die
Welch so anregend parlierte«.[24]
    Welch und seine Kollegen nutzten ihren Aufenthalt in North

Carolina, um durchzugehen, was sie auf ihrer Reise durch den Süden gelernt hatten. Konsens war, dass ein besseres Verständnis für die Immunität frisch eingezogener Rekruten entscheidend für das Verständnis der Masern- und Pneumonieausbrüche war. Das Mountain Meadows Inn »ist ein höchst angenehmer, erholsamer und ruhiger Ort«, bemerkte Welch am 19. September. Es sollte die letzte Atempause der Gruppe für einige Zeit sein.

Zwei Tage später waren sie zurück in Washington, doch sobald sie an der Union Station ausgestiegen waren, erhielten sie die Mitteilung, dass in Camp Devens die Spanische Grippe ausgebrochen war und sie direkt nach Ayer weiterreisen sollten. Das Szenario, das sie dort erwartete, war schockierend und schwer zu verstehen. Inzwischen quoll das Lazarett von Patienten über, und es gab so gut wie kein Pflegepersonal. In der Einrichtung, die für 800 Personen ausgelegt war, drängten sich mehr als 6000 Männer; sämtliche Ecken und Nischen waren vollgestopft mit Feldbetten. Krankenschwestern und Ärzte hatten sich bei der Pflege der Patienten derart verausgabt, dass viele inzwischen selbst erkrankt waren oder im Sterben lagen, sie hatten versäumt, »den Schwarzen Peter weiterzugeben«, wie ein Beobachter meinte.[25] Überall, wohin Welch und Vaughan schauten, lagen Männer, die Blut husteten. Vielen rann karmesinrote Flüssigkeit aus Nase und Ohren. Noch acht Jahre später waren diese Bilder in Vaughans Gedächtnis eingebrannt: »Ich sehe Hunderte von jungen, robusten Männern in der Uniform ihres Landes in Gruppen von zehn oder mehr in die Stationen des Lazaretts kommen«, schrieb er 1926. »Sie werden auf Feldbetten gelegt, bis jedes Bett voll ist, doch ständig drängen andere ihnen nach. Die Gesichter entwickeln bald eine bläuliche Färbung, ein quälender Husten befördert blutiges Sputum ans Licht. Morgens werden die Leichen wie Klafterholz in der Leichenhalle gestapelt …, das sind die schauderhaften Bilder, die die sich drehenden Zylinder der Erinnerung im Gehirn eines alten Epidemiologen zutage fördern.«[26]

Das Szenario, das sie im Obduktionsraum erwartete, nachdem sie über die Leichen gestiegen waren, die den Eingang blockierten, war vielleicht noch schauderhafter. Vor ihnen auf dem Seziertisch lag der Leichnam eines jungen Mannes. Als sie versuchten, ihn zu bewegen, so Cole, floss blutige Flüssigkeit aus der Nase des

Toten. Dennoch entschied Welch, es sei unabdingbar, sich seine Lunge genauer anzusehen. Was er sah, verblüffte den altgedienten Pathologen. Wie sich Cole erinnerte:»Als der Brustkorb geöffnet und die blau geschwollene Lunge entnommen und geöffnet worden war und Dr. Welch die feuchten, schaumigen Flächen mit der Konsolidierung sah, wandte er sich um und meinte: ›Das muss eine neue Art von Infektion oder Seuche sein‹… es schockierte mich zu erkennen, dass diese Situation, zumindest in diesem Augenblick, selbst für Dr. Welch zu viel war.«[27]

Bis Ende Oktober hatte sich ein Drittel der Lagerinsassen, rund 15 000 Männer, mit Influenza angesteckt, und 787 starben an pneumonischen Komplikationen der Krankheit. Zwei Drittel dieser Pneumonien gehörten zum lobulären Typ.[28] Solche Pneumonien setzten in der Regel sehr rasch ein und endeten entweder in einer massiven Lungenblutung (alveoläre Hämorrhagie) oder einem Lungenödem. Die Schädigungen waren deutlich ausgedehnter, als man sie gewöhnlich bei lobulären Lungenentzündungen findet, und erstreckten sich auch auf die Epithelzellen, die die Atemwege auskleiden, doch es gab kaum Hinweise auf das Wirken von Bakterien. Der andere Typ erinnerte stärker an eine akute aggressive Bronchopneumonie und war durch stärker lokalisierte Veränderungen gekennzeichnet, aus denen bei der Obduktion in der Regel pathogene Bakterien gewonnen und kultiviert werden konnten.[29]

Der erste Pneumonie-Typ war anders als alles, was Pathologen je zuvor gesehen hatten, sei es bei der Lappen- oder der Bronchopneumonie, und rechtfertigte somit Welchs Erkenntnis, dass man es tatsächlich mit einer neuen Art von Seuche zu tun hatte. Aber auch wenn Welchs Intuition ihm den richtigen Weg wies, war er noch nicht bereit, alte Gewissheiten aufzugeben. Vielleicht waren es seine prägenden Jahre in Leipzig, gefolgt von seinen Kämpfen, die medizinische Profession in Amerika dazu zu bringen, die neuen deutschen Labormethoden zu übernehmen, die ihn zögern ließen, Pfeiffers Schlussfolgerungen hinsichtlich der ätiologischen Rolle von *Bacillus influenzae* infrage zu stellen, selbst wenn sein Bauchgefühl als Pathologe ihm sagte, dass es sich hier um etwas Neues und Erschreckendes handelte. Oder vielleicht war es die Tatsache, dass inzwischen auch amerikanische Wissenschaftler, die in denselben bakteriologischen Techniken ausgebildet waren, den Bazillus bei Influenzapatienten mit ähnlich grauenhaften pathologischen Lungenveränderungen fanden. Führend unter diesen Wissenschaftlern waren William H. Park, Leiter der Laborabteilung des New York City Department of Health, und seine Stellvertreterin Anna Williams, beide höchst respektierte medizinische Forscher. Eingedenk des Rates, »sorgsam und genau zu beobachten« und sich nicht mit »halben Beweisen zufriedenzugeben«, wandte sich Welch an Simeon Burt Wolbach, den leitenden Pathologen im Bostoner Brigham Hospital, und bat ihn, weitere Autopsien durchzuführen, um herauszufinden, ob alle diese Influenzafälle dieselbe seltsame Lungenpathologie aufwiesen, die er in Camp Devens gesehen hatte. Als Nächstes rief er das Büro des Surgeon General an, um die Krankheit detailliert zu schildern und darauf zu drängen, dass »in allen Lagern sofort Maßnahmen zur raschen Erweiterung der Lazarette ergriffen werden«.[30] Die dritte Person, an die er sich wandte, war Oswald Avery am Rockefeller Institute.

Avery, berühmt für seinen spartanischen Lebensstil, war ein methodisch vorgehender Medizinforscher und lebte buchstäblich für sein Labor. In Zusammenarbeit mit Cole hatte er die Techniken zur Identifizierung der vier wichtigsten Pneumokokken-Subtypen, die für die lobuläre Pneumonie verantwortlich waren, mithilfe spezifischer Seren perfektioniert. Nun war er dabei zu untersuchen, wie effizient und in welcher Dosis die verschiedenen Typen Mäuse töteten. Diese Experimente führten ihn zu dem Schluss, dass die Virulenz eines Pneumokokken-Typs von der Fähigkeit seiner Polysaccharid-Kapsel abhing, der Aufnahme (Ingestion) durch die weißen Blutzellen, der ersten Verteidigungslinie des Immunsystems gegen invasive Bakterien, zu entgehen.

Eine der Herausforderungen bei der Kultur von B. influenzae besteht darin, dass dieses Bakterium wählerisch ist, lediglich in einem sehr engen Temperaturbereich wächst und stark von Sauerstoff abhängig ist, sodass es nur an der Oberfläche des Kulturmediums gedeiht. Da es dazu neigt, allein oder paarweise zu wachsen, und seine Kolonien transparent und weitgehend strukturlos sind, ist es zudem im Lichtmikroskop leicht zu übersehen. Pfeiffer hatte erkannt, dass ein Hämoglobinsubstrat das Wachstum des Bazillus stark erleichterte, und pries seine Blutagar-Kultur als notwendig für die Kultivierung an (Pfeiffer empfahl Taubenblut; andere Forscher benutzten Kaninchenblut). Sobald man eine Kultur des Bazillus angelegt hatte, bestand der nächste Schritt darin, die Bazillen mit einem geeigneten Farbstoff anzufärben, mit Alkohol zu waschen und dann erneut mit einem Kontrastmittel zu färben (grampositive Bakterien lassen sich mit Kristallviolett anfärben, *B. influenzae* und andere gramnegative Bakterien, wie Mykobakterien, erfordern hingegen zur Darstellung eine rote Gegenfärbung).[31] Solche Farbstoffe konnten auch direkt auf Deckgläschen gegeben werden, die mit dem Sputum von Influenzakranken beschmiert waren. Eine präzisere und beweiskräftigere Methode bestand jedoch darin, Reinkulturen des Bazillus zu präparieren, indem man Mäuse mit dem Sputum von Influenzapatienten impfte und die Bakterien dann aus von den Mäusen stammenden Flüssigkeiten isolierte und auf das Blutagar-Medium gab.

Wie andere Forscher hatte Avery zunächst Schwierigkeiten, Pfeiffers Bazillus aus dem Sputum und Bronchialauswurf von Influenza-Opfern zu züchten; um seine Erfolgsaussichten zu erhöhen, verbesserte er daher seine Methoden, gab Säuren zu seiner Agarkultur hinzu und ersetzte das unbehandelte Blut durch defibriniertes Blut (andere Forscher erhitzten das Blut oder filterten und trockneten es, um das Hämoglobin vom Fibrin zu trennen). Während Avery seine Technik mehr und mehr perfektionierte, gelang es ihm schließlich, den Bazillus immer häufiger zu finden, bis er Welch mitteilen konnte, dass er sich bei 22 von 30 in Camp Devens untersuchten Soldaten nachweisen ließ. Wolbachs Resultate waren noch definitiver, er fand den Bazillus in allen Fällen, die er am Brigham Hospital untersucht hatte. Das genügte Welch, Cole und Vaughan. »Es steht fest, dass die Influenza in Camp Devens von Pfeiffers Bazillus hervorgerufen wird«, telegrafierten sie dem Surgeon General am 27. September.[32]

***

Tatsächlich ist Influenza eine Virusinfektion. *B. influenzae* ist lediglich ein Mitreisender. Wie andere Bakterien, die man häufig in Mund, Rachen und Lunge von Influenzapatienten findet, ist dieser Bazillus nicht die Hauptursache der Krankheit, auch wenn er eine Rolle bei Sekundärinfektionen spielen kann.[33] Das wusste im Herbst 1918 jedoch niemand, auch wenn einige Forscher begonnen hatten, einen solchen Verdacht zu hegen. Das Versagen, *B. influenzae* zu kultivieren, ließ daher die Forscher in einem schlechten Licht erscheinen, anstatt die Theorie eines bakteriellen Verursachers zu hinterfragen. Tatsächlich war die wissenschaftliche Überzeugung, Influenza sei eine bakterielle Erkrankung, so tief verwurzelt, dass Forscher eher bereit waren, an ihren Instrumenten und Methoden zu zweifeln als an Pfeiffers Behauptung. Wenn sich der Bazillus nicht beim ersten Versuch kultivieren ließ, dann mussten sie eben den Nährboden verbessern, ihre Färbungen optimieren und es noch mal versuchen.

Ausreißer und Anomalien treten in der Wissenschaft häufig auf. Keine zwei Experimente verlaufen jemals genau gleich, aber durch die Verbesserung von Methoden und den Austausch über Instrumente und Techniken sind Wissenschaftler im Allgemeinen in der Lage, die Beobachtungen und Ergebnisse ihrer Kollegen zu reproduzieren und dadurch zu einem Konsens zu kommen, dass diese oder jene Interpretation der natürlichen Welt die richtige ist. So entsteht Wissen, und so wird ein bestimmtes Modell oder Konzept allgemein anerkannt. Allerdings gibt es in der Wissenschaft keine absolute Sicherheit. Paradigmen werden ständig durch neue Beobachtungen verbessert, und wenn genügend Ausreißer zusammenkommen, kann das Vertrauen in ein Paradigma ins Wanken geraten, und es wird möglicherweise durch ein neues Paradigma ersetzt. Tatsächlich begrüßen die besten Wissenschaftler Ausreißer und Ungewissheit, denn auf diese Weise kommt es zu wissenschaftlichen Fortschritten.

Als Pfeiffer seine Behauptung aufstellte, sein Bazillus sei die Ursache für Influenza, bestimmten die Bakteriologie und das Keimtheorie-Paradigma (*ein* Erreger, *eine* Krankheit) das wissenschaftliche Denken. Mit der Erfindung verbesserter achromatischer Linsen und besserer Färbemethoden für Bakterienkulturen hatten Robert Koch und Louis Pasteur bis Ende der 1880er-Jahre eine Reihe bis dato schwer nachzuweisender Erreger sichtbar gemacht. Dazu gehörten nicht nur so eminent wichtige Bakterien wie die Bazillen, die Geflügelcholera und Tuberkulose auslösten, sondern auch Streptokokken und Staphylokokken. In kurzer Zeit ebneten ihre Entdeckungen den Weg für die Entwicklung von Seren und bakteriellen Impfstoffen gegen Krankheiten wie Cholera, Typhus und Pest, und gegen Ende des Ersten Weltkriegs benutzten Avery und Cole dieselben Methoden, um Vakzine gegen Pneumokokken-Pneumonie zu entwickeln. Als Pfeiffer 1892 seine Behauptung aufstellte, weckte dies Hoffnungen, es werde nicht mehr lange dauern, bis Bakteriologen auch einen Impfstoff gegen Influenza entwickeln würden. Aber von Anfang an gab es Zweifel an Pfeiffers Behauptung wie auch anomale Beobachtungen, die nicht zu seinen Schlussfolgerungen passen wollten. Das erste Problem war, dass es Pfeiffer bei den meisten klinischen Fällen, die er in Berlin während der Russische-Grippe-Epidemie untersucht hatte, nicht gelungen war, B. *influenzae* nachzuweisen. Und zweitens war er, wie bereits erwähnt, nicht in der Lage gewesen, die Krankheit bei Tieraffen auszulösen, die mit Reinkulturen des Bazillus geimpft worden waren (Pfeiffer sagte nicht genau, welche Affenart er benutzte, doch sein Versagen könnte daher rühren, dass sich viele Tieraffenarten nur schwer mit menschlichen Influenzaviren infizieren lassen).[34] Kurz darauf gelang es Emanuel Edward Klein, einem in Wien ausgebildeten Histologen und Autor eines führenden britischen Lehrbuchs, den Bazillus bei einer Reihe von Patienten zu isolieren, die während der Russischen Grippe in Londoner Krankenhäuser eingeliefert worden waren. Klein stellte allerdings auch fest, dass sich »mengenweise« andere Bakterien in den Sputumkulturen befanden und es zunehmend schwieriger wurde, Pfeiffers Bazillus in den Kolonien auf den Agarnährböden zu finden, wenn sich der Zustand der Influenzapatienten besserte. Und schließlich merkte Klein an, dass B. *influenzae* auch bei Patienten isoliert worden war, die an anderen Krankheiten als Influenza litten.

Nach 1892 schwächte sich die Russische-Grippe-Epidemie ab, und es war nicht länger möglich, bakteriologische Untersuchungen an Influenzapatienten durchzuführen. Hin und wieder kam es jedoch zu einem Wiederaufflammen der Grippe, und die Forscher versuchten, den Bazillus aus dem Sputum und den Lungensekreten von Genesenden zu isolieren. Manchmal hatten sie Erfolg, aber genauso häufig gelang es ihnen nicht. Beispielsweise berichtete David J. Davis vom Memorial Institute for Infectious Disease

in Chicago 1906, er habe den Bazillus nur in 3 von 19 Influenzafällen isolieren können, wohl aber in 56 von 61 Keuchhustenfällen.
Im Folgejahr stellte W. D'Este Emery, klinischer Pathologe am
King's College London, fest, dass B. influenzae in Anwesenheit
anderer respiratorischer Bakterien besser in Kultur gedieh und für
Tiere in Anwesenheit abgetöteter Streptokokken offenbar virulenter war. Daher spekulierte er, bei Pfeiffers Bazillus könnte es sich
um einen weitgehend »harmlosen Saprophyten« handeln, der erst
in Gegenwart anderer respiratorischer Pathogene selbst pathogen
würde.[35]

Mit dem Auftauchen der Spanischen Grippe konnten die Forscher ihre Untersuchungen wiederaufnehmen. Wieder waren die
Ergebnisse gemischt, und wieder weckten die Ausreißer Zweifel
an Pfeiffers Behauptung. Bis Sommer 1918 waren die Bedenken
derart gewachsen, dass in München ein Sondertreffen einberufen wurde. In einer Zusammenfassung der Debatte schrieb die
Fachzeitschrift The Lancet: »Pfeiffers Bazillus wurde nur in Aus-
nahmefällen gefunden«, und wenn irgendwelche Bakterien von
sich behaupten könnten, der Auslöser der Influenza zu sein, dann
die weitaus häufigeren Streptokokken und Pneumokokken.[36]
Dem schloss sich der britische Ärzteverband Royal College of
Physicians an und argumentierte, die Beweislage für Pfeiffers
Behauptung sei »ungenügend«, vermutete aber, der Bazillus spiele
eine wichtige sekundäre Rolle bei tödlichen respiratorischen
Komplikationen der Influenza.[37] Mit anderen Worten: Mochte
die ätiologische Rolle von B. influenzae auch angezweifelt werden,
das Bakterienparadigma jedoch nicht. Allerdings sah sich dieses
Paradigma inzwischen einer ernsten Herausforderung von anderer Seite gegenüber.

Wenn Koch der deutsche Vater der Bakteriologie war, dann
war Louis Pasteur ihr französischer Elternteil oder, wie ein Autor
meinte, der »Dreh- und Angelpunkt« der Mikrobiologie.[38] In
seinem ersten biologischen Artikel, den er 1857 im Alter von
35 Jahren veröffentlichte, formulierte Pasteur, damals ein relativ
unbekannter Chemiker, der in Lille arbeitete, kühn seine Keimtheorie der Fermentation – nämlich dass jeder spezielle Fermenta-
tionstyp von einem bestimmten Mikrobentyp hervorgerufen wird.
Im selben Artikel vermutete er, dass sich diese Theorie auf eine

spezielle mikrobielle Ätiologie von Krankheiten und, später, auf ein allgemeines biologisches Prinzip ausdehnen lasse, nach dem Motto »Das Leben ist der Keim, und der Keim ist das Leben«.[39] Zu seinen Lebzeiten beruhte Pasteurs Ruhm allerdings auf einer Reihe öffentlicher Experimente, die zwei Jahrzehnte später durchgeführt wurden; im Rahmen dieser Experimente isolierte er das Anthrax- sowie das Geflügelcholerabakterium und schwächte die Mikroorganismen mithilfe einfacher chemischer Methoden (Hitze- oder Sauerstoffexposition) derart, dass sie ihre Virulenz verloren. Anschließend zeigte er, dass diese geschwächten Stämme Tiere vor der ungeschwächten, virulenten Version derselben Bakterien schützen konnten. Damit hob Pasteur einen völlig neuen Zweig der Mikrobiologie aus der Taufe: die Immunologie. Pasteur erkannte, dass schwache oder geschwächte Mikroorganismen den Wirt (Schafe im Fall von Milzbrand, Hühner im Fall der Cholera) dazu anregten, Stoffe (Antikörper) zu erzeugen, die sie vor dem Angriff virulenterer pathogener Mikroorganismen schützten. Weitere acht Jahre später, 1885, führte Pasteur ein noch erstaunlicheres mikrobiologisches Experiment durch, indem er dasselbe Prinzip auf das Tollwutvirus anwandte. Er injizierte einem Kaninchen Material aus dem Rückenmark eines tollwütigen Hundes, und als das Kaninchen erkrankte, wiederholte er die Prozedur mit einem weiteren Kaninchen. Indem er das Virus alle paar Tage von Kaninchen zu Kaninchen übertrug, konnte er dessen Virulenz für Kaninchen erhöhen, reduzierte sie aber für Hunde. Dann ging er einen Schritt weiter, entfernte das Rückenmark eines toten Kaninchens und trocknete es 14 Tage lang. Das neue abgeschwächte Virus löste bei Hunden gar keine Tollwut mehr aus. Vielmehr immunisierte es sie gegen voll virulente Tollwuterreger. Als Nächstes wagte sich Pasteur an eine riskante öffentliche Demonstration, indem er seinen Impfstoff einem neunjährigen Jungen injizieren ließ, Joseph Meister, der an 14 Stellen von einem tollwütigen Hund gebissen worden war. Der Junge erholte sich rasch, was zu riesigen Schlagzeilen führte. Abgesehen von Pocken war das die erste erfolgreiche Immunisierung mit einem Virusimpfstoff, und innerhalb weniger Monate wurde Pasteur von Opfern tollwütiger Tiere von Smolensk bis Sevilla mit Bitten um Impfstoff überschüttet.

Der vielleicht erstaunlichste Aspekt von Pasteurs Durchbruch war jedoch, dass er den Impfstoff entwickelte, ohne das
Tollwutvirus überhaupt sehen zu können oder eine Vorstellung
davon zu haben, was ein Virus eigentlich war. Denn das Tollwut-
oder Rabiesvirus ist wie andere Viren zu klein, als dass man es
im Lichtmikroskop sehen könnte (es misst 150 Nanometer oder
0,15 Mikrometer und erfordert eine um das Zehntausendfache
höhere Vergrößerung, als sie zu Pasteurs Zeiten verfügbar war).
Doch obwohl Pasteur das Virus nicht sehen oder im Labor kultivieren konnte, konnte er auf dessen Existenz rückschließen,
indem er Mikroorganismen ausschloss, die er *tatsächlich* sehen
und kultivieren konnte, sprich Bakterien. So hatte der russische
Botaniker Dmitri Iwanowski 1892 – also im selben Jahr, in dem
Pfeiffer behauptet hatte, ein Bazillus sei die Ursache für Influenza – gezeigt, dass die Tabakmosaikvirus-Krankheit von einem
unsichtbaren Erreger verursacht wurde, der durch Poren in Por-
zellanfiltern schlüpfte, die Bakterien nicht durchließen. Um die
Jahrhundertwende wurden diese Filter, die nach ihrem Erfinder
Charles Chamberland Chamberland-Filter hießen, in Forschungs-
laboren überall in Europa und anderswo auf der Welt eingesetzt;
das führte zu der Identifizierung einer ganzen Reihe »filter-
passierender« Agenzien, darunter das der Maul- und Klauen-
seuche bei Rindern, der Pleuropneumonie bei Rindern, der Myxo-
matose (Kaninchenpest) und der Afrikanischen Pferdepest. 1902
identifizierte eine Kommission unter Leitung des amerikanischen
Militärarztes Walter Reed schließlich den ersten filterpassierenden Erreger einer Humankrankheit, des Gelbfiebers.[40] Im Institut Pasteur in Paris bezeichnete man diese Agenzien als *virus fil-
trants* – filterpassierende oder filtrierte Viren.

Nach Pasteurs Tod 1885 setzten seine Schüler, darunter Émile
Roux und Charles Nicolle, diese Untersuchungen fort. Bis 1902
hatte Roux, der seine Zeit zwischen biomedizinischer Forschung
und administrativen Pflichten teilte – er hatte das Institut Pasteur
gegründet –, zehn Krankheiten identifiziert, die seiner Meinung
nach von filterpassierenden Viren ausgelöst wurden. Im selben
Jahr überzeugte er Nicolle, ans Institut Pasteur in Tunis zu gehen.
Obwohl Nicolle sich stark zur Literatur hingezogen fühlte, hatte
er sich dem Wunsch seines Vaters, eines Arztes, gebeugt und

Medizin studiert, doch während er in Rouen praktizierte, erlitt er einen Hörsturz, der ihm den effektiven Gebrauch des Stethoskops unmöglich machte – ein Vorfall, der ihn dazu gebracht haben könnte, sich auf Bakteriologie zu konzentrieren und die Stellung in Nordafrika zu akzeptieren. Nicolle erwies sich Roux' Vertrauens schon bald als würdig und begann nach seiner Ankunft in Tunis eine Studie über epidemisches Fleckfieber. Damals glaubten die meisten Ärzte, Fleckfieber, eine Krankheit, die Armeen in Kriegszeiten oft schwer zusetzte und ein besonderes Problem in Gefängnissen und anderen geschlossenen Einrichtungen war, werde von Schmutz und Unrat ausgelöst. Niemand erkannte, dass Fleckfieber tatsächlich von Kleiderläusen *(Pediculus humanus corporis)* übertragen wurde, die ungewaschene Kleidung heimsuchten, oder dass der Erreger ein winziger Organismus war, der zur Familie der Rickettsien gehörte – dieselbe Familie, die auch für das von Zecken übertragene Rocky-Mountain-Fleckfieber verantwortlich war. Nicolle begann damit, Meerschweinchen Blut von Fleckfieberpatienten zu injizieren, und zeigte, dass diese Inokulationen bei den Tieren zwar kein Fleckfieber auslösten, wohl aber zu vorübergehenden Fieberschüben führten – ein Beleg dafür, dass sie subklinisch oder, wie Nicolle es ausdrückte, »nicht offensichtlich« mit etwas in ihrem Blut infiziert waren. Der entscheidende Schritt war jedoch die Beobachtung, dass Fleckfieberpatienten, die ins Sadiki Hospital in Tunis kamen, nicht länger infektiös waren, nachdem sie entkleidet, gebadet und in Krankenhauskittel gekleidet worden waren. Nicolle, der vermutete, dass Läuse, und nicht etwa Schmutz, die Ursache der Erkrankung waren, forderte von Roux einen Schimpansen an und spritzte ihm das Blut eines Fleckfieberpatienten ein. Als der Schimpanse Fieber und Hautausschlag entwickelte, injizierte er dessen Blut einem Makak, und als der Makak erkrankte, erlaubte er Läusen, Blut bei ihm zu saugen. Auf diese Weise gelang es ihm, die Infektion auf andere Makaken und schließlich auf einen Schimpansen zu übertragen. Im September 1909 informierte Nicolle die französische Akademie der Wissenschaften darüber, dass Kleiderläuse Fleckfieber übertrugen – eine Entdeckung, für die er 1928 mit dem Nobelpreis geehrt wurde.[41]

Zwar blieben Nicolles Bemühungen, einen Impfstoff gegen Fleckfieber zu entwickeln, erfolglos (das sollte anderen gelingen), doch es war natürlich naheliegend, dass er bei Ausbruch der Influenza-Epidemie den Auslöser der Infektion mit ähnlichen Methoden identifizieren wollte. Nichts weist darauf hin, dass Nicolle bereits zuvor an Influenza gearbeitet oder versucht hatte, den angeblichen Bazillus zu kultivieren, doch im Sommer 1918 fanden es französische Bakteriologen, die in der pasteurschen Tradition aufgewachsen waren, zunehmend schwierig, Pfeiffers Organismus zu isolieren, und wurden zunehmend skeptisch, was die Behauptung des Deutschen anging. Vielmehr wuchs bei Nicolle und seinem Assistenten Charles Lebailly der Verdacht, der Influenzaerreger könne wie der des Gelbfiebers ein Filterpassierer sein.

Gegen Ende August 1918 hatte die Grippe Tunis erreicht und machte sich überall in der Stadt breit. Ob es sich dabei um dieselbe Variante handelte, die Europa im Frühjahr und im Frühsommer überzogen hatte oder um einen anderen Stamm, wie dem virulenteren Stamm, der im Herbst in Camp Devens auftrat, ist schwer zu sagen. Entscheidend war, dass Nicolle nicht versuchte, den Bazillus zu kultivieren, sondern sich entschloss, dieselbe Methode anzuwenden wie beim Fleckfieber. Also forderten er und Lebailly Ende August mehr Versuchstiere an und begannen, Patienten mit Influenza zu überwachen. An Schimpansen war nun nicht zu kommen, daher setzte Nicolle wieder einmal auf Makaken, eine glückliche Wahl, wie sich herausstellen sollte. Dann sahen sich die beiden nach einem Haushalt um, der definitiv von der Epidemie betroffen war, um sicherzugehen, dass sie nicht irgendeine andere Krankheit untersuchten. Der Patient, den sie auswählten, war ein 44-jähriger Mann, dessen Name nur mit »M.M.« angegeben wurde und der am 24. August gemeinsam mit seinen Töchtern erkrankt war. Sechs Tage später zeigte M.M. klassische Influenzasymptome – Nasopharyngitis (Entzündung des Nasen-Rachen-Raums), heftige Kopfschmerzen und Fieber –, und Nicolle und Lebailly nahmen ihm etwas Blut ab. Am folgenden Tag, dem 1. September, sammelten sie auch bronchialen Auswurf. Zu diesem Zeitpunkt hatten die beiden Forscher noch keine Ahnung, ob es möglich war, Influenza auf einen Tieraffen zu übertragen, oder ob der für die Krankheit verantwortliche Organismus überhaupt in menschlichem Blut, Sputum oder anderen Körperflüssigkeiten zu finden war. Während sie bestätigen konnten, dass M. M.s Sputum »diverse« Bakterien enthielt, darunter auch B. influenzae, stellten sie jedoch auch fest, dass der Bazillus nur in sehr geringen Mengen vorhanden war, und versuchten erst gar nicht, Reinkulturen anzulegen. Vielmehr entfernten sie B. influenzae und andere Bakterien mittels eines Chamberland-Filters aus M. M.s bronchialem Auswurf und injizierten das Filtrat direkt in Augen und Nase eines Hutaffen (Macaca sinica). Gleichzeitig verabreichten sie das Filtrat zwei Freiwilligen, einem 22-Jährigen, dem das Filtrat unter die Haut gespritzt, und einem 30-Jährigen, dem es intravenös injiziert wurde. Sechs Tage später zeigten der Makak wie auch der erste Freiwillige Symptome, die stark an Influenza erinnerten – der Affe entwickelte Fieber und Niedergeschlagenheit samt Appetitverlust, der 22-Jährige Fieber, eine laufende Nase und allgemeine Gliederschmerzen. Da zum selben Zeitpunkt niemand sonst im Wohnquartier des 22-Jährigen an Grippe erkrankte, kamen Nicolle und Lebailly zu dem Schluss, dass sich der junge Mann durch das Filtrat mit Influenza angesteckt haben musste. Der zweite Freiwillige zeigte hingegen selbst nach 15 Tagen keinerlei Krankheitssymptome. Nicolle und Lebailly versuchten auch, andere Makaken mit injiziertem Blut von M. M. zu infizieren, doch ohne Erfolg (die Injektion erfolgte entweder in die Bauchhöhle oder in das Gehirn der Affen). Mit dem Blut der Makaken inokulierten sie einen dritten Freiwilligen, der scheinbar Influenzasymptome entwickelte, doch das erwies sich ebenfalls als erfolglos. Schließlich wiederholten sie am 15. September ihr erstes Experiment mit einem Javaneraffen (Macaca fascicularis, auch Langschwanzmakak genannt) und einem vierten Freiwilligen. Diesmal führte der gefilterte Auswurf lediglich zu einem leichten Temperaturanstieg bei dem Affen und zu leichten Grippesymptomen bei dem Freiwilligen.

Nach heutigen Standards waren die Experimente alles andere als überzeugend – beispielsweise benutzten Nicolle und Lebailly keinen anderen Affen oder Menschen als Kontrolle (vermutlich, weil sie nicht genügend Versuchstiere hatten), und es handelte sich auch nicht um Blindversuche, wie man es heute verlangen würde. Zudem untersuchten sie nicht, ob das gefilterten Sputum von Nichtinfluenzafällen pathogene Effekte hatte, und sie konnten auch keine Passageversuche durchführen, wie es Pasteur bei der Tollwut mit Kaninchen gemacht hatte, um die Virulenz des Erregers zu manipulieren und die Krankheit durch mehrere Generationen hindurch zu reproduzieren. Nichtsdestoweniger kamen Nicolle und Lebailly zu dem Schluss, dass der bronchiale Auswurf von Influenzapatienten virulent war und dass sich Hutaffen wie Javaneraffen durch die Injektion gefilterter Flüssigkeit infizieren ließen. Der Erreger der Influenza war demnach ein »*organisme filtrant*« – ein filtrierter Organismus. Und weiter schlossen sie, dass das filtrierte Virus bei zwei subkutan inokulierten Freiwilligen »die Krankheit hervorgerufen hat«.[42]

Der Artikel, in dem Nicolle und Lebailly ihre Ergebnisse vorstellten, wurde von Roux am 21. September vor der französischen Akademie der Wissenschaften verlesen – einen Tag bevor Welch in Camp Devens ankam und Zeuge der Verheerungen wurde, die durch das Lager fegten. Normalerweise würde eine solche Veröffentlichung, verlesen vor einer respektierten wissenschaftlichen Gesellschaft, dazu führen, dass andere Forscher in aller Welt aufhorchen und Notiz nehmen. Aber die Welt befand sich mitten im Krieg, und Welch und seine Kollegen hatten dringendere Sorgen. Aber selbst wenn der Bericht über Nicolles und Lebaillys Experimente das Büro des Surgeon General in Washington erreicht hätte und die Nachricht an Welch weitergeleitet worden wäre – und nichts spricht dafür, dass es in diesem Stadium das Fall gewesen wäre –, ist es unwahrscheinlich, dass er sie für besonders glaubwürdig gehalten hätte. Schließlich konnte man Nicolle und Lebaillys Versuche kaum als eindeutig bezeichnen. Zudem würde Welch gewünscht haben, dass andere – vorzugsweise amerikanische – Forscher diese Experimente wiederholten, bevor er die Ergebnisse der Franzosen akzeptiert hätte. Der ideale Ort dafür war das Rockefeller Institute, nun ein Hilfslabor der US-Armee, oder nahe gelegene Forschungsinstitute der Marine in Boston und Rhode Island. Das bakteriologische Paradigma der Influenza ließ sich nicht auf der Grundlage einiger weniger Experimente, die Tausende Kilometer vom heißen Kriegsgeschehen und von den wichtigsten medizinischen Forschungsstationen entfernt in Nordafrika durchgeführt worden waren, aus den Angeln heben.

Heute wissen wir, dass Nicolle und Lebaillys Vermutungen

richtig waren. Der Influenza-Erreger *ist* ein Virus. Um genau zu sein, besteht es aus acht schlanken Ribonukleinsäure-Strängen (RNA) – die Bausteine von menschlichen Zellen und anderen Säugerzellen bestehen hingegen aus einer doppelsträngigen Desoxyribonukleinsäure-Helix (DNA). Die Schlussfolgerung, dass es sich bei dem Erreger um ein Virus handelte, hätten Nicolle und Lebailly aufgrund ihrer Experimente jedoch wohl kaum rechtfertigen können. Erstens wäre es ihnen zwar möglich gewesen, die Freiwilligen zu infizieren, indem sie ihnen das Filtrat direkt in die Nase tröpfelten, doch es ist höchst unwahrscheinlich, dies durch eine subkutane Injektion des Filtrats zu erreichen. Das soll nicht heißen, dass die Freiwilligen keine Influenza hatten, sondern dass sie sich wahrscheinlich nicht auf die von Nicolle und Lebailly vermutete Weise ansteckten. Zweitens ist es zwar möglich, eine Reihe von Altwelt-Tieraffen mit humaner Influenza anzustecken (Totenkopfäffchen sind besonders anfällig), aber Makaken sind eigentlich eine ungeeignete Art, wenn es um die Infektion mit humanen Influenza-Erregern geht, und entwickeln nur selten sichtbare respiratorische Symptome oder Lungenschäden. Es ist auch sehr schwierig, sie zu infizieren, indem man Filtrat in ihre Nase tröpfelt oder sie Aerosolen aussetzt, die dieses Virus enthalten – tatsächlich berichteten Forscher in Affenstudien, die seit 1918 durchgeführt wurden, von viel größeren Erfolgen bei intravenöser Inokulation des Virus, was angesichts der von Nicolle und Lebailly berichteten Fehlschläge nicht einer gewissen Ironie entbehrt.[43]

Um fair zu sein – ohne ein zuverlässiges Tiermodell der humanen Influenza und eine Möglichkeit, das Virus in lebenden Zellen zu vermehren, hatte 1918 wohl kein Forscher eine große Chance zu zeigen, dass Influenza von einem Virus ausgelöst wurde. Das gelang erst nach 1933, als ein Team britischer Wissenschaftler bei der Untersuchung von Staupe demonstrieren konnte, dass Frettchen (domestizierte Iltisse) hochempfindlich auf Influenza reagierten und sich ganz einfach durch Einbringen von gefiltertem Sputum in ihre Nasengänge infizieren ließen. Als bald darauf eines der Frettchen einen Forscher annieste und der Forscher an Grippe erkrankte, galt die virale Ätiologie der Influenza als bewiesen. Darauf folgte 1934 die Entdeckung, dass sich Influenzaviren in Hühnerembryonen kultivieren ließen, was Forscher von der Notwendigkeit befreite, während eines Ausbruchs Proben von Grippepatienten zu sammeln oder ihre Forschung einzustellen, wenn die Epidemie endete und der Nachschub an Grippeopfern verebbte.[44] Dank der Kultivierung in Hühnerembryonen konnte das Virus nun kontinuierlich im Labor gezüchtet werden, was 1918 noch nicht möglich war. Mittels der Passage durch embryonierte Hühnereier konnten Forscher die Viren zudem abschwächen und Impfstoffe herstellen und auf diese Weise Schutz gegen welchen Grippevirentyp auch immer schaffen, der in der jeweiligen Saison gerade zirkulierte.*

***

Anders als AIDS und Pocken (Blattern) ist Grippe keine besonders entstellende Krankheit; in den meisten Fällen hinterlässt sie keine sichtbaren Spuren oder Narben am Körper. Sie führt auch nicht dazu, dass das Opfer schwarze Flüssigkeit erbricht, wie es Gelbfieber tut, und ruft auch keine unkontrollierbare Diarrhoe (Durchfall) hervor, wie es Cholera tut. Aber für diejenigen, die das grausame zyanotische Endstadium der Krankheit miterlebten, wenn die Opfer aufgrund ihrer Pneumonie keine Luft mehr bekamen und ihre Wangen und Lippen sich erst blau, dann purpurfarben verfärbten, war die Spanische Grippe schrecklich anzusehen. Das galt nicht nur für Camp Devens und andere US-Lager, sondern auch für die transatlantischen Truppentransportschiffe, die amerikanische Soldaten nach Europa brachten. Auf der *Leviathan*, einem großen Transportschiff, das New York Ende September verließ, berichteten Augenzeugen, sie hätten an Bord durch »Blutlachen« schreiten müssen, »hervorgerufen durch schweres Nasenbluten«. Zunächst wurden die Erkrankten in der Hoffnung, die Infektion zu kontrollieren, in Kabinen unter Deck untergebracht, aber schon wenige Tage nach dem Auslaufen waren so viele Männer krank, und der Gestank unter Deck war so überwältigend, dass sie an Deck gebracht wurden, um Seeluft zu atmen. In der Ära vor Aufkommen von Antibiotika und ohne Impfstoff

---

* Die Kultivierung des Virus in Hühnerembryonen ist noch immer die wichtigste Methode zur Herstellung von Grippeimpfstoffen.

waren die Ärzte machtlos und konnten kaum etwas für die Kranken tun. Sie verteilten lediglich frisches Obst und Wasser. Doch wie der blutige Auswurf landete dies als Erbrochenes bald auf dem Boden; die Decks waren »nass und glitschig, und das Stöhnen und Rufen der geängstigten Kranken mischte sich wirr mit Hilfeschreien«. Als die *Leviathan* am 8. Oktober Brest erreichte, waren rund 2000 Soldaten erkrankt und 80 gestorben, von denen die meisten über Bord geworfen worden waren.[45]

Die New Yorker Bevölkerung ahnte nichts von den schrecklichen Szenen, die sich auf See abspielten. Als die *Leviathan* in See stach, hielten die meisten New Yorker die Spanische Grippe noch für eine fremde und exotische Krankheit. Vertreter der Gesundheitsbehörden, denen es wichtig war, die Kriegsbemühungen zu unterstützen, förderten diese Fehleinschätzung, indem sie die Auswirkungen der Grippe auf die amerikanischen Soldaten herunterspielten, während sie gleichzeitig die Verluste der deutschen Truppen übertrieben. »Sie haben doch nicht gehört, dass unsere Jungens es bekommen, oder?«, fragte der New Yorker Commissioner of Health, Royal S. Copeland. »Natürlich nicht, und das werden Sie auch nicht hören!«[46] Langsam, aber sicher näherte sich das Virus jedoch der amerikanischen Küste, versteckt in den Körpern von Passagieren und Mannschaften zurückkehrender Truppentransporter und Handelsschiffe. Und während es mehr und mehr Körper durchlief, wuchs seine Virulenz. Als das Virus an der Ostküste der Vereinigten Staaten anlandete, sollten Soldaten nicht seine einzigen Opfer bleiben.

Es ist schwer zu sagen, wie und wann die zweite Infektionswelle anlief. Vielleicht begann der Herbstausbruch am Commonwealth Pier in Boston, bevor er sich in Ayer und anderen Städten in Massachusetts ausbreitete. Vielleicht wurde das Virus auch mehrfach eingeführt. In New York kam es zum Beispiel bereits zwischen Februar und April vor allem bei Menschen mittleren Alters zu einem deutlichen Anstieg an Influenzatoten, obwohl die ersten Fälle der zweiten Welle mit Passagieren in Verbindung gebracht wurden, die Mitte August von einem norwegischen Dampfer an Land gegangen waren. Ende September belief sich die Zahl der Fälle in New York auf 800 pro Tag, und Copeland unternahm den ungewöhnlichen Schritt, eine Quarantäne zu verhängen (wohlhabenden Patienten wurde gestattet, zu Hause zu bleiben, doch solche, die in Pensionen oder Mietskasernen lebten, wurden in städtische Krankenhäuser gebracht und dort unter strenger Beobachtung gehalten). Quarantäne war etwas Neues und noch nie Dagewesenes bei einer Grippe – vor dem Krieg war die Krankheit nicht einmal meldepflichtig gewesen –, und die New Yorker fühlten sich an die Polio-Epidemie zwei Jahre zuvor erinnert. Damals waren Behördenmitarbeiter von Tür zu Tür gegangen und hatten Kinder mit Symptomen von »Kinderlähmung« zusammengetrieben und Angst und Schrecken in Vierteln wie Brooklyn verbreitet, wo kürzlich eingewanderte Italiener verdächtigt wurden, die Krankheit eingeschleppt zu haben. Die Spanische Grippe verschonte jedoch die eleganten Stadthäuser in der Park Avenue ebenso wenig wie die Mietskasernen in Brooklyn, und als jeder Tag neue Berichte über Erkrankungen brachte, wurde die Stadt zunehmend unruhig. Copeland versuchte, die New Yorker zu beruhigen, indem er erklärte, Influenza werde ausschließlich durch »Husten und Niesen eines Erkrankten« übertragen, nicht von jemandem, der im selben Haushalt wie ein Infizierter lebe, aber selbst keine Influenzasymptome zeige.[47] Er betonte überdies, dass schon sehr bald ein Impfstoff zur Verfügung stehen werde.[48] Damit bezog er sich auf die Bemühungen von Wissenschaftlern wie Park und Williams, die im Labor des New York City Department of Health mit Impfstoffen experimentierten und dabei gemischte Stämme von B. influenzae einsetzten. Mitte Oktober berichtete Park, dass Tiere, die mit einem Impfstoff aus hitzeabgetöteten Bakterien dieses Cocktails immunisiert worden waren, spezifische Antikörper gegen den Bazillus zeigten. Wissenschaftler der Tufts School of Medicine in Boston und der Medical School der University of Pittsburgh berichteten von ähnlichen Erfolgen mit ihrer eigenen Version eines Vakzins aus hitzeabgetöteten Bakterien. Aber während es Park immer besser gelang, B. influenzae zu kultivieren und dazu zu bringen, an Antikörper im Serum zu binden (Agglutination), begann er sich insgeheim zu fragen, ob seine Ergebnisse nicht lediglich verbesserte Kulturtechniken widerspiegelten, statt die ursächliche Rolle des Bazillus zu belegen. »Natürlich besteht die Möglichkeit, dass ein unbekanntes filtriertes Virus der Ausgangspunkt ist«, telegrafierte er einem Kollegen.[49] Trotz dieser Bedenken wurde Parks Vakzin schließlich an das Militär übergeben. Überdies wurden 275 000 Mitarbeiter der U.S. Steel Corporation geimpft.[50] Es gibt allerdings keinerlei Beleg dafür, dass diese primitiven Impfstoffe und Seren irgendeinen Effekt auf den Verlauf der Influenza hatten.

Am 6. Oktober wurden in New York mehr als 2000 Menschen pro Tag unter Quarantäne gestellt, und die allgemeine Panik war mit Händen zu greifen. Aus mehreren Bezirken liefen Berichte ein, dass Patienten Krankenschwestern in ihren Häusern gefangen hielten, weil sie so große Angst hatten. Dann begannen auch Krankenschwestern und Ärzte zu erkranken. Inzwischen hatte die Influenza San Francisco erreicht und wütete zudem in den Städten des Mittleren Westens und Südens. Mitte September brach die Grippe in Chicago aus, wahrscheinlich eingeschleppt von Seeleuten der nahe gelegenen Naval Station Great Lakes. Mit einer Kapazität von 45 000 Mann war dieser Stützpunkt die größte Marineausbildungsanlage weltweit und wie Camp Devens eine Brutstätte für Atemwegserkrankungen. Während Grippe und Lungenentzündung Chicago eisern im Griff hielten, wurde den Bürgern geraten, Menschenmengen und andere öffentliche Zusammenkünfte zu meiden und beim Niesen Mund und Nase zu bedecken. Die sichtbarsten Zeichen der Ansteckungsgefahr waren die Gesichtsmasken aus Gaze, die Polizisten und Trambahnwärter trugen. Der Trend griff rasch um sich, was einen prominenten Arzt aus Illinois zu der Warnung veranlasste, dass selbst gefertigte Masken nicht sicher seien, weil»deren Maschen zu weit sind, um die Bazillen zu fangen und aus dem feinen Sprühnebel auszusieben, der aus dem Mund von Infizierten dringt«. Das war besonders in Hospitälern und anderen beengten Räumen ein Problem, denn man nahm an, dieser feine Speichelnebel sei noch in bis zu sechs Metern Abstand infektiös. Stattdessen überzeugte der Arzt den *Chicago Herald Examiner,* auf der ersten Seite eine Art Ausschneidebogen samt Anleitung zur Herstellung einer Gazemaske mit geringer Maschenweite abzudrucken.[51] Leider brachten diese Masken nicht viel, weil Influenzapartikel viel kleiner sind als die kleinsten Bakterien, und Mitte Oktober zählte Chicago bereits 40 000 Fälle. Die Stadt, die am härtesten getroffen wurde, war jedoch Philadelphia.

Philadelphia wurde 1681 als Hauptstadt der Quäkerkolonie in Pennsylvania gegründet und war der Ort, wo die Gründerväter die Unabhängigkeitserklärung unterzeichneten. Bis 1918 war die Stadt beträchtlich gewachsen; umgeben von Stahlwalzwerken und mit riesigen Schiffswerften, die den Delaware River überblickten, hatte sie sich zu einem Industriezentrum entwickelt. Die Nachfrage nach kriegswichtigen Gütern (Schiffe, Flugzeuge, Munition) brachte Zehntausende zusätzliche Arbeiter in die Stadt, und als deren Einwohnerzahl auf fast zwei Millionen anstieg, wurden die Lebensbedingungen zunehmend unerträglicher. In beengten Pensionen und überfüllten Mietwohnungen fand das Virus reichlich Nahrung, nahm stetig an Virulenz zu und tötete seine Opfer rasch und ohne Unterschied. In einer Zeit, in der die Behörden anderer Städte den Einwohnern rieten, große Menschenansammlungen zu meiden, wurde die Epidemie höchstwahrscheinlich durch die Entscheidung von Philadelphias Bürgermeister angefacht, eine Veranstaltung zum Verkauf von Kriegsanleihen am 28. September nicht abzusagen. Sie lockte Tausende von Menschen in die Innenstadt, und innerhalb von zwei Wochen hatte Philadelphia mehr als 2600 Grippetote zu beklagen, eine Zahl, die bis zur dritten Oktoberwoche auf über 4500 stieg. Als sich die Toten in der Leichenhalle stapelten, weil die Bestatter mit der Arbeit nicht mehr nachkamen, wurde der Gestank unerträglich, und die Stadt ließ Massengräber ausheben – etwas, das es seit den Gelbfieber-Epidemien Ende des 18. Jahrhunderts nicht mehr gegeben hatte. Der Anblick verwesender Körper wurde derart alltäglich, dass Erwachsene sich kaum Mühe gaben, Kinder von diesen Schrecken abzuschirmen. Die Furcht vor der Grippe war nun allgegenwärtig, und mit der Furcht kam die Panik. Aber diese Panik war nicht die Schuld der Presse. »Panik ist das Schlimmste, das einem Individuum oder einer Gemeinde passieren kann«, warnte der *Philadelphia Inquirer* in einem Leitartikel auf dem Höhepunkt der herbstlichen Grippewelle. »Panik ist übertriebene Furcht, und Furcht ist das tödlichste Wort in jeder Sprache.« Das Gegenmittel, so die Zeitung, sei es, furchtsame Gedanken mittels Willenskraft zu unterdrücken. »Denken Sie nicht ständig an die Grippe … Unterhalten Sie sich nicht einmal darüber. Angst und Schrecken sind starke Verbündete der Grippe.«[52]

Aber der Anblick eines zyanotischen Influenza-Opfers war nicht so leicht zu vergessen, weder in Philadelphia noch andernorts, wo die Influenza wütete, darunter auch in London, wo im Oktober 1500 Menschen pro Tag starben. Der Anblick von »großen, starken Männern, blau im Gesicht und hechelnd«, war unvergesslich, schrieb Herbert French, Pathologe am Guy's Hospital in London und Leibarzt des königlichen Haushalts. Bei Weitem der schlimmste Fall war jedoch der Typ, der »stunden- oder gar tagelang völlig bewusstlos vor sich hin dämmerte, ruhelos in seinem Koma, mit nach hinten geworfenem Kopf, den Mund halb offen, mit geisterhaft blassem, zyanotischem Gesicht, purpurfarbenen Lippen und Ohren«. Es war »ein schrecklicher Anblick«, schloss French.[53]

***

Die Influenza-Pandemie 1918 war ein Schuss, der auf der ganzen Welt gehört wurde. Die Szenen, die von French beschrieben wurden, beschränkten sich nicht nur auf London und andere europäische und amerikanische Großstädte, sondern glichen sich überall. In Kapstadt, so berichtete ein Augenzeuge, machte die herbstliche Grippewelle »zwei- bis dreitausend Kinder zu Waisen«.[54] Ein solcher Waise, der bei den Begräbnissen mithalf, klagte: »Ich trage den Sarg, halte mir die Nase zu ... Die Glocken wurden nicht mehr für die Toten geläutet – es gab keinen Küster mehr.«[55] Genauso war es in Bombay (Mumbai), wohin die Krankheit mit einem Containerschiff im Mai gelangte. Der Gipfel der Todeszahlen wurde in der ersten Oktoberwoche erreicht, zur selben Zeit wie in Boston. Bis zum Jahresende hatte die Grippe in dieser bevölkerungsreichen indischen Großstadt schätzungsweise eine Million Menschen getötet. Alles in allem fielen der Pandemie den letzten Schätzungen zufolge auf dem indischen Subkontinent 18,5 Millionen Menschen zum Opfer und vielleicht 100 Millionen weltweit. Mit Ausnahme von Australien, wo strenge Quarantänemaßnahmen auf See den Ausbruch bis Winter 1919 verzögerten, durchlebte praktisch der gesamte Globus die Pandemie zur selben Zeit. Nur Amerikanisch-Samoa, St. Helena und eine Handvoll Inseln im Südatlantik blieben von der Seuche verschont. Es war wirklich eine gemeinsame weltweite Katastrophe.

Todesfälle in dieser Größenordnung kann man sich nur schwer vorstellen und noch schwerer verarbeiten. Der Maßstab ist einfach zu gewaltig. »Wer den Krieg mitgemacht hat, weiß kaum noch, was ein Toter ist«, meint Camus. »Und da ein toter Mensch dann etwas wiegt, wenn man ihn tot gesehen hat, sind hundert Millionen über die Geschichte verstreute Leichen nichts als Rauch in der Einbildung.«[56] Aber auch wenn es wenig Sinn ergibt zu versuchen, sich den Tod in dieser Größenordnung vorzustellen, ist es durchaus sinnvoll, Unterschiede der Mortalitätsraten in verschiedenen geografischen Regionen wie auch in verschiedenen ökologischen und immunologischen Umfeldern zu untersuchen. Als die Influenza beispielsweise Neuseeland erreichte, hatte die Bevölkerung der Maori im Vergleich zu den britischen Siedlern das Siebenfache an Toten zu beklagen. Ähnlich breite Schwankungen der Todesraten wurden bei indigenen und europäischstämmigen Bewohnern auf den Fidschis und anderen pazifischen Inseln beobachtet (einer der stärksten Unterschiede wurde auf Guam festgestellt, wo die Pandemie 5 Prozent der lokalen Bevölkerung, aber nur einen einzigen Seemann des US-Marinestützpunkts auf der Insel tötete). Und während die Mortalitätsrate für »weiße« Südafrikaner bei 2,6 Prozent lag, betrug sie für »Schwarze, Inder und Farbige« fast 6 Prozent. Bei denjenigen, die unter der Erde in den Diamantenminen von Kimberley schufteten, war die Sterblichkeit noch höher – 22 Prozent. Ähnliche Schwankungen wurden in Camp Devens und anderen großen Ausbildungslagern der Armee beobachtet: Neuankömmlinge erkrankten weitaus schwerer als Männer gleichen Alters, die sich schon vier Monate oder länger im Lager aufhielten. Auf den AEF-Transportern erging es Seeleuten, die permanent auf die Schiffe abkommandiert waren, deutlich besser als Soldaten, die gerade an Bord kamen, obwohl beide Gruppen in etwa gleicher Anzahl an der Spanischen Grippe erkrankten.[57]

Der vielleicht auffälligste Aspekt der Pandemie war jedoch das Mortalitätsmuster, das bei jungen Erwachsenen zu beobachten war. In einer normalen Grippesaison sind Mortalitätskurven in Abhängigkeit vom Alter gewöhnlich u-förmig und spiegeln eine hohe Sterblichkeit bei den ganz Kleinen (Kinder unter drei Jahren) und den Älteren (75 Jahre und mehr) wider, während die

Sterblichkeit zwischen diesen Altersgruppen gering ist. Das ist so, weil Kleinkinder und betagte Menschen die schwächsten Immunsysteme haben. Die Pandemie 1918/19 und das folgende Wiederauftreten in den Wintern 1919 und 1920 erbrachte hingegen eine w-förmige Kurve, die einen dritten Mortalitätsgipfel bei Erwachsenen zwischen 20 und 40 Jahren aufwies. Überdies entfiel auf Erwachsene dieser Altersgruppe die Hälfte aller Influenzatoten, darunter auch die Mehrheit der zusätzlichen respiratorischen Todesfälle.[58] Dieses anomale Mortalitätsmuster wurde in Großstädten wie auch in ländlichen Regionen beobachtet, in großen europäischen Metropolen und abgelegenen Außenposten des Empires. Mit anderen Worten: Es war überall dasselbe.

Warum das so war, konnte niemals zufriedenstellend geklärt werden. Und trotz unserer Fortschritte in Virologie und Immunologie und eines gewachsenen Verständnisses für die Pathologie der Influenza können Wissenschaftler auch heute noch nicht sagen, ob die Spanische Grippe eine einmalige Sache war – eine epidemiologische Katastrophe, die sich nie mehr wiederholen wird – oder ob sich so etwas noch mal ereignen könnte. Wenn man sich anschaut, was wir über das Virus von 1918 wissen und welche Viren wahrscheinlich die Auslöser früherer Pandemien waren, kann man einige Hypothesen ausschließen, während andere möglich erscheinen. Den vielleicht wichtigsten Hinweis zum Verständnis der epidemiologischen Muster und der ungewöhnlichen Lungenschäden, die 1918 beobachtet wurden, liefern jedoch die Ökologie großer Armeelager und die zeitgenössischen Berichte der Ärzte, die die Verheerungen der Influenza aus erster Hand miterlebten.

***

Wie wir heute wissen, gehört das Influenzavirus zur Familie Orthomyxoviridae und kommt in drei Typen vor – A, B und C –, benannt in der Reihenfolge ihrer Entdeckung. Typ C führt beim Menschen nur selten zu einer Erkrankung. Typ B kann Epidemien auslösen, doch der Verlauf der Infektion ist milder und das Virus breitet sich im Allgemeinen langsamer aus. Typ A geht hingegen mit einer explosiven Ausbreitung und einer hohen Morbiditäts- und Mortalitätsrate einher, was diesen Typ zum Hauptverursacher von

Epidemien und Pandemien macht. Wie alle Influenzaviren werden Typ-A-Influenzen von RNA-Viren hervorgerufen, die eine lebende Zelle infizieren müssen, um sich zu replizieren. Im Allgemeinen tun sie das, indem sie die Epithelzellen angreifen, die die Atemwege von der Nase durch die Luftröhre bis in die Lunge auskleiden. Auch wenn Wissenschaftler 1933 nachgewiesen hatten, dass Influenza von einem Virus hervorgerufen wurde, das von Frettchen auf Menschen übertragen werden konnte (der Durchbruch gelang einem Team unter Leitung von Sir Patrick Laidlaw am Farm Laboratory in Mill Hill, London, das zum National Institute for Medical Research gehörte), sollte es bis in die 1940er-Jahre und bis zur Erfindung des Elektronenmikroskops dauern, bis Wissenschaftler das Influenzavirion erstmals zu Gesicht bekamen (als Virionen werden einzelne Viruspartikel außerhalb von Zellen bezeichnet). Es maß ungefähr 100 Nanometer (0,10 Mikrometer), war also etwas kleiner als das Tollwutvirus, aber größer als das Rhinovirus, das Erkältungen auslöst. In der Vergrößerung erinnert das Influenzavirus an eine Pusteblume mit winzigen Fortsätzen (Spikes), die in zwei unterschiedlichen Formen auftreten. Der häufigere Spike-Typ besteht aus einem Protein namens Hämagglutinin (HA), das seinen Namen der Fähigkeit verdankt, sich an rote Blutkörperchen anzuheften. Wenn jemand ein in der Luft schwebendes Tröpfchen mit dem Virus einatmet, binden diese HA-Spikes an die Rezeptoren auf der Oberfläche der Epithelzellen im Atmungstrakt, genauso wie ein stachliger Samenbehälter in hohem Gras an Kleidungsfasern hängen bleibt. Der zweite Spike-Typ ist seltener; seine pilzförmigen Fortsätze mit ihren quadratischen Köpfen bestehen aus dem Enzym Neuroaminidase (NA). Dank seiner Kombination aus Proteinen und speziellen Enzymen gelingt es dem Virus, in Epithelzellen einzudringen und die Immunabwehr des Körpers zu umgehen. Diese Permutationen von Proteinen und Enzymen verleihen jedem Virus eine Signatur, die eine einfache Klassifikation erlaubt. Insgesamt haben Wissenschaftler bei Säugern und Vögeln 16 Hämagglutinin- und 9 Neuroaminidasetypen identifiziert (neben Frettchen infiziert das Influenza-A-Virus häufig Schweine, Wale, Robben, Pferde und wildes Wassergeflügel), aber bislang haben nur Influenzaviren der Typen H1, H2 und H3 Pandemien ausgelöst.

Im Gegensatz zur DNA besitzt die RNA keinen präzisen Korrekturlesemechanismus. Während der Replikation der RNA – nachdem das Virus in tierische Zellen eingedrungen ist und deren »Maschinerie« gekapert hat – kommt es zu kleinen Kopierfehlern, was zu genetischen Mutationen und damit unter Umständen auch zu Veränderungen in der Struktur der H- und N-Moleküle auf der Oberfläche der neu gebildeten Viren führt. In der darwinistischen Welt des Virus können einige dieser Kopien einen Wettbewerbsvorteil mit sich bringen und den Viren ermöglichen, den Antikörpern zu entkommen, die sie neutralisieren sollen, sodass sie sich via Husten und Niesen effizienter ausbreiten und den nächsten Wirt infizieren können. Dieser allmähliche Mutationsprozess wird als »Antigendrift« bezeichnet. Influenza-A-Viren können aber auch spontan genetisches Material austauschen. Man nimmt an, dass dieser Prozess in der Regel in Zwischenwirten wie Schweinen erfolgt, die sich gleichzeitig mit dem Schweine- und dem humanen Influenza-A-Stamm anstecken können; das wird als »Antigenshift« bezeichnet.[59] In diesem Fall entsteht ein vollständig neuer Virus-Subtyp, der für Proteine codiert, die neu für das Immunsystem sind und gegen die die menschliche Bevölkerung kaum oder keine Antikörper aufweist. Diese Stämme waren es, die in der Vergangenheit Pandemien ausgelöst haben. Möglich wäre jedoch auch, dass sich das Virus, das für die Pandemie von 1918 verantwortlich war, auf einem noch anderen Weg entwickelt hat.

In den 1990er-Jahren gelang es Wissenschaftlern am Armed Forces Institute of Pathology in Bethesda, Maryland, unter Leitung des Molekularbiologen Jeffery Taubenberger, aus Lungengewebeproben, die in den Archiven des Instituts lagerten, Fragmente des Spanische-Grippe-Virus zu rekonstruieren. Weiteres genetisches Material des Virus stammte von einer Frau, die 1918 in Alaska an Influenza gestorben und im Permafrostboden begraben worden war, was ihr Lungengewebe vor der Zersetzung bewahrt hatte. Mithilfe dieses Materials gelang es Taubenbergers Gruppe schließlich, das gesamte Genom des Virus zu sequenzieren. Die Ergebnisse, die 2005 veröffentlicht wurden, waren überraschend, denn keines der acht Gene kam von einem Stamm, der schon zuvor Menschen infiziert hatte, wie zu erwarten gewesen wäre, wenn der Erreger der Spanischen Grippe das Ergebnis eines Antigenshifts gewesen wäre. Zudem stimmten große Teile des genetischen Codes mit Sequenzen überein, die man nur in Wildvögeln findet. Das spricht dafür, dass das Virus als ein an Vögel angepasster Stamm begann, der nach nur wenigen Mutationen den Übersprung zum Menschen schaffte.[60] Alternativ könnte der pandemische Stamm als Virus vom Typ H1 gestartet sein und sich erst kurz vor 1918 mit dem Vogelvirus neu sortiert haben (Reassortment).[61] 2005 stellte sich heraus, dass Stockenten und Krickenten wichtige Reservoire für aviäre Influenzaviren in freier Wildbahn waren, und die Idee kam auf, dass Vögel die Quelle neuartiger Gene bei pandemischen Viren sein könnten. Taubenbergers Sequenzierungsstudien verstärkten die wachsende Besorgnis wegen eines aviären Virus, der damals Hühnerherden in ganz Südostasien befiel. Das Virus mit dem Namen H5N1 war 1997 erstmals in Hongkong nachgewiesen worden, wo es 18 Menschen infizierte und 6 Todesfälle verursachte, bevor es 2002 zum zweiten Mal auftauchte (Re-Emerging). Seitdem hatte sich das Virus von Asien nach Europa und Afrika ausgebreitet, viele Hundert Menschen infiziert und die Behörden gezwungen, Millionen von Hühnern zu keulen. Alarmierend war, dass sich das Virus offensichtlich in den menschlichen Atemwegen vermehren konnte und die Mortalitätsrate durchschnittlich 60 Prozent betrug. Die Übertragung von Mensch zu Mensch war zum Glück nicht einfach. Dennoch zeigte seine Emergenz, dass sich Menschen direkt an einem typisch aviären Influenzavirus anstecken konnten, das heißt, um pandemische Stämme zu erzeugen, bedurfte es nicht länger Schweine als Zwischenwirte. Theoretisch konnte es auch im Menschen zu einem solchen Reassortment oder einem Mischen von Vogel- und Säuger-Influenzastämmen kommen. Die Frage war: Könnte so etwas 1918 geschehen sein? Die kurze Antwort ist: Niemand weiß es, aber die Möglichkeit lässt sich nicht ausschließen.[62]

Die genauen genetischen Identitäten von pandemischen Stämmen vor 1900 sind im Dunkel der Geschichte verloren, doch im 20. Jahrhundert ist es zu drei wichtigen Antigenshifts gekommen. Die erste betraf das Spanische-Grippe-Virus vom Typ H1N1 im Jahr 1918 oder vielleicht auch ein wenig früher (Evolutionsbiologen, die ältere und jüngere Stämme des Virus verglichen und die molekularen Uhren rückwärtsgelesen haben, vermuten, das Virus habe seine aviären Gene irgendwann zwischen 1913 und 1917 erworben).[63] Das war der vorherrschende Stamm bis 1957, als er durch einen neuen viralen Stamm vom Typ H2N2 ersetzt wurde. Der Typ H2N2, der als »Asiatische Grippe« bekannt wurde, war vermutlich das Ergebnis einer Neusortierung von Nachfahren des 1918er-Virus und eines aviären Influenzastammes, der auf wildes eurasisches Wassergeflügel zurückgeht. Diese Virusvariante breitete sich rasch rund um den Globus aus, verdrängte die Nachfahren des H1N1-Typs der Spanischen Grippe und tötete geschätzt zwei Millionen Menschen. 1968 kam es zu einer dritten Antigenshift, als in Hongkong plötzlich ein H3N2-Typ auftauchte, ebenfalls offenbar das Ergebnis einer Übernahme neuartiger Proteine von wildem eurasischem Wassergeflügel. Dem Erreger dieser »Hongkong-Grippe« fielen Schätzungen zufolge weltweit eine Million Menschen zum Opfer, und er ist zum Zeitpunkt, an dem ich dies schreibe, noch immer die Hauptursache für Morbidität und Mortalität aufgrund von Influenza.

Um das Bild der pandemischen Viren in moderner Zeit abzurunden, sollten wir auch die Russische Grippe einbeziehen. Wie die Spanische Grippe 1918 war dies eine echte weltweite Pandemie. Sie kam ursprünglich aus der eurasischen Steppe – einem riesigen Grasland, das Teile von Russland sowie des zaristisch kontrollierten Usbekistans und Kasachstans umfasste –, breitete sich rasch längs internationaler Eisenbahnstrecken und Schiffsrouten aus und tötete nach konservativen Schätzungen zwischen 1889 und 1892 eine Million Menschen.[64] Leider ist es Wissenschaftlern nicht gelungen, Fragmente des Virus zu rekonstruieren, daher ist seine genaue genetische Identität unbekannt. Serologische Tests an älteren Menschen, die zur Zeit der Hongkong-Grippe 1968 auf Antikörper getestet wurden, sprechen jedoch dafür, dass die Russische Grippe wie die Hongkong-Grippe von einem Virus vom H3-Typ ausgelöst wurde. Das könnte ein wichtiger Hinweis sein, denn diejenigen Personen mit dem höchsten Sterberisiko wurden um 1890 geboren, das heißt, sie gehörten zu einer Geburtskohorte, deren Erstkontakt mit einem Influenzavirus höchstwahrscheinlich mit dem Erreger der Russischen Grippe erfolgte. Wir werden gleich darauf zurückkommen, doch zunächst ist es nötig, über die

Natur der Lungenentzündungen zu sprechen, denen 1918 so viele Menschen zum Opfer fielen.

Wie bereits erwähnt, lassen sich diese Lungenentzündungen, grob gesagt, in zwei Typen einteilen – lobulär und bronchial. Es ist jedoch wichtig zu beachten, dass diese Unterscheidungen in einer prävirologischen Ära auf klinischen Beobachtungen und histologischen Untersuchungen des Lungengewebes basierten und beide Typen oft so eng verwandt waren, dass die klinisch-pathologischen Syndrome manchmal überlappten. Der bei Weitem häufigste Typ war offenbar eine akute aggressive Bronchopneumonie. Bei diesem Typ waren pathologische Veränderungen in den Bronchien besonders deutlich ausgeprägt, und pathogene Bakterien konnten bei einer Autopsie gewöhnlich aus verschiedenen Teilen der Lunge kultiviert werden. Annähernd 90 Prozent der Pneumonien fielen in diese Kategorie. Beim zweiten Typ waren die auffallenden Merkmale pulmonale Blutungen und Ödeme sowie eine ausgedehnte Schädigung eines oder mehrerer Lungenlappen, und pathogene Bakterien wurden weniger häufig oder nur selten gefunden. Bei diesem Typ scheint die Infektion eine akute Entzündung der Alveolen ausgelöst zu haben, was zum Zelltod (Nekrose) und zur Abscheidung von Zelltrümmern und Flüssigkeit im Luftraum der Alveolen führte – der mikroskopisch kleinen Lungenbläschen, die den Sauerstoff aufnehmen.[65] Diese Merkmale waren immer vorhanden, wenn ein Opfer bereits wenige Tage nach Ausbruch der Krankheit starb, wie auch in 70 Prozent der Fälle, in denen sich eine Pneumonie nach einer Lungenentzündung entwickelte. Und sie wurden fast immer gefunden, wenn die Toten gesunde junge Soldaten oder Zivilisten waren.[66] Es muss jedoch nochmals betont werden, dass dieser Typ nur für einen kleinen Prozentsatz aller Todesfälle verantwortlich war. Die später einsetzenden Bronchopneumonien und Mischinfektionen, bei denen sich Bakterien nach dem Tod problemlos kultivieren ließen, machten den Löwenanteil aus. Tatsächlich sind es diese bakteriellen Mitpassagiere der Influenza – von den Pathologen damals als »sekundäre Invasoren« bezeichnet –, die nach Meinung vieler Experten die Mehrzahl der Todesfälle in Lagern wie Camp Devens sowie die unterschiedliche Mortalität bei Rekruten gleichen Alters aus ländlichen und urbanen Gegenden am besten erklären.

Es lohnt sich vielleicht auch, auf Folgendes hinzuweisen: Als Zweifel an der ursächlichen Rolle von *B. influenzae* wuchsen, begannen Pathologen darauf zu achten, zwischen Lungenschädigungen, die sich auf kommensale Bakterien zurückführen ließen, und solchen zu unterscheiden, die dem vermuteten, aber noch nicht nachgewiesenen Influenzavirus zugeordnet werden konnten. Mitte der 1920er-Jahre hatte auch Welch begonnen, diese Sichtweise zu vertreten. Auf einem Treffen von Vertretern des öffentlichen Gesundheitssystems 1926 in Boston meinte er, die Idee, dass Influenza von einem »unbekannten Virus« ausgelöst werde, habe viel für sich: »Wenn es eine Läsion in der Lunge gab, ... dann war sie dem Virus zuzuschreiben, dem echten Influenzavirus, nicht allgemeinen respiratorischen Manifestationen«, erklärte er. Er war zudem überzeugt, das »Zusammenpferchen« von Soldaten im Lazarett von Camp Devens habe das Risiko der Patienten erhöht, mit anderen Pathogenen in Kontakt zu kommen, und dies sei »weitgehend für das enorme Ausmaß der Krankheit verantwortlich« gewesen.[67]

Anders als 1918 können wir das Influenzavirus heute mithilfe eines Prozesses im Labor untersuchen, den man als reverse Genetik bezeichnet. 2005 haben Wissenschaftler damit begonnen, genau das zu tun: Sie haben das Virus in Laboren mit der Biosicherheitsstufe vier wieder zusammengesetzt und dann an Mäusen und anderen Versuchstieren getestet. Das wiederauferstandene Virus tötet Mäuse in drei bis fünf Tagen und verursacht eine schwere Lungenentzündung, die an die Läsionen erinnert, von denen Ärzte 1918 berichteten. Es vermehrt sich überdies sehr effizient in den bronchialen Epithelzellen.[68] Die Virulenz des 1918er-Virus ist Laborstudien an Versuchstieren zufolge tatsächlich so erstaunlich hoch, dass das Virus nach Meinung einiger Virologen den raschen Ausbruch von Pneumonien und die von den Ärzten 1918 beschriebenen Zyanosesymptome auch allein verursacht haben könnte, ganz ohne Beteiligung sekundärer Invasoren. Einer Vermutung zufolge könnten die Pneumonien und Zyanosesymptome auf eine überschießende Immunreaktion zurückgehen, bei der entzündungsfördernde Proteine, sogenannte Zytokine, ausgeschüttet werden. Dieses Phänomen – als »Zytokinsturm« bekannt – spielte bei Todesfällen aufgrund von Akutem Lungenversagen (*Acute Respiratory Distress Syndrome*, ARDS) eine Rolle, das Anfang der 2000er-Jahre auf die Ausbrüche der H5N1-Vogelgrippe in Südostasien folgte, und ist auch bei anderen epidemischen Viren wie SARS beobachtet worden. Ob diese Pneumonien nun primär viral oder bakteriell bedingt waren oder beides eine Rolle spielte, beantwortet jedoch nicht die Frage, warum sich die Spanische Grippe als so tödlich für junge Erwachsene in den besten Jahren erwies. Hierzu hat die heutige Wissenschaft mehrere Hypothesen, aber keine überzeugenden Antworten. Eine Vermutung ist, dass ältere Menschen besser geschützt waren, weil sie bereits zuvor mit demselben Virus in Kontakt gekommen waren. Das passt zu serologischen Befunden, die dafür sprechen, dass zwischen 1830 und 1889 geborene Menschen ebenfalls einem Virus vom H1-Typ ausgesetzt waren. Erst nach 1890 wurde dieses Virus von einem neuen Pandemievirus verdrängt, dem russischen H3-Typ. Mit anderen Worten: Menschen von 38 Jahren und älter besaßen bereits einige Antikörper gegen den H1N1-Typ der Spanischen Grippe, und im Fall der ganz Alten – derjenigen, die 1834 geboren worden und noch Kinder gewesen waren, als sie zum ersten Mal mit H1 in Kontakt kamen – war diese Schutzwirkung vermutlich beträchtlich.

Einer anderen Vermutung nach könnte das Virus, das zum Auslöser der Spanischen Grippe werden sollte, als ein H1-Virus begonnen haben, das kurz nach 1900 auftauchte und etwa 1915 aviäre Gene erwarb.[69] Das könnte entscheidend für diejenigen Menschen gewesen sein, die in den ersten Jahren des 20. Jahrhunderts geboren wurden und 18 Jahre oder jünger waren, als die Pandemie zuschlug, denn man nimmt an, dass Influenza-Infektionen früh im Leben zu einem immunologisch »blinden Fleck« führen. Dahinter steckt die Idee, die gewöhnlich als »Antigenerbsünde« bezeichnet wird und besagt, dass Antikörper gegen den ersten Influenzastamm, mit dem man in Kontakt kommt, leichter »abzurufen« und zu produzieren sind, dies aber auf Kosten neuer Antikörper gegen neuere Influenzastämme geschieht.[70] Es ist sogar möglich, dass die ältere Immunreaktion dem Virus durch infektionsverstärkende Antikörper helfen kann, der Körperabwehr zu entgehen und Zellen leichter zu infizieren, ein Prozess, der als »antikörperabhängige Verstärkung« bezeichnet wird. Solche Hypothesen haben zwar den Vorteil, erklären zu können, warum die Mortalität, ganz gleich wo die Epidemie wütete, bei den 20- bis 40-Jährigen am höchsten war, doch nach Ansicht der meisten Experten ist diese Hypothese ohne Kenntnis der genauen genetischen Identität des 1890er-Virus, der früheren und späteren Virenvarianten sowie der immunologischen Profile der betroffenen Altersgruppen nicht viel mehr als Spekulation. Wie der medizinische Epidemiologe David Morens betont, der eng mit Taubenberger zusammenarbeitet, ist es genauso möglich, dass das w-förmige Mortalitätsmuster auf einen noch unbekannten Umweltfaktor zurückgeht, dem damals insbesondere junge Männer ausgesetzt waren.[71] Wir wissen es einfach nicht. Trotz all unserer neuen molekularbiologischen Techniken und eines besseren Verständnisses von Ökologie und Immunologie der Influenza, denen wir neue Erkenntnisse über das Muster von Pandemien verdanken, geben Taubenberger und Morens zu bedenken: »Wir haben uns eher noch weiter von jeder Sicherheit entfernt, was die bestimmenden Faktoren und die Möglichkeiten einer pandemischen Emergenz angeht.«[72] Es ist diese Unsicherheit, die die Influenza im Allgemeinen – und die Pandemie von 1918 im Besonderen – zu einem solch rätselhaften und anhaltenden Thema wissenschaftlichen Interesses und zum Quell von Ängsten macht.

Für das letzte Wort zur Pandemie sollten wir vielleicht Nordamerika verlassen und uns einem Mann zuwenden, der die Ausbreitung der globalen Morbidität und Mortalität von der Peripherie aus betrachtete. 1919, mit 21 Jahren, studierte Frank Macfarlane Burnet Medizin an der University of Melbourne, als er sich mit Influenza infizierte. Zum Glück verlief die Krankheit mild, dennoch hinterließ sie bei ihm einen unauslöschlichen Eindruck und löste eine lebenslange Faszination für Influenza und das aus, was Burnet als »die Naturgeschichte der Infektionskrankheiten« bezeichnete.[73] Im Jahr 1931 kam Burnet im Rahmen eines zweijährigen Stipendiums an das National Institute for Medical Research in London, um auf dem aufblühenden Gebiet der Viruskrankheiten zu forschen. Seine Ankunft fiel mit der Entdeckung zusammen, dass sich Frettchen mit Influenza infizieren ließen, und bei seiner Rückkehr nach Melbourne 1934 leistete er Pionierarbeit dabei, das Virus in Hühnerembryonen zu züchten. Dies sollte der erste einer ganzen Reihe von Beiträgen sein, die Burnet zur Influenzaforschung leistete – einer Forschung, in deren Rahmen er Variationen in der Virulenz von frisch isolierten und in Hühnerembryonen kultivierten Viren untersuchte und die Grundlage für zukünftige genetische Erkenntnisse hinsichtlich der Emergenz von Epidemien schuf.[74] Fasziniert von Nicolles und Lebaillys Befunden in Tunis 1918, führte Burnet 1941 eine Reihe von Versuchen mit Makaken durch und infizierte die Affen mit mehreren Stämmen von in Eiern vermehrten Viren. Zwar entwickelte keiner der Affen Fieber oder andere Krankheitssymptome, wenn sie intranasal infiziert wurden, doch mehrere erkrankten, als Burnet das Virus direkt in ihre Luftröhre injizierte, und bei der Autopsie zeigte ein Affe Anzeichen einer ausgedehnten Bronchopneumonie.[75] Burnets Interesse galt jedoch vor allem der Epidemiologie der Influenza, und je eingehender er die Muster von Morbidität und Mortalität von 1918 studierte, desto mehr wuchs seine Überzeugung, dass die Konzentration von Rekruten aus ländlichen und städtischen Distrikten in engen und überfüllten Baracken der Schlüssel zu den ungewöhnlichen Merkmalen der Pandemie war. Wie Welch und die Mitglieder der Pneumonie-Kommission war Burnet überzeugt, dass die Emergenz der Spanischen Grippe»eng verknüpft mit den Kriegsbedingungen« war und die immunologischen Profile der amerikanischen Rekruten, gefolgt von ihrem Transfer nach Nordfrankreich, für die extreme Virulenz des Virus und das ungewöhnliche Altersprofil ihrer Opfer verantwortlich waren. »Wenn die frühen Epidemien in Amerika die ersten Funken für die Pandemie lieferten, dann können wir sicher sein, dass sie in Europa zu einer lodernden Flamme angefacht wurden«, meinte Burnet.[76] Vom epidemiologischen Standpunkt aus vielleicht noch wichtiger erschien Burnet jedoch, wie viele Menschen von der Pandemie *unberührt* blieben. Zwei Drittel der Bevölkerung hatte sich gar nicht angesteckt, und die Mortalität, auf die Gesamtpopulation bezogen, hatte nur 2 Prozent betragen. Auch wenn diese Mortalitätsrate 25-mal höher war als in einer gewöhnlichen Grippesaison, lag sie doch weit unter der Sterblichkeit bei Ausbrüchen von Cholera und Lungenpest im 19. Jahrhundert. Das erklärte zumindest teilweise, warum die Pandemie – abgesehen vom Höhepunkt der Todeswelle im Oktober, als die Hospitäler von Pneumoniefällen überflutet wurden und man die Toten nicht länger ignorieren konnte – nicht mehr Angst und Schrecken ausgelöst hatte. Ja, die Grippe hatte sich kurzzeitig als »eine neue Art Seuche« dargestellt. Doch als im November 1918 der Waffenstillstand verkündet wurde, war sie bereits auf dem Weg zu einem vertrauten saisonalen Leiden. Leider sollte das nicht für andere Epidemien des 20. und 21. Jahrhunderts gelten, die von ähnlichen ökologischen Ungleichgewichten und Umweltstörungen ausgelöst wurden.

2
Die Pest in der Stadt der Engel

Am 3. Oktober 1924 wurde Giles Porter, Amtsarzt der Stadt Los Angeles, zur Unterkunft eines Bahnarbeiters inmitten des mexikanischen Viertels gerufen. Ein paar Tage zuvor waren Jesus Lajun und seine 15-jährige Tochter Francisca Concha Lajun in ihrer Wohnung in der Clara Street Nummer 700 erkrankt, beide litten nun unter hohem Fieber. Francisca hatte zudem einen krampfartigen, rasselnden Husten, während Jesus eine auffällige Schwellung in der Leistenbeuge entwickelt hatte. Porter führte Jesus' Schwellung auf eine »venerische Adenitis« (Drüsenentzündung) zurück, während Franciscas Symptome, Fieber und Husten, seiner Ansicht nach höchstwahrscheinlich Anzeichen einer Influenza waren. »Dieses Kind machte nicht den Eindruck, ernsthaft krank zu sein«, hieß es in seinem Bericht. Aber Porter irrte sich, und zwei Tage später machte sich Luciana Samarano, die Besitzerin einer benachbarten Pension, die Francisca gepflegt hatte, solche Sorgen um das Mädchen, dass sie einen Krankenwagen rief. Francisca starb auf dem Weg ins Los Angeles General Hospital, und ein Pathologe erklärte später eine »doppelseitige Lungenentzündung« zur Todesursache.[1] Dass eine Pneumonie bei einem ansonsten gesunden Teenager einen derart schweren Verlauf nahm, war höchst ungewöhnlich, aber die Clara Street war umgeben von Ziegeleien, Gas- und Elektrizitätswerken, und selbst bei schönem Wetter war die Luft stark verunreinigt. Wenn man den Gestank von den umliegenden fleischverarbeitenden Fabriken hinzunahm, war es kaum überraschend, dass nur Mexikaner bereit waren, in der Umgebung der Clara Street zu wohnen, oder dass ein junges Leben vor seiner Zeit erloschen war.

Die Clara Street, 1895 entlang einer Brache in der Nähe des Los Angeles River erbaut, lag ursprünglich in einer preisgünstigen weißen Mittelklassenachbarschaft, aber als die Stadt expandierte und ein Bauboom die Nachfrage nach Ziegelmachern und billigen Landarbeitern befeuerte, waren die italienischstämmigen Bewohner ausgezogen, und ihnen waren hispanische Wanderarbeiter von südlich der Grenze gefolgt. Um 1924 lebten rund 2500 Mexikaner zusammengepfercht in den 307 Häusern in der und um die Clara Street, ein Areal von acht Wohnblocks, das im Osten von der Southern Pacific Railroad, im Westen von der Alameda Street und im Süden von der Macy Street begrenzt wurde. Überbelegung war weit verbreitet.[2] Viele der Häuser waren wie das der Samaranos in der Clara Street 742 in »Apartments« unterteilt oder in Pensionen umgewandelt worden, in denen bis zu 30 Leute gleichzeitig lebten. Andere Gäste hausten in Bretterbuden, die an einfache Schuppen angebaut worden waren. Menschen waren nicht die einzigen Bewohner dieser Unterkünfte. Die Hohlräume unter den Holzdielen boten Ratten und gelegentlich auch Erdhörnchen wie Zieseln Unterschlupf. Kurz gesagt, es war eine Welt, die weit entfernt war von dem Los Angeles, das von Bauunternehmern als »Stadt ewiger Jugend – eine Stadt ohne Slums« angepriesen wurde.[3]

In den 1920er-Jahren lebten in Los Angeles eine Million Menschen, und die Stadt gehörte zu den am schnellsten expandierenden urbanen Zentren in den Vereinigten Staaten. Als »Klimahauptstadt der Welt« bezeichnet, stand die Stadt im Zentrum eines Immobilienbooms: Amerikaner, die der harten Winter im Mittleren Westen und der beengten Verhältnisse in den Städten im Osten überdrüssig waren, strömten nach Südkalifornien. Sie wurden angelockt von dem Versprechen auf ein neues Leben in einem Land, das mit Erdöl, Palmen, reichlich Ackerboden und Sonnenschein gesegnet war. Die meisten dieser Siedler kamen zunächst in den neuen Bettengemeinschaften unter, die Namen wie »Petroleum Garden« trugen und direkt hinter den Stadtgrenzen aus dem zurückgewonnenen Wüstenboden gestampft wurden. Die Hispanos sammelten sich eher im Macy Street District – wie das

Mexikanerviertel offiziell hieß – oder in den Nachbardistrikten Mariana und Belvedere Gardens.

Um 1924 umfasste die gesamte hispanische Population von Los Angeles rund 22 000 Menschen, und die Zeichen ihrer Arbeit sah man überall: Es waren mexikanische Hände, die in den Tongruben neben dem Los Angeles River schufteten und die Ziegel für die Hochhäuser formten, die der Skyline von Los Angeles ihr typisches Aussehen gaben, und es waren Mexikaner, die die Lebensmittelgeschäfte mit frischem Obst und Gemüse versorgten und die Böden der eleganten Hotels schrubbten. Für die angelsächsische Bevölkerungsmehrheit von Los Angeles waren diese braunhäutigen Bewohner der Stadt der Engel jedoch so gut wie unsichtbar. Sicher, von Zeit zu Zeit machte man sich Sorgen wegen der Krankheiten, die sie angeblich übertrugen, oder wegen der demografischen Konsequenzen der hohen Geburtenrate unter Hispanos, aber wie Harry Chandler, Eigner der gewerkschaftsfeindlichen *Los Angeles Times* und ein prominenter und einflussreicher kalifornischer Landbesitzer, dem Kongress versicherte: »Anders als Neger gehen Mexikaner keine Mischehen mit Weißen ein. Sie vermischen sich nicht. Sie bleiben unter sich. Deshalb ist die ganze Sache sicher.«[4]

Sieben Tage nach Francisca Lajuns Tod starb auch ihr Vater an der geheimnisvollen Krankheit. Fünf Tage später wurde Luciana Samarano in das County General eingeliefert, wo sie am 19. Oktober an »Myokarditis« (Herzmuskelentzündung) starb, und da sie zu diesem Zeitpunkt im sechsten Monat schwanger war, starb ihr ungeborenes Kind mit ihr. Das nächste Opfer war Lucianas Ehemann Guadalupe, gefolgt von mehreren Trauergästen, die an ihrer Totenwache teilgenommen hatten; wie nach katholischer Tradition üblich, waren die Trauernden am offenen Sarg vorbeidefiliert und hatten den Leichnam als Zeichen des Respekts geküsst. Wie bei Francisca wurde Guadalupes Tod einer »doppelseitigen Lungenentzündung« zugeschrieben.[5] Inzwischen waren weitere Teilnehmer an Lucianas Totenwache erkrankt und zeigten ähnliche Symptome. Doch erst am 29. Oktober beauftragte das Krankenhaus seinen leitenden Oberarzt Emil Bogen, die Angelegenheit zu untersuchen. Als Erstes suchte Bogen ein Haus in der Carmelita Street 343 in Belvedere Gardens auf. »In der Mitte des Zimmers lag eine alte mexikanische Frau auf einem großen Doppelbett und weinte zwischen heftigen Hustenanfällen«, erinnerte sich Bogen, »während auf einer Couch an der Wand ein etwa 30-jähriger Mexikaner kauerte, der ruhelos und fiebrig schien, aber nicht hustete.« Mehrere weitere Mexikaner hielten sich im Raum auf, und einer erbot sich, für Bogen zu übersetzen. Bogen erfuhr, dass der Mann am Vortag erkrankt war, dass er Rückenschmerzen hatte und dass seine Temperatur 40 °C betrug. Zudem hatte er rote Flecken auf der Brust. Die alte Frau »hustete bereits seit zwei Tagen, hatten starken blutigen Auswurf und gab beim Atmen laute Rasselgeräusche von sich«.[6]

Bogen sorgte dafür, dass die beiden ins Krankenhaus kamen, und ging mit seinem Dolmetscher ins Nachbarhaus, wo ein weiterer Mann, seine Frau und ihre Tochter erkrankt waren und ähnliche Symptome zeigten. Die Frau meinte auf Bogens Frage, sie fühle sich besser als zuvor, während die Tochter »darauf bestand, nicht krank, sondern nur ein wenig erschöpft zu sein«. Innerhalb von drei Tagen verschlechterte sich der Zustand von Frau und Tochter jedoch dramatisch, und der Mann starb. Erst später stellte sich heraus, dass es sich um Lucianas Bruder Victor handelte und dass er wie auch seine Frau an der Totenwache in der Clara Street 742 teilgenommen hatte. Dort stieß Bogen auf vier schwer kranke Jungen zwischen vier und zwölf Jahren, die vor Kurzem verwaisten Söhne von Luciana und Guadalupe. »Die vier Jungen wurden noch am selben Abend ins Krankenhaus gebracht, und am nächsten Tag wurden sechs neue Fälle aus der Nachbarschaft eingeliefert«, berichtete Bogen. »Schon bald nach ihrer Aufnahme entwickelten sie Zeichen einer schweren Pneumonie, mit blutigem Auswurf und stark ausgeprägter Zyanose.«[7]

Samaranos Bleibe sollte später als das »Todeshaus« bekannt werden. Insgesamt erkrankten 33 Personen, die an Lucianas Totenwache teilgenommen hatten, mit den Samaranos verwandt waren oder in der Clara Street 742 logierten, an der Seuche, und 31 von ihnen starben daran. Die Abfolge der Erkrankungen wurde in einem offiziellen Bericht festgehalten, in dem die Opfer mit ihren Initialen und entsprechend ihrer Beziehung zu »L. S.« oder »G. S.« aufgelistet wurden.[8] Das nächste Opfer nach den Samaranos war »J. F.« oder Jessie Flores, eine Freundin und Türnachbarin der

Familie, die Luciana gepflegt hatte. Dann folgten zwei Söhne des Paares aus verschiedenen Ehen und die Mütter von Luciana und Guadalupe. Selbst der Priester der Familie, Vater Medardo Brualla, steckte sich an. Brualla hatte die Wohnung in der Clara Street 742 am 26. Oktober aufgesucht, um Guadalupe und Jessie die letzte Ölung zu spenden, doch ein paar Tage später spuckte auch er Blut, und am 2. November war er tot.[9]

Nach Guadalupes Tod hatten die ahnungslosen Gesundheitsbehörden seinen Leichnam freigegeben, sodass die Familie dem Toten ihren Respekt bekunden konnte. Wieder wurde eine Totenwache in der Clara Street 742 abgehalten, und wieder erkrankten die Trauergäste, die daran teilgenommen hatten, bereits wenig später. Am 30. Oktober lagen rund ein Dutzend Personen in kritischem Zustand im County General. Einer dieser Patienten, Horace Gutiérrez, ein Cousin von Luciana Samarano, sollte den entscheidenden Beweis liefern, der die Identität des Erregers enthüllen, die Gesundheitsbehörden alarmieren und die Handelskammer wie auch das Rathaus von Los Angeles in Panik versetzen würde. In seiner Zusammenfassung schreibt Bogen, Gutiérrez sei etwa zur gleichen Zeit wie die vier Samarano-Jungen ins Krankenhaus eingeliefert worden und habe kurz darauf dieselben Symptome – Lungenentzündung, begleitet von blutigem Auswurf und Zyanose – entwickelt. Da Zyanose ein typisches Kennzeichnen der Spanischen Grippe gewesen und diese Epidemie den Ärzten noch frisch im Gedächtnis war, dachten sie sofort an eine Influenza. Am Ende wurden die Fälle jedoch einer »epidemischen Meningitis« (Hirnhautentzündung) zugeschrieben. Nur der Pathologe des Krankenhauses, George Maner, war anderer Ansicht und befürchtete, sie könnten es vielleicht mit der Pest zu tun haben.[10] Später entschloss sich Maner, seine Intuition zu überprüfen und von Gutiérrez eine Sputumprobe zu nehmen, die er sich unter dem Mikroskop anschaute. Was er dort sah, erfüllte ihn mit Grauen. Gutiérrez' Sputum war voller winziger stäbchenförmiger Bakterien, die genauso aussahen wie die Bilder von *Pasteurella pestis*, dem Pestbakterium, das ihm aus Lehrbüchern bekannt war.[11] Da er das Bakterium aber nicht aus eigener Anschauung kannte und eine zweite Meinung dazu haben wollte, kontaktierte Maner seinen Vorgänger als Leiter der Pathologie im Los Angeles County

General, einen Schotten namens Roy Hammack. Dieser hatte zuvor auf den Philippinen Dienst getan, wo er mehrere Pestfälle behandelt hatte, er kannte das Bakterium also von früher. »Wunderbar!«, soll er ausgerufen haben, als er die charakteristischen stäbchenförmigen Bakterien unter dem Mikroskop erspähte. »Wunderbar, aber schrecklich!«[12]

***

Pasteurella pestis oder *Yersinia pestis*, um dem Bakterium seinen modernen Namen zu geben, gehört zu den tödlichsten Krankheitserregern, die wir kennen. Benannt nach dem schweizerisch-französischen Bakteriologen Alexandre Yersin, der den Erreger 1894 während der dritten Pest-Pandemie in Hongkong isolierte, hat dieser Erreger im Lauf der menschlichen Geschichte konservativen Schätzungen zufolge vermutlich 100 Millionen Menschen das Leben gekostet – vielleicht waren es auch 200 Millionen. Doch trotz des Schreckens, den das Wort »Pest« hervorruft, sind Infektionen des Menschen im Lebenszyklus des Parasiten nichts weiter als ein Versehen. Das natürliche Reservoir des Bakteriums sind wilde Nagetiere wie Murmeltiere, Ziesel und Ratten. *Y. pestis* wird durch die Bisse infizierter Flöhe übertragen, die in den Erdhöhlen der Nager leben, und zirkuliert die meiste Zeit harmlos in diesen Nagerpopulationen. Erst wenn die relative Immunität der Nagerpopulationen schwindet und es zu plötzlichen Todesfällen kommt, die die Flöhe zeitweilig heimatlos machen, oder wenn kranke Nager in der Nähe menschlicher Behausungen auftreten, wird die Existenz dieser Zoonose sichtbar – es besteht die Gefahr, dass die Infektion auf Menschen oder andere tierische Wirte überspringt. Aus Sicht des Parasiten und seines Überlebens ist das jedoch keine erfolgversprechende Strategie, da diese »unbeabsichtigte« Übertragung gewöhnlich zum Tod des neuen Wirtes führt und damit weitere Übertragungen des Bakteriums verhindert.

Beim Menschen kann die Krankheit in drei Formen auftreten: als bubonische Pest (Beulenpest), als septische Pest (Pestseptikämie) und als pneumonische Pest (Lungenpest). Die bubonische Form tritt auf, wenn ein Floh von einer Ratte oder einem anderen Nager auf den Menschen überspringt und ihm beim Blutsaugen die Pestbakterien unter die Haut injiziert (anschließend können Menschenflöhe oder Kleiderläuse die Beulenpest an andere Individuen weitergeben). Wenn sich das Opfer an der Bissstelle kratzt und die Bakterien in die Blutbahn gelangen, vermehren sie sich und breiten sich in den Lymphknoten in der Leistenbeuge (wenn der Biss am Bein erfolgte) oder in der Achselhöhle (wenn der Biss in den Arm erfolgte) aus. Während das Immunsystem darum kämpft, die Infektion unter Kontrolle zu halten, schwellen die Lymphdrüsen an und entzünden sich, sodass schmerzhafte Beulen bis zur Größe eines Eis entstehen, denen diese Form der Pest ihren Namen verdankt. Im Durchschnitt beträgt die Inkubationszeit der Pest drei bis fünf Tage, und weitere drei bis fünf Tage dauert es, bis das Opfer stirbt (unbehandelt endet die Beulenpest in rund 60 Prozent aller Fälle tödlich); das Endstadium ist gekennzeichnet durch ausgedehnte, starke Blutungen und Organversagen. In der toxischsten Form der Beulenpest, die als »Pestseptikämie« bezeichnet wird, bilden sich überall auf der Haut dunkelblaue Flecken, und die Extremitäten können sich schwarz verfärben, daher stammt möglicherweise die Bezeichnung »Schwarzer Tod«. Im Endstadium der Infektion fallen die Opfer oft ins Delirium und können auch die leichteste Berührung ihrer Geschwüre nicht ertragen. Die einzige Gnade ist, dass diese Form der Pest gewöhnlich rasch zum Tod führt und auch nur durch Flohbisse übertragen werden kann.

Die Lungenpest kann sich hingegen direkt von Mensch zu Mensch ausbreiten; die Ansteckung erfolgt durch Einatmen von *Y. pestis* oder die septikämische Ausbreitung der Bakterien aus den Pestbeulen. Zur Lungenpest kommt es in der Regel dann, wenn einige Bakterien aus dem Lymphsystem entkommen und in die Lunge des Opfers einwandern, was zu Lungenödemen und Sekundärinfektionen führt (das passiert besonders dann häufig, wenn sich Beulen in der Nackenregion ausbilden). In dieser Phase ist das Opfer nicht infektiös, hat aber vielleicht Fieber und einen hohen Puls. Innerhalb von ein bis vier Tagen verschlechtert sich der Zustand des Betroffenen jedoch plötzlich beträchtlich, denn die sich ausbreitenden Ödeme lösen in der ganzen Lunge eine nekrotisierende Pneumonie und starke Krampfanfälle aus. In diesem Stadium hustet das Opfer meist heftig und spuckt Blut, sodass die Bettlaken purpurrote Spritzer oder Flecken aufweisen. Wenn die Lungenpest nicht spätestens zwölf Stunden nach Einsetzen des Fiebers behandelt wird, endet die Infektion unweigerlich tödlich.

Mit ausgehusteten Speicheltröpfchen oder Sputum können die Bakterien bis zu 30 Zentimeter weit in der Umgebung verbreitet werden, sodass sich jemand, der auf einem benachbarten Sofa liegt oder im nächsten Bett schläft, leicht infizieren kann. Bei kalter Witterung und feuchtkühlen Bedingungen können diese Bakterien sich auch an Wassertröpfchen anheften und minuten- oder gar stundenlang in der Luft schweben (Aerosole). Zudem können sie bis zu drei Tage auf harten Oberflächen wie Glas oder Stahl überdauern und noch viel länger in der Erde oder in anderem organischen Material.[13]

Es ist schwer zu sagen, welcher Anteil an Todesfällen während historischer Ausbrüche der Beulen- oder aber der Lungenpest zuzuordnen ist, denn in den Zeiten vor modernen bakteriologischen Tests waren Diagnosen ungewiss und beruhten allein auf Interpretationen klinischer Symptome und Anzeichen. Die erste Pestpandemie, die zur Zeit des byzantinischen Kaisers Justinian I. begann und der Schätzungen zufolge zwischen 541 und 750 in der Mittelmeerregion rund 25 Millionen Menschen zum Opfer fielen, ging vermutlich größtenteils auf die Beulenpest zurück. Bei der zweiten Pandemie scheint es sich hingegen um einen gemischten Ausbruch gehandelt zu haben. Der Schwarze Tod begann 1334 in China, bevor er sich Mitte des 14. Jahrhunderts über die großen Handelsrouten nach Konstantinopel, Florenz und in andere europäische Großstädte ausbreitete und die europäische Bevölkerung zwischen 1347 und 1353 um ein Viertel bis die Hälfte dezimierte; Schätzungen zufolge tötete die Pandemie mindestens 20 Millionen Menschen, möglicherweise waren es aber auch 50 Millionen.[14] Nach zeitgenössischen Berichten zu schließen, waren Beulen und Schwellungen, von italienischen Chronisten *gavocciolo* genannt, allgegenwärtig. 1348, im ersten Jahr des Schwarzen Todes in Europa, galt dies aber auch für Symptome der Lungenpest. »Der Atem«, schrieb ein sizilianischer Chronist, »verbreitete die Ansteckungen unter denen, die miteinander sprachen, … und es schien, als würden die Opfer alle unmittelbar und gleichzeitig mit der Ansteckung geschlagen … Die Opfer husteten Blut, und nach drei Tagen unablässigen Erbrechens, gegen das es kein Mittel gab, starben sie, und mit ihnen starben nicht nur alle, die mit ihnen gesprochen hatten, sondern auch jedermann, der ihre Habseligkeiten erworben oder berührt oder Hand an sie gelegt hatte.«[15] Die Nachricht, dass ein tödlicher Erreger aus dem Mittelalter in der Stadt der Engel eingetroffen war, wollte niemand im Los Angeles des Jahres 1924 hören, am wenigsten die führenden Geschäftsleute. Wie William Deverell, ein Historiker, der sich speziell mit Kalifornien und dem Westen beschäftigt, es formuliert, gehörte die Pest in einer Zeit, als sich Los Angeles als hygienisches Reiseziel für Ruheständler empfahl, »nicht zu den Dingen, die man in der stolzen Stadt der Zukunft erwartete«.[16] Das Auftauchen der Pest war auch ein beträchtlicher Schlag für das Ansehen des U.S. Public Health Service (PHS) und des California State Board of Health, der Gesundheitsbehörde des Staates Kalifornien. Erst zehn Jahre zuvor hatten die Gesundheitsbehörden selbstsicher erklärt, man habe alle »entdeckbaren« Seuchen ausgerottet.[17] Diese kühne Behauptung basierte auf neuen Erkenntnissen zur Ökologie von Seuchen, die man nach Ausbrüchen der Beulenpest in San Francisco zu Anfang des Jahrhunderts erworben hatte.

Die Seuche war um 1900 wahrscheinlich von Hausratten in die Stadt eingeschleppt worden, die als blinde Passagiere mit einem Dampfer von Honolulu nach San Francisco gekommen waren, und beschränkte sich zunächst auf Chinatown, wo sie 113 Menschen tötete. Nach dem Erdbeben und der Feuersbrunst, die San Francisco 1906 trafen, wurden die Ratten aus ihren Schlupflöchern in der Altstadt vertrieben und verteilten sich in der ganzen Stadt, wo sie 1907/08 in einem weitaus größeren Gebiet neue Ausbrüche auslösten. Um die Epidemie einzudämmen, setzte der Assistant Surgeon General Rupert Blue eine massive Kampagne zur Ausrottung der Ratten in Gang. Während sich Blue 1903 darauf konzentriert hatte, Häuser in Chinatown abreißen und vor Rattenlöchern Arsenköder auslegen zu lassen, wies er seine Männer nun an, Ratten zu jagen und zu töten, wo auch immer sie sie fanden. Im Januar 1908, als die letzten beiden Fälle von Beulenpest in der Stadt auftraten, waren fast zwei Millionen Ratten getötet und viele Tausend einer Autopsie unterzogen worden; daraus gewannen Blue und der Leiter seines Labors, George W. McCoy, neue Erkenntnisse, was die Übertragung der Seuche und ihren Fortbestand in Nagerreservoiren in den Zeiten zwischen den Epidemien anging. Anders als in Indien und in anderen Teilen Asiens, wo der wichtigste Vektor der Pest die schwarze Hausratte, *Rattus rattus*, war, fanden Blue und McCoy heraus, dass in San Francisco die braune Wanderratte, *Rattus norvegicus*, der Hauptvektor gewesen war. Die Wanderratte ist sehr vermehrungsfreudig und hält sich am liebsten in Kellern und in der Kanalisation auf, wo sie ihre Baue gern in Y-Form anlegt – Nahrungsvorräte in dem einen Arm, Kinderstube in dem anderen. Blue sah darin einen Beleg für die »Schlauheit«, mit der diese Nager Prädatoren auswichen.[18] Mit dieser Strategie war die Wanderratte so erfolgreich gewesen, dass es ihr gelungen war, sich vom Hafenviertel im Nordosten der Stadt bis zum County General im Südwesten auszubreiten.

Auch wenn 1908 noch niemand definitiv nachgewiesen hatte, dass Rattenflöhe der Pest als Vektoren dienten, wurde dies doch allgemein angenommen, und Blue wies seine Männer an, das Fell der Ratten routinemäßig nach Flöhen zu durchkämmen und die Ektoparasiten (außen sitzende Parasiten) zu zählen.[19] Im Winter, stellte er fest, konnte es sein, dass seine Männer 20 Ratten kämmten und nur einen einzigen Floh fanden, doch bei warmer Witterung stieg die Zahl der Flöhe drastisch an, sodass eine gesunde Ratte 25 Flöhe beherbergen konnte, eine kranke sogar 85. Solange diese Flöhe nur bei Ratten Blut saugten, vermutete er, stellten sie kaum eine Bedrohung für die menschliche Bevölkerung dar. Nur wenn die Ratten aus ihren Unterschlüpfen vertrieben wurden und mit Menschen in Kontakt kamen oder wenn mit dem Pesterreger infizierte Flöhe ihren Wirt töteten und sich nach einer neuen Blutmahlzeit umschauen mussten, bestand ein Infektionsrisiko für Menschen. Es gab jedoch weit mehr Faktoren, die für die Ökologie der Pest eine Rolle spielten, als nur Ratten und Flöhe.

In China war schon lange vermutet worden, dass Murmeltiere in den Zeiten zwischen den Epidemien als Pestreservoir dienten.[20] Aber bevor Blue, McCoy und William Wherry, ein Bakteriologe des San Francisco Board of Health, 1908 begannen, sporadische Pestausbrüche in Bezirken im Osten der Stadt zu untersuchen, hatte niemand vermutet, dass Kalifornische Ziesel und andere wilde, im Westen der Vereinigten Staaten heimische Nager ähnlich anfällig für eine Infektion mit *Y. pestis* sein oder eine ähnliche Rolle dabei spielen könnten, die Übertragung des Parasiten in den Zeiten zwischen zwei Epidemien aufrechtzuerhalten. Blues Verdacht war fünf Jahre zuvor geweckt worden, als ein Schmied aus Contra Costa County in einem Krankenhaus in San Francisco an Beulenpest gestorben war. Bei der Befragung seiner Familie und Freunde erfuhr Blue, dass der Schmied die Stadt länger als einen Monat nicht mehr besucht hatte, aber drei oder vier Tage vor Einsetzen der Symptome in den Hügeln in der Nähe seines Hauses einen Ziesel geschossen hatte. Im Juli 1908 war sich Blue sicher, dass es in San Francisco keine infizierten Ratten mehr gab. Im selben Monat erfuhr er jedoch, dass sich der Sohn eines Farmers aus Concord im Contra Costa County mit der Pest infiziert hatte und gestorben war. Das veranlasste Blue, seinen besten Rattenfänger, William Colby Rucker, loszuschicken, um die Angelegenheit zu untersuchen. Die Szene, die Colby auf der Farm vorfand, trug alle Merkmale einer klassischen Epizootie – überall auf dem Boden verstreut lagen die Kadaver toter Ratten. In einer Scheune der Farm, in der Nähe der Stelle, wo der Junge gestorben war, fand Colby zudem ein totes Erdhörnchen. Sofort befahl Blue Colby und dessen Männern, auch auf anderen Farmen in der Region Erdhörnchen zu sammeln, und stellte fest, dass mehrere von ihnen mit *Y. pestis* infiziert waren.[21] Wie Blue später in einem Bericht nach Washington schrieb, war das »vielleicht der erste Nachweis, dass die Beulenpest in freier Natur beim Kalifornischen Ziesel *(Citellus beecheyi)* auftritt«.[22] Der Ziesel, vermutete McCoy, war von Ratten, die aus San Francisco nach Oakland eingewandert waren, sich unter die wilden Nager in den Hügeln hinter Berkeley gemischt und dabei Ektoparasiten ausgetauscht hatten, mit der Pest infiziert worden.

Gestützt wurde diese Hypothese von seiner Entdeckung, dass Kalifornische Ziesel stark von zwei Floharten befallen waren, *Hoplopsyllus anomalus* und *Nosopsyllus fasciatus*. Letztere Art war häufig auf Ratten zu finden, und es wurde vermutet, dass sie zusammen mit *Xenopsylla cheopis,* dem Rattenfloh, der Hauptvektor der Beulenpest während des Ausbruchs in San Francisco 1906 war.[23] McCoy beobachtete jedoch, dass die Zieselflöhe auch bereitwillig Menschen attackierten, und schrieb an einer Stelle:

»Der Raum, in dem die Ziesel gehalten wurden, war derart befallen, dass man beim Betreten des Raumes sicher sein konnte, von diesen Parasiten gebissen zu werden.« Darüber hinaus stellte er fest, dass es im Labor einfacher war, die Pest durch *H. anomalus* von Zieseln auf Meerschweinchen und Ratten zu übertragen und umgekehrt, was ihn schlussfolgern ließ, es sei »nicht unwahrscheinlich, dass die Übertragung in der Natur auf demselben Wege erfolgt«.[24]

Die Entdeckung, dass Erdhörnchen als Reservoir für die Seuche zwischen Ratten-Epizootien dienen und ihre Flöhe die Infektion möglicherweise auch auf Menschen übertragen konnten, alarmierte Blue. Doch solange sich das Risiko auf Contra Costa und Alameda County beschränkte, glaubte man, sich nicht allzu große Sorgen machen zu müssen. Im August erreichte McCoy dann ein Bericht über den Tod eines zehnjährigen Jungen in Elysian Park im Nordosten von Los Angeles, also rund 640 Kilometer im Süden. Als er am Wohnort des Jungen eintraf, fand McCoy heraus, dass dieser sieben Tage vor Einsetzen der Symptome hinter dem Haus von einem Ziesel in die Hand gebissen worden war. Beide, der Junge und der tote Ziesel, den McCoy auf dem Grundstück fand, testeten positiv auf den Pesterreger.* Der Junge, stellte McCoy fest, wohnte nur gut drei Kilometer vom Rathaus entfernt, und das Grundstück grenzte an die Bahnstrecke San Francisco–Los Angeles der Southern Pacific Railroad.[25]

Das waren alarmierende Neuigkeiten, die den PHS veranlassten, seine Netze weiter auszuwerfen. Nachdem Blue von Washington weitere Gewehre und Munition angefordert hatte, sandte er Jagdgruppen aus, die in den umliegenden Wäldern und Hügeln Erdhörnchen erlegen und in McCoys Labor bringen sollten. Um 1910 hatte McCoy 150 000 Ziesel aus zehn kalifornischen Countys untersucht und herausgefunden, dass 402 oder 0,3 Prozent von ihnen mit dem Pesterreger infiziert waren. Diese infizierten Erd-

---

* Obgleich McCoy schrieb, der Ziesel habe den Jungen in die Hand gebissen, war er sich offenbar nicht sicher, ob der Junge sich durch den Biss mit der Pest infiziert hatte, und spekulierte an einer späteren Stelle, der Junge könnte sich an Flöhen infiziert haben, was der üblichere Übertragungsweg von Zieseln auf Menschen ist.

hörnchen waren so weit südlich wie San Luis Obispo und San Joaquin Valley gefunden worden, viele Kilometer vom Meer und von den Häfen entfernt, von denen aus der Erreger sich vermutlich in die Vereinigten Staaten ausgebreitet hatte. Daher konzentrierte Blue seine Bemühungen nun auf die Gebiete, wo die infizierten Ziesel gefunden worden waren, vergiftete ihre Baue mit Kohlenstoffdisulfid und sandte Jäger in die Wälder, um herumstreunende Nager abzuschießen.

Blues Krieg gegen die Nager machte ihn zu einem bekannten Mann, und 1912 wurde er zum Surgeon General berufen, auf die höchste medizinische Position im Land. In seiner Abwesenheit führten andere sein Ausrottungswerk fort, und bis 1914 waren Ziesel auf 21 infizierten Farmen entdeckt und ihre Erdhöhlen so gründlich vergiftet worden, dass Mitarbeiter des Gesundheitsamtes bei einer Wiederholung der Erhebung nur einen einzigen infizierten Ziesel fanden, was Colby zu der Aussage veranlasste, dass »die Gefahr einer weiteren Ausbreitung gestoppt« sei.[26] Aber Colby und seine Kollegen irrten sich. Die Ökologie der Pest war weitaus komplexer, als sie hatten erwarten können – so meinte ein Experte 1949, die Pest sei »wie das Verfolgen verschiedener Stimmen in einer Bach-Fuge«, mit dem Unterschied, dass die Struktur der bachschen Fuge bekannt sei, »der Grundaufbau [einer Pest-Epidemie] hingegen nicht«.[27] Tatsache ist, dass die Pest aus wilden Nagerpopulationen niemals vollständig verschwindet. Vielmehr zirkuliert der Erreger ständig zwischen Flöhen, Erdhörnchen und anderen wilden Säugern wie Streifenhörnchen, Murmeltieren und Präriehunden.* Viele dieser Nager weisen eine genetisch bedingte oder erworbene Immunität auf und sind daher gegen die Krankheit resistent. Alle paar Jahre schwindet diese Resistenz jedoch, und die Wirtspopulation bricht zusammen, sodass den Flöhen ihre Nahrungsquelle fehlt. Dann suchen sie nach einem neuen Wirt und nehmen mit jedem Tier vorlieb, das in den verlassenen Bau einzieht. Das kann eine andere Erdhörnchenart, eine wilde Ratte oder eine Feldmaus oder sogar ein Kaninchen sein. In jedem

---

* Kaninchen, Schweine, Kojoten, Pumas, Dachse, Bären, Graufüchse und Stinktiere können sich ebenfalls mit dem Pesterreger infizieren, zeigen aber nur selten Symptome. Hauskatzen sind hingegen höchst anfällig.

Fall führt die Übertragung gewöhnlich zu einer heftigen Epizootie, da diese neuen und höchst anfälligen Wirte zum ersten Mal mit dem Erreger in Kontakt kommen und sterben – daher die vielen toten Ratten, die Colby verstreut auf dem Boden der Farm in Concord fand.

Dennoch gab es einen guten Grund, warum die Mitarbeiter der kalifornischen Gesundheitsbehörden 1924 auf der Hut hätten sein sollen, und das nicht nur vor einem neuen Ausbruch der bubonischen Form der Seuche, sondern auch vor der Lungenpest. Bakteriologen mussten sich nur an den Ausbruch der Lungenpest fünf Jahre zuvor in Oakland erinnern, bei dem 18 Menschen gestorben waren. Der Ausbruch begann im August 1919, als ein Italiener namens Di Bortoli am Fuß der Hügelkette von Alameda County auf Jagd ging und mit mehreren Erdhörnchen für die Tafel seines Wohnheims in Oakland zurückkehrte. Wenige Tage später klagte Di Bortoli über Fieber und Schmerzen in der rechten Seite und suchte einen Arzt auf. Leider schrieb der Arzt Di Bortolis Beschwerden einer Grippe zu, und selbst nachdem dieser eine schmerzhafte Beule im Nacken entwickelt hatte, dachte der Arzt nicht an die Pest. Höchstwahrscheinlich löste die septikämische Ausbreitung der Pest, von dieser Beule ausgehend, eine Mandelentzündung und eine sekundäre Lungenentzündung aus. Als Di Bortoli Ende des Monats starb, hatten sich daher bereits fünf weitere Personen angesteckt, darunter seine Vermieterin und eine Krankenschwester, und bis zum 11. September waren 13 weitere Menschen hinzugekommen. Nur einer der Infizierten überlebte. Dank der raschen Einweisung und Isolierung der Patienten war der Ausbruch zum Glück selbstbegrenzend. Dennoch war die Tatsache, dass 18 Menschen gestorben waren und der Ausbruch auf einen Kontakt mit einem Ziesel zurückging, außerordentlich beunruhigend, denn dies sprach dafür, dass Kalifornische Ziesel ähnlich wie Sibirische Murmeltiere möglicherweise Flöhe beherbergten, die mit höchst virulenten und potenziell pneumotropen (Lungenentzündung auslösenden) Stämmen des Pesterregers infiziert waren. Wie William Kellogg, Direktor der Abteilung für übertragbare Krankheiten des California State Board of Health, warnte:»Bis die mit Pest infizierten Ziesel in Kalifornien gänzlich ausgerottet sind, wird stets ein Damoklesschwert über unseren Köpfen schweben.«[28]

Kelloggs Sorgen basierten auf bitteren persönlichen Erfahrungen. Als die Pest 1900 in San Francisco ausgebrochen war, hatte er Proben aus den Lymphdrüsen des ersten vermuteten Pestpatienten entnommen und sie von Joseph Kinyoun im United States Marine Hospital Laboratory auf Long Island testen lassen. Nachdem Kinyoun gezeigt hatte, dass das Gewebe Pesterreger enthielt und mit diesen Bakterien infizierte Meerschweinchen erkrankten und starben, musste Kellogg Kinyoun gegen eine bösartige Schmutzkampagne des Gouverneurs von Kalifornien, Henry Gage, und von Interessenvertretern der lokalen Wirtschaft verteidigen. Erbost über die Verhängung von Quarantänemaßnahmen rund um Chinatown, zogen Gage und seine Verbündeten Kinyouns Methoden und Befunde in Zweifel und bezeichneten die Quarantänemaßnahmen als »Hysterie«. Überdies behaupteten sie, es könne »ein Kapitalverbrechen [sein], die Präsenz der Pest öffentlich zu machen«.[29] Kinyouns Befunde wurden später von einer Kommission hochrangiger Bakteriologen bestätigt, die vom US-Finanzministerium eingesetzt worden war, doch Kellogg, dessen Kompetenz ebenso angezweifelt worden war und der sich ebensolchen Verunglimpfungen ausgesetzt sah, meinte später, was »beispiellose Bitterkeit, Unfairness und unehrliche Methoden« angehe, habe diese Kampagne »wahrscheinlich nie zuvor ihresgleichen gehabt und wird es auch in Zukunft nicht haben«.[30]

Zum Glück gelang es, den Ausbruch von 1900 mit nur 121 Fällen und 113 Opfern unter Kontrolle zu bringen, und als die Pest 1907 erneut in San Francisco aufflackerte, versuchten Politiker und Beamte der Gesundheitsbehörden nicht länger zu behaupten, alles sei nur Einbildung, sondern ergriffen rasch Maßnahmen, um die Krankheit einzudämmen, indem sie ein umfangreiches Programm zur Rattenausrottung in Gang setzten. Wie andere Bakteriologen und Beamte, die bereits beim erstem Kontakt in Amerika schlimme Erfahrungen mit der Pest gesammelt hatten, verlor Kellogg die Seuche nicht aus den Augen, und als ihn im Winter 1910 Berichte von einem Pestausbruch in der Mandschurei erreichten, verfolgte er Nachrichten über die Ausbreitung der Seuche mit großem Interesse. Die Epidemie, die höchstwahrscheinlich von Sibirischen Murmeltieren ausging, deren Fell hoch gehandelt wurde, war vermutlich im Oktober 1910 in Manjur in der Nähe der chinesisch-sibirischen Grenze ausgebrochen, bevor sie via Transmandschurische Eisenbahn nach Harbin und an andere Haltepunkte auf der Strecke gelangte. Die Hauptschuldigen waren wohl unerfahrene chinesische Pelzjäger, die durch die hohen Fellpreise in die Mandschurei gelockt worden waren und beim Umgang mit den erlegten Murmeltieren nicht so vorsichtig wie die mandschurischen Trapper waren. Als der mandschurische Winter nahte und die Jäger nach China zurückkehrten, mischten sie sich in überfüllten Zügen und Gaststätten unter heimkehrende Landarbeiter und Tagelöhner. Schon bald waren die Krankenhäuser überlaufen von Patienten, und bis Februar 1911 waren rund 50 000 Menschen gestorben. Viele der Leichen wurden verbrannt oder in Pestgruben mit Dynamit »beerdigt«.[31] Wu Lien-teh zufolge, einem in Cambridge ausgebildeten chinesischen Pestexperten, der die Epidemie im Detail untersuchte, gab es keinerlei Berichte über Beulen, doch Lungensymptome waren allgegenwärtig. Zusammen mit dem amerikanischen Arzt und Tropenmediziner Richard Strong führte Wu 25 Autopsien durch und setzte bakteriologische Verfahren ein, um die Präsenz von Y. pestis nachzuweisen – Ergebnisse, die er 1911 auf der von den Chinesen in Shenyang einberufenen Internationalen Pestkonferenz präsentierte.[32]

Damals nahmen die meisten Experten an, die Pest sei eine von Ratten ausgelöste Epidemie, die höchstwahrscheinlich von Flöhen weitergetragen werde; die Theorie, der Erreger könnte durch Tröpfcheninfektion von Murmeltieren direkt auf den Menschen überspringen, war daher recht umstritten. Als die chinesischen und japanischen Behörden jedoch Ratten genauer untersuchten – rund 50 000 wurden dafür getötet –, konnten sie keinerlei Belege für eine Infektion der Tiere finden, und die Theorie gewann an Unterstützung. Einige Experten vermuteten, der mandschurische Erregerstamm sei virulenter als diejenigen, die man von früheren Ausbrüchen der Beulenpest in Indien und anderenorts kannte; andere nahmen an, die von Murmeltieren stammenden Erreger seien pneumotrop, befielen also bevorzugt die Lunge. Diese Theorie gewann an Glaubwürdigkeit, als Strong, der dem Biological Laboratory (als Teil des Philippine Bureau of Science) in Manila vorstand und die amerikanische Delegation leitete, demonstrierte, dass sich Pestbakterien auf Agarplatten kultivieren ließen, auf die

Patienten geatmet hatten, und sich Murmeltiere mit Lungenpest infizieren ließen, wenn sie dem Erreger in Tröpfchenform ausgesetzt wurden. Eine weitere fesselnde Theorie betraf die Witterung. In der Mandschurei betrug die Durchschnittstemperatur in den drei Monaten der Epidemie –30 °C, in Indien, wo die Seuche seit 1896 immer wieder einmal und meist im Form von Beulenpest aufflammte, hingegen +30 °C. Um ihre Vermutung zu belegen, das Ausbleiben der Lungenpest in Indien liege an den höheren Durchschnittstemperaturen, entschlossen sich Oscar Teague und M. A. Barber, zwei Bakteriologen, die mit dem Philippine Bureau of Science in Verbindung standen, eine Reihe von Verdunstungsexperimenten mit *Y. pestis* und anderen infektiösen Bakterien durchzuführen. Wie diese Experimente zeigten, verschwanden versprühte Tröpfchen mit Pesterregern bei geringer Luftfeuchtigkeit sehr rasch aus der Atmosphäre, während für eine Umgebung mit hoher Luftfeuchtigkeit das Umgekehrte galt. »Eine solche Atmosphäre tritt unter gewöhnlichen Umständen in sehr kalten Klimazonen häufig auf, während sie in warmen Klimata außerordentlich selten ist«, schrieben die Bakteriologen. »Da die Sputumtröpfchen deshalb länger überdauern, bleiben die Pestbakterien in der Luft länger aktiv, und die Krankheit breitet sich aus diesem Grund in kalten Klimazonen tendenziell besser aus als in warmen.«[33]

Allerdings waren nicht alle von dieser Argumentation überzeugt oder nahmen an, das Klima sei ausschlaggebend gewesen. Auch wenn Wu von der kalten Witterung in Harbin 1910 beeindruckt war, glaubte er nicht, dass sie eine entscheidende Rolle bei dem mandschurischen Ausbruch gespielt habe. Er verwies auf »genügend Belege«, die zeigten, dass es auch in Regionen mit sehr warmem Klima, wie Ägypten und Westafrika, zu Lungenpestausbrüchen kam. Vielmehr glaubte Wu, der maßgebende Faktor sei die drangvolle Enge und Nähe von infektiösen Patienten gewesen, und verwies darauf, dass »die meisten Infektionen drinnen auftraten, vor allem nachts, wenn die Kulis in ihre warmen, aber überfüllten Unterkünfte zurückkehrten«. Und er lehnte auch eine weitere Theorie ab, der zufolge die kalte Witterung zu einer breiten Verteilung *gefrorener*, mit Pesterregern verseuchter Sputumpartikel geführt habe. »Wenn es im Freien zu einer Infektion kam, dann sicherlich von Patient zu Patient und nicht durch Einatmen gefrorener Sputumpartikel.«[34]

Als Kellogg die Umstände des Ausbruchs in Oakland abwog, kam er zu dem Schluss, das Gesundheitsamt habe Glück gehabt, dass der Ausbruch im August erfolgte, als die warme Witterung und die geringe Luftfeuchtigkeit Bedingungen schuf, »die nicht günstig für den Transfer von infizierten Tröpfchen waren. ... [Daher] erfolgte das Austrocknen und damit der Tod des Bazillus so rasch, dass gewöhnliche Prophylaxemaßnahmen ... ausreichten, die Infektion unter Kontrolle zu halten.« Wäre es kühler gewesen oder die Luftfeuchtigkeit höher, hätten die Dinge ganz anders laufen können, räumte er ein, aber das war nicht der Fall gewesen und würde es in Kalifornien wohl auch nie sein. Während San Francisco und Los Angeles auf der Hut vor weiteren Fällen von Beulenpest, verbreitet von herumstreunenden Zieseln, sein mussten, folgerte er, mussten sich die Städte im Osten vor allem Sorgen wegen der bubonischen Form der Seuche machen. Alles, was es bedurfte, war eine von einem Ziesel infizierte Person, die während der Inkubationszeit der Seuche »im Winter in einen östlichen Bundesstaat reist und eine Infektion wie die von Di Bortoli entwickelt«. Während der Fortbestand eines silvatischen Reservoirs (von lateinisch *silva*, Wald, gemeint ist hier eher die Wildnis) ein permanentes Risiko für die bubonische Form der Krankheit darstellte, so sein Schluss, war die pneumonische Form »aufgrund der klimatischen Bedingungen an der Pazifikküste wahrscheinlich keine ernste Bedrohung«.[35]

***

Der Nachweis von *Y. pestis* im Sputum von Horace Gutiérrez und die Symptome einer schweren Pneumonie mit blutigem Auswurf und Zyanose hätten ein Weckruf sein sollen, dass das Unwahrscheinliche geschehen war und im mexikanischen Viertel die Lungenpest wütete, auch wenn Los Angeles gerade eine spätherbstliche Hitzewelle durchmachte. Aber das geschah nicht. Da die Beamten der Gesundheitsbehörde die politischen und ökonomischen Auswirkungen fürchteten, ganz zu schweigen von der Panik, die mit einem offiziellen Eingeständnis einhergehen würde, der Schwarze Tod habe in der Stadt der Zukunft Einzug gehalten, machten sie Ausflüchte. Selbst als der Commissioner of Health der Stadt, Luther Powers, den Objektträger, vollgepackt mit stäbchenförmigen Bakterien, sah, leugnete er den Beweis vor seinen Augen und erklärte Maner, der Objektträger sei schlecht präpariert und Maner müsse die Tests wiederholen. Dennoch ergriff er die Vorsichtsmaßnahme, Quarantänebeamte in den Macy Street District zu schicken, wobei er ihnen erklärte, im mexikanischen Viertel sei die Spanische Grippe in virulenter Form wiederaufgetaucht.

Inzwischen war Maria Samarano, Guadalupes 80-jährige Großmutter – die Frau, die Bogen in der Carmelita Street untersucht hatte –, ins County General gebracht worden. Am 1. November starb sie als viertes Opfer des Ausbruchs. Aber noch wagte es niemand, das »P-Wort« öffentlich auszusprechen. Der Leiter des Krankenhauses hatte immerhin Telegramme an Staats- und Bundesbeamte gesandt, in denen er fragte, wo er Pestseren und Impfstoff bekommen könne. Eines dieser Telegramme wurde von Benjamin Brown abgefangen, einem erfahrenen Arzt des PHS in Los Angeles. Nicht sicher, ob er dem trauen konnte, was er da las, rief Brown das Krankenhaus an und erkundigte sich, ob es Pestpatienten auf den Stationen gab. Dann telegrafierte er an den Surgeon General Hugh S. Cumming, um ihn auf die gefährliche Situation aufmerksam zu machen, wobei er das Telegramm aus Sicherheitsgründen verschlüsselte: »18 Fälle *ekkil* [Lungenpest]. Drei Verdachtsfälle. Zehn *begos* [Tote]. *Ethos* [Lage schlecht]. Empfehle bundesstaatliche Hilfe.« Als Reaktion darauf schickte Cumming seinen Mitarbeiter James Perry, einen in San Francisco stationierten erfahrenen Arzt, nach Los Angeles, um dort diskrete Ermittlungen anzustellen, doch inzwischen waren Quarantänebeamte dabei, die acht Wohnblocks abzusperren, die das Todeshaus in der Clara Street umgaben, und Journalisten hatten begonnen, Fragen zu stellen.[36]

Infektionskrankheiten sind schon seit jeher umgeben von Gerüchten und Panik. Wenn die Identität des Erregers unbekannt oder unsicher ist und Informationen über den Ausbruch geheim gehalten werden, können solche Gerüchte – und die Furcht, die mit ihnen einhergeht – rasch außer Kontrolle geraten. Die erste Zeitung, die einen Artikel brachte, war die *Los Angeles Times;* sie berichtete am 1. November, neun Trauergäste, die an der Totenwache in der Clara Street 742 teilgenommen hätten, seien an einer »seltsamen Krankheit« gestorben, die einer Lungenentzündung ähnele. Die Zeitung listete die Toten namentlich auf, vielleicht damit ihre Leser schwarz auf weiß sehen konnten, dass es sich momentan um ein hispanisches und nicht um ein angelsächsisches Problem handelte, und fügte hinzu, dass sich acht weitere Personen auf der Isolierstation des Krankenhauses befänden und einige von ihnen »wohl sterben werden«. In dem Bericht hieß es überdies, die Gesundheitsexperten hätten »einen Keim isoliert«, aber wie der *Herald Examiner* und andere Zeitungen in Los Angeles vermied die *Times* das gefürchtete Wort »Pest«. Vielmehr, so die Zeitung, werde es bis zum Abschluss bakteriologischer Studien keine öffentliche Verlautbarung geben, und die vorläufige Diagnose der Patienten laute »Spanische Grippe«.[37] Kaum zu glauben, aber es war dieser oder ein ähnlich verschlüsselter Bericht in einer anderen kalifornischen Zeitung, der Kelloggs Kollegen Walter Dickie, den Geschäftsführer des California State Board of Health, darauf aufmerksam machte, dass im mexikanischen Viertel etwas nicht stimmte. Dickie schickte sofort ein Telegramm an Elmer Pascoe, den leitenden Gesundheitsbeamten in Los Angeles, und bat ihn:»Bitte sofort Todesursache von Lucena Samarano [sic] telegrafieren!« Pascoe, der den Posten als oberster Gesundheitshüter der Stadt gerade erst übernommen hatte, da sein Vorgänger unerwartet an einem Herzinfarkt gestorben war, antwortete kurz und bündig:»Tod L. S. durch *Bacillus pestis*.«[38]

Inzwischen war die Quarantäne auf Belvedere Gardens ausgedehnt worden. Damit waren rund 4000 Menschen in der Seuchenzone eingeschlossen, und Polizei und Feuerwehr hatten strikte Anweisungen, niemanden aus dem abgesperrten Gebiet zu lassen. Zusätzlich waren vor und hinter den Häusern, in denen es Pestopfer gab oder früher gegeben hatte, Wachen postiert worden. Öffentliche Versammlungen waren ebenfalls verboten worden, und Eltern wurden angewiesen, ihre Kinder weder in die Schule noch in Kinos gehen zu lassen. Selbst die Straßenbahnwagen der Pacific Electric, die weiterhin durch die Macy Street verkehrten, durften keine Passagiere im Quarantänegebiet zu- oder absteigen lassen.

Das war der »Hai im Wasser«-Moment in Los Angeles. Der Anblick bewaffneter Wachposten, die den Zugang zum mexikanischen Viertel blockierten, war das Äquivalent zu den Schildern am Strand, die warnten, dass es nicht länger sicher war, ins Wasser zu gehen. Aber statt die Wahrheit zuzugeben, versuchten Stadt und Gesundheitsbehörden mit Unterstützung lokaler Zeitungsherausgeber, die Fiktion aufrechtzuerhalten, es handele sich bei dem Ausbruch lediglich um eine »bösartige Form der Lungenentzündung«.[39] Das machte die spanischsprachige Zeitung *El Heraldo de México* so wütend, dass sie »die hermetische Verschwiegenheit, in die sich die Behörden hüllen«, scharf kritisierte.[40] Aber dies blieb eine einsame Stimme, und keine andere Zeitung in Los Angeles wagte, von Pest zu sprechen. Außerhalb von Los Angeles sah die Situation jedoch ganz anders aus: »21 Opfer des ›Schwarzen Todes‹ in Los Angeles«, erklärte die Presseagentur Associated Press am 1. November. »Nach dem Tod von 13 Menschen wird in Los Angeles Lungenpest befürchtet«, titelte die *Washington Post* am 2. November. »Lungenpest fordert sieben weitere Opfer«, berichtete die *New York Times* am 3. November.

Die so unterschiedliche Darstellung des Ausbruchs in den Zeitungen in Amerikas Metropolen sagt vielleicht mehr über die Rivalitäten zwischen den Wirtschaftseliten von Ost- und Westküste und die Befürchtungen von Unternehmen hinsichtlich der wirtschaftlichen Auswirkungen der Seuche als über die Kompetenz der Gesundheitsbehörden in Los Angeles. Angesichts des Publicity-Albtraums einer Krankheit aus dem finsteren Mittelalter, die im 20. Jahrhundert plötzlich in Los Angeles wiederauftauchte, ist es kaum verwunderlich, dass die erste instinktive Reaktion der bürgerlichen Verantwortungsträger in der Stadt und ihrer Verbündeten bei der Presse darin bestand, das Geschehen zu verschleiern. So versicherte George Young, der leitende Redakteur des *Herald Examiner*, dem Direktorium der Handelskammer von Los Angeles, die Zeitungen der Hearst Corporation würden »nichts publizieren, das unserer Meinung nach den Interessen der Stadt zuwiderläuft«.[41] Auf dem Spiel standen nicht nur das Überleben der Tourismusindustrie von Los Angeles und das Immobiliengeschäft, sondern auch der Ehrgeiz, den Port of Los Angeles in San Pedro zum größten Handelshafen in den Vereinigten Staaten zu machen. Sollten bundesstaatliche Gesundheitsbehörden in Washington den Verdacht hegen, irgendwo in der Nähe des Hafens wüte die Pest, bliebe dem Surgeon General keine andere Wahl, als ihn zu schließen und eine strikte maritime Quarantäne anzuordnen. Nach Einführung einer Quarantäne müsste diese Maßnahme mindestens zehn Tage beibehalten werden und könnte nur aufgehoben werden, wenn die Behörden sich sicher wären, dass die Stadt pestfrei sei und keine Gefahr bestehe, dass die Seuche von Ratten und anderen Nagern wieder in den Hafenbereich eingeschleppt werde. Aber dann wäre der Ruf der Stadt schon irreparabel geschädigt.

Für die New Yorker Zeitungen gab es hingegen nichts Besseres als die Pest, um die Auflagen in die Höhe zu treiben, besonders dann, wenn der Ausbruch sichere 4800 Kilometer weiter im Westen lag. Zudem hatte sich Los Angeles seit Jahren seines wunderbaren Klimas und seiner hervorragenden Lebensqualität gerühmt und die Bewohner der Ostküste mit Postkarten bombardiert, die sonnenverwöhnte Orangenhaine und unverschämt glückliche Paare zeigten. Wen störte es da, wenn die Veröffentlichung der Wahrheit Panik Vorschub leistete: Das war es wert, wenn es nur gelang, das arrogante Grinsen aus diesen sonnigen kalifornischen Visagen zu wischen.

***

Im Jahr 1924 war Lungenpest weder behandelbar noch heilbar. Alles, was die Ärzte tun konnten, waren Gaben von Stimulanzien wie Koffein und Digitalis oder Beruhigungsmittel wie Morphium. Theoretisch hätten Impfstoffe mit abgetöteten Bakterien oder Seren von Rekonvaleszenten, die die Infektion überstanden hatten und deren Blut Antikörper enthielt, helfen können. Doch das galt nur, wenn Rekonvaleszente mit einer Immunität gegen die Infektion rechtzeitig gefunden wurden und das Serum früh genug verabreicht werden konnte, um den Verlauf der Krankheit zu beeinflussen. Ohne solche Maßnahmen endeten 90 Prozent der Infektionen tödlich.

Für diejenigen, die an Luciana Samaranos Totenwache teilgenommen, in ihrer Pension gewohnt oder bei der Pflege ihrer kranken oder sterbenden Verwandten geholfen hatten, war es höchstwahrscheinlich bereits zu spät. Aber für diejenigen, die noch nicht mit infektiösem Sputum oder Blut von Lucianas Großfamilie in Kontakt gekommen waren, gab es eine Maßnahme, mit der die Ansteckungskette mit Sicherheit unterbrochen werden konnte: Quarantäne und die rasche Isolierung der Kranken. Diese Maßnahme hatte schließlich den Ausbruch in Harbin 1911 gestoppt, ebenso den Ausbruch 1919 in Oakland. Selbst ohne offizielle Pestdiagnose nahmen sich die Ärzte im County General vor der Infektion und alarmierenden Symptomen wie Zyanose in Acht, sonderten die Patienten auf einer Isolierstation von anderen ab und trugen Masken sowie Gummihandschuhe, wenn sie sich ihren Betten näherten. Die Entscheidung, den Macy Street District und Belvedere Gardens unter Quarantäne zu stellen, hatte jedoch nur wenig mit Infektionsschutz, aber viel mit Rassismus und Vorurteilen zu tun, wie es schien.

Angesichts unvollständiger Dokumentation und mangelnder Transparenz der Zeitungen und des Bürgermeisters George Cryer lässt sich die genaue Abfolge der Ereignisse in Los Angeles nur schwer rekonstruieren. Sicher ist jedoch, dass lediglich Walter Dickie, Geschäftsführer des California State Board of Health, die rechtliche Befugnis hatte, eine Quarantäne für das mexikanische Viertel anzuordnen, und er erfuhr erst am 1. November von dem Ausbruch, also zu einem Zeitpunkt, als das Gebiet bereits abgeriegelt war. Stattdessen wurde die Entscheidung offenbar von J. L. Pomeroy, dem leitenden Gesundheitsbeamten des Countys, auf eigene Verantwortung getroffen. Pomeroy war zwar ein qualifizierter Arzt, dennoch hatte seine Entscheidung offenbar weniger mit dem zu tun, was er über die Pest wusste, als mit seinen Erfahrungen bei früheren Quarantänen und seiner Geringschätzung von Mexikanern. In den 1920er-Jahren waren ethnische Quarantänen, ausgelöst durch die Angst, Migranten von jenseits der Grenze würden Pocken und Typhus einschleppen, in Los Angeles und anderen südkalifornischen Großstädten bereits Routine geworden. Nach Pomeroys Ansicht waren spezielle Wachmannschaften »die einzig effiziente Weise, um Mexikaner unter Quarantäne zu stellen«, und er wies seine Männer an, die Quarantäne heimlich einzurichten, um keinen Alarm auszulösen. Zu diesem Zweck verpflichtete Pomeroy 75 Polizeibeamte und positionierte seine Leute diskret an den Grenzen von Macy und Carmelita Street in Belvedere Gardens. Um eine »allgemeine Massenflucht« zu vermeiden, wies er die Wachen an, bis nach Mitternacht zu warten, wenn sie sicher sein konnten, dass alle Bewohner heimgekehrt waren. Erst dann sollte die Zone abgesperrt und die »Quarantäne rigoros durchgesetzt« werden. Die Maßnahmen, die zwei Wochen lang in Kraft blieben, sollten schließlich auf fünf städtische Bezirke ausgedehnt werden, in denen bekanntermaßen Hispanos wohnten. Aber nur in zweien, Macy Street District und Belvedere Gardens, gab es tatsächlich Pestfälle. Wie Deverell es formuliert: »In den anderen gab es lediglich verifizierte Fälle von Ethnizität. Mexikaner wohnten dort.«[42]

Auch wenn Pomeroys Methoden nach heutigen Standards diskriminierend waren, waren sie anscheinend extrem effizient. Mit Ausnahme eines Rettungswagenfahrers, der einen der Patienten ins Krankenhaus gebracht hatte, und einer weiteren Person stammten alle Todesfälle aus der Quarantänezone und ließen sich zur Samarano-Großfamilie oder zu den Trauergästen zurückverfolgen. Pomeroys Entscheidung, eine Quarantäne zu verhängen, wurde offenbar zum Teil durch die Befragung von Pensionsgästen ausgelöst, die in der Carmelita Street 343 im selben Haus wie Guadalupes alte Mutter, Maria Samarano, lebten. Das war die Adresse, die Bogen zwei Tage zuvor besucht hatte und wo er Maria und Guadalupes todkranken Bruder Victor entdeckt hatte. Als Pomeroy in die Carmelita Street kam, war Victor bereits gestorben – angeblich an Meningitis. Als er durch Befragen der anderen Pensionsgäste erfuhr, dass Victor kurz zuvor an der Beerdigung seines Vaters teilgenommen hatte, ließ er sofort bewaffnete Posten vor und hinter dem Haus aufziehen. Als Nächstes entdeckte er, dass einer von Lucianas Cousins in einem anderen Haus in Belvedere Gardens gestorben war und seine Frau offenbar ebenfalls an derselben Krankheit litt. Das war anscheinend das Alarmsignal, das Pomeroy veranlasste, einen größeren Kreis um den Macy Street District zu ziehen und die Quarantäne auf Belvedere Gardens auszudehnen, obwohl es jenseits der Grenze von Los Angeles County lag.

Am nächsten Morgen aufzuwachen und festzustellen, dass sie effektiv Gefangene waren – »Insassen« war die offizielle Bezeichnung, die von den Gesundheitsbehörden verwendet wurde –, muss für die mexikanischen Einwohner des Viertels und alle anderen, die sich in diesem Schleppnetz gefangen sahen, eine schreckliche Erfahrung gewesen sein. Und sobald die Quarantäne installiert worden war, begannen die Behörden mit Haus-zu-Haus-Inspektionen. Diejenigen, die krank waren oder in Verdacht standen, mit kranken Personen Kontakt gehabt zu haben, wurden auf die Isolierstation im County General gebracht; diejenigen, die zurückblieben, wurden angewiesen, eine Mischung aus heißem Wasser, Salz und Zitronensaft herzustellen und damit mehrmals am Tag zu gurgeln. Die Handelskammer weigerte sich, finanzielle Mittel für die Versorgung der eingeschlossenen Bewohner der Pestzone bereitzustellen. Es blieb lokalen Hilfsorganisationen überlassen, die betroffenen Familien mit Milch und anderen Lebensmitteln zu versorgen.

Man kann sich nur ausmalen, was den Menschen durch den Kopf ging, die, eingeschlossen in ihrer Wohnung, darauf warteten, wer als Nächster der *Muerte Negra*, wie Spanischsprechende die Krankheit nannten, zum Opfer fallen würde, und an welche Gedanken sie sich klammerten, um ein wenig Trost zu finden. Wie Camus zu einer solchen Situation meinte:»Die Geißel ist nichts nach menschlichem Maß, darum sagt man sich, daß die Geißel nicht wirklich ist, daß sie ein schlechter Traum ist, der vergehen wird.«[43] Aber die Pest war kein schlechter Traum, sie war real und konnte jederzeit ohne Warnung zuschlagen. Die einzige Gnade war, dass das schlimmste Leiden fern der Quarantänezone stattfand, auf der Isolierstation im County General. Dort hängten die Ärzte die Patienten in einem verzweifelten Versuch, den Lauf der Krankheit aufzuhalten, an einen intravenösen Tropf mit Mercurochrom, einem auf Quecksilber basierenden Antiseptikum, mit dem man sonst kleinere Schnitt- und Schürfwunden behandelte und das gegen die Pest höchstwahrscheinlich nichts ausrichten konnte.* Der Erste, der so behandelt wurde, war der

---

* Mercurochrom ist der Markenname von Dibromohydroxymercurifluorescein, auch Merbromin genannt. Der Verkauf wurde 1998 von der FDA, der US-Behörde für Lebens- und Arzneimittel, verboten, denn man fürchtete eine potenzielle Quecksilbervergiftung.

zehnjährige Roberto Samarano, der älteste von Guadalupes drei Söhnen. Er wurde am 28. Oktober an den Mercurochrom-Tropf gehängt und erhielt nacheinander drei Behandlungen, nur um zwei Tage später zu sterben, »der ganze Körper praktisch übersät mit Pestherden«. Nach Roberto fielen auch sein jüngerer Bruder Gilberto und Alfredo Burnett, Lucianas Sohn aus einer früheren Ehe, der Pest zum Opfer (Alfredo starb am 11. November nach einem heroischen 13-tägigen Kampf mit der Krankheit, in deren Verlauf er immer wieder in ein »ruheloses Delirium« verfiel).[44] Inzwischen waren auch zwei Gäste der Pension in der Clara Street 742 gestorben. Das einzige Mitglied der Großfamilie, das die Infektion im Todeshaus überlebte, war der zweite Sohn der Samaranos, Raúl. Der Achtjährige wurde gleichzeitig mit seinen Brüdern aus der Clara Street evakuiert, aber anders als sie erhielt er eine Dosis Pestserum.[45] Er überstand die Pest und machte später in der Navy und im Los Angeles Army Corps of Engineers Karriere. Eine andere bemerkenswerte Überlebende war Mary Costello, eine Krankenschwester, die Guadalupe in der Clara Street gepflegt hatte. Costello wurde am 29. Oktober in das County General eingeliefert. An Halloween zeigten beide Lungenflügel Anzeichen von Konsolidierung, und sie hatte »blutigen Auswurf«, doch nach Gabe von Mercurochrom besserte sich Costellos Zustand ein wenig, und einige Tage später erhielt auch sie Pestserum. Dieses Serum könnte sie gerettet haben.

So unglaublich es heute auch scheinen mag, wussten die Bewohner von Los Angeles in anderen Teilen der Stadt offenbar kaum etwas über den Ausbruch und die Bedeutung der Quarantäne. Ein Mann erinnerte sich an die Seuche als »ein großes Vertuschungsmanöver«, während sein Vater, der nur einen kurzen Fußmarsch von der Macy Street entfernt wohnte und ein regelmäßiger Leser der *Los Angeles Times* war, gestand, er habe kaum etwas über den Ausbruch gewusst.[46] Das ist nicht überraschend, wenn man bedenkt, dass die *Los Angeles Times* und andere kommunale Zeitungen bis zum 6. November, als die Epidemie mehr oder minder ihren Gang genommen hatte, die Seuche nicht bei ihrem richtigen Namen nannten. Selbst dann versuchten sie, ihr Ausweichen zu rechtfertigen, indem sie betonten, dass Lungenpest nur die »fachspezifische Bezeichnung« für eine bösartige Lungenentzündung sei. Die Pest sei »kein neues Phänomen in Kalifornien«, betonte Dickie. Das stimmte zwar, war aber ein wenig unaufrichtig formuliert. »Auch wenn ein Ausbruch der Pest stets eine potenzielle Bedrohung darstellt …, gibt es keinen Grund dafür, die Öffentlichkeit zu alarmieren.«[47]

Außerhalb von Los Angeles sah man die Sache hingegen ganz anders, und die Zeitungen wetteiferten darum, ihre Leser mit den neuesten Entwicklungen zu versorgen. Der Ruf nach Pestserum und die Nachrichten über dessen dramatische Reise erweckten besondere Aufmerksamkeit, nicht zuletzt deshalb, weil der Hersteller, die Mulford Laboratories in Philadelphia, die Notlage in Los Angeles nutzte, um die Werbetrommel zu rühren und die Presse regelmäßig über den Weg des Serums von der Ost- an die Westküste unterrichtete. Pascoes Bitte um Serum hatte Mulford am 3. November erreicht und das Unternehmen dazu veranlasst, mehrere Ampullen per Auto zum Mineola-Flugplatz auf Long Island zu bringen. Am folgenden Tag wurde das Serum mit einem Postflugzeug in das 4800 Kilometer entfernte San Francisco geflogen und von dort nach Los Angeles, wo es am 5. November beim Gesundheitsamt der Stadt eintraf. »Pestserum per Flugzeug nach Los Angeles gebracht!«, titelte die New Yorker Abendzeitung *Evening World* am 5. November. »5000 weitere Serumdosen gehen in den Westen«, ergänzte der *Public Ledger* in Philadelphia ein paar Tage später.[48] Mulford tat sein Bestes, um die »aufregende« Geschichte der Reise des Vakzins von Küste zu Küste hochzuspielen, und beschrieb, wie »die Ampullen mit dem Serum« innerhalb von 36 Stunden nach Erhalt der Bitte »an die Front gebracht wurden, wo die Schlacht gegen den Terror läuft«. Geschwindigkeitsbeschränkungen wurden »vergessen«, als die kostbaren Ampullen eilends nach Mineola gebracht wurden, und obgleich das Postflugzeug in Salt Lake City kurz von einem Sturm aufgehalten wurde, dauerte es nicht lang, bis »der Bote des Erbarmens sich wieder auf den Weg machte«. Mulfords sensationsheischende Eigenwerbung zu lesen muss für Los Angeles' eigene Übertreiber eine unangenehme Erfahrung gewesen sein. »Es war Lungenpest oder der Schwarze Tod – die Geißel des 14. Jahrhunderts«, hieß es in der Zeitschrift des Mulford-Unternehmens, »die gefürchtete Krankheit, der schon Millionen Menschen zum Opfer gefallen sind.«[49] Aber die führenden Geschäftsleute in Los Angeles waren sehr geschickt darin, negative Publicity unter den Tisch zu kehren, und so versicherte William Lacy, der Präsident der Handelskammer von Los Angeles, den Bewohnern der Ostküste in einem Artikel im *Los Angeles Realtor*, die Stadt habe »eine leichte Lungenpest-Epidemie« überstanden und es gebe keinerlei Grund, geplante Urlaube abzusagen.[50]

Wenn der Ausbruch an Los Angeles' sorgsam kultiviertem Image als ideales Ferienziel kratzte, so war er nicht weniger ein Problem für das California State Board of Health und den PHS. In Washington wurden die dramatischen Zeitungsberichte mit wachsender Beunruhigung gelesen und führten zu Forderungen des Kongresses, die bundesstaatlichen Gesundheitsbehörden müssten alles tun, um sicherzustellen, dass sich die Seuche nicht auf andere Hafenstädte ausbreitete. Das Problem war, dass der Ausbruch im mexikanischen Viertel eigentlich in die Zuständigkeit des Gesundheitsamtes der Stadt, des Los Angeles City Health Department, und des California State Board of Health fiel. Bevor der Ausbruch nicht den Port of Los Angeles erreichte, hatte der PHS keine Autorität zum Eingreifen und konnte nur Ratschläge geben. Theoretisch lag eine Kooperation im Interesse lokaler, staatlicher und bundesstaatlicher Stellen, doch der Gesundheitskommissar war ein politischer Beauftragter, der direkt Bürgermeister George Cryer unterstand, der seinerseits der Handelskammer Rede und Antwort stehen musste. Das brachte Pascoe in eine unmögliche Lage, denn Cryer reagierte äußerst empfindlich auf jede Aussage, die das Image der Stadt und ihre wirtschaftlichen Aussichten schädigen konnte. Als Pascoe seine Befugnisse überschritt und Zeitungen von der Ostküste bestätigte, dass es sich bei dem Ausbruch tatsächlich um Lungenpest handelte, überging ihn Cryer und ernannte einen fügsameren Beamten zum Leiter des Gesundheitsamts.[51] Dickie schätzte jedoch Pascoes Expertise, und als Dickie am 3. November bei einem Treffen in Cryers Büro die Leitung der Aufräumarbeiten nach der Pest erhielt, bestand er darauf, Pascoe mit ins Team zu nehmen. Cryer musste diesem Wunsch wohl oder übel nachkommen. Und trotz der paranoiden Furcht des Stadtrats, Washington könnte zu Ohren kommen, die Seuche würde möglicherweise bis in die Hafengegend von San Pedro vordringen, konnte er Dickie auch nicht daran hindern, dem leitenden PHS-Arzt James Perry, der aus San Francisco entsandt worden war, um sich ein Bild von der Lage zu machen, einen Platz im Beratungsgremium anzubieten. Perry fand sich gegenüber seinen Vorgesetzten in Washington in einer ähnlich unangenehmen Situation, denn er musste die Sorgen des Surgeon General, dass die Beamten vor Ort ihrer Aufgabe nicht gewachsen waren, gegen Interventionen abwägen, die als Eingriffe in den Zuständigkeitsbereich des Bundesstaates Kalifornien verstanden werden und Dickies Autorität untergraben könnten.

Tatsächlich hatte es den Anschein, dass Perry den lokalen Beamten zu weit entgegengekommen war, denn nach einer Rüge, weil er Washington nicht rasch genug informiert hatte, erklärte er am 7. November, Dickie sei »sehr darauf bedacht«, selbst die volle Kontrolle zu übernehmen, und es habe auf alle Fälle Zweifel daran gegeben, ob der Ausbruch tatsächlich auf Lungenpest zurückzuführen sei. Offenbar teilten andere Experten Perrys Skepsis, darunter Kellogg, der ihn nach Los Angeles begleitet und darauf bestanden hatte, frische bakteriologische Objektträger zu präparieren, bevor er Maners Diagnose akzeptierte. Sobald klar war, dass es sich bei dem Ausbruch tatsächlich um die Pest handelte und der Ausbruch als Pestausbruch behandelt werden musste, geriet Perry jedoch zunehmend in Konflikt mit Dickie. Im Zentrum ihrer Differenzen stand die Frage, ob der Ausbruch im mexikanischen Viertel auf Erdhörnchen oder Ratten oder eine Kombination von beidem zurückging und was dies für andere Teile der Stadt, einschließlich des Hafens, bedeuten würde. Dickie und seine Kollegen im County Health Department glaubten, die Epidemie werde sich schließlich auf infizierte Ziesel, also Erdhörnchen zurückführen lassen, wie es beim Ausbruch in Oakland der Fall gewesen war, was bedeutete, dass der Ausbruch enden würde, sobald der letzte infektiöse Patient auf der Isolierstation lag. Auf Vorschlag von Karl Friedrich Meyer, einem Bakteriologen, der die Hooper Foundation for Medical Research in San Francisco leitete und McCoys Pestlabor aufgesucht hatte, um sich mit dessen Techniken vertraut zu machen, ließen sie die Ratten im mexikanischen Viertel nach Flöhen durchkämmen und stellten fest, dass viele Ratten *H. anomalus* samt einer weiteren Flohart, *Diamanus montanus*, beherbergten, die man häufiger bei Zieseln fand. Meyer erinnerte sich an den Fall des Jungen in Elysian Park, der nach Kontakt mit einem Ziesel 1908 an der Pest gestorben war, und nahm deshalb an, der Ausbruch gehe auf das »Hinterland« zurück, nicht auf den Hafen.[52] Perry dachte anders und bestand angesichts immer dringenderer Telegramme aus Washington darauf, der Ausbruch sei von Ratten ausgelöst worden und nur eine finanziell gut ausgestattete Ausrottungsaktion im mexikanischen Viertel wie auch im Hafen von San Pedro würde Los Angeles sicher von der Pest befreien. Das war aus naheliegenden Gründen kein Verdikt im Sinne der Handelskammer. Dennoch stellte die Kammer Mitte November 250 000 Dollar bereit, um die Maßnahmen zur Nagerbekämpfung zu finanzieren, mit dem Versprechen, nachzulegen, wenn das Geld nicht reichen sollte. Die Entscheidung fiel auf einem Treffen der Handelskammer und des Stadtrates am 13. November, als Dickie vor einer Karte des Großraums von Los Angeles, auf der schwarze Stecknadeln die Lungenpestfälle repräsentierten, warnte: »Mir ist klar, dass der Traum von Los Angeles und der Traum der Amtsträger und der Handelskammer der Hafen ist. Aber solange es Pest in der Stadt gibt und solange es irgendwelche Zweifel gibt, was den Hafen angeht, wird dieser Traum niemals wahr werden.« Wenn San Pedro keine gesundheitliche Unbedenklichkeitsbescheinigung erhalte, werde »die Hälfte des Handels rasch aus dem Hafen verschwinden«, prophezeite Dickie, denn »keine bekannte Erkrankung hat einen solch verheerenden Effekt auf die Geschäftswelt wie die Pest«.[53]

Die führenden Geschäftsleute von Los Angeles müssen gehofft haben, durch die Bereitstellung einer beträchtlichen Summe für Seucheneindämmungsmaßnahmen könnten sie die Amtsträger in Washington überzeugen, sich des Rattenproblems ernsthaft anzunehmen, und so eine Quarantäne für San Pedro umgehen. Wenn das der Fall war, haben sie sich getäuscht. Das hatte wenig mit dem Enthusiasmus zu tun, mit dem Dickie und das City Health Department ihr Nagerausrottungsprogramm verfolgten, aber sehr viel mit der Sorge des PHS um seine Reputation und dem Misstrauen gegenüber kalifornischen Politikern und Wirtschaftsführern. Während der Rattenbekämpfung in San Francisco hatten Gesundheitsbeamte des Bundes mit Entsetzen verfolgt, wie die lokalen Zeitungen, ermutigt von Gouverneur Gage, Kinyouns wissenschaftliche Kompetenz in Zweifel gezogen hatten. Schließlich hatte das Wiederaufflammen der Pest in San Francisco 1907 Gage gezwungen, sich der Autorität der Pestkommission des Bundes zu beugen und mit dem PHS zusammenzuarbeiten. Doch die Erfahrung hatte bei Blue und Cumming, seinem Nachfolger als Surgeon General und einem Protegé von Kinyoun, ein tiefes Misstrauen gegen lokale Gesundheitsämter und vom Staat Kalifornien eingesetzte Gesundheitsbeamte hinterlassen. In dem Versuch, eine engere Kooperation zwischen Staats- und Bundesbeamten zu erreichen und den Informationsfluss nach Washington zu verbessern, unterteilte Cumming die Region 1923 in sieben Gesundheitsbezirke und bestimmte erfahrene Beamte zu Leitern eines jeden Bezirks. Eine der Schlüsselpositionen war die Quarantänestation auf Angel Island, und sie ging an Cummings engen Freund und Vertrauten, Assistant Surgeon General Richard H. Creel. Von San Francisco aus sollte Creel die Quarantänemaßnahmen für sämtliche Häfen an der Westküste der Vereinigten Staaten, darunter auch Los Angeles, überwachen, Dickies Kampagne genau im Auge behalten und alle Informationen zurück an Cumming in Washington schicken.[54]

Dickie, der entschlossen war zu zeigen, dass das California State Board of Health seiner Aufgabe gewachsen war, zog in das neue Pacific Finance Building abseits des Wilshire Boulevards, wo er sich wie ein »Oberbefehlshaber« fühlte. Umgeben von farbcodierten Landkarten voller Stecknadeln, die die Standorte gefangener Nager anzeigten (rote für Ratten, gelbe für Ziesel), herrschte er über 127 Schädlingsbekämpfer.[55] Unter Dickies Leitung entwickelte die Kampagne zur Nagerausrottung Züge eines Feldzugs. Ein Team von Rattenfängern konzentrierte sich ausschließlich auf den Hafen; es hatte den Befehl, jedes einlaufende Schiff zu inspizieren und jeden Nager im und rund um den Hafen zu töten. Die Ratten wurden dann in das städtische Labor in der Eighth Street zur Testung gebracht. Gleichzeitig schwärmten andere Gruppen im mexikanischen Viertel aus, um dort »Pestbekämpfungsmaßnahmen« durchzuführen. Nach dem Modell der Kampagne in San Franciscos Chinatown um 1900 gehörten dazu das Entfernen der Hausverkleidungen in und rund um die Clara Street und das Anheben der Behausungen um fast einen halben Meter über den Boden, damit Hunde und Katzen in das Gebäude gelangen und kranke Nager aus ihren Unterschlüpfen jagen konnten. Gleichzeitig wurden Wohnungen rigoros leer geräumt und Möbel, Kleidung und Bettzeug der Bewohner auf großen Scheiterhaufen verbrannt. Diese Brandrodungstaktik gipfelte im Ausräuchern der Räume mit Rohbenzin, Schwefel und Blausäuregas – Maßnahmen, die sicherstellten, dass kein Lebewesen, das so dumm war, in seinen Unterschlupf zurückzukehren, lange in den vergifteten Räumen überleben würde. Begleitet wurden diese Pestbekämpfungsmaßnahmen von einer ähnlich rigorosen Kampagne zum Fang und zur Ausrottung von Nagern. In verdächtigen Nachbarschaften innerhalb und außerhalb der Quarantänezone wurden mit Phosphor oder Arsen vergiftete Brotköder ausgelegt. Das Gesundheitsamt der Stadt bot überdies eine Belohnung von einem Dollar für jede tote Ratte oder jeden toten Ziesel, der zur Zählung und Testung zum Labor in der Eighth Street gebracht wurde. Als das nicht den gewünschten Erfolg hatte, bot das Gesundheitsamt Männern ein festes Gehalt von 130 Dollar pro Tag an. Für Veteranen aus dem Ersten Weltkrieg war das deutlich mehr, als sie bei einer zivilen Beschäftigung zu verdienen erwarten durften, und bald wurden die Jagdtrupps von früheren Infanteristen verstärkt, die darauf brannten, ihre Fertigkeiten als Scharfschützen zu demonstrieren. Nicht lange, und der Macy Street District hallte wider von Gewehrschüssen, und als die Jagdtrupps innerhalb der Stadtgrenzen keine Nager mehr fanden, schwärmten die Männer nach Belvedere Gardens und in andere Regionen im County aus. »Diese Überwachungsmaßnahmen können uns möglicherweise hundert Meilen und mehr aus Los Angeles herausführen, bevor wir den schuldigen Nager finden«, warnte Dickie.[56]

Ironischerweise fanden sich im Rahmen der Kampagne weitaus weniger Ratten im mexikanischen Viertel als erwartet, und praktisch keine in der Hafengegend. Tatsächlich wurde bis zum 22. November keine der Ratten, die im Hafen gefangen worden waren, positiv auf den Pesterreger getestet.[57] Hingegen wurden zur Beschämung der Handelskammer viele Ratten in den Blocks der Innenstadt gefangen, in denen die elegantesten Hotels und Geschäfte von Los Angeles lagen. Meyer, der Gesundheitsbeamte auf mehreren ihrer Inspektionen begleitete, erinnerte sich später, wie er in einer Reiskuchenfabrik in der Innenstadt, die von einem Japaner geführt wurde, nur einen Krümel auf den Boden fallen lassen musste,»damit eine Ratte kam und ihn auflas«. Für Meyer war es, als würde eine elegante Fassade ein verrottetes Inneres verbergen. Die einzige Möglichkeit, solche Geschäftslokale rattensicher zu machen, bemerkte er, bestehe darin, Zement über den Lehmboden zu gießen, aber das war teuer (und nicht immer wirksam).[58]

Am Jahresende konnte Dickie sich damit brüsten, dass seine Männer mehr als 25 000 Ratten und 768 Ziesel getötet hatten. Darüber hinaus waren Fußböden und Paneele von zahllosen Gebäuden in und um die Clara und die Macy Street entfernt und Giftköder in 1000 Geschäftslokalen ausgelegt worden. Trotz all dieser rigorosen Maßnahmen zur Seuchenbekämpfung war Perry von Dickies Bemühungen jedoch nicht überzeugt und informierte Cumming, die Kampagne des Gesundheitsamts sei »nachlässig und sporadisch« gewesen und der Laborarbeit des Amtes sei nicht zu trauen. »Es liegt klar auf der Hand, dass sich Dr. Dickie des Ernstes der Lage oder der Wichtigkeit, den Umfang der Kampagne auszuweiten oder die Effizienz der Einsätze zu steigern, nicht bewusst ist«, schrieb Perry Mitte Dezember an Cumming. »Das wird offensichtlich durch seine Ablehnung angebotener konkreter Hilfe des PHS.« Daher drängte er Cumming, den PHS vom Programm des Staates Kalifornien abzukoppeln, und warnte, wenn der PHS nicht die Leitung der Kampagne übernehme, bestehe die »große Gefahr« eines Übergreifens der Krankheit auf andere Länder.[59] Das war etwas, das Cumming keinesfalls erlauben konnte, da die Vereinigten Staaten nach den Bestimmungen der International Sanitary Convention von 1922 die Pflicht hatten, sicherzustellen, dass »adäquate Maßnahmen« ergriffen wurden, um zu verhindern, dass sich die Pest auf andere Zuständigkeitsbereiche ausbreitete; geschah dies nicht, so bestand die Gefahr, dass ausländische Regierungen über US-Schiffe eine Quarantäne verhängten. Verstärkt wurde Cummings Sorge durch die Entdeckung von pestinfizierten Ratten in New Orleans und Oakland. Im Fall von New Orleans stand die *Atlanticos* in Verdacht, die Seuche eingeschleppt zu haben; der Kohledampfer kam aus Oran, einem berüchtigten algerischen Pesthafen, der in Camus' Roman von 1947 Weltruhm erlangen sollte, und ging Ende Oktober in New Orleans vor Anker. An Bord befand sich ein blinder Passagier mit einer Schwellung in der Leistenbeuge. Er wurde ins Krankenhaus eingeliefert und das Schiff ausgeräuchert, aber bald darauf wurden acht mit Pest infizierte Ratten im Hafenviertel gefunden. Das führte dazu, dass das Louisiana State Board of Health den PHS aufforderte, eine Erhebung über die Nagerpopulation durchzuführen. Im Fall von Oakland gab es keinen Hinweis auf ein Einschleppen der Seuche aus dem Ausland. Vielmehr wurde der Alarm am 13. Dezember von der Entdeckung einer pestinfizierten Ratte auf einem Abfall-haufen in der Nähe des Kais ausgelöst.

In Los Angeles waren hingegen keine verseuchten Ratten in der direkten Nachbarschaft des Hafens gefunden worden. Bis Ende Dezember wurden jedoch 35 infizierte Ratten auf Farmen inner-halb einer Meile vom Hafen entdeckt und fast doppelt so viele in einem Umkreis von über 60 Kilometern rund um San Pedro. Überdies hatten Erkundungstrupps festgestellt, dass 64 Prozent der Ratten im Gebiet von Los Angeles von Zieselflöhen besiedelt waren, und auch wenn die Trupps keine infizierten Ziesel in oder rund um die Stadt gefunden hatten, wurden acht Ziesel von einer Farm in San Luis Obispo, die schon früher im Zentrum von Pest-epizootien gestanden hatte, ebenfalls positiv auf *Y. pestis* getestet. Gleichzeitig berichteten Farmer, in den Counties San Benito und Monterey im vergangenen Sommer Epizootien von Zieselpest beobachtet zu haben, was dafür sprach, wie Meyer es formulierte, dass 1924 »wirklich ein Jahr der silvatischen Pest in Kalifornien« gewesen war.[60] Es waren jedoch die Berichte aus Europa über einen neuen Ausbruch der Rattenpest in mehreren Mittelmeer-häfen, die Cumming überzeugten, der PHS stehe vor einem welt-weiten Wiederaufflackern der Seuche, und ihn veranlassten, San Pedro und andere »pestinfizierte« amerikanische Häfen unter Quarantäne zu stellen.[61]

Cummings Entscheidung löste eine subtile, aber bedeutsame Verschiebung im medizinischen Sprachgebrauch aus. Es war nicht länger die Bedrohung durch heimische Ziesel, die die pneumo-nische Form der Krankheit übertrugen und die man fürchten musste, sondern es waren die aus dem Ausland eingeschleppten

»bubonischen Ratten«.[62] Diese hysterische Verknüpfung genügte, um den Kongress so in Panik zu versetzen, dass er eine Notzuwendung von 275 000 Dollar bewilligte, um den erneuten Feldzug des PHS gegen dessen alten Feind zu unterstützen. Zunächst protestierte die Handelskammer von Los Angeles gegen die Entscheidung und beschuldigte Cumming der »Diskriminierung«, da keine pestinfizierten Ratten in San Pedro gefunden worden waren. In jedem Fall, argumentierte die Kammer, sei der Handelshafen zwar der Machtbereich der Bundesbehörde, der Port of Los Angeles in San Pedro falle hingegen in den Zuständigkeitsbereich des Staates Kalifornien und des Gesundheitsamtes der Stadt.[63] Eine Weile versuchte Cryer, seinen neuen Beauftragten George Parrish durchzusetzen. Als er jedoch schließlich bekam, was er wollte, und der Stadtrat Parrish autorisierte, den Ausrottungsfeldzug von Dickie zu übernehmen, kürzte er dessen Budget drastisch. Daher sah sich Cryer gezwungen, seinen Stolz herunterzuschlucken und sich mit dem Hut in der Hand an Präsident Calvin Coolidge zu wenden und ihn zu bitten, dem PHS zu gestatten, die Verantwortung für die Aufräumarbeiten nach der Pest zu übernehmen. Was Cumming anging, so gab es seiner Ansicht nach nur einen einzigen Mann für diese Aufgabe, seinen Vorgänger Rupert Blue, der sofort wieder seinen Dienst aufnahm und nach Los Angeles geschickt wurde. Für Blue war das die Gelegenheit, die Arbeit abzuschließen, die er 1908 begonnen hatte, und im Juli war er wieder ganz in seinem Element, spürte Rattenunterschlüpfe in der Innenstadt von Los Angeles auf, überwachte das Gießen vom Zementfußböden in Untergeschossen und leitete weitere Bekämpfungsmaßnahmen ein. »Neun verdächtige Ratten und fünf Ziesel sind seit dem 13. Juni in weit auseinanderliegenden Bereichen gefunden worden, die sich von Hollywood im Norden bis zur West Washington Street im Süden erstrecken«, telegrafierte er Cumming am 26. Juni. »Sollten diese positiv auf Pest getestet werden, müssen wir jederzeit erwarten, dass sich Menschen infizieren. Die saisonalen Bedingungen sind für eine Rückkehr der Epidemie sehr günstig.«[64]

Es ist schwer zu sagen, wer letztlich mehr für die Ausmerzung der Pest in Los Angeles getan hat, Blue oder Dickie. Der letzte bekannte Lungenpestfall ereignete sich am 12. Januar 1925, und trotz Blues düsterem Telegramm wurde die letzte pestinfizierte Ratte am 21. Mai im Osten von Los Angeles gefunden, mit anderen Worten, zwei Monate bevor Blue die Leitung übernahm. Und auch wenn Dickie bei der Verschleierung des Geschehens wohl mit der Presse konspiriert hatte, bezweifelte er nie, dass der Ausbruch eine ernste Gefahr darstellte. Und so hart und unfair seine Maßnahmen den mexikanischen Bewohnern des Viertels auch erschienen sein müssen – dadurch, dass er rasch handelte, den Macy Street District sofort unter Quarantäne stellte und die Aufräumarbeiten nach der Epidemie beaufsichtigte, sorgte er dafür, dass die Lungenpest nicht auf andere Teile der Stadt übergriff. Es ist sogar anzunehmen, dass die Reaktion des kalifornischen Gesundheitsamts noch effizienter gewesen wäre, wenn das städtische Gesundheitsamt Dickie früher von dem Ausbruch unterrichtet hätte, statt darauf zu warten, dass er in der Zeitung davon erfuhr. Wie Dickie in seinem offiziellen Bericht über den Ausbruch betonte, waren die Ärzte und Bakteriologen am County General ebenfalls mitschuldig, weil sie die Pestsymptome bei Jesus Lajun* nicht erkannten.[65] Auch wenn die offiziellen Zahlen wahrscheinlich nicht das volle Ausmaß des Ausbruchs widerspiegeln, gab es insgesamt nur 41 Fälle von Lungenpest und 37 Opfer. Dazu kamen sieben Fälle und fünf Tote durch Beulenpest und ein einziger Todesfall durch septikämische Pest. Und was vielleicht am wichtigsten war: Es war der letzte Ausbruch von Lungenpest in Nordamerika.

***

Der Ausbruch in Los Angeles widerlegte die Annahme von Kellogg und anderen Pestexperten, dass das ganzjährig milde, mediterrane kalifornische Klima Schutz vor der Pest biete. Vielmehr zeigte er, dass Bedingungen wie geringe Luftfeuchtigkeit und warme Witterung kaum einen Unterschied für die Über-

---

* Die Schwellung in Jesus' Leistenbeuge war höchstwahrscheinlich eine Pestbeule *(Bubo inguinalis)*, die sich drei Wochen lang entleeren konnte, bevor jemand auf die Idee kam, den Inhalt nach Pesterregern zu untersuchen. Eine Kultur zeigte »bipolare Organismen«, und als man ein Versuchstier damit impfte, starb es innerhalb von zwölf Stunden.

tragung der bubonischen Form der Krankheit machten und der Erreger in Südkalifornien eine genauso tödliche Form annehmen konnte wie die Pesterreger in früheren historischen Perioden.[66] Der entscheidende Faktor war nämlich nicht die Witterung, sondern die enge Nachbarschaft von Kranken und Gesunden. In den überfüllten Quartieren der Mexikaner hatte der Erreger ideale Bedingungen für eine Ausbreitung via Tröpfcheninfektion gefunden. Das explosive Potenzial des Pesterregers war zudem durch Begräbnisrituale verstärkt worden – vor allem durch den katholischen Brauch, Totenwache am offenen Sarg zu halten –, die die Trauernden in engen Kontakt mit dem infektiösen Leichnam und denjenigen brachten, die sich vielleicht schon angesteckt hatten, aber noch keine Symptome zeigten. Der Ausbruch in Los Angeles hinterließ aber noch ein anderes Vermächtnis: Er zerstörte die Überzeugung, dass die Pest eine weitgehend von Ratten verbreitete Krankheit urbaner Regionen war und dass man, um sie auszumerzen, lediglich die Plätze säubern musste, an denen Ratten Unterschlupf finden konnten. Auch wenn niemals bewiesen wurde, dass Ziesel die Quelle des 1924er-Ausbruchs waren, sprach die Entdeckung von Zieselflöhen auf Ratten, die im Großraum Los Angeles gefangen wurden, zusammen mit der Tatsache, dass zwischen dem Hafen und dem mexikanischen Viertel keine pestinfizierten Ratten gefunden worden waren, dafür, dass Meyer recht gehabt hatte und die Krankheit höchstwahrscheinlich aus dem Hinterland ihren Weg in das mexikanische Viertel gefunden hatte. In der Rückschau waren die Zeichen schon 1908 erkennbar, als der Junge in Elysian Park, fast 50 Kilometer vom Hafen entfernt, an Pest gestorben war. Um diese Zeit herum waren einige Zieselsterben in San Luis Obispo gemeldet worden, ein Phänomen, das sich 1924 wiederholte, als ähnliche Epizootien in mehreren Bezirken in Süd- und Nordkalifornien auftraten. Vielleicht hatten die Ziesel den Erreger ursprünglich von Ratten übernommen, die in den Müllhalden von Oakland nach Nahrung suchten oder die als blinde Passagiere mit der Southern Pacific Railroad nach Süden gelangt waren. Vielleicht hatten Ziesel und andere wilde Nager den Pesterreger aber auch schon jahrzehntelang beherbergt, ohne dass es irgendjemand bemerkt hätte. Wie auch immer es gewesen war – der Ausbruch in Los Angeles veranlasste Meyer und andere, einen genaueren Blick auf Ziesel zu werfen, sei es, was die Fortdauer (Persistenz) der Pest zwischen den Epidemien oder die Rolle ihrer Flöhe bei der Übertragung der Krankheit auf Ratten und andere wild lebende Nager betraf.[67] Mit Dickies Unterstützung studierte Meyer die Berichte früherer Ausbrüche und versuchte herauszufinden, ob es einen Zusammenhang zwischen Epizootien bei Zieseln und Ausbrüchen beim Menschen gab. Als der Bundesstaat 1927 wieder die Verantwortung für die Seuchenkontrolle übernahm, taten sich Meyer und Dickie zusammen, um Farmen und Waldgebiete zu inspizieren, wo sie pestinfizierte Ziesel vermuteten. Bis Mitte der 1930er-Jahre hatten staatliche Erhebungsteams Zehntausende Ziesel gefangen, ihr Fell nach Flöhen durchkämmt und die Nager sowie ihre Ektoparasiten in Meyers Labor bei der Hooper Foundation gebracht. Obgleich viele der Ziesel völlig gesund erschienen, entdeckte Meyer, dass einige latente Infektionen bargen, und mithilfe ihrer pürierten Organe ließen sich Meerschweinchen mit der Pest anstecken. Viele waren auch mit pestinfizierten Flöhen verseucht. Zudem fanden die Teams verseuchte Flöhe in Erdhöhlen, von denen man wusste, dass sie zwanzig Jahre zuvor von infizierten Zieseln bewohnt worden waren und die nun andere Nager beherbergten; das sprach dafür, dass Ziesel in bestimmten Teilen des Staates ein verborgenes Reservoir der Krankheit bildeten. Es war der Beginn eines neuen ökologischen Ansatzes, auf den aufbauend Meyer Mitte der 1930er-Jahre den Begriff *silvatische Pest* prägte, um die Aufrechterhaltung der Krankheit durch waldbewohnende Nager zu kennzeichnen.

Um 1935 hatte sich der PHS den Erhebungsbemühungen angeschlossen und festgestellt, dass die silvatische Pest in elf Staaten an der Pazifikküste und in den Rocky Mountains endemisch war und ihr Reservoir 18 Erdhörnchenarten umfasste, zudem Streifenhörnchen, Murmeltiere, wilde Ratten, Weißfußmäuse, Kängururatten und Waldkaninchen.[68] Um 1938 waren mehr als 100 000 Ziesel gefangen und bei der Hooper Foundation zur Untersuchung abgeliefert worden. Bei seinen Autopsien stellte Meyer jedoch fest, dass nur ein kleiner Teil mit *Y. pestis* infiziert war. Zudem fiel ihm auf, dass schon bald nach Eliminierung der Ziesel Feldmäuse in die leeren Erdhöhlen einzogen, wo sie sich prompt mit denselben verseuchten Flöhen infizierten und die Infektion an andere Nager weitergaben. Eine Ausrottung war zum Scheitern verurteilt, denn die silvatische Pest war »unabhängig von den üblichen Kommunikationswegen«, schlussfolgerte Meyer.[69] Die Herausforderung bestand darin, die silvatische Pest auf einem niedrigen Niveau zu halten, indem man von Zeit zu Zeit die Zieselpopulationen tötete, die *Y. pestis* beherbergten. Natürlich konnte hin und wieder jemand von einem Zieselfloh gebissen werden und an Pest erkranken, aber solche Ereignisse waren selten, und solange man Ziesel daran hindern konnte, urbane Rattenpopulationen zu infizieren, stellte die silvatische Pest eine nur geringe Bedrohung für Menschen dar, die in bebauten Gebieten lebten.

Das entspricht so ziemlich dem Ansatz, den die Centers for Disease Control and Prevention (CDC) heute verfolgen. Von ihrer Wildtierstation in Fort Collins, Colorado, überwacht die Behörde die Inzidenz der Pest bei Präriehunden, die als Schlüsselreservoir der Pest in den Vereinigten Staaten gelten, und den Spillover der Infektion auf Ziesel und andere wilde Nager.[70] In den Staaten an der Pazifikküste und den Rocky Mountains ist der Hauptvektor eine Flohart namens *Oropsylla montana*. Anders als der Rattenfloh *X. cheopis* verstopft der Mitteldarm von *O. montana* bei einer Blutmahlzeit nur selten, doch die Art ist bekannt dafür, unter Kalifornischen Zieseln und Père-David-Rothörnchen (Felszieseln) durch ein »Frühphasen«-Übertragungssystem* sich rasch ausbreitende Epizootien auszulösen.[71] Wenn das Infektionsniveau eine gefährliche Höhe erreicht, werden Warnhinweise in staatlichen Naturparks und auf Campingplätzen ausgehängt, die einen schräg durchgestrichenen Ziesel in einem roten Kreis zeigen. Das soll Wanderer davor warnen, Ziesel zu füttern, und Haustierhalter anhalten, Katzen und andere Haustiere im Auge zu behalten, damit sie nicht in Kontakt mit Zieseln kommen und sich versehentlich deren Flöhe einfangen. Trotz dieser Vorsichtsmaßnahmen infizieren sich in den

---

* Pestbakterien vermehren sich rasch in *X. cheopis* und rufen manchmal Blockaden hervor, die verhindern, dass aufgesogenes Blut in den Mitteldarm des Flohs gelangt. Diese Blockaden führen dazu, dass der Floh immer gieriger saugt, was die Chance erhöht, die Infektion an einen neuen Wirt weiterzugeben.

Vereinigten Staaten jedes Jahr durchschnittlich drei Menschen mit der Pest, und in manchen Jahren, wie 2006, stieg die Zahl sogar auf 17 Personen.[72] Eine sofortige Behandlung mit einem starken Antibiotikum wie Doxycyclin oder Ciprofloxacin reicht in der Regel aus, um den Pesterreger zu eliminieren.* Dennoch verbreiten Zeitungen weiterhin Panik mit Schlagzeilen über den Tod von Amerikanern durch die Beulenpest und die Bedrohung durch Ziesel und andere wilde Nager, so zum Beispiel 2015, als ein älterer Mann in Utah an der Pest starb.[73]

Niemand kann mit Sicherheit sagen, was dieses periodische Aufflackern hervorruft, doch Klima und Topografie gelten als wichtige Faktoren. Die Pest überdauert auf relativ kleinen geografischen Inseln wie den Hochplateaus und Grasländern von New Mexico, Utah und Colorado oder in den Küstennebelgürteln von Nordkalifornien, wo das Wetter in der Regel das ganze Jahr hindurch kühl und feucht ist. Tatsächlich ist in Kalifornien nur die trockene zentrale Wüstenregion völlig frei von silvatischer Pest. Im Yosemite-Nationalpark und anderen unberührten Gebieten wie auch in den Küstenregionen ist die Pest fast immer präsent. Dort findet der Erreger das ideale ökologische Gleichgewicht zwischen Klima, Flohvektoren und Nagerwirten. Nur wenn ungewöhnlich ergiebige Regenfälle das Pflanzenwachstum anregen oder ein anderer Faktor die Nager- und Flohpopulationen anschwellen lässt, wird das Gleichgewicht zwischen Parasit und Wirt gestört, und es besteht die Gefahr, dass die Pest auf andere Tiere überspringt.[74]

Mit dem ständigen Vordringen der Wohnbebauung in diese wilden Lebensräume ist das Tier, von dem die größte Bedrohung für dieses Gleichgewicht ausgeht, der Mensch. Daher sollten wir in Zukunft weitere kleine Pestausbrüche erwarten, zumindest in ihrer bubonischen Form. Es ist jedoch höchst unwahrscheinlich, dass Los Angeles oder eine andere amerikanische Großstadt jemals wieder mit einer Beulenpest-Epidemie werden kämpfen müssen, ganz zu schweigen von einer Pandemie mit den Ausmaßen des Schwarzen Todes.

***

* Bei Patienten, die mit Antibiotika behandelt werden, beträgt die durchschnittliche Mortalitätsrate 16 Prozent; ohne Behandlung liegt sie zwischen 66 und 93 Prozent.

3
Die große Papageien-krankheits-Pandemie

Am 6. Januar 1930 stattete Dr. Willis P. Martin einer Familie in Annapolis, Maryland, einen dringenden Hausbesuch ab. Lillian, ihre Tochter Edith und Ediths Mann Lee Kalmey, Besitzer einer lokalen Autowerkstatt, hatten sich bereits kurz nach Weihnachten fiebrig gefühlt, und nun waren alle drei todkrank. Zunächst hatten sie ihre Symptome auf eine Grippe und die niederdrückenden Auswirkungen des kürzlich erfolgten Börsencrashs zurückgeführt, der Kalmeys Betrieb genauso hart wie alle anderen getroffen hatte, doch in der ersten Woche des neuen Jahres hatte sich ihr Zustand stark verschlechtert. Zu Schüttelfrost und Gliederschmerzen, wie sie typisch für Influenza sind, kam nun ein trockener Reizhusten hinzu, begleitet von Verstopfung und Erschöpfung, die sich mit Kopfschmerzen und Schlaflosigkeit abwechselten. Einen großen Teil des Tages schliefen Lillian, Edith und Lee wie Steine, und die Stille wurde nur hin und wieder von ihrem Gemurmel unterbrochen. Waren sie wach, fühlten sie sich hingegen ruhelos und erlebten immer wieder Anfälle heftiger Aufregung. Das besorgniserregendste Symptom war jedoch das rasselnde Geräusch, das tief aus ihrer Lunge kam.

Dr. Martin vermutete eine Lungenentzündung, vielleicht gemischt mit Typhus. Lillians Mann, der an denselben Mahlzeiten teilgenommen hatte wie die anderen, war allerdings völlig gesund, was durch Lebensmittel übertragene Krankheiten eigentlich ausschloss. Das einzige andere Mitglied des Haushalts, das erkrankt war, war ein Papagei, den Lillians Mann in einer Tierhandlung in

Baltimore gekauft hatte und den Edith und Lee während der Vorbereitungen auf das Weihnachtsfest bei sich zu Hause gehalten hatten, um Lillian mit dem Vogel zu Weihnachten zu überraschen. Leider hatte sich der Zustand des Papageis bis Heiligabend verschlechtert, sein Gefieder war struppig und schmutzig, und der Vogel wirkte lethargisch. Am Weihnachtstag war er tot.[1]

Dr. Martin war verblüfft von den Symptomen der Familie und sprach auch mit seiner Frau über die seltsame Sache. Zuerst war Mrs. Martin ebenso verdutzt. Dann erwähnte Dr. Martin den toten Papagei. Es könne Zufall sein, entgegnete sie, aber am vorigen Sonntag habe sie etwas über einen Ausbruch der »Papageienkrankheit« bei einer Theatertruppe in Buenos Aires gelesen. Dem Zeitungsartikel zufolge wurde der Tod zweier Mitglieder der Truppe, die wie andere Kollegen auf der Bühne mit einem lebenden Papagei interagieren mussten, auf ebendiese Krankheit zurückgeführt. Dieser Vogel war nun tot, und Vogelhalter in ganz Argentinien waren gewarnt und aufgefordert worden, kranke Psittaciden – Papageien – den Behörden zu melden.[2]

Es erschien unwahrscheinlich, gar lächerlich, aber Martin wollte kein Risiko eingehen. Vielmehr schickte er ein Telegramm an den PHS in Washington:

Erbitte Informationen zu Diagnose Papageienkrankheit … Welche Informationen [gibt es] über Vorbeugung Verbreitung Papageienkrankheit … Können Sie uns umgehend Serum gegen Papageienkrankheit schicken? Drahtantwort erbeten.[3]

Martin war nicht der einzige Arzt, den das plötzliche Auftauchen mysteriöser Lungenentzündungen verblüffte, die in diesem Winter in den Vereinigten Staaten auftraten und mit typhusartigen Symptomen einhergingen. Inzwischen erreichten den PHS aus Baltimore und New York ähnliche Telegramme, und die Gesundheitsbehörden in Ohio und Kalifornien erhielten ähnliche Bitten um Information. Wie Martins Telegramm landeten diese Anfragen schließlich auf dem Schreibtisch von Surgeon General Hugh S. Cumming, der sie an George W. McCoy weitergab, den Direktor des Hygienischen Instituts des PHS. McCoy, ein Veteran der Beulenpestermittlungen in San Francisco, war berühmt

als Entdecker der Tularämie – »erste amerikanische Krankheit«
getauft, da der Erreger in McCoys Labor in Kalifornien entdeckt
wurde – und der damals bekannteste Bakteriologe der Vereinigten
Staaten.* Wenn irgendjemand den Ausbruch unter Kontrolle bringen konnte, mutmaßte Cumming, dann McCoy. Aber als McCoy
Martins Telegramm las, musste er lächeln. *Papageienkrankheit?*
Das klang nach der Art Diagnose, wie man sie in den Medizin-
kolumnen der Boulevardpresse oder auf der Witzseite finden
konnte. McCoy hatte noch nie von der Papageienkrankheit gehört.
Aber er war ein viel beschäftigter Mann – Amerika befand sich
im Griff einer Influenza-Epidemie, ein Wiederaufflammen der
Spanischen Grippe wurde befürchtet, und McCoy und sein Stell-
vertreter Charlie Armstrong arbeiteten Tag und Nacht an einem
Serum gegen postvakzinale Enzephalitis, eine »Schlafkrankheit«,
unter der einige Menschen litten, die gegen Pocken geimpft worden waren. Dennoch hielt es McCoy für das Beste, bei seinem Kollegen nachzufragen.

»Armstrong, was wissen Sie von der Papageienkrankheit?«

»Was ich darüber weiß? Ich habe keinen Schimmer davon!«,
antwortete Armstrong.[4]

Innerhalb weniger Tage sollten McCoy und Armstrong ihre
Ignoranz jedoch bitter bereuen, denn Labormitarbeiter, die damit
beschäftigt waren festzustellen, ob Papageien an dem Ausbruch
in Annapolis und andernorts beteiligt waren, wurden einer nach
dem anderen krank. Im Februar mussten Armstrong und mehrere
andere Mitarbeiter des »Hygienischen«, wie der marode rote Ziegelbau auf dem Hügel über dem Potomac River liebevoll genannt
wurde, in das nahe gelegene U.S. Naval Hospital umziehen. Als
der Ausbruch im März zu Ende ging, war Armstrongs lang-
jähriger Assistent, Henry »Shorty« Anderson, tot. Letztlich fiel

---

* McCoy isolierte das Tularämiebakterium, als er Eichhörnchen in
Tulare County, Kalifornien, auf Pestläsionen untersuchte. Der Erreger, der von Zecken, Milben und Läusen übertragen wird, ist in allen
US-Staaten endemisch, wobei das Hauptreservoir Wildkaninchen und
Hirsche sind. Beim Menschen kann der Biss von Zecken oder Hirsch-
lausfliegen zu Geschwüren und einem Anschwellen der Lymphdrüsen
führen, daher die Verwechslung der Krankheit mit der Pest.

McCoy die Aufgabe zu, im Keller des Instituts die entscheidenden Passageversuche an Papageien durchzuführen und zu versuchen, das Psittakose-»Virus« zu isolieren und ein Serum zu entwickeln. Aber die Tests erbrachten kein klares Ergebnis, und letzten Endes war McCoy gezwungen, die Vögel zu chloroformieren und das Institut vom Dach bis zum Keller auszuräuchern, um zu verhindern, dass das vermeintliche Virus aus dem Gebäude entkam. Wie der Wissenschaftsautor Paul de Kruif in seinem Bestseller *Kämpfer für das Leben* (1933) schrieb, »lächelte McCoy nicht wie gewöhnlich, murmelte auch nicht vor sich hin«, während er seine traurige Aufgabe erledigte, sondern »chloroformierte, chloroformierte, chloroformierte seine Tiere ...«, dann schwenkte er jeden Käfig mit Kresollösung [ein aus Teer destilliertes Desinfektionsmittel] aus, und dann trug er sein ganzes Lager toter Versuchstiere in die Heizung hinunter und verbrannte sie zu Asche«.[5]

***

Heute erinnern sich wohl nur noch wenige Menschen an die Hysterie rund um die große Papageienkrankheits-Pandemie 1929/30. Zu einer Zeit, als Papageien groß in Mode waren und Hausierer mit »Unzertrennlichen« (Gattung *Agapornis*) für Witwen und gelangweilte Hausfrauen von Tür zu Tür zogen, war die Vorstellung, dass der eigene Papagei oder der eigene Sittich einen tödlichen Erreger aus dem Amazonas beherbergen könnte, jedoch ein Stoff für häusliche Albträume und eine Geschichte, der kaum ein Zeitungsherausgeber widerstehen konnte. Aber ohne die Boulevardzeitungen und vor allem die Hearst-Zeitungsgruppe wäre die Beziehung zwischen Papageien und Psittakose wohl nicht so schnell ans Licht gekommen, und der PHS hätte auch wohl kaum so rasch reagiert. Die Story über die argentinische Theatertruppe war am 5. Januar mit der Schlagzeile »Getötet von einem zahmen Papagei« in *American Weekly* erschienen, einer aufwendig gestalteten Beilage, die mit der Sonntagsausgabe des *New York American* und anderen Zeitschriften der Hearst Corporation verteilt worden war. Mrs. Martin hatte die Story wahrscheinlich im *Baltimore American* gelesen, eingeklemmt zwischen einem Artikel über ein begütertes, zweimal geschiedenes Ehepaar und den »erstaunlichen Geständnissen« eines Sklavenhändlers. Morrill

Goddard, Redakteur von *American Weekly,* hatte den Bericht über die Truppe im vorangegangenen November in einem obskuren argentinischen Wissenschaftsjournal gelesen, dem Korrespondenten der Zeitung telegrafiert und nach weiteren Details gefragt.[6] Der Korrespondent fand das Theater, in dem die Truppe aufgetreten war, geschlossen, doch es gelang ihm, die überlebenden Darsteller aufzutreiben. Das prominenteste Opfer war Carmen Mas gewesen, Star der Show und eine wohlbekannte argentinische Komödiantin. Ihr Hauptdarsteller, Florencia Paravincini, war ebenfalls erkrankt, hatte sich aber nach »17 Tagen der Agonie«, so der Hearst-Korrespondent, wieder erholt. Dennoch hatte der »vom Papagei übertragene Bazillus« einen beträchtlichen Preis gefordert. Vor der Infektion war Paravincini ein »großer, korpulenter Mann mit Haar so schwarz wie Kohle« gewesen. Nun wog er weniger als 50 Kilogramm, und sein Haar war »so weiß wie Schnee«. Es war ein Arzt im Krankenhaus, der zwei und zwei zusammenzählte. Vom Requisiteur der Truppe erfuhr der Arzt, dass die Schauspieler auf der Bühne einen Papagei hatten streicheln müssen, der inzwischen gestorben war. Daraufhin schlug die argentinische Gesundheitsbehörde Asistencia Pública Alarm, und bald tauchten Berichte über ähnliche Ausbrüche im Zusammenhang mit kranken Papageien auf, die jedoch fälschlicherweise als Typhus oder Influenza diagnostiziert worden waren. In Córdoba konnten 50 Fälle zu einem Papageienhändler zurückverfolgt werden, der in einer lokalen Pension seine Geschäfte abwickelte. Seine Vögel wurden sofort getötet, aber es war schon zu spät, um die Verbreitung anderer verdächtiger Papageien zu verhindern. Dem Korrespondenten zufolge wären die Ausbrüche in Argentinien komplett vermeidbar gewesen, wenn die Händler einige einfache Vorsichtsmaßnahmen ergriffen hätten, mit denen die einheimischen Waldbewohner, die schon seit eh und je mit Wildvögeln in ihrem natürlichen Habitat zusammenlebten, bestens vertraut waren.

In den subtropischen Teilen Argentiniens, wo die Papageien gefangen werden, ist die Papageienkrankheit unter den Einheimischen wohlbekannt; sie halten die Tiere niemals als Haustiere und halten sich von ihnen fern, es sei denn, sie verdienen ihr Geld damit, sie zu fangen und in die Städte zu bringen. Der professionelle Papageienfänger achtet darauf, keinen kranken Vogel zu fangen. Wenn er dennoch aus Versehen einen »ruhigen Vogel« fängt, weiß er, dass dieser Vogel tödlich ist, und lässt ihn ebenso frei wie sämtliche gesunden Fänge, mit denen der kranke Vogel in Kontakt gekommen sein könnte.[7]

Der Ausbruch in Córdoba ließ sich zu einer Lieferung von 5000 Papageien zurückverfolgen, die aus Brasilien importiert und unter unhygienischen Bedingungen in überfüllten Käfigen gehalten worden waren. Als Goddard von den Ausbrüchen erfuhr, war die Verbindung zwischen Psittakose und den brasilianischen Papageien in Argentinien wohlbekannt, und die Behörden hatten den Handel mit den Vögeln verboten. Passagiere auf Kreuzfahrtschiffen, die in Buenos Aires anlegten, wussten jedoch meist nichts von dem Verbot, was skrupellosen Händlern Gelegenheit bot, ihre kranken Vögel an ahnungslose Touristen loszuwerden. Wahrscheinlich gelangte die Psittakose auf diesem Weg in die Vereinigten Staaten.

Wie der Begriff »Pandemie« schon sagt, waren die Vereinigten Staaten nicht das einzige Land, das von der Infektion betroffen war. Im Sommer 1929 wurden vier Psittakose-Verdachtsfälle im englischen Birmingham entdeckt, und bis März des Folgejahres gab es in England und Wales 100 Fälle. Eines der ersten Opfer war ein Schiffszimmermann, der in Buenos Aires zwei Papageien gekauft hatte, nur um miterleben zu müssen, dass sie auf der Rückfahrt nach London elend eingingen (als er im Dezember 1929 das London Hospital aufsuchte, wurden seine Symptome als Typhus fehldiagnostiziert, genauso wie bei Dr. Martins Patienten in Annapolis). Auch wenn in den meisten Fällen offenbar längerer Kontakt mit lebenden Vögeln nötig war, um sich zu infizieren, stellten britische Forscher fest, dass dies nicht immer galt; so war beispielsweise ein Mann erkrankt, der lediglich einen kurzen Stopp auf ein Bier in einer Kneipe eingelegt hatte, in der ein infizierter Papagei lebte. Bis Januar 1930 wurden ähnliche Ausbrüche auch aus Deutschland, Italien, der Schweiz, Frankreich, Dänemark, Holland, Algerien und Ägypten gemeldet. Es gab sogar Berichte über einen Ausbruch in Honolulu.[8]

In der ersten Woche der Krankheit wirkten die meisten Patienten trotz permanent hohen Fiebers relativ wohlauf. Nach fünf oder sechs Tagen setzten dann jedoch Kopfschmerzen, Schlafstörungen und Reizhusten ein, und die Betroffenen klagten über extreme Erschöpfung, wobei ihre Symptome häufig von einer Lungenkonsolidierung begleitet wurden. Bald darauf verfielen viele Patienten ins Delirium und wurden semikomatös. Das war die kritische Phase, auf die häufig rasch der Tod folgte. Doch gerade wenn es so aussah, als würde die Krankheit einen fatalen Verlauf nehmen, war es in anderen Fällen so, dass die Temperatur des Patienten plötzlich sank und sich sein Zustand besserte. Die volle Wiederherstellung konnte eine oder zwei weitere Wochen in Anspruch nehmen, manchmal sogar acht Wochen. Während dieser langwierigen Rekonvaleszenzperiode mussten die Ärzte die Temperatur ihrer Patienten ständig überwachen, da es häufig zu Rückfällen kam.

Es sollte natürlich eine ganze Weile dauern, bis sich die Ärzte mit dem typischen Verlauf der Krankheit vertraut gemacht hatten und sie als Psittakose erkannten. Tatsächlich waren es offenbar der Artikel in *American Weekly* und Dr. Martins Telegramm, die Cumming auf den Ausbruch aufmerksam machten und ihn veranlassten, McCoy und Armstrong auf den Fall anzusetzen. Zu diesem Zeitpunkt war die Psittakose in den Städten an der Ostküste schon weit verbreitet und durch Händler bereits auf andere, bei amerikanischen Konsumenten sehr beliebte Käfigvögel übertragen worden, zum Beispiel auf australische Wellensittiche. Als sich die Papageienkrankheit von Annapolis weiter nach Baltimore, New York und Los Angeles ausbreitete, wurde der Ausbruch zum Traum eines jeden Schlagzeilenverfassers. »Papageienkrankheit steckt Trio in Annapolis an«, titelte die *Washington Post* am 8. Januar 1930 auf der ersten Seite. »Papageienkrankheit tötet sieben Menschen«, berichtete die *Los Angeles Times* drei Tage später. »Tod einer Frau erhöht die Zahl der Papageienopfer auf 19«, verkündete die *Baltimore Sun* am 16. Januar.

Für Witwen und gelangweilte Hausfrauen waren Käfigvögel das Radio ihrer Zeit. Das Trillern der Kanarienvögel war eine beruhigende Hintergrundmusik und unterbrach die Plackerei der Hausarbeit, und Sittiche – die kleineren, lebhafteren Vettern der Papageien – boten dank ihres Sprachtalents und ihrer lustigen Sprüche viel Unterhaltung. Allein in New York lebten Schätzungen zufolge rund 30 000 Papageien, und *National Geographic* taufte Amazonaspapageien und afrikanische Graupapageien »die Marktschreier der Vogelwelt, die lauten, cleveren Nebendarsteller des tropischen Regenwaldes«.[9] Ihre faustgroßen Vettern, die Wellensittiche und die Unzertrennlichen, auch »Liebesvögel« genannt, hatten einen ähnlichen Ruf als Komödianten, und mit ihrem Talent, kopfüber von der Stange zu hängen oder auf den Schultern ihrer Besitzer zu tanzen, waren sie ein unerschöpflicher Quell der Unterhaltung für Kinder und Gäste. Kein Wunder, dass 1929 fast 50 000 Papageien, Sittiche und Unzertrennliche sowie rund 500 000 Kanarienvögel in die Vereinigten Staaten importiert wurden.[10] Die Vögel kamen nicht nur aus Brasilien und Argentinien, sondern auch aus Kolumbien, Kuba, Trinidad, Salvador, Mexiko und Japan. Die Mehrheit gelangte via New York, das Zentrum des Vogelhandels an der Ostküste, in die Vereinigten Staaten. Im Fall der australischen Wellensittiche waren die wichtigsten Umschlaghäfen jedoch San Francisco und Los Angeles. Nach dem Wall-Street-Crash 1929 war in Südkalifornien eine riesige Vogelzuchtindustrie mit vielen Hundert unabhängigen Züchtern entstanden, die Unzertrennliche in ihrem Hinterhof züchteten, um ihr Einkommen aufzubessern. Oberflächlich betrachtet, erschienen diese Vögel völlig gesund. Wenn sie jedoch in überfüllte Volieren oder Kisten gestopft und derart beengt über Staatengrenzen hinweg transportiert wurden, begannen viele, den Erreger auszuscheiden und die Infektion weiterzugeben. Das sollte sich als unsichtbare und explosive Kombination erweisen.

***

Trotz ihres Namens beschränkt sich die Papageienkrankheit nicht auf Papageien, sondern ist auch bei rund 450 anderen Vogelarten nachgewiesen worden, darunter Kanarienvögel, Finken, Tauben und Turmfalken.* Und obgleich sich Menschen in der Regel an Unzertrennlichen infizieren, sind Vogel-zu-Mensch-

---

* Bei Nichtpapageienvögeln spricht man von »Ornithose«.

Übertragungen auch von Geflügel und wild lebenden Vögeln nachgewiesen worden. Der Schuldige ist ein winziger intrazellulärer Parasit, *Chlamydophila psittaci* (heute wieder als »*Chlamydia psittaci*« bezeichnet), ein Mitglied derselben Bakterienfamilie, zu der auch die Chlamydien gehören, die häufig Infektionen in den Augen und im Genitaltrakt auslösen. In freier Wildbahn lebt der Psittakose-Erreger im Gleichgewicht mit seinem Wirt. Frisch geschlüpfte Küken infizieren sich gewöhnlich im Nest durch Kontakt mit Altvögeln, deren Darm mit den Bakterien besiedelt ist. Unter natürlichen Bedingungen führt dieser Kontakt zu einer leichten Infektion, die eine lebenslange Immunität hinterlässt. Wenn die Vögel jedoch unter Stress stehen, zum Beispiel wenn die Nahrung knapp wird oder die Tiere längere Zeit in engen Kisten oder Käfigen leben müssen, kann die Immunität schwinden und die Infektion neu aufflackern. Dann wird das Gefieder in der Regel struppig und schmutzig, und statt zu kreischen und an den Käfigstangen herumzuklettern, werden die Vögel lustlos und träge. Manchmal sickert ihnen dann eine blutige Flüssigkeit aus Nasenlöchern und Schnabel, aber das häufigste Symptom ist Diarrhoe. Der abgegebene Kot stellt die Hauptbedrohung für Menschen dar, besonders wenn er trocknet und pudrig wird, wie es unter kühlen Bedingungen geschieht. Dann reicht ein Flügelschlag des Vogels oder eine Brise vom offenen Fenster aus, um die Kotteilchen in die Luft zu wirbeln. Wenn eine Person in der Nähe dieses infektiöse Aerosol einatmet, siedelt sich der Psittakose-Erreger in ihren Atemwegen an und kann von dort aus in die Lunge einwandern. Sechs bis zehn Tage später bricht die Krankheit dann aus; das erste Anzeichen ist Fieber, begleitet von einem trockenen Reizhusten; gelegentlich tritt zudem blutiger Schleim aus der Nase aus.

Vermutlich infizierten sich die südamerikanischen Ureinwohner gelegentlich mit Psittakose; schließlich waren die leuchtend bunt gefärbten Federn von Kakadus, Aras und Tukanen bei den Awá und anderen brasilianischen Stämmen sehr begehrt. Es ist jedoch unwahrscheinlich, dass die Ureinwohner plötzliche Massensterben aufgrund von Epizootien bemerkt hätten, denn Vögel, die tot vom Baum fallen, werden im tropischen Regenwald am Boden rasch von Pflanzen überwuchert oder von Insekten und

anderen Aasfressern verzehrt. Plötzliche Todesfälle von Käfigvögeln fallen hingegen deutlich ins Auge und sind schwer zu ignorieren.

Zweifellos beobachteten europäische Aristokraten, die die
Mode zum Import exotischer Vögel aus Afrika und anderswo auslösten, solche Vorfälle bereits im 18. Jahrhundert. Es sollte aber bis
1872 dauern, dass Jakob Ritter, ein Schweizer Arzt, der in Uster
in der Nähe von Zürich lebte, die Krankheit im Detail beschrieb;
Anschauungsmaterial lieferte ihm ein Ausbruch im Haus seines
Bruders, bei dem sich sieben Menschen infizierten und drei starben. Ritter nannte die Krankheit »Pneumotyphus« und führte sie
auf die in Käfigen gehaltenen Papageien und Finken im Arbeits-
zimmer seines Bruders zurück, die kurz zuvor aus Hamburg eingetroffen waren. 1882 kam es in der Schweiz zu einem zweiten
Ausbruch, diesmal in Bern, bei dem zwei Menschen starben. Bei
dieser Gelegenheit fiel der Verdacht auf einige kranke Papageien,
die aus London importiert worden waren. Die größte Aufmerksamkeit erregte jedoch der Ausbruch 1892 in Paris, der sich auf die
Häuser zweier Vogelliebhaber konzentrierte, die kurz zuvor rund
500 Papageien aus Buenos Aires in die französische Hauptstadt
importiert hatten. Während der Überfahrt waren 300 der Vögel
gestorben, und Menschen, die mit den überlebenden in Kontakt
gekommen waren, hatten rasch Influenzasymptome entwickelt.
Bei diesem Ausbruch betrug die Mortalitätsrate 33 Prozent;
das erweckte das Interesse von Edmond Nocard, einem jungen
Assistenten von Pasteur. Nocard konnte keines lebenden Vogels
habhaft werden, der an dem Ausbruch beteiligt war, stattdessen
untersuchte er ein Bündel getrockneter Flügel von Papageien, die
auf der Reise gestorben waren. Aus ihrem Knochenmark konnte
er ein kleines, gramnegatives Bakterium isolieren. Anschließend
injizierte beziehungsweise verfütterte er den Mikroorganismus an
eine ganze Reihe von Versuchstieren – Papageien, Tauben, Mäuse,
Kaninchen und Meerschweinchen – und zeigte, dass dieser Erreger in allen Fällen zu einer tödlichen Krankheit ähnlich der
Humankrankheit führte. Nocard nannte den Mikroorganismus
»*Bacillus psittacosis*«, denn *psittakos* war der griechische Begriff
für Papagei. Andere Forscher hatten jedoch Schwierigkeiten,
Nocards Bakterium aus Blut, Lunge, Urin oder Kot vermuteter

menschlicher Fälle zu kultivieren, und als sich Agglutinationstests ebenfalls als negativ erwiesen, wuchsen allmählich Zweifel daran, dass das Bakterium tatsächlich der Auslöser der Krankheit war.[11] Die Wissenschaftler hatten allen Grund, Nocards Behauptung infrage zu stellen: Tatsächlich hatte er einen Salmonellentyp isoliert, der nichts mit Psittakose zu tun hatte. Leider wurde dies erst nach dem Ausbruch 1929/30 bekannt. In der Zwischenzeit sorgte Nocards Irrtum – genauso, wie es Pfeiffers irrige Behauptung hinsichtlich der bakteriologischen Ätiologie der Influenza getan hatte – für Verwirrung und ließ Ärzte und Gesundheitsbehörden zögern zu akzeptieren, dass Papageien irgendetwas mit dem humanen Typ der typhusartigen Krankheit zu tun hatten.* Das verstärkte lediglich die Unsicherheiten und Ängste bezüglich der Quelle der Epidemie.

Die Wissenschaftler waren nicht die Einzigen, die gegenüber der Öffentlichkeit versagten. In *Kämpfer für das Leben* sinnierte Paul de Kruif über die Papageienkrankheits-Pandemie und bezeichnete den Ausbruch und die damit einhergehende Panik als »eine unserer amerikanischen Hysterien«.[12] Wenn das tatsächlich der Fall war, so war diese Hysterie von ihm und anderen Journalisten angefacht worden. Das ist bedauerlich, denn de Kruif hätte es besser wissen müssen. Bevor er sich dem Wissenschaftsjournalismus zuwandte, hatte de Kruif als Bakteriologe an der University of Michigan gearbeitet und während des Ersten Weltkriegs als Captain im Sanitary Corps der US-Armee gedient, wo er geholfen hatte, ein Antitoxin gegen Gasbrand zu entwickeln. Anschließend arbeitete er beim Rockefeller Institute, aber gerade als es so aussah, als stünde er am Beginn einer illustren Karriere als Medizinforscher, schrieb de Kruif ein unkluges Buch, *Our Medicine Men* (1922), das kaum verschleierte Porträts seiner Rockefeller-Kollegen enthielt. Das Buch kostete ihn seine Stellung am Institut, brachte aber seine Kar-

---

* Die Leichtigkeit, mit der Menschen in Gegenwart von Papageien an Psittakose erkrankten, galt als weiterer Beleg dafür, dass das infektiöse Agens ein Darmparasit sein musste, obgleich Patienten in vielen Fällen weder mit den kranken Vögeln noch mit ihrem Kot in direkten Kontakt gekommen waren, sondern sich lediglich im selben Raum mit ihnen aufgehalten hatten.

riere als Wissenschaftsjournalist in Schwung. Im Jahr 1925 schrieb er zusammen mit Sinclair Lewis *Arrowsmith*, einen Superbestseller über einen Landarzt, der zum Wissenschaftler wird, und befeuerte damit die Fantasie einer ganzen Generation von Medizinforschern in Amerika. Darauf folgte 1926 *Mikrobenjäger*, ein Sachbuch über die Pioniere der Mikrobiologie, wie Koch, Pasteur und den Physiologen und Nobelpreisträger Paul Ehrlich, der Jahrhunderte medizinischen Aberglaubens widerlegt hatte, indem er Labormethoden zur Untersuchung von Infektionskrankheiten anwandte.[13] Aber so erfolgreich diese Bücher auch waren, seinen Lebensunterhalt sicherte de Kruif sich mit Horrorgeschichten über obskure Mikroorganismen, die eine theoretische Gefahr für amerikanische Hausfrauen darstellten. »In der heutigen amerikanischen Milch lauert ein schreckliches, auszehrendes Fieber, das Sie mehrere Wochen lang ans Bett fesseln und sich ein oder zwei oder sogar sieben Jahre bei Ihnen festsetzen kann – und das Sie schließlich sogar umbringen kann«, informierte er die Leserinnen des *Ladies' Home Journal* 1929.[14] De Kruif bezog sich auf das sogenannte (wellenförmig verlaufende) Fieber, die Brucellose, eine Rinderkrankheit, die bei Kühen zu Aborten beziehungsweise Frühgeburten führen konnte, aber in Wahrheit für Menschen kaum eine Gefahr darstellte. In den Zeiten vor der Pasteurisierung, als Hausfrauen noch immer Rohmilch von lokalen Milchkuhherden tranken, war Brucellose jedoch ein perfekter Kandidat für eine Keimpanik und erfüllte alle Voraussetzungen für das, was die Medizinhistorikerin Nancy Tomes als »Killerkeim-Genre des Journalismus« bezeichnet.[15] Dieses Genre, das sich auf die neuesten mikrobiologischen Entdeckungen und progressiven Botschaften über die Wichtigkeit von Sanitäranlagen und persönlicher Hygiene stützte, spielte mit den Gefahren, die hinter alltäglichen Objekten wie Geldmünzen, Leihbüchern oder Trinkgefäßen lauerten. Staub und Insekten waren das Ziel ähnlicher Panikmache, daher all die Werbung, mit der Hausfrauen gedrängt wurden, die Böden regelmäßig mit Desinfektionsmitteln zu wischen und die Wohnräume mit Insektiziden auszusprühen. Die Regeln zu einer neuen, »keimbewussten« Lebensführung, die die Amerikaner ab den 1920er-Jahren übernahmen, gingen so weit, dass selbst Händeschütteln und Babyküssen verpönt waren.

Diese Ängste wurden nicht nur ausgenutzt, um Bleichen, Desinfektionsmittel und Insektensprays zu verkaufen, auch die Auflagen von Zeitungen ließen sich auf diese Weise steigern, daher Goddards Entscheidung, die Story über die argentinische Theatertruppe zu bringen. In einer Zeit, in der die Angst vor Keimen umging, war selbst die gewöhnlich rationale *New York Times* nicht immun gegen die Papageienpanik. »Viele hatten schon lange das Gefühl, dass der Stamm der Papageien etwas Diabolisches an sich hat«, behauptete ein Kolumnist auf dem Höhepunkt der Angst. »Mehr als nur ein Familienschmusetier, von dem seine Besitzer wissen, dass es die sanfte und liebenswerte Disposition eines Kätzchens besitzt, wird von Gästen mit Furcht und Zittern betrachtet. Bis wir mehr über die Natur der Krankheit wissen, ist eine absolute Ächtung frisch eingetroffener Immigranten aus der Papageienfamilie wohl der sicherste Weg.«[16]

Schon wenige Tage später zitierte die *New York Times* allerdings die Meinung eines Wiener Experten, der die Befürchtungen als »grundlos« ansah und die Amerikaner für die Opfer einer »Massenhysterie« hielt.[17] Zwei Tage später wurde Psittakose – oder zumindest einer der Papageien – zur Lachnummer, als das Blatt seine Leser mit der Story über den zahmen Vogel von Außenminister Henry Stimson unterhielt. »The Old Soak«, wie der Papagei genannt wurde, hatte sich danebenbenommen, während sein Herrchen in Übersee weilte, und Touristen und ihre Führer beschimpft, als sie das Pan American Building besuchten. The Old Soak war offenbar sehr sprachbegabt und hatte seine Flüche angeblich »während seiner Zeit auf den Philippinen« gelernt. Zur Strafe wurde er in den Keller verbannt, wo er fluchen konnte, ohne jemanden zu beleidigen.[18] Doch kein Scherz konnte die Tatsache bemänteln, dass die amerikanischen Mikrobenjäger etwas übersehen hatten, das ihren medizinischen Kollegen in Argentinien seit dem vorangegangenen Sommer bekannt und höchstwahrscheinlich seit Herbst 1929 vor ihrer eigenen Nase ausgebrütet worden war. Wie war das möglich gewesen, und wer würde derjenige sein, der den Ruf des U.S. Public Health Service wiederherstellen würde?

***

Charlie Armstrong verkörperte einen Typ, der aus der heutigen amerikanischen Medizin so gut wie verschwunden ist: ein Wissenschaftler, der im Labor ebenso zu Hause ist wie im Feld und der seriöse medizinische Forschung mit einer Karriere verband, die dem Kampf gegen Infektionskrankheiten und der Verbesserung der öffentlichen Gesundheit gewidmet war. Armstrong war ein Absolvent der Johns Hopkins School of Medicine, und sein Interesse am öffentlichen Gesundheitswesen war von seinen frühen Erfahrungen als Sanitätsoffizier im U.S. Marine Hospital Service auf Ellis Island im Jahr 1916 geweckt worden, wo es seine Aufgabe gewesen war, Einwanderer zu untersuchen, die in Verdacht standen, Krankheiten wie Trachom und Typhus in die Vereinigten Staaten einzuschleppen. Zwei Jahre später hatte er als Schiffsarzt auf der *Seneca*, einem Schiff der US-Küstenwache, das auf dem Atlantik als Geleitschutz diente, die erste Welle der Spanischen Grippe miterlebt; damals war es vor der Küste von Gibraltar auf dem Schiff zu einem Ausbruch gekommen, der ihn dazu veranlasst hatte, die gelbe Quarantäneflagge zu hissen. Später, als er auf dem Fore River Shipyard in der Nähe von Boston diente, hatte Armstrong auch Seeleute behandelt, die von der tödlichen zweiten Influenzawelle betroffen waren. Das war eine Erfahrung, die er nie vergessen sollte. Als er Jahre später gefragt wurde, wie man sich Influenza vorstellen müsse, erwiderte er einem Reporter: »Wenn man Influenza hat, dann glaubt man, dass man bald sterben wird, und hat Angst, dass es nicht so ist.«[19] Nach dem Krieg arbeitete Armstrong beim Gesundheitsamt von Ohio, wo er seine Untersuchungen zur Influenza fortsetzte und seine epidemiologischen Fertigkeiten weiter verfeinerte. 1921 kam er dann ans Hygienische Institut des PHS. Dort blieb er bis zu seiner Pensionierung 1950, eine Zeitspanne, in der er sich mit Malaria, Denguefieber, Enzephalitis, Q-Fieber und Tularämie infizierte. Trotz der Risiken, denen er bei seiner Laborarbeit ausgesetzt war, blieb Armstrong ein unermüdlicher Forscher. Seinen wichtigsten Beitrag zur wissenschaftlichen Forschung leistete er 1934, als er ein neues neurotrophes Virus – ein Virus mit einer Affinität für Nervengewebe – aus der Rückenmarksflüssigkeit von Tieraffen isolierte, die mit Material aus der Enzephalitis-Epidemie in St. Louis 1933 infiziert worden waren; die Krankheit, die von diesem Erreger ausgelöst wurde, bezeichnete er als »Lymphozytäre Choriomeningitis«. 1940 gelang ihm die erste Übertragung eines Poliovirus von Tieraffen auf Ratten und Mäuse, eine experimentelle Neuerung, die die Basis für weitere immunologische Untersuchungen der Krankheit und die Entwicklung eines humanen Polio-Impfstoffs schuf. Im Folgejahr wurde Armstrong mit der Sedgwick Memorial Medal der American Public Health Association ausgezeichnet und als ein Mann gewürdigt, »der einen wichtigen Beitrag zum Wissen über jede Krankheit geleistet hat, an der er gearbeitet hat«.[20] Kurz gesagt, er war das Paradebeispiel des Mikrobenjägers. Nach de Kruifs Beschreibung war Armstrong »ein kleiner, wohlbeleibter Herr mit rötlichen Haaren, runden himmelblauen Augen und einem vollen Gesicht, das immer lächelte«, und »er gehörte sicherlich nicht zu der Sorte von Leuten, die einem Papageien erlauben würden, ihn zu küssen«.[21] Als McCoy ihn in sein Büro rief, erklärte sich Armstrong trotz seiner Skepsis gegenüber der Papageienkrankheit sofort bereit, seine Impfstoffexperimente ruhen zu lassen und nach Annapolis zu reisen, um zu schauen, ob an den Gerüchten irgendetwas Wahres dran war.

De Kruif zufolge häuften sich inzwischen in Washington die Anfragen nach Informationen, und auf Cummings Schreibtisch sammelten sich »ganze Stöße von gelben und blauen Zetteln«.[22] Dieses Mal übertrieb de Kruif nicht. In ihrer Geschichte des PHS beschreibt Bess Furman, dass dem Surgeon General Anfang Januar 36 Fälle von vermuteter Psittakose berichtet worden waren und sein Schreibtisch »überschwemmt« war von dringenden Telegrammen.[23] Wie alle guten Krankheitsdetektive suchte Armstrong zunächst den Schauplatz des Verbrechens auf: Lillians Schlafzimmer. Ihr zahmer Papagei war schon lange begraben, doch sie besaß noch immer seinen Käfig, und der enthielt wunderbarerweise noch immer etwas Vogelkot. Wie es dem Protokoll entsprach, teilte Armstrong einen Teil des Kots aus dem Käfig mit William Royal Stokes, dem Leiter der Bakteriologie im Gesundheitsamt von Baltimore, sodass dieser unabhängige Tests durchführen konnte. Vor seiner Rückkehr nach Washington mahnte Armstrong Stokes bei der Kultur von Mikroorganismen aus dem Kot zur Vorsicht und erinnerte ihn daran, dass viele Experten vermuteten, der Erreger der Psittakose könne »ein Virus sein«, kein

Bakterium.[24] Stokes versprach Armstrong, seine Warnung ernst zu nehmen, doch nur wenige Wochen später war er tot.

Am 8. Januar 1930 waren Lillian, ihre Tochter und ihr Schwiegersohn nicht mehr die Einzigen, von denen man annahm, sie seien an der Papageienkrankheit erkrankt. Vier Angestellte der Tierhandlung in der North Eutaw Street waren ebenfalls krank, ebenso eine Frau, die einen Papagei in einer anderen Tierhandlung im Südosten von Baltimore gekauft hatte. Dann, am 10. Januar, kam es zu Todesfällen. Das erste Opfer war eine Frau aus Baltimore, Louise Schaeffer, deren Tod ursprünglich einer Lungenentzündung zugeschrieben worden war; erst als Beamte der Gesundheitsbehörde von Baltimore ihre Familienangehörigen befragten, stellte sich heraus, dass sie einige Tage zuvor Kontakt mit einem Papagei gehabt hatte. Es war jedoch der zweite Todesfall, der die Behörden wirklich in Alarm versetzte, denn er ereignete sich in Toledo, Ohio, fast 900 Kilometer nordöstlich von Baltimore. Das Opfer war Mrs. Percy Q. Williams. Sie war drei Wochen nach der Rückkehr ihres Ehemannes aus Kuba im Mercy Hospital in Toledo gestorben; er hatte ihr als Geschenk drei Papageien mitgebracht, von denen einer kurz danach gestorben war. Es war der erste Hinweis auf das wahre Ausmaß der Epidemie und der Herausforderung, der staatliche und bundesstaatliche Gesundheitsbehörden gegenüberstanden. Cumming hatte zuvor jede öffentliche Verlautbarung vermieden. Nun blieb ihm keine Wahl. Er fürchte keine Epidemie, erklärte er, da allgemein angenommen werde, dass Psittakose »nur von einem Vogel auf einen Menschen und nicht von Mensch zu Mensch« übertragen werde. Dennoch riet er Amerikanern, Kontakt mit frisch importierten Papageien zu meiden, bis Armstrongs Untersuchungen abgeschlossen waren. »Gegenwärtig spricht nichts für eine breite Prävalenz der Krankheit, aber ich rate allen Leuten dringend, Kontakt mit möglichen Überträgern, also Vögeln, zu meiden.«[25]

Cummings Warnung war alles, was die Zeitungen brauchten, um die Story groß herauszubringen. Selbst die *New York Times* brachte die Berichte an prominenter Stelle. »Papageienkrankheit tötet 2 in diesem Staat«, erklärte sie am 11. Januar ganz oben auf Seite drei. »Frau in Baltimore und eine weitere in Toledo sind Opfer einer seltenen Krankheit. Elf weitere sind erkrankt«, hieß es im Untertitel. Als am Folgetag Berichte über weitere verdächtige Fälle in Ohio eintrudelten, die mehrere Angestellte in der Geflügelabteilung eines Kaufhauses in Toledo betrafen, wanderte die Story auf die erste Seite: »Jagd auf die Quelle der Papageienkrankheit«, hieß es dort über einem Bericht, der die Bemühungen der Gesundheitsbehörden von Baltimore und des Bureau of Animal Industry and Biological Survey beschrieb, die Herkunft der Papageien herauszufinden, die in den Tierhandlungen von Baltimore verkauft wurden. »Wir halten es nicht für vernünftig, ein Importverbot zu verhängen, bevor wir nicht wissen, woher die kranken Papageien kommen«, erklärte Cumming in einem tapferen Versuch, die zunehmend nervöse Öffentlichkeit zu beruhigen.[26]

Mitte Januar hatten städtischen Beamte in Baltimore, die mit Kollegen aus den staatlichen Gesundheitsämtern zusammenarbeiteten, sieben Tierhandlungen in der Stadt sowie die Wohnungen von 38 Personen aufgesucht, die kürzlich Papageien gekauft hatten. Von diesen waren 36 erkrankt und zeigten dieselben Symptome wie Lillian. Das versetzte Daniel S. Hatfield, den Direktor des Amts für übertragbare Krankheiten, derart in Alarm, dass er ein sofortiges Moratorium für den Verkauf von Papageien und die Isolierung aller Vögel anordnete, die in Tierhandlungen in Baltimore sichergestellt worden waren. Beim Schutz seiner eigenen Gesundheit war Hatfield jedoch nicht so vorsichtig, und als er Stokes am 19. Januar assistierte, infizierte er sich mit Psittakose und wurde eilends ins Mercy Hospital gebracht. Hatfield hatte Glück. Anders als Stokes, der inzwischen täglich Papageien sezierte und sich vermutlich großen Mengen des Erregers aussetzte, verlief seine Erkrankung mild, und er überlebte. Wenn es noch irgendwelche Zweifel daran gab, dass importierte Vögel die Krankheit eingeschleppt hatten, wurden sie von den Untersuchungen in Baltimore zerstreut: Von den sieben untersuchten Tierhandlungen konnten vier als Quelle der kranken Papageien identifiziert werden. Fast alle Vögel ließen sich auf Schiffsimporte aus Mittel- und Südamerika zurückverfolgen, die über Händler in New York nach Baltimore gekommen waren. Wenn das der Fall war, hatten diese Händler die kranken Vögel höchstwahrscheinlich auch an Tierhandlungen in anderen Städten verkauft. So war es auch; als Armstrong an Gesundheitsämter im ganzen

Land telegrafierte, wurde er überschwemmt mit Informationen, und bald trafen lebende wie auch tote Vögel aus Baltimore, Maine, Chicago, New Haven und Los Angeles bei ihm ein. Während immer mehr Fälle ans Licht kamen, stieg auch die Anzahl der Toten. Frauen, viele von ihnen Witwen, bildeten einen Großteil der Opfer, höchstwahrscheinlich deshalb, weil sie die Hauptabnehmerinnen der Papageien waren. Hausierer verkauften die »Liebesvögel« meist einzeln, um die Bindung des Vogels an seine Besitzerin zu erleichtern. Frauen neigten auch eher dazu, die Vögel liebevoll zu küssen oder sie zu pflegen, wenn sie erkrankten. Ende Januar waren in den Vereinigten Staaten 50 Fälle gemeldet, darunter 14 in New York, wo Vogelhändler auf Druck des Gesundheitskommissars der Stadt dazu gedrängt wurden, einem freiwilligen Embargo zuzustimmen. Schon bald begannen überall in der Stadt verwaiste Vögel aufzutauchen, so auch in der Vorhalle eines Hauses in East Elmhurst in Queens. Die Bewohner, die Mitleid mit dem jungen Findling mit dem beschädigten Schnabel hatten, brachten ihn zur Society for the Prevention of Cruelty to Animals (Gesellschaft zur Verhütung von Tierquälerei). »Vermutlich ist Angst vor Psittakose«, schrieb die *New York Times*, »der Grund für das Aussetzen von Vögeln.«[27]

Zu diesem Zeitpunkt waren die Einzigen, die sich für das Sammeln von Papageien interessierten, Armstrong und sein Assistent »Shorty« Anderson (so genannt, weil er nur knapp 1,67 Meter groß war). Am 16. Januar hatten die beiden alles beisammen, was sie brauchten, um bakteriologische Tests durchzuführen: tote und lebendige Papageien, Kot aus Lillians Vogelkäfig und Blut von Patienten. Armstrong, dem klar war, dass die Vögel hoch infektiös waren und sie beide es vielleicht mit einem »filterpassierenden« Virus zu tun hatten, entschloss sich, die Experimente auf zwei kleine dunkle Räume im Keller des Hygienischen Instituts zu beschränken. De Kruif zufolge waren diese Räume »feuchte, kalte, kleine Löcher, kaum größer als ein Kohlenbunker. Es war geradezu eine Beleidigung, sie einem Bakteriologen mit einiger Selbstachtung als Laboratorium anzubieten.« Schlimmer noch, die gesunden Vögel waren »um sich hackende grüne Teufel«, die ständig versuchten, aus ihren Käfigen zu entkommen, oder Futter und Kot auf dem Boden verteilten.[28] Um sie einzusperren, setzten Armstrong und Anderson die aggressivsten Vögel in Käfige, die sie aus metallenen Abfallbehältern zusammengebastelt und mit Drahtgeflecht umgeben hatten. Zudem hielten sie die Vögel hinter feuchten, mit Desinfektionsmitteln getränkten Vorhängen und stellten Schalen mit Kresol in die Eingänge. Überdies schrubbten sie die Wände immer wieder mit Desinfektionsmitteln ab und trugen dicke Gummihandschuhe und Schürzen, wenn sie die Vögel aus ihren Käfigen holten. Dennoch betrachtete de Kruif das Hygienische Institut als »das übelriechendste und unordentlichste« Gebäude, das er jemals besucht hatte.[29] Der Rockefeller-Virologe Thomas Rivers, eine führende Autorität für filterpassierende Viren, pflichtete ihm bei und meinte, das einzig Hygienische an dem Gebäude sei sein Name.[30]

Trotz dieses hoffnungslosen Arbeitsumfelds gelang es Armstrong jedoch innerhalb weniger Tage, die Krankheit mit dem Kot infizierter Vögel oder mit püriertem Gewebe eines toten Papageis auf gesunde Vögel zu übertragen (de Kruif schreibt, der tote Vogel stammte von Stokes in Baltimore). Und während einige der kranken Vögel starben, beobachtete Armstrong, dass viele die Impfung mit infektiösem Material überlebten und anschließend zu asymptomatischen Trägern wurden.* De Kruif zufolge war Anderson »außerordentlich geschickt darin, die Vögel zu packen und zu halten, ohne von ihnen gebissen zu werden«. Nur Tage zuvor hatten sich beide Männer als »Papageienignoranten« gesehen, nun, »mittels einer kleinen Injektion von fast nichts durch eine Nadel«, saßen die Vögel mit hängenden Köpfen zusammengesunken in ihren Käfigen, und Armstrong und Anderson hatten das Gefühl, sie würden »diese seltsame Krankheit in den Griff bekommen«.[31] Sosehr sie sich bemühten, gelang es ihnen jedoch nicht, das von Nocard beschriebene Bakterium zu isolieren oder irgendeinen anderen Mikroorganismus aus dem pürierten Material zu kultivieren. Es wurde zunehmend wahrscheinlicher, dass

---

* Das war ein wichtiger Hinweis zur Naturgeschichte der Krankheit, der erklärte, warum mit Psittakose infizierte Vögel nicht ständig tot von den Bäumen fielen und Epizootien selten waren. Die Bedeutung dieses Befunds wurde Forschern aber erst Mitte der 1930er-Jahre klar (siehe Diskussion unten).

Psittakose ein Filterpassierer war, der sich nur bei engem Kontakt von Vogel zu Vogel oder von Vogel zu Mensch übertragen ließ. Aber wie das vermeintliche Virus genau von Papageien übertragen wurde und ob es auch vogelunabhängig von Mensch zu Mensch übertragbar war, war völlig unklar. Vielleicht übertrugen es Patienten über die respiratorische Route, wenn sie infektiöses Material aushusteten? Wenn das tatsächlich der Fall war, könnte die Krankheit unter Umständen so leicht übertragen werden wie Grippe. Zweifellos war es entscheidend, ein Serum herzustellen, bevor das Undenkbare geschah und Psittakose zu einer echten Pandemie wurde.

Armstrong sollte das Serum schneller brauchen, als er erwartet hatte. Aufgrund der vorläufigen Ergebnisse seiner Untersuchungen erließ Präsident Herbert Hoover am 24. Januar eine Präsidentenverfügung, die »den unmittelbaren Import von Papageien in die Vereinigten Staaten, ihren Besitz und ihren Bezug aus einem ausländischen Hafen« untersagte, bis der Urheber der Krankheit und seine Übertragung aufgeklärt waren.[32] Als Armstrong am nächsten Morgen jedoch »in das alte rote Haus auf dem Hügel« zurückkehrte, um seine Untersuchungen voranzutreiben, fand er Shorty über seinem Schreibtisch zusammengesunken; er klagte über hohes Fieber und »unerträgliche Kopfschmerzen«. Normalerweise, wenn die Arbeit gut lief, »war Shorty stets eitel Lachen und Zufriedenheit und fluchte vor Vergnügen gotteslästerlich vor sich hin«. Shorty war niemals glücklicher, als wenn er auf Mikrobenjagd war«, behauptete de Kruif. »Heute sah er geradezu entsetzlich aus.«[33] Es war nicht schwer, seine Krankheit zu diagnostizieren. Armstrong ließ ihn sofort ins U.S. Naval Hospital bringen, wo Röntgenaufnahmen einen bedrohlichen Schatten an der Basis seines linken Lungenflügels zeigte. An dieser Stelle betrat McCoy die Bühne und begab sich ungeachtet der Einwände seiner Mitarbeiter und seiner Familie zu Armstrong in den Keller. Während McCoy versuchte, Shortys Technik beim Umgang mit den Vögeln zu imitieren, eilte Armstrong zwischen Labor und Krankenhaus hin und her, um zu sehen, wie es seinem Assistenten ging. Es gab kaum Zeichen einer Besserung, und in seiner Verzweiflung entnahm Armstrong Shorty eine Blutprobe und sammelte blutigen Auswurf von seinem Bettlaken, um Papageien und andere

Versuchstiere damit zu impfen. Gleichzeitig legten McCoy und er auch Teile toter Papageien in den Käfigen gesunder Vögel aus. Armstrong hatte vielleicht gedacht, er könne Shorty dadurch, dass er ihn in seine Experimente einbezog, etwas mehr Zeit erkaufen. Aber obwohl er nachweisen konnte, dass der Erreger der Psittakose ein Filterpassierer war, konnte er das Unvermeidliche nicht aufhalten, und am 8. Februar starb Shorty. Gewissenhaft, wie er war, war seine letzte Bitte an Armstrong, seine noch ausstehenden Schulden zu begleichen.

Leider konnte Armstrong diese Bitte nicht erfüllen, denn noch am selben Tag musste er ebenfalls ins Krankenhaus. Als Shorty auf dem Arlington National Cemetery mit allen militärischen Ehren zur letzten Ruhe gebettet wurde (er war ein ehemaliger Marineangehöriger), stieg Armstrongs Temperatur von 39 auf 40 °C. Am nächsten Tag zeigte eine Röntgenaufnahme einen weißen Schatten, der seinen linken Lungenflügel einhüllte, was bestätigte, dass er sich eine Lungenentzündung zugezogen hatte, die höchstwahrscheinlich auf denselben Erreger zurückging. Als McCoy die Röntgenaufnahme sah, entschloss er sich, ein Risiko einzugehen und auf eine unsichere und fragwürdige Methode zurückzugreifen, nämlich das Eingeben von Blutserum eines Rekonvaleszenten. Seit den 1890er-Jahren war bekannt, dass Menschen, die Diphtherie und andere bakterielle Erkrankungen überstanden hatten, gegen Neuinfektionen immun waren und diese Immunität mit Antikörpern zusammenhing, die in ihrem Blut zirkulierten. Wenn ihr Blut gereinigt und die Antikörper von den roten Blutkörperchen getrennt wurden, konnte man immunnaive Personen mit dem resultierenden Serum vor derselben Krankheit schützen. In den 1920er-Jahren wurde dieses Prinzip auch bei Viruserkrankungen wie Influenza und Polio angewandt, doch auch wenn der Transfer von passivem Serum von Influenza- und Polio-Rekonvaleszenten manchmal einen gewissen Schutz zu gewähren schien, war keineswegs klar, ob dieser Schutz auf das Serum oder irgendeinen anderen Faktor zurückging. Da es in den 1920er-Jahren zudem nicht möglich war, Blut auf Verunreinigungen zu überprüfen, konnten Ärzte nicht wissen, ob passive Seren aktives virales Material oder ein anderes unentdecktes Virus – beispielsweise das Hepatitisvirus – enthielten oder nicht. Ironischerweise gehörte McCoy zu den größten Skeptikern, was die Wirkung von Serumgaben anging. Es verging kaum ein Monat, in dem irgendein zweifelhaftes Pharmaunternehmen nicht behauptete, man habe ein Serum gegen Pneumonie oder Meningitis entwickelt. Als Leiter des Hygienischen Instituts war es McCoys Aufgabe, diese Behauptungen zu überprüfen und denjenigen eine Lizenz zu verweigern, die er für fragwürdig hielt. Nun schlug er aber jede Vorsicht in den Wind und wies Roscoe Spencer vom Rocky Mountain Laboratory an, die Suche nach möglichen Serumspendern zu leiten. Spencer hatte kürzlich einen Impfstoff gegen Fleckfieber entwickelt, eine von Zecken übertragene Krankheit, die in Montana und einigen Staaten im Mittleren Westen endemisch war – ein Unterfangen, für das er noch die Goldmedaille der American Medical Association erhalten sollte –, und war sofort bereit, einem Kollegen und Mikrobiologen zu helfen, der in Ausübung seiner Pflichten erkrankt war. De Kruif zufolge stammte das Serum von einer älteren Dame aus Maryland, die eine Bezahlung für ihr Blut großzügigerweise ablehnte, nach anderen Quellen von einem Arzt am Johns Hopkins Hospital in Baltimore. Unbestritten ist auf jeden Fall, dass sich Armstrong schon wenige Stunden nach der Injektion erholte und sein Zustand sich verbesserte.

Im Lauf der nächsten zwei Wochen kehrten Armstrongs Kräfte zunehmend zurück; McCoy setzte seine Untersuchungen fort und pürierte Lebern und Milzen toter Papageien, filterte das Püree und impfte mit dem Filtrat gesunde Vögel. Da er weitere Infektionen fürchtete, verbot er seinen Mitarbeitern, das Behelfslabor im Keller des Nordflügels des Gebäudes zu betreten, und bestand ab dem 7. Februar darauf, die Sektionen der Papageien und die Entsorgung der Kadaver selbst zu übernehmen. Zu diesem Zeitpunkt war noch immer nicht klar, ob Psittakose von Mensch zu Mensch übertragen werden konnte oder ob der Erreger auch als Aerosol in Staubpartikeln infektiös war. Um das Risiko einer versehentlichen Kontamination möglichst klein zu halten, erlaubte McCoy nur dem Vorarbeiter, dessen Aufgabe es war, ihn mit Sandwiches und die Vögel mit Vogelfutter zu versorgen, sich dem Kellerlabor zu nähern. Der Mann übergab seine Einkäufe auf der Schwelle an McCoy und betrat die Räume selbst nicht. Um das Risiko zu minimieren, dass die kranken Vögel unabsichtlich die gesunden ansteckten, spannte McCoy zudem einen Musselinvorhang quer über den Durchgang zwischen den Laborräumen und befeuchtete den Boden jeden Morgen mit einer Kresollösung. Dennoch traf er gelegentlich auf kranke Vögel, die sich aus ihrem Käfig befreit hatten und durch den Raum wanderten, der für gesunde Vögel bestimmt war.

All diesen Vorsichtsmaßnahmen zum Trotz waren acht Tage nach Armstrongs Einlieferung ins Krankenhaus mehrere andere Mitarbeiter des Hygienischen Instituts ebenfalls erkrankt. Das erste Opfer war der Nachtwächter des Nordflügels, Robert Lanham, dessen Dienst von Mitternacht bis sechs Uhr morgens dauerte, eine Zeit, in der im Labor nicht gearbeitet wurde und keine Autopsien stattfanden. Lanham hatte sich lediglich am 27. Januar, an dem Tag, als Shorty erkrankt war, kurz mit ihm im selben Raum aufgehalten. Der Nachtwächter war aber erst 18 Tage später erkrankt, was deutlich außerhalb der angenommenen Inkubationszeit lag.

Die nächste Person, die sich mit Psittakose infizierte, war eine Laborassistentin; sie entwickelte am 28. Februar Symptome. Im Gegensatz zu Lanham hatte sie niemals dieselbe Luft geatmet wie jemand, der eine Psittakose ausbrütete. Ihr Büro lag jedoch direkt neben dem Kellerraum, in dem McCoy die gesunden Vögel hielt, und sie war zudem mit Material zur Kultur der Mikroorganismen in Kontakt gekommen. Da ihre Hauptaufgabe aber darin bestand, nach Salmonellen und Streptokokken Ausschau zu halten, hielt es McCoy für unwahrscheinlich, dass sie sich auf diese Weise mit Psittakose angesteckt hatte. Die nächste Gruppe, die sich infizierte, ließ McCoy jedoch nicht länger daran zweifeln, dass seine Vorsichtsmaßnahmen versagt hatten und der ganze Nordflügel kontaminiert war. Der Erste, der erkrankte, war ein Gesundheitsbeamter, dessen Büro gegenüber dem Sezierraum lag. Am nächsten Tag erkrankte auch der Vorarbeiter und in rascher Folge nach ihm zwei Reinigungskräfte und zwei Bakteriologen, die sich mit anderen Krankheiten beschäftigten. Mit Ausnahme von McCoy entkam niemand der Krankheit. Selbst Ludvig Hektoen, ein renommierter Pathologe und Vorstand des National Research Council, der private Studien am Hygienischen Institut durchführte und lediglich seine Nachmittage in einem der Räume verbracht hatte, musste ins Krankenhaus.

Insgesamt wurden zwischen dem 25. Januar und dem 15. März elf Mitarbeiter des Hygienischen Instituts mit Psittakose eingewiesen. Daraufhin zeichnete McCoy einen Grundriss des Gebäudes und der Infektionsfälle, konnte aber kein Muster erkennen, was ihn zu der Spekulation veranlasste, Mäuse oder Schaben könnten die Psittakose-Erreger in die oberen Stockwerke verschleppt haben.[34] Die andere Möglichkeit war natürlich, dass der Erreger als Aerosol durch die Räume zog und das gesamte Gebäude somit voll von Keimträgern war. So oder so waren drastische Maßnahmen nötig. Daher ordnete McCoy am 15. März eine Evakuierung des Gebäudes an und schloss das Labor. Versuchstiere, die nichts mit der Psittakose-Forschung zu tun hatten, wurden zeitweilig provisorisch untergebracht. Dann betrat McCoy das Gebäude ein letztes Mal und tötete alle Tiere, die noch übrig waren – eine Menagerie von Papageien, Meerschweinchen, Mäusen, Ratten, Tauben und Tieraffen. Als Nächstes verbrannte er ihre Kadaver in der Kellerheizung, schrubbte ihre Käfige mit Kresol und arbeitete sich methodisch durch das ganze Gebäude, um in allen Stockwerken die Fenster zu versiegeln. Schließlich, als er sicher war, dass nichts mehr im Gebäude lebte, forderte er ein Desinfektionsteam an, das das Hygienische Institut mit Blausäuregas ausräucherte. Der Legende nach wurde dabei so viel Gas eingesetzt, dass Spatzen, die zwanzig Meter hoch über dem Gebäude flogen, tot vom Himmel fielen. Am nächsten Tag lautete die Schlagzeile in der Sonntagsausgabe der *Washington Post*: »Papageienkrankheitspanik bricht im Institut aus.«[35]

McCoy war nicht der Einzige, der in Panik war. Inzwischen durchkämmte Roscoe Spencer die gesamte Ostküste auf der Suche nach Serum. Die Flakons mit Blut, die er zurück nach Washington brachte, wurden eingesetzt, um die Mitarbeiter des Hygienischen Instituts zu behandeln, und im April waren alle wieder auf den Beinen, auch Armstrong. Andere hatten jedoch nicht so viel Glück. Stokes erhielt zwei Transfusionen von Spencers Serum, doch er starb am 9. Februar, einen Tag nach Anderson.[36] Die an Psittakose Erkrankten hatten allen Grund, sich zu fürchten, die Infektion erwies sich häufig als tödlich. In den Vereinigten Staaten wurden zwischen November 1929 und Mai 1930 insgesamt 33 Todesfälle gezählt. Von den 167 Fällen, in denen das Geschlecht der Opfer bekannt war, waren 105 beziehungsweise zwei Drittel Frauen.[37] Ein weiteres hart getroffenes Land war Deutschland mit 215 Fällen und 45 Toten. Der Berliner Zoo musste sogar zwischenzeitlich seine Tore für verängstigte Papageienbesitzer schließen, die verzweifelt nach einer zeitweiligen Unterkunft für ihre Vögel suchten. Insgesamt waren rund 15 Länder betroffen. Als die Pandemie im Mai 1930 endete, waren weltweit 800 Fälle aufgetreten, und die durchschnittliche Mortalitätsrate betrug 15 Prozent.[38]

Armstrong und McCoy waren nicht die einzigen Wissenschaftler, die sich über das plötzliche Auftreten der Psittakose und die Nichtauffindbarkeit von Nocards Bakterium wunderten. Bald gelangten auch Forscher in anderen Ländern zu der Überzeugung, dass der Erreger ein Filterpassierer sein müsse, den Nocard mit dem Typhuserreger *Salmonella* verwechselt hatte. Die ersten Erfolge gelangen einem Team unter Leitung von Samuel Bedson, einem Forscher am London Hospital.[39] Sie emulgierten die Leber von Vögeln, die mit der Ansteckung von Menschen in Verbindung gebracht wurden, passierten das Material durch einen Chamberland-Filter und impften dann Wellensittiche mit dem Filtrat. Die Wellensittiche starben innerhalb von fünf Tagen. Als Nächstes zeigte Bedsons Team, dass der Erreger allmählich seine Virulenz verlor, wenn man gefiltertes Material alle paar Tage von kranken auf gesunde Sittiche übertrug. Bedsons Schlussfolgerung war eindeutig: »Das ätiologische Agens der Psittakose bei Papageien ist ein Virus, das nicht auf gewöhnlichen bakteriologischen Medien kultiviert werden kann und das einige der stärker porösen Filter passiert.«[40]

Bald darauf zeigte Charles Krumwiede, ein Forscher des New York Board of Health, dass sich das Virus problemlos von Papageienvögeln auf weiße Mäuse übertragen ließ. Das erleichterte Laboruntersuchungen der Psittakose ganz beträchtlich, denn die Mäuse waren weit weniger infektiös als Vögel. Dennoch musste Krumwiede seine Untersuchungen aussetzen, da er erkrankte, was dazu führte, dass sie von Thomas Rivers weitergeführt wurden. Der Rockefeller-Forscher war sich bewusst, dass Psittakose hoch ansteckend war, und überließ nichts dem Zufall. Er bestand darauf, dass seine Mitarbeiter Ganzkörper-Schutzanzüge mit Helmen, Schutzbrillen und an den Ärmeln befestigten Handschuhen trugen – Vorkehrungen, die die Sicherheitsmaßnahmen vorwegnahmen, die 60 Jahre später zum Standard in Hochsicherheitslaboren der Stufe 4 gehören sollten, in denen Ebola und andere hochgefährliche Krankheiten untersucht werden. Rivers zeigte auch, dass sich Kaninchen, Meerschweinchen und Tieraffen mit Psittakose infizieren ließen. Bei den Affen rief das infektiöse Material jedoch nur eine typische Pneumonie hervor, wenn es via Luftröhre eingeführt wurde. Deshalb vermutete Rivers, dass die Hauptübertragungsroute über die Atemwege erfolgte, nicht durch Kratzer oder Papageienbisse – eine Sicht, die bald von anderen Forschern übernommen wurde.[41]

Auch wenn der Psittakose-Erreger jenseits des Auflösungsvermögens der Lichtmikroskope jener Tage lag, beschrieben Ralph Lillie am Hygienischen Institut, A. C. Coles am Lister Institute in London und Walter Levinthal am Robert Koch-Institut in Berlin-Dahlem auffällige Cluster von Einschlusskörpern im Cytoplasma von Patienten, die an Psittakose gestorben waren. Diese sogenannten Levinthal-Coles-Lillie- oder LCL-Körper ließen sich im Lichtmikroskop als Mikrokolonien auf der Zelloberfläche erkennen, was die Diagnose der Psittakose und die Entwicklung von Agglutinationstests deutlich erleichterte.[42] Der einzig noch unklare Punkt war der genaue Übertragungsweg. Einen kranken oder toten Vogel zu handhaben war sicher ein Risiko, aber es gab viele Fälle, in denen sich Personen nur im selben Raum oder Haus wie ein kranker Papagei aufgehalten hatten. Es gab sogar Menschen, die sich beim Besuch einer Tierhandlung mit Psittakose infiziert hatten, oder Gepäckträger, die sich lediglich im selben Eisenbahnabteil wie ein kranker Papagei befunden hatten. Das waren nicht die Nachrichten, die die Inhaber von Tierhandlungen oder Vogelzüchter gern hörten. Ganz im Gegenteil weigerten sich manche zu akzeptieren, dass die pneumonie- und typhusartige Krankheit auf Papageien zurückging, geschweige denn, dass sich Psittakose auf dem Luftweg von Vögeln auf Menschen ausbreiten konnte. Wenn das so wäre, behaupteten sie, dann müssten Züchter und Leute, die in einer Tierhandlung arbeiteten, die ganze Zeit krank sein, doch den Händlern zufolge war das Gegenteil der Fall.

»Soweit bekannt ist«, erklärte die gerade gegründete Bird Dealers Association of America auf dem Höhepunkt der Pandemie bei einem Treffen im New Yorker Commodore Hotel, »sind keine Vogelhändler betroffen, deren ständiger Kontakt mit unseren gefiederten Freunden sie doch zu den Ersten machen sollte, die sich mit Psittakose infizieren, wenn diese auf Menschen übertragbar wäre.« Und auch Berichte über Vogelbesitzer, die sich angeblich an frisch importierten Vögeln infiziert hatten, seien wenig glaubhaft, denn »jeder, der sein Gesicht einem frisch importierten Papagei nah genug entgegenstreckte, um sich anzustecken, würde sicherlich von dem ungezähmten Vogel gebissen«. Kurz gesagt, die »Furcht« vor der Papageienkrankheit sei nichts anderem als der »übersteigerten Fantasie eines Journalisten in Baltimore« zuzuschreiben.[43]

Man kann den Vogelhändlern kaum vorwerfen, dass sie versuchten zurückzuschlagen. Amerikas sechs größte Tierhändler, die alle in New York oder Philadelphia ansässig waren, liefen Gefahr, durch Hoovers Importverbot jährlich fünf Millionen Dollar zu verlieren. Und in vielerlei Hinsicht hatten sie recht, denn als sich die Panik wegen importierter Papageien legte, stellten ausländische Vögel nicht mehr die Hauptbedrohung dar. Vielmehr ging das größte Risiko für Vogelhalter von in Amerika gezüchteten Vögeln – Papageien und Sittichen aus Hinterhofvolieren – aus; das galt vor allem für Südkalifornien, wo die Bedingungen perfekt waren, um Vögel das ganze Jahr hindurch im Freien zu züchten. Diesmal sollte es jedoch kein Journalist sein, sondern ein in der Schweiz ausgebildete Veterinärmediziner und Pathologe, dessen Labor auf einem kühlen, nebelverhangenen Hügel oberhalb der Golden Gate Bridge lag.

∗∗

Während die Forscher an der Ostküste im Sommer 1930 Methoden entwickelten, um Psittakose sichtbar zu machen und die Agglutinationstests zu verfeinern, konzentrierte sich Karl Friedrich Meyer auf eine mysteriöse »Schlafkrankheit«, die Pferde in Kalifornien und anderen westlichen Staaten befiel. Meyer hatte in Basel und Zürich studiert, doch sein Interesse an Tierkrankheiten, die durch verschiedene Insekten- und andere Arthropodenvektoren übertragen wurden, war 1909 in Südafrika geweckt worden; damals war es ihm als Assistent bei Arnold Theiler (dem Vater des Nobelpreisträgers Max Theiler) gelungen, den Lebenszyklus des Erregers des Ostküstenfiebers zu entschlüsseln, einer von Zecken übertragenen Rinderkrankheit. Bald darauf erkrankte Meyer an Malaria und war gezwungen, nach Europa zurückzukehren, aber dort blieb er nicht lange. 1911 übernahm er einen Posten als Veterinärmediziner an der University of Pennsylvania. Dort kam Meyer in Kontakt mit den führenden Persönlichkeiten der amerikanischen Pathologie und Bakteriologie, darunter Theobald Smith, dessen bahnbrechende Studien zum Texasfieber zu einer Neubewertung der Keimtheorie und der Rolle von Parasiteninfektionen im Allgemeinen führen sollten, und Frederick Novy, Direktor des Hygienelabors der University of Michigan, der die offizielle Untersuchung des Beulenpestausbruchs 1901 in San Francisco leitete. Durch Smith lernte Meyer auch Simon Flexner kennen, den Direktor des Rockefeller Institute. Aber statt einen Job in New York anzunehmen, entschied sich Meyer, nach Westen zu gehen, denn ihm wurde die Stelle eines Assistant Professor in Berkeley angeboten, verbunden mit der Aussicht auf eine Forschungsstelle an der neu gegründeten George Williams Hooper Foundation for Medical Research in San Francisco.[44]

Die Hooper Foundation, die in einem dreistöckigen Ziegelbau in der früheren Veterinärhochschule auf Mount Sutro in Parnassus Heights untergebracht war, war von Hoopers Witwe 1913 mit einer großzügigen Zuwendung von einer Million Dollar ins Leben gerufen worden und die erste private medizinische Forschungsinstitution, die an eine amerikanische Universität angeschlossen war. Zwar warnte Flexner Meyer, wenn dieser ans Hooper gehe, riskiere er, »im Pazifik zu versinken, denn die Intelligenzija der Vereinigten Staaten lebt in einem Umkreis von hundert Meilen um New York«, doch das Hooper bot Meyer ein Maß an intellektueller Freiheit, die er im Osten niemals gehabt hätte.[45] Zudem, gab Meyer zu, war er »ein typischer Basler Dickkopf« und stur wie ein Maulesel. Diese Sturheit ließ ihn beim Umgang mit seinen Kollegen und anderen Wissenschaftlern manchmal als arrogant erscheinen – ein Eindruck, der durch Meyers teutonisches Auftreten, sein stark deutsch gefärbtes Englisch und seine Unduldsamkeit gegenüber Fehlern verstärkt wurde, vor allem solchen, die in seinem Labor passierten. Wenn es aber darum ging, einer neuen Krankheit nachzugehen und sie bis zu ihrem Ursprung zurückzuverfolgen, gab es sicherlich keinen unermüdlicheren Gegner von Mikroben als ihn. In einer besonderen Eloge, die 1950 im *Reader's Digest* erschien, pries de Kruif Meyer, der damals in seinen Sechzigern war, als den »vielseitigsten Mikrobenjäger seit Pasteur«. In seiner dreißigjährigen Karriere trug Meyer dazu bei, die Brucellose bei kalifornischen Milchkühen auszumerzen, zeigte, dass der Erreger des Botulismus, ein tödlicher Lebensmittelkeim, als höchst widerstandsfähige Spore überall in Amerika im Boden vorkam, und wies nach, dass die silvatische Pest bei Zieseln und anderen wilden Nagerpopulationen im ganzen Westen der Vereinigten Staaten endemisch war. Kurz gesagt, so de Kruif, war Meyer »ein Feldforscher, der ständig für einen Notfall bereitstand …, und ein Meister unter den Mikrobenjägern der Welt«.[46]

Es ist nicht überliefert, ob sich Meyer über de Kruifs überschwängliche Worte freute oder ob sie ihn verlegen machten – als Meyer in den 1960er-Jahren interviewt wurde, meinte er, seine frühere Frau habe den Verdacht gehegt, de Kruif versuche, ihn »herabzusetzen« und zu »verunglimpfen«.[47] Aber auch wenn de Kruif ein Alkoholiker und ein unruhiger Charakter war, war er mehr als 30 Jahre lang mit Meyer befreundet und legte großen Wert darauf, ihn zweimal im Jahr in San Francisco zu besuchen, wo die beiden allein auf dem Mount Tamalpais wandern gingen, die neuesten medizinischen Durchbrüche diskutierten und Klatsch über ihre bakteriologischen Kollegen austauschten.[48]

Meyer, Mitglied im Sierra Club, führte seine Leidenschaft für Infektionskrankheiten auf die Exkursionen zurück, die er als Junge in den Schweizer Alpen unternommen hatte; dort war er mit britischen Kletterern ins Gespräch gekommen, die gerade aus Pest-Hotspots in Indien zurückgekehrt waren – de Kruif hatte recht, wenn er in Meyers Passion für die Mikrobenjagd einen Ausdruck seiner Liebe für Abenteuer und das Leben im Freien sah. Als Meyer im Labor die Nachricht von einer schweren Pferdeseuche im San Joaquin Valley erreichte, eilte er daher sofort an den Ort des Geschehens, um Nachforschungen anzustellen. Dort fand er Pferde vor, die ziellos im Kreis liefen oder von einer Seite zur anderen schwankten.* Meyers Veterinärskollegen waren der Ansicht, das seltsame Taumeln der Pferde gehe auf eine »Futtervergiftung« durch Botulismus zurück. Die Epizootie in San Joaquin war jedoch im Juni ausgebrochen – die falsche Jahreszeit für Botulismus –, und die Tierärzte stellten beim Besuch der betroffenen Farmen fest, dass die meisten von der »Taumelkrankheit« betroffenen Pferde frei laufend waren und nicht mit Silage oder gestapeltem Heu gefüttert wurden. Bei der Autopsie der Pferde fiel Meyer auf, dass ihr Gehirn entzündet war und es mikroskopisch kleine Einblutungen gab, was ihn vermuten ließ, dass die neurologischen Schäden von einem Virus hervorgerufen wurden. Leider war das Virus bereits verschwunden, als er seine Untersuchungen begann. Was Meyer brauchte, war das Gehirn eines kürzlich infizierten Pferdes. Seine Chance kam später im Sommer, als einer seiner Kollegen ein krankes Pferd auf einer Farm in Merced entdeckte. Der Farmer wollte nichts mit Meyers Experimenten zu tun haben, daher bestach Meyer dessen Frau mit 20 Dollar, und als sie ihm signalisierte, ihr Mann schlafe, schlich er sich in den Stall, enthauptete das Pferd und brachte seine Beute, so schnell es ging, noch in der Nacht nach San Francisco zurück, wobei der abgeschnittene Kopf aus dem Kofferraum seines Wagen ragte. Noch am selben Morgen entnahm Meyer das Gehirn des Pferdes, pürierte es und injizierte das Material in Meerschweinchen. Bald zitterten die Meerschweinchen am ganzen Körper. Dann rollten sie sich zu einem Ball zusammen oder machten einen Katzenbuckel; vier bis sechs Tage später starben sie. Nachdem Experimente mit Kaninchen, Tieraffen und Pferden zum selben Ergebnis geführt hatten, verkündeten Meyer und seine Kollegen, dass sie ein neues filterpassierendes Virus isoliert hatten. Es sollte mehrere Jahre dauern, bis andere Forscher bestätigten, was Meyer vermutet hatte, und es gelang, den Lebenszyklus des Erregers aufzuklären: Das Arbovirus, das eine Art Enzephalitis hervorrief, wurde von Stechmücken, die sich in nahe gelegenen Bewässerungsgräben vermehrten, auf Pferde übertragen.[49]

* Insgesamt erkrankten während des Ausbruchs 6000 Pferde und 3000 starben.

Auch wenn er sich gerade mit der Pferdeenzephalitis beschäftigte, hatte Meyer die Ausbrüche der Papageienkrankheit sowie Armstrongs und McCoys Bemühungen zur Viruspassage verfolgt. Doch erst im folgenden Jahr sah er sich veranlasst, eigene Untersuchungen anzustellen, und begann, sich für die Rolle von Vogelzüchtern zu interessieren. Anlass war der Tod dreier älterer Frauen, die kurz vor Thanksgiving 1931 an einem Kaffeekränzchen in Grass Valley in der Sierra Nevada teilgenommen hatten. Die lokalen Ärzte konnten sich keinen rechten Reim auf den Tod der Frauen machen und schrieben ihn wahlweise Typhus, Ruhr und »toxischer Pneumonie« zu. Als sich Meyer die Krankenblätter durchlas und erfuhr, dass der Ehemann der Frau, die die Runde einberufen hatte, ebenfalls erkrankt war, erkannte er jedoch, dass der gemeinsame Nenner der Raum war, in dem sie sich getroffen hatten. Er wies den lokalen Gesundheitsbeamten an nachzuschauen, ob es dort einen kranken oder toten Papagei gebe. Meyers Intuition war zum Teil richtig: Es gab zwar keinen Papagei, doch im Haus der Frau in Grass Valley fand der Beamte einen gesunden Wellensittich noch in seinem Käfig und einen zweiten, der vor Kurzem gestorben war. Meyer befahl dem Beamten, den toten Wellensittich sofort zu exhumieren und den Kadaver zusammen mit dem lebenden Vogel ans Hooper zu schicken. Am selben Abend gegen 22 Uhr sah Meyer zu seinem Erstaunen einen Fahrer mit Gesichtsmaske vor seinem Labor vorfahren. Es war der Beamte, und auf dem Rücksitz zwitscherte der überlebende Wellensittich in seinem Käfig. Der Mann »machte sich fast in die Hosen vor Angst, sich anzustecken«, erinnerte sich Meyer, »denn es war allgemein bekannt, dass es eine höchst ansteckende Krankheit war, weil sie sich durch die Luft verbreitete«.[50]

Um seine Ahnung zu belegen, dass der Vogel infiziert war, begann Meyer mit einem simplen Expositionstest: Er nahm einen gesunden Reisfinken – eine Art, von der er gelesen hatte, sie sei sehr empfindlich für Psittakose – und setzte ihn in einer Glasglocke mit dem Wellensittich zusammen. Innerhalb von zwei bis drei Wochen war der Reisfink tot. Der Wellensittich wirkte hingegen »völlig normal« und schied weiterhin so viel Virus aus, dass sich auch ein zweiter Reisfink unter einer neuen, sauberen Glasglocke infizierte und starb.[51] Als Meyer den Wellensittich schließlich am 16. Januar 1932 tötete und Mäuse in seinem Labor mit der pürierten Milz des Vogels impfte, starben die Mäuse innerhalb von drei bis vier Tagen, was dafür sprach, dass das Agens »äußerst viril« war.[52] Um sicherzugehen, wiederholte Meyer das Experiment und nahm den (nächsten) Wellensittich jedes Mal, wenn ein Fink gestorben war, aus der Glasglocke und setzte ihn mit einem neuen Finken unter eine frische Glasglocke. Nach sechs Monaten hatte Meyer seinen Beweis: Es war der getrocknete Kot des Wellensittichs, der die Infektion verbreitete.

Unterdessen war der Ehemann der Frau im Januar gestorben. Meyer, der befürchtete, es könne sich um ein staatenweites Problem handeln, hatte Druck auf das Gesundheitsamt ausgeübt, eine Presseverlautbarung herauszugeben. Die daraus erwachsene Publicity brachte weitere verdächtige Fälle ans Licht, an denen Sittiche beteiligt waren und die bis weit in den Süden, nach Tehachapi, reichten. Durch die Befragung von Hausierern, die ihren Lebensunterhalt mit dem Verkauf von Sittichen bestritten, erfuhren Meyer und seine Assistentin Bernice Eddie, dass die meisten der Vögel aus Hinterhofvolieren im Großraum Los Angeles stammten. Viele dieser Zuchtanlagen wurden von Kriegsveteranen betrieben und waren von der Unterstützung finanziert worden, die sie als Wirtschaftshilfe während der Großen Depression erhalten hatten. Es war ein technisch einfaches und hochprofitables Geschäft, denn die Vögel vermehrten sich erstaunlich schnell. Alles, was ein Amateurzüchter brauchte, waren Holz, Kaninchendraht und ein Brutkasten. Innerhalb von Wochen waren die Käfige voller frisch geschlüpfter Küken. Diese Jungvögel waren bei Haustierbesitzern sehr beliebt; sie ließen sich darauf abrichten, sich auf den Finger zu setzen und Körner zu picken. Statt den Nestlingen zu erlauben heranzuwachsen, waren sie von den Amateurzüchtern rasch verkauft worden. In der Zeit um Thanksgiving und vor Weihnachten waren Hausierer kreuz und quer durch den ganzen Staat gezogen, erfuhr Meyer, und hatten ihre Unzertrennlichen als Geschenk für Hausfrauen und Witwen angeboten.

Meyer wandte sich an Tierhandlungen in ganz Kalifornien und forderte sie auf, ihm Vögel zu schicken, die sichtlich krank waren oder mit Besitzern Kontakt gehabt hatten, die kürzlich mit Psittakose ins Krankenhaus eingeliefert worden waren. Schon bald trafen Vögel im Hooper ein, die aus Santa Rosa weit im Norden bis San Luis Obispo ganz im Süden stammten. Auf den ersten Blick erschienen die Sittiche vollkommen gesund, doch als Meyer ihre Milz untersuchte, fand er sie geschwollen und voller Läsionen, wie sie für Psittakose typisch waren. Also impfte er Mäuse mit Material aus den pürierten Vogelmilzen, und die Nager erkrankten. Das war der endgültige Beweis. Und je eindringlicher Meyer und Eddie Hausierer und die Besitzer von Tierhandlungen befragten, desto mehr wuchs ihre Befürchtung, dass Vögel in ganz Kalifornien diese asymptomatischen, latenten Infektionen beherbergen könnten. Aus Pasadena erhielten sie 22 Vögel, nur um bei neun von ihnen eine Vergrößerung von Leber und Milz festzustellen. In einigen der Zuchtanlagen, berichtete Meyer, waren die Vögel sichtlich krank und »so entkräftet, dass sie nur noch auf dem Boden herumkrochen«.[53]

Besorgt darüber, dass bis zu 40 Prozent der Vögel, die in Hinterhofvolieren und professionellen Zuchtanlagen aufgezogen wurden, Psittakose-Träger sein könnten, warnte Meyer, Kalifornien könne ein riesiges Infektionsreservoir beherbergen. Er drängte die Gesundheitsbehörden, aktiv zu werden. Besondere Sorgen bereitete ihm die Vorstellung, dass in überfüllte Container gepackte kalifornische Sittiche über die Staatsgrenze gebracht wurden, denn der Stress konnte sie veranlassen, das Virus auszuscheiden und die Epidemie in anderen Staaten wieder aufflackern zu lassen. Mit anderen Worten: Argentinische Papageien waren nicht mehr das Hauptproblem, sondern kalifornische Vögel.

Das Gesundheitsministerium in Washington war sich der Existenz einer kalifornischen Vogelzuchtindustrie und deren Implikationen für die öffentliche Gesundheit bislang nicht bewusst gewesen. Nun erklärte es, man werde eine Quarantäne verhängen und den Transport von Unzertrennlichen beziehungsweise »Liebesvögeln« über Staatsgrenzen hinweg verbieten. Die Maßnahme rief einen Aufschrei unter kalifornischen Vogelzüchtern hervor, besonders deshalb, weil Hoovers Importverbot für Papageien in vorangegangenen Jahr zu einer wachsenden Nachfrage nach Sittichen geführt hatte und die Tierhandlungen im Osten sich zunehmend Nachschub aus Kalifornien holten, um den Markt zu bedienen. Schätzungen, was den Wert dieses Marktes anging, variierten: Züchter bezifferten ihn mit fünf Millionen Dollar; Meyer bezweifelte dies und meinte, der Wert liege bei einem Zehntel dieser Summe. Unzweifelhaft war jedoch, dass das ganzjährig mediterrane Klima in Südkalifornien ideale Bedingungen für die Vogelzucht bot und bis zu 3000 Personen inzwischen vom Vogelhandel abhängig waren. Benötigt wurde ein System, die Zuchtanlagen zu inspizieren und den Gesundheitszustand der Vögel zu prüfen. Es war jedoch eine völlig unregulierte Industrie, und niemand schien bereit, Verantwortung zu übernehmen. Meyer witterte eine Gelegenheit. Als die Angst vor Botulismus in den 1920er-Jahren den Verkauf kalifornischer Sardinen und anderer Dosenlebensmittel einbrechen ließ, hatten die Dosenfabrikanten Meyer angeheuert, um sich über Hitzesterilisation beraten zu lassen, und sichere Verfahrensweisen etabliert, die bald in ganz Amerika Standard wurden. Nun schlug er eine ähnliche technische Lösung für kalifornische Vogelzüchter vor.

Seine Gelegenheit kam im März 1932, als 125 führende Vogelzüchter im Associated Realty Building in Los Angeles zu einem Treffen zusammenkamen. Giles Porter, Direktor des Gesundheitsamtes, mit dem Meyer zuvor bei dem Ausbruch der Lungenpest in Los Angeles zusammengearbeitet hatte, eröffnete die Versammlung; er stellte Meyer als Weltautorität in Sachen Psittakose vor und als jemanden, der »Ihnen beweisen kann, dass es hier nicht nur um ›Panikmache‹ geht, sondern … dass es sich wirklich um eine ernste Sache handelt«. Meyer begann mit einem Überblick über das medizinische Wissen über Psittakose vor 1930 und legte dann die während der Pandemie gesammelten Beweise dafür vor, dass der Erreger ein filterpassierendes Virus war. »Wahrscheinlich gibt es eine Menge Hokuspokus-Gerede über Psittakose, das nicht stimmt«, erklärte er den Züchtern, doch es gebe keinen Zweifel, dass es sich um eine »hoch ansteckende Krankheit« handele, die via Kot oder Speichel von Vögeln auf Menschen übertragen werden könne. Das hätten »bittere Erfahrungen« im Hygienischen Institut bewiesen, wo sich neun Personen nur dadurch mit Psittakose angesteckt hätten, dass sie einen Korridor neben Käfigen mit getrocknetem Material entlanggegangen seien. »Wahrscheinlich hat ein Windzug den Staub aus diesen Käfigen durch einen Spalt in der Tür gewirbelt, und auf diese Weise kam der Kontakt zustande«, meinte er. Anschließend erläuterte er kurz seine eigenen Untersuchungen in San Francisco. Dann deutete er auf eine Landkarte und sprach das Problem von Infektionen in Vogelzuchtanlagen direkt an:

> Lassen Sie uns annehmen, wir hätten einhundert Vögel. In dieser Gruppe von einhundert Vögeln bricht die Papageienkrankheit aus. Wahrscheinlich werden – sagen wir – zehn Vögel sterben. Nun sollten diese zehn Vögel untersucht werden. Leider wird gewöhnlich nichts Derartiges getan, aber in unserem Fall untersuchen wir diese Vögel und stellen fest, dass die zehn die Papageienkrankheit hatten. Neunzig Vögel bleiben übrig. Vielleicht nehmen Sie an, dass diese neunzig Vögel … kein Risiko darstellen. Meine Antwort ist NEIN! NEIN!

Die Schwierigkeit war, dass jede Zuchtanlage eine Reihe von »Trägern« aufwies, also von Vögeln, deren Milz Anzeichen einer früheren Infektion zeigten, die aber nicht krank erschienen. Diese gesund aussehenden Vögel beherbergten das Virus sechs Monate lang oder noch länger, ohne andere Vögel in derselben Voliere zu infizieren. Wenn diese Vögel jedoch Kälte oder plötzlichen klimatischen Veränderungen ausgesetzt waren, konnten die Infektionen möglicherweise »reaktiviert werden«, die Vögel »das Virus ausscheiden« und andere Vögel infizieren, mit denen sie Kontakt hatten. Besonders groß sei das Risiko, vermutete Meyer, dass sie das Virus an Jungvögel oder »Kümmerlinge« weitergäben. Und das war noch nicht das Ende der Gefahr. Rekonvaleszenten, also Vögel, die die Infektion überstanden hatten, konnten das Virus möglicherweise noch vier bis sechs Wochen lang ausscheiden. Aller Wahrscheinlichkeit nach waren die einzig sicheren Vögel diejenigen mit einer angeborenen Immunität oder ältere Vögel, die bei früheren Ausbrüchen oder durch Exposition im Nest eine Immunität erworben hatten.

Der einzige Weg, um herauszufinden, ob ein Schwarm infiziert war oder nicht, bestand darin, dass die Züchter 10 bis 20 Prozent ihres Bestands an Meyer übergaben, sodass er die Vögel auf latente Infektionen untersuchen konnte. So könnte er Volieren, die frei von Infektionen waren, ein Gesundheitsattest ausstellen, und es gäbe keine Notwendigkeit für weitere Embargos oder Quarantänemaßnahmen. Die Vögel zu sezieren, sei jedoch eine gefährliche und kostspielige Arbeit, warnte Meyer, und im Gegenzug erwarte er von den Züchtern, für seine Dienste bezahlt zu werden. Er meinte, 10 000 Dollar würden seine Kosten decken.

Das ist eine Krankheit, die in jedem Labor, das daran arbeitet, zu Psittakosefällen geführt hat, und wir stehen sozusagen mit einem Fuß im Grab, wenn wir versuchen, das Problem zu lösen. Ich habe diese Verantwortung übernommen, um mit Ihnen zu arbeiten. Daher erwarte ich von Ihnen Ihre volle Kooperation – oder ich lasse es sein. Es ist nicht meine Aufgabe, für eine Krankheit wie die Psittakose zu sterben.[54]

Kaum überraschend schreckten die Vogelzüchter vor Meyers Angebot zurück, denn sie fanden seinen Preis zu hoch. Stattdessen versuchten sie, die Gesundheitsbehörden zu überzeugen, dass solche Tests unnötig seien und dass die Vögel, sobald sie ein Alter von vier Monaten erreicht hätten, kein Gesundheitsrisiko mehr darstellten. Als Nächstes schlugen sie den Behörden vor, ein Erlaubnissystem einzurichten. Porter ließ sich nicht erweichen, aber die Züchter wandten sich an den Gouverneur, der nachgab und das Embargo aufhob. Als der Handel im Sommer 1931 wiederaufgenommen und Sittiche aus Kalifornien auf die Märkte im Osten geschickt wurden, fürchtete Meyer ein Wiederaufflammen der Pandemie. Sobald die Sittiche einmal bei den Händlern in New York angekommen waren, ließ sich nicht mehr sagen, wie viele Schwärme vielleicht infiziert waren oder in welchem Staat oder Landkreis ein Psittakoseträger als Nächstes auftauchen würde. Bis Ende des Jahres hatten sich kalifornische Unzertrennliche über alle Staaten der USA verteilt. Besonders populär waren sie auf Jahrmärkten in Wisconsin und Minnesota, wo sie als Preise verlost wurden. Dann, am 22. September 1932, kam die Nachricht, dass Mrs. William E. Borah, Ehefrau des Senators von Idaho, in ihrem Haus in Boise ernsthaft erkrankt war. Ihr Arzt stellte fest, dass sie eine Sittichliebhaberin war und vor Kurzem eine Gruppe Unzertrennliche aus Kalifornien erworben hatte. Ihr Ehemann, der Senator, der eine Infektion mit der Papageienkrankheit vermutete, telegrafierte sofort nach Washington und bat dringend um die Übersendung von Serum. Damit begann ein weiteres außergewöhnliches Kapitel in der Geschichte des Hygienischen Instituts.

***

Zwei Monate nach McCoys Ausräucherung des Nordflügels hatte der Kongress eine Verordnung verabschiedet, durch die der Name des Labors in National Institute of Health (NIH) geändert wurde, und Stipendien für Grundlagenforschung auf biologischem und medizinischem Gebiet eingerichtet. Der Ransdell Act, benannt nach Senator E. Ransdell, einem Demokraten aus Louisiana, galt als Würdigung für die PHS-Untersuchungen der Psittakose sowie den Heldenmut seiner Mitarbeiter und stellte einen Wendepunkt dar, was die Haltung der Amerikaner zur öffentlichen Finanzierung medizinischer Forschung anging.* Als Senator Borahs Bitte auf McCoys Schreibtisch landete, waren die Serumvorräte des NIH leider erschöpft. Ohne Zögern bot Armstrong seine Hilfe an. Da er vollständig wiederhergestellt war, enthielt sein Blut wahrscheinlich noch immer Antikörper. Warum es nicht verwenden? Armstrongs Hausarzt nahm ihm Blut ab und blieb dann die ganze Nacht hindurch auf, um das Serum von den Blutzellen zu trennen. Wegen der Dringlichkeit blieb keine Zeit zu prüfen, ob es steril war. Stattdessen wurde das Serum direkt zu einem wartenden Flugzeug gebracht. Die Geschichte dieses Rettungsflugs war eine Mediensensation; Associated Press und nationale wie auch lokale Zeitungen berichteten stündlich über den Verlauf der Reise des Serums von Washington nach Boise, Idaho. Mrs. Borah war inzwischen dem Tode nah, und ihre Ärzte zweifelten, ob das Serum etwas bewirken würde. Sie entschlossen sich jedoch, es zu versuchen, und gaben die gesamten 350 Milliliter in einer einzigen Transfusion. Fünf Tage später war sie auf dem Weg

---

* Der Ransdell Act wurde offenbar auch von der Influenza-Epidemie 1928/29 motiviert, dem schlimmsten Ausbruch seit der Pandemie 1918, und dem Wunsch von Chemikern, ihr Wissen auf medizinische Probleme anzuwenden. 1948 wurde der Name des Instituts in den Plural gesetzt: National Institutes of Health.

der Besserung, und im folgenden Februar war Mrs. Borah so weit wiederhergestellt, dass sie nach Washington reisen konnte. Ihren ersten Stopp legte sie beim NIH ein. »Ich bin gekommen, um Ihnen zu danken, dass Sie mein Leben gerettet haben«, erklärte sie Armstrong. »Etwas von Ihrem Blut fließt durch meine Adern.«[55]

Wenn Mrs. Borahs Gesundung eine gute Nachricht für das NIH war, so war sie eine schlechte Nachricht für die kalifornischen Vogelzüchter, denn sobald seine Frau sich erholt hatte, drängte Senator Borah Präsident Hoover, das Embargo wieder in Kraft zu setzen, aber diesmal gegen kalifornische statt argentinische Vögel. Hoover schickte die Aufforderung an den PHS, was Cumming veranlasste, den Transport von kalifornischen Sittichen über Staatsgrenzen hinweg zu verbieten. Wenn Kalifornien allerdings einen Weg finden könnte zu zeigen, dass die Vögel frei von Psittakose seien, dann würde er vielleicht eine Ausnahme machen. Im vorangegangenen März hatten die Züchter alles in ihrer Macht Stehende getan, um zu verhindern, dass ihre Vögel getestet würden. Nun, da das Embargo ihnen den Zugang zu den lukrativen Märkten im Osten versperrte, kamen sie auf Meyers Vorschlag zurück.

Bis 1933 hatten Meyer und Eddie 66 Vogelzuchtanlagen mit fast 2000 Unzertrennlichen untersucht. Und sie stellten fest, dass 10 bis 90 Prozent der Vögel in diesen Volieren, die von ihren Züchtern als gesund bezeichnet worden waren, offenbar latente Psittakoseträger waren. Überdies stellten sie fest, dass viele dieser Infektionen zwar einen »ausgesprochen chronischen Charakter« hatten, sich aber nicht auf Sittiche in benachbarten Anlagen ausbreiteten. Und entgegen der Behauptung von Züchtern, sie selbst würden nie erkranken, entdeckten Meyer und Eddie, dass viele von ihnen Antikörper gegen Psittakose besaßen. Das sprach dafür, dass die Züchter dem Erreger ausgesetzt gewesen waren, aber nur leichte Symptome entwickelt hatten, die fehldiagnostiziert worden waren. Das größte Risiko stellten die Handhabung toter Vögel, direkter Kontakt mit ihrem Nasensekret und ihren Exkrementen sowie Bisswunden dar. Gelegentlich konnte man sich eine Psittakose aber auch allein durch Einatmen ausgetrockneter Kotpartikel zuziehen. Wie Meyer feststellte, bildeten solche Kotpartikel höchst effiziente Aerosole und konnten sich, wenn ein Vogel aufgeregt mit den Flügeln schlug, über eine große Fläche verteilen. Unter solchen Bedingungen »ist die ganze Umgebung mit Viren geschwängert und wird für Menschen, die diese Luft einatmen, zur Gefahr«.[56] Aus diesem Grund stelle Psittakose eine besondere Bedrohung für Vogelzüchter und die Besitzer von Tierläden oder diejenigen mit einer engen Verbindung zu Unzertrennlichen dar, warnten Meyer und Eddie.

Zudem stellten sie fest, dass sich die LCL-Körper der Psittakose leicht im Mikroskop erkennen ließen, wenn man einen Abstrich von der Milz kranker Vögel auf einen Objektträger gab und einen geeigneten Farbstoff zufügte. In anderen Fällen erlaubte die Größe der Milz, das Ausmaß einer latenten Infektion in einer Voliere grob abzuschätzen. Insbesondere mittelgroße Milzen von drei bis fünf Millimetern erzeugten bei inokulierten Mäusen eher »eine typische, akut fatale oder latente« Krankheit als Milzen von sieben bis zehn Millimetern. Überdies fanden Meyer und Eddie proportional mehr vergrößerte Milzen (sechs Millimeter oder mehr) bei jungen, unreifen Vögeln als bei älteren Tieren; das sprach dafür, dass Sittiche gewöhnlich früh im Leben eine Psittakose durchmachten und vergrößerte, aber nicht infektiöse Milzen bei älteren Käfigvögeln ein Beleg für eine alte, immunisierende Infektion waren. Ihre Schlussfolgerung war eindeutig: »Im Allgemeinen sind Jungvögel, die noch keinen ausgefärbten Kopf ausgebildet haben, häufiger Träger des Virus als ältere Tiere mit ausgefärbtem Kopf.«[57] Die Konsequenzen lagen auf der Hand: Die Vögel mussten unter Beobachtung bleiben, bis sie mindestens vier Monate alt waren, um sicherzustellen, dass sie die Infektion durchgemacht hatten und nicht länger die Gefahr bestand, dass sie den Erreger weitergaben.

Bis 1934 hatten Meyer und Eddie fast 30 000 Sittiche getestet und 185 kalifornische Vogelzuchtanlagen als psittakosefrei zertifiziert. Das Programm war eine wertvolle Einkommensquelle für die Hooper Foundation, und bald setzte Meyer die Geldmittel auch für andere wissenschaftliche Zwecke ein. Meyer war nicht nur Bakteriologe, Pathologe und Veterinär, sondern er sah sich auch als Biologen und werdenden Ökologen. Zwar war er in der deutschen Tradition ausgebildet worden, doch in den 1930er-Jahren entfernte er sich immer weiter von dem engen Fokus der

Bakteriologie auf Mikroorganismen. Als er über das Problem der latenten Infektionen nachsann, begann er, sich mit Begriffen wie »Wirt« und »Parasit« und breiteren evolutionären Fragen über die Beziehung zwischen Virulenz und Immunität gegen eine Krankheit zu beschäftigen. Vor allem interessierte er sich dafür, ob wilde Sittiche dieselbe Empfindlichkeit gegenüber Psittakose zeigten wie in Gefangenschaft gezüchtete Vögel. Um dies herauszufinden, bezahlte Meyer einen Friseur auf einem Pazifikdampfer dafür, ihm 200 wilde Wellensittiche aus dem australischen Busch mitzubringen. Da Psittakose bei australischen Wellensittichen bislang niemals beobachtet worden war, nahm Meyer an, diese Vögel würden eine hohe Empfindlichkeit für das Virus besitzen und sich für vergleichende Expositions- und Immunitätstests eignen. Sein Erstaunen war groß, als in den vier Wochen der Quarantäne, der er die Vögel unterzog, lediglich ein Vogel starb. Bei der Sektion stellte er fest, dass die Milz des toten Wildfangs dieselben Läsionen aufwies wie die Milzen der kalifornischen Vögel. Die wohl wichtigste Erkenntnis gewann Meyer aber, als er den australischen Wellensittichwildfängen erlaubte, sich frei unter ihre kalifornischen Artgenossen zu mischen, von denen die Hälfte, wie er wusste, latent infiziert war: Kein einziger australischer Wellensittich starb an der Krankheit, und als er die Vögel tötete und sezierte, konnte Meyer keine Viren aus der Milz der Vögel isolieren.

Meyer, der international sehr gut vernetzt war, teilte seine Erkenntnisse sofort mit dem australischen Virusforscher Frank Macfarlane Burnet. Daraufhin begann Burnet eine Parallelstudie, bei der sich herausstellte, dass Psittakose eine endemische Infektion wilder australischer Wellensittiche war, die wahrscheinlich »seit Jahrhunderten unter australischen Papageien enzootisch« war.[58] Burnett vermutete, dass australische Papageien und Sittiche von japanischen Händlern – und nicht etwa argentinische Papageien – wahrscheinlich die Quelle der Psittakose-Ausbrüche 1931 in Kalifornien gewesen waren. In einem Brief an Meyer erklärte Burnet, dass sich junge Vögel in freier Wildbahn gewöhnlich im Nest infizierten, diese natürlichen, leichten Infektionen unter Stress in engen Käfigen jedoch aufflammten, was dazu führte, dass die Vögel ihre erworbene Resistenz verloren und Viren ausschieden. Durch die Befragung von Importeuren fand Meyer heraus, dass es bei den Schiffern übliche Praxis war, Wildfänge und Zuchtvögel zu mischen, was die Ausbreitung des Virus stark erleichterte. Er kam zu dem Schluss, dass die Virenstämme in freier Wildbahn sehr gut an ihren Vogelwirt angepasst waren, die Bedingungen in Schiffscontainern und in kalifornischen Zuchtanlagen die Virulenz des Psittakose-Erregers jedoch stark gesteigert hatten und »das Gleichgewicht zugunsten des Virus verschoben« hatten, wie er es ausdrückte – daher der Spillover enzootischer Psittakose-Infektionen, der Anfang der 1930er-Jahre bei kalifornischen Vögeln und Menschen beobachtet wurde.[59]

***

Heutzutage stellt die Psittakose nicht länger ein drängendes Gesundheitsproblem dar, und die Papageienkrankheit ist wieder einmal aus dem Blick der Öffentlichkeit verschwunden. Der Rückzug der Infektion aus dem öffentlichen Bewusstsein ist weitgehend Meyer zu verdanken. Nach der Entdeckung von Aureomycin 1948 und nachdem sich herausgestellt hatte, dass es sich bei dem Erreger der Psittakose doch nicht um ein Virus, sondern um das Bakterium *Chlamydophila psittaci* handelte, wandte sich Meyer an die Hartz Mountain Distribution Company, damals der größte Lieferant von gemahlenem Vogelfutter in den Vereinigten Staaten, und schlug dem Unternehmen vor, ein medizinisch behandeltes Hirseprodukt herauszubringen. Mitte der 1950er-Jahre kam ein weiteres, leicht zu verabreichendes Antibiotikum auf den Markt, orales Tetracyclin, und mit Chlortetracyclin imprägnierte Samen waren in der Vogelzuchtindustrie zum Standard geworden. Natürlich kam es immer noch gelegentlich zu Ausbrüchen, doch im Allgemeinen auf Truthahnfarmen und in geflügelverarbeitenden Betrieben, wo die Exposition gegenüber dem Psittakose-Erreger ein Berufsrisiko war und noch immer ist. In den meisten Fällen ließen sich die Infektionen bei Mensch und Tier mit einer Tetracyclin-Behandlung rasch und erfolgreich bekämpfen.[60]

Leider weigern sich wie in den 1930er-Jahren auch heute noch einige Züchter zu glauben, dass ihre Volieren latent infiziert sind. Sie verdünnen das Futter oder verabreichen Antibiotika zu kurz, sodass es zur Persistenz einer subklinischen Psittakose-Infektion bei Zuchtvögeln kommt. Sollten diese Vögel in Tierhandlungen gelangen und sich mit importierten Vögeln mischen, die gerade aus der Quarantäne kommen, besteht die Gefahr, dass sie die Erreger verbreiten und es zu neuen Ausbrüchen der Papageienkrankheit kommt. Die wichtigste Lehre aus der Pandemie von 1930 ist, dass importierte Vögel nur die Prügelknaben waren. Die Hauptschuldigen waren Unzertrennliche, gezüchtet in kalifornischen Volieren. Sobald man das erkannt hatte, waren Papageien und Sittiche nicht länger ein Quell von Angst und Hysterie, und die Kontrolle der Psittakose wurde weitgehend zu einem tierärztlichen Problem. Ohne den weltweiten Ausbruch, der von argentinischen Papageien ausgelöst worden war, und den Presserummel, der ihn umgab, hätte jedoch wahrscheinlich niemand das ungewöhnliche Muster der Todesfälle durch Lungenentzündung bemerkt, und Nocards irrige Annahme, dass Psittakose von einem *Salmonella*-Typ ausgelöst werde, wäre noch länger in Umlauf geblieben.

Es gab noch eine weitere Lehre, die in der zweiten Hälfte des 20. Jahrhunderts, als andere wenig bekannte oder vernachlässigte Pathogene auftauchten und neue Ängste vor Epidemien auslösten, zunehmend an Bedeutung gewann. Sie lautet, dass Papageien und Sittiche in freier Natur für die menschliche Bevölkerung kaum eine Bedrohung darstellen. Sicher kommt es gelegentlich zu Massensterben tief im Amazonasregenwald oder im australischen Busch, doch wie Burnet meinte, war Psittakose »intrinsisch keine sehr infektiöse Krankheit«. Im Gegenteil, argumentierte er, die primäre Funktion des Parasiten bestand darin, Wildvogelpopulationen, die zu groß für ihre ökologische Nischen geworden waren, wieder in einen Gleichgewichtszustand zurückzuführen. Als der Mensch diese biologischen und ökologischen Prozesse störte, indem er Sittiche in übervolle Container zwängte, schuf er jedoch ideale Bedingungen für die Vermehrung des Virus und seinen Transfer vom Vogel zum Menschen – und das war das Problem. »Es ist ziemlich sicher, dass Kakadus, wären sie nicht aus ihrem natürlichen Leben in der Wildnis herausgerissen worden, niemals Symptome ihrer Infektion gezeigt hätten«, schrieb Burnet nach einem Ausbruch in Melbourne 1935. »In Gefangenschaft und drangvoller Enge, schmutzig und ohne Bewegung oder Sonnenlicht, war ein Aufflammen einer latenten Infektion nur zu erwarten.«[61]

In den 1940er-Jahren begann sich Burnet zu sorgen, dass solche Spillover zunehmend häufiger werden würden, weil Überbevölkerung, gekoppelt mit internationalem Handel und Flugreisen, natürliche Ökosysteme auf neue und unvorhersehbare Weise schädigte und zu virulenten Ausbrüchen übertragbarer Krankheiten wie Gelbfieber führte. Während eine Welt, in der jeder und alles im biologischen Sinn enger miteinander verbunden war, ein »virtuelles Gleichgewicht« zwischen Menschen und mikrobiellen Parasiten anstreben sollte, warnte Burnet, der Mensch lebe »in einer Umwelt, die er durch seine eigenen Aktivitäten ständig verändert, und nur wenige seiner Krankheiten haben ein solches Gleichgewicht erreicht«.

Auch Meyer sorgte sich um die Art und Weise, wie rasche ökonomische und industrielle Veränderungen die Balance zwischen Mensch und Mikroorganismen störten. Im Fall der Psittakose gab er jedoch eindeutig den Vogelzüchtern die Schuld, die selbst dann noch stur darauf beharrt hatten, dass Psittakose keine Gefahr darstelle, als die Krankheit das Leben von Vogelhaltern und Medizinforschern in Baltimore und Washington forderte. Doch der vielleicht wichtigste Faktor waren die Popularität von Unzertrennlichen bei amerikanischen Vogelliebhabern und der lukrative Handel über Staatsgrenzen hinweg gewesen, der dazu geführt hatte, dass Hausierer von Tür zu Tür zogen und Hausfrauen und Witwen Sittiche zum Kauf anboten. Im Jahr 1930 war die Vorstellung, dass diese niedlichen, in Amerika gezüchteten Vögel das aviäre Pendant zum Trojanischen Pferd sein könnten, zu verstörend, als dass man sie in Betracht hätte ziehen können. Weitaus einfacher war es, grün gefiederten Einwanderern aus der südlichen Hemisphäre die Schuld zuzuschreiben.

4
Der »Philly Killer«

»Der Ausbruch ... zeichnet sich durch eine Reihe ungewöhnlicher und komplexer Merkmale aus ... Es läuft unseren Erwartungen zuwider, dass die heutige Wissenschaft unfehlbar ist und alle Probleme lösen kann, mit denen wir konfrontiert werden.«
David J. Sencer, Direktor des Center for Disease Control in Atlanta, 24. November 1976

An der Kreuzung von Walnut Street und South Broad Street – oder was die Einwohner von Philadelphia heute »Avenue of the Arts« nennen – steht ein gut ausgestattetes, modernes Geschäftshotel. Mit seinen geräumigen Gästezimmern und seinem holzgetäfelten Restaurant im 19. Stock, das einen wunderbaren Ausblick über den Stadtteil Center City bietet, kombiniert das Bellevue Hotel der Hyatt-Kette problemlos zeitgenössischen Luxus mit altmodischem Charme. Dieser Charme wird deutlich, sobald man von der Broad Street in die Lobby mit ihren glitzernden Kronleuchtern und der geschwungenen Treppe mit ihrem eleganten, handgefertigten Geländer aus Marmor und Schmiedeeisen tritt und über den polierten Boden zur Rezeption schreitet. Wenn einem das Dekor jedoch nicht so wesentlich ist und man wichtige Geschäfte zu erledigen hat, bietet das Hotel auch moderne Konferenzräume plus eine Indoor-Jogging-Strecke, ein großes Schwimmbad und einen Sportbereich von über 8000 Quadratmetern. Für Gäste, die unter Allergien leiden oder besonders gesundheitsbewusst sind, hat das Bellevue makellose »hypoallergene« Räume, die mit den allermodernsten Luftreinigungssystemen ausgestattet sind, um Allergene und andere Luftschadstoffe herauszufiltern. »Genießen Sie eine bessere Nachtruhe und machen Sie das Beste aus Ihrer Reise in einem Hyatt-PURE-Zimmer«, heißt es im Werbetext des Hotels.[1]

Was auf der Webseite des Hotels nicht erwähnt wird, sind die Ereignisse, für die das Gebäude am besten bekannt ist, jedenfalls unter den Babyboomern von Philadelphia. Denn 1976 war das Bellevue-Stratford, wie das Hotel damals hieß, der Schauplatz eines der rätselhaftesten Infektionsausbrüche in der Geschichte – ein Ausbruch, der sich um die Klimaanlage und das Kühlwassersystem des Hotels drehte.

Die Affäre um die »Legionärskrankheit« begann am Donnerstag, dem 21. Juli, als 2300 Delegierte der Pennsylvania-Sektion der Kriegsveteranenvereinigung American Legion und ihre Familien (insgesamt rund 4500 Personen) nach und nach im Bellevue-Stratford zu ihrem jährlichen, vier Tage andauernden Fest eintrafen. Es war der Sommer der amerikanischen Zweihundertjahrfeiern, und die »Legionäre« – viele von ihnen Veteranen des Zweiten Weltkriegs und des Koreakriegs – freuten sich auf Partys mit Stil. Diejenigen, die es sich leisten konnten – insgesamt vielleicht 500 –, waren im Bellevue abgestiegen. Sie nutzten die Zimmerrabatte, die Edward Hoak ausgehandelt hatte, der State Adjutant der Vereinigung, dessen Aufgabe es war, die Veranstaltung in diesem Jahr zu leiten und den Delegierten freundlich lächelnd die Hand zu schütteln.

Entstanden aus dem Gemäuer des Stratford, das an der südwestlichen Ecke von Stratford und Broad Street stand, und dem Bellevue an der nordwestlichen Ecke, hatte das Bellevue-Stratford nach einer zweijährigen Umbauphase, die atemberaubende acht Millionen Dollar (rund 20 Millionen Dollar nach heutigem Wert) verschlungen hatte, 1904 seine Türen wieder für Gäste geöffnet. Das Hotel, das damals als das luxuriöseste in ganz Amerika galt, war im Stil der französischen Renaissance gehalten; es besaß den wohl schönsten Ballsaal der Vereinigten Staaten, vier Restaurants, 1000 Gästezimmer und elektrische Anschlüsse von Thomas Edison. Seit den 1920er-Jahren war »die große alte Dame der Broad Street« zum festen Inventar der feinen Gesellschaft in Philadelphia geworden, und hier gingen auch Berühmtheiten, Mitglieder von Königshäusern und Staatsoberhäupter ein und aus. Zu den Gästen, die im Bellevue logierten, zählten Mark Twain, Rudyard Kipling, Königin Maria von Rumänien und General John Pershing. Jeder US-Präsident seit Theodore Roosevelt hatte dort gewohnt, einschließlich John F. Kennedy, der das Hotel im Oktober 1963 besucht hatte, im Monat vor seiner Ermordung in Dallas. In den 1970er-Jahren war das Bellevue jedoch aus der Mode gekommen und kämpfte darum, mit neuen Luxusketten zu konkurrieren. Trotz des Rabatts, den Hoak ausgehandelt hatte, klagten viele Delegierte, Speisen und Getränke seien überteuert. Überdies fanden sie, die Klimaanlage in den Suites funktioniere nicht besonders gut und das Personal sei »hochnäsig«.[2]

Diejenigen, die sich das Bellevue nicht leisten konnten, hatten sich im nahe gelegenen Ben Franklin Hotel und anderen preisgünstigeren Mittelklassehotels einquartiert. So gut wie alle hatten jedoch die Lobby des Bellevue aufgesucht, um sich dort an der Rezeption zu registrieren, und da alle wichtigen Events, vom Keystone Go-Getter Club Breakfast am Eröffnungstag bis zum Commander's Bicentennial Ball am letzten Abend, im Hotel stattfanden, wurden die Delegierten und ihre Familien rasch mit den Bars und Gästebereichen des Hotels vertraut. Die Veteranen waren einem Drink nie abgeneigt, und da die Temperaturen in Philadelphia in jener Woche über 30 °C lagen, waren die Gästebereiche bald vollgepackt mit Delegierten, die ihren Durst löschen und sich abkühlen wollten. Um die Kosten niedrig zu halten, hatte Hoak dafür gesorgt, dass die Delegierten ihre eigenen Getränke und Snacks mitbringen durften, doch gegen die quietschende Klimaanlage des Hotels oder den mangelnden Nachschub an Eiswürfeln, der bald völlig zum Erliegen kam, konnte er nichts tun.

Die erste Ahnung, dass die Veteranen etwas Schlimmeres als einen ausgewachsenen Kater mit nach Hause genommen hatten, beschlich Hoak, als er eine Woche später in Manor, Pennsylvania, einer kleinen Stadt rund 300 Kilometer westlich von Harrisburg, zur Vereidigung neuer Offiziere des American-Legion-Postens Nummer 472 eintraf und erfuhr, dass sechs Veteranen in der Region erkrankt waren und einer bereits gestorben war. Bei seiner Rückkehr in sein Haus in der Nähe von Harrisburg erwarteten Hoak weitere schlimme Nachrichten: In einem Brief teilte ihm die Frau eines engen Kollegen mit, dass ihr Mann eine Lungenentzündung habe und nicht auf die Behandlung anspreche.

Ein paar Stunden später erfuhr Hoak von seinem Sekretär, dass der Mann gestorben war. Als Nächstes rief Hoak seinen Assistant Adjutant in Chambersburg wegen einer anderen Angelegenheit an, nur um zu hören, dass dieser an der Totenfeier von Charles Chamberlain teilnahm, dem designierten Kommandanten von Posten 612 in St. Thomas in Südpennsylvania, der kurz nach dem Veteranentreffen unerwartet gestorben war. Als Hoak den früheren State Commander von Williamsport anrief, um ihn über die drei Todesfälle zu informieren, erfuhr er, dass sechs weitere Personen aus Williamsport, die ebenfalls an dem Veteranentreffen teilgenommen hatten, ernsthaft erkrankt in den Krankenhäusern der Umgebung lagen. Theoretisch war das nichts Ungewöhnliches. Schließlich gehörten die »Legionäre« demografisch zum älteren Teil der Bevölkerung, und viele waren zudem starke Raucher und Trinker mit allerlei Gesundheitsproblemen. Aber drei Todesfälle und mehr als sechs Krankenhauseinweisungen innerhalb einer Woche erschienen Hoak doch mehr als nur ein wenig seltsam, und als er weiter herumtelefonierte und erfuhr, dass noch andere Delegierte im ganzen Staat erkrankt waren, wuchs seine Besorgnis.[3]

Hoak war nicht der Einzige, der in Alarmstimmung geriet. Am Samstag, dem 31. Juli, hatte Robert Sharrar, Leiter der Kontrollstelle für akute übertragbare Krankheiten in Philadelphia, einen Anruf von einem Arzt aus Carlisle erhalten. Der Arzt sorgte sich um einen Patienten, der kürzlich an einem Veteranentreffen teilgenommen hatte und nun an Fieber und einem trockenen, abgehackten Husten litt. Eine Röntgenaufnahme des Brustraums sprach dafür, dass der Patient an einer Bronchopneumonie des unteren rechten Lungenlappens litt. Sharrar meinte, das klinge nach einer atypischen, von Mycoplasmen hervorgerufenen Pneumonie, und riet dem Arzt, dem Patienten Blut abzunehmen und die Blutprobe zur Testung in das staatliche Labor zu schicken, wenn es Montag wieder öffnete. In der Zwischenzeit solle er seinen Patienten mit einem rasch wirkenden Antibiotikum behandeln, so Sharrar. Er wollte schon auflegen, als der Arzt ihn fragte, ob er von weiteren Pneumoniefällen in den vergangenen Tagen in Philadelphia wisse. Sharrar verneinte. Darauf meinte der Arzt, er habe gehört, kürzlich sei ein Patient in Lewisburg, im Nordwesten von Pennsylvania, an Pneumonie gestorben. Daraufhin rief Sharrar sofort das Lewisburg Hospital an und bat, zum Pathologen durchgestellt zu werden; der informierte ihn, das Opfer sei ein Veteran gewesen und die Todesursache »eine akute virale ... hämorrhagische Pneumonie«.[4]

Zwei Fälle von Pneumonie in einer Stadt von der Größe Philadelphias war nichts Ungewöhnliches – in einer durchschnittlichen Sommerwoche waren 20 bis 30 Todesfälle durch Lungenentzündung zu erwarten. Dennoch brachte der Fall Sharrar ins Grübeln. Im Februar war auf einer Basis der US-Armee in Fort Dix, New Jersey, knapp 60 Kilometer nördlich von Philadelphia, ein neuer Schweinegrippestamm entdeckt worden. Die Grippe hatte einen jungen Gefreiten das Leben gekostet, und mehrere weitere Soldaten waren erkrankt. Wie Tests zeigten, war der Stamm eng mit dem H1N1-Virus verwandt, das für die tödliche Spanische Grippe verantwortlich gewesen war. David Sencer, Direktor der Centers for Disease Control and Prevention (CDC) in Atlanta, der fürchtete, der Ausbruch in Fort Dix sei der Vorbote einer neuen Pandemiewelle, hatte die Regierung von Präsident Gerald Ford gedrängt, die gesamte US-Bevölkerung zu immunisieren. Als bei den CDC ausgebildeter Epidemiologe hatte Sharrar Sencers Empfehlung voll unterstützt und war entschlossen, dafür zu sorgen, dass Philadelphia zu den ersten Städten gehörte, die den Influenza-Impfstoff erhielten. Er wartete nur noch darauf, dass der Kongress dem Finanzierungsantrag der Verwaltung über 134 Millionen Dollar stattgab und die Politiker in Washington einer Versicherung für die Impfstoffhersteller zustimmten, die sich um ihre Haftbarkeit sorgten, sollte der Impfstoff unerwünschte Nebenwirkungen zeigen.

**

In der spätviktorianischen und edwardianischen Ära war Lungenentzündung nach Tuberkulose die am meisten gefürchtete Krankheit und endete fast immer tödlich, vor allem bei älteren Menschen oder Personen mit einem geschwächten Immunsystem. Vor dem Aufkommen von Antibiotika war die lobuläre Pneumonie für ein Viertel bis ein Drittel aller Todesfälle verantwortlich.

Das änderte sich jedoch, als René Dubos 1927 in Oswald Averys Labor im Rockefeller Institute in New York ein Enzym entdeckte, das die Polysaccharid-Kapseln der Pneumokokken abbaute, sodass sie von Immunzellen gefressen werden konnten. Zusammen mit der Isolierung der ersten Sulfonamide in den 1930er-Jahren verbesserte sich die Behandlung von Patienten mit Lungenentzündung, und die Überlebensraten stiegen allmählich. Die breitere Verfügbarkeit von Penicillin Ende der 1940er-Jahre und die Entdeckung neuer Antibiotika wie Erythromycin und Doxycyclin in den 1950er-Jahren führten gemeinsam mit besseren Beatmungstechniken im Krankenhaus zu weiteren Fortschritten in Therapie und Pflege der Betroffenen. Anfang der 1970er-Jahre war die Rate der Todesfälle in Krankenhäusern auf rund 5 Prozent gesunken, und bei diesem Wert liegt sie auch heute noch.[5] Damit war Pneumonie für junge Medizinforscher als Forschungsgebiet nicht länger interessant. Da allgemein angenommen wurde, die »Überwindung epidemischer Krankheiten« stehe unmittelbar bevor, konzentrierten sich Forscher auf Krebs und chronische Krankheiten, die mit der genetischen Ausstattung einer Person und dem modernen Lebensstil zusammenhingen.[6]

Wie der Ausbruch in Philadelphia zeigen sollte, war das ein Fehler. Zwar gehen die meisten bakteriellen Lungenentzündungen auf Pneumokokken zurück, doch eine Lungenentzündung kann auch von vielen anderen häufig vorkommenden Bakterien ausgelöst werden, so zum Beispiel von *Yersinia pestis,* dem Pestbakterium, oder *Chlamydia psittaci,* dem Psittakosebakterium. Eine weitere häufige Quelle von atypischen Pneumonien war *Haemophilus influenzae,* das Bakterium, das Pfeiffer fälschlicherweise für die Russische und die Spanische Influenza-Pandemie verantwortlich gemacht hatte, sowie *Mycoplasma pneumoniae,* ein winziges Mittelding zwischen einem Bakterium und einem Virus. Überdies hatte es mehrere Pneumonie-Ausbrüche gegeben, deren Urheber niemals identifiziert wurden. Zu diesen ungelösten Ausbrüchen gehörte ein Vorfall, der sich 1965 im St. Elizabeth's Mental Hospital in Washington, D.C., ereignet hatte und bei dem 14 Menschen gestorben waren, sowie ein Ausbruch in einem Gebäude des Gesundheitsamts in Pontiac, Michigan. Dieses sogenannte Pontiac-Fieber hatte bei 144 Mitarbeitern und Besuchern des Gebäudes, darunter auch ein CDC-Team, eine grippeähnliche Krankheit hervorgerufen. Obgleich es keine Toten und auch keine Pneumoniefälle gegeben hatte, entwickelten Meerschweinchen, die Aerosolen ungefilterten Wassers aus dem Luftkondensator ausgesetzt waren, eine noduläre (knötchenförmige) Pneumonie. Das sprach für die Präsenz eines bakteriengroßen infektiösen Agens. Zur großen Enttäuschung der CDC-Experten schlugen jedoch alle Versuche fehl, den Erreger aus dem Wasser oder aus dem Lungengewebe der Meerschweinchen zu isolieren. So kam es, dass Epidemiologen die Ausbrüche in Pontiac und am St. Elizabeth's wohl kannten, die Fälle aber niemals dokumentiert worden waren.[7]

Hingegen wusste jedermann von dem Schweinegrippeausbruch in Fort Dix, denn dieser hatte eine große Panik ausgelöst, und die Zeitungen hatten ausführlich über die Impfpläne der Regierung berichtet. Vielleicht rief am 2. August genau aus diesem Grund ein Arzt der Veterans Administration Clinic in Philadelphia das CDC-Hauptquartier an und bat darum, mit jemandem vom National Influenza Immunization Program sprechen zu können. Er wurde zu Robert Craven durchgestellt, einem jungen Beamten des Epidemic Intelligence Service (EIS), der zusammen mit seinem Kollegen Phil Graitcer im Auditorium A, der Einsatzzentrale, die von den CDC in Erwartung einer landesweiten Schweinegrippe-Epidemie eingerichtet worden war, am Schreibtisch saß. Der Arzt hatte schlimme Neuigkeiten: Vier in seine Klinik eingelieferte Veteranen waren übers Wochenende an Lungenentzündung gestorben. Alle hatten am Treffen der American Legion in Philadelphia teilgenommen. Überdies zeigten 26 weitere Personen, die auf dem Treffen gewesen waren, Anzeichen einer »fiebrigen Atemwegserkrankung«.[8]

Zuerst taten Craven und Graitcer die Berichte ab: Vier Todesfälle durch Pneumonie waren bei einer so großen Versammlung älterer Menschen statistisch zu erwarten. Innerhalb einer Stunden erhielten die CDC-Beamten jedoch mehrere weitere Anrufe von Ärzten und Gesundheitsbeamten in Pennsylvania, die ähnliche Geschichten erzählten, und noch an diesem Vormittag stieg die Zahl der an Lungenentzündung Gestorbenen auf elf. Das war sicherlich ungewöhnlich. Zufällig war ein Kollege, ein junger EIS-Beamter namens Jim Beecham, kürzlich in das Hauptquartier des Pennsylvania State Health Department versetzt worden, der

Gesundheitsbehörde des Staates in Harrisburg. Als Craven zu ihm durchgestellt wurde, erfuhr er, dass Hoak kurz zuvor eine Erklärung abgegeben hatte, der zufolge mindestens acht der Mitglieder der American Legion gestorben und rund 30 weitere Veteranen, die am Treffen in Philadelphia teilgenommen hatten, erkrankt waren und an »rätselhaften Symptomen« litten. Die Reporter fragten sich, ob diese Fälle in irgendeiner Weise mit der Schweinegrippe zusammenhingen.

Die Inkubationsdauer von Influenza beträgt in der Regel ein bis vier Tage, und die meisten gesunden Erwachsenen sind nach Einsetzen der Krankheit maximal fünf bis sieben Tage für andere infektiös. Wenn sich die »Legionäre« auf dem Veteranentreffen mit der Schweinegrippe angesteckt hätten, sollten sich die ersten Krankheitsfälle um den 28. Juli gezeigt haben. Das hieß auch, dass die Gesundheitsbehörden eine zweite Welle in der ersten Augustwoche zu erwarten hatten. War es das, was gerade geschah? Hatte der lange gefürchtete Ausbruch der Schweinegrippe begonnen? Niemand war sich sicher, aber da die Gerüchte anschwollen und die Pharmaunternehmen noch Monate davon entfernt waren, genügend Impfstoffdosen liefern zu können, war es unerlässlich, dass die CDC die Frage rasch beantworteten. Zumindest Sencers Reputation hing davon ab.

Der Mann, der den Auftrag erhielt, den Ausbruch zu untersuchen, war David Fraser, ein 32-jähriger Absolvent der Harvard Medical School, der eine starke Ähnlichkeit mit Bobby Kennedy aufwies. Fraser, der schon als zukünftiger Direktor der CDC gehandelt wurde, war erst kürzlich zum Leiter von deren Special Pathogens Branch ernannt worden und residierte in einem kleinen, fensterlosen Büro fünf Stockwerke über der Schweinegrippe-Einsatzzentrale. Dort stand er einem Spitzenteam von Epidemiologen vor, darunter auch die neueste Kohorte der EIS-Absolventen. Der EIS, 1951 als Trupp zur Frühwarnung vor biologischer Kriegsführung gegründet, ist das CDC-Eliteteam für das Aufspüren von Krankheiten. Passend für eine Gruppe, die stolz darauf ist, Ausbrüche in allen Teilen der Welt untersuchen zu können, ist ihr Symbol ein Globus mit einer durchgelaufenen Schuhsohle. Jedes Jahr wetteifern 250 bis 300 Anwärter um das Privileg, einen der 75 Plätze in dem intensiven, zweijährigen Ausbildungsprogramm des EIS zu ergattern. Kandidaten werden aus allen Gebieten der Medizin rekrutiert und umfassen Humanmediziner, Veterinäre, Virologen, Krankenschwestern und Zahnärzte. Der Schwerpunkt liegt auf angewandten epidemiologischen Methoden, Biostatistik und dem Management einer Ausbruchsuntersuchung. Besonderer Wert wird auf das Studium alter Fallakten und die Zusammenstellung von Falllisten (fachsprachlich *line lists*) oder Diagrammen gelegt, die eine detaillierte Übersicht über jeden Fall und die Verteilung der Infektionen in Raum und Zeit ermöglichen. Überdies müssen die Trainees lernen, wie man pathologische und serologische Proben nimmt.

Gemäß der Vision des EIS-Gründers Alexander D. Langmuir lag der Schwerpunkt auf dem Lernen während der Arbeit. Wie Langmuir einst einem Interviewer gegenüber meinte, tue er nichts lieber, als EIS-Kandidaten »über Bord« zu werfen, um zu sehen, ob sie schwimmen könnten. Wenn nicht, sei er durchaus bereit, »ihnen einen Rettungsring zuzuwerfen, sie aus dem Wasser zu ziehen und sie wieder hineinzuwerfen«.[9] Kurz gesagt, EIS-Absolventen würden vor nichts haltmachen, um dem Ausbruch auf den Grund zu gehen. So hatte Fraser beispielsweise einige Jahre zuvor geholfen, das Geheimnis des Lassafieber-Ausbruchs in Sierra Leone zu lösen, das einen seiner Kollegen, der auf der Suche nach dem vermuteten Reservoir des Virus durch die Dörfer trampte und Nager fing, fast das Leben gekostet hatte (er konnte das Reservoir schließlich auf die Natal-Vielzitzenmaus, *Mastomys natalensis*, zurückführen). Ein weiterer Grund, warum Sencer Fraser ausgewählt hatte, war dessen Ruf, diplomatisch zu sein. Und das war eine Tugend, von der Sencer wusste, sie würden sie benötigen, sobald Fraser in Harrisburg, der Hauptstadt von Pennsylvania, eintraf und die lokalen Gesundheitsbeamten erfuhren, dass sich die CDC für den Fall interessierten.

Das Erste, was man im Fall eines Ausbruchs braucht – so wird es Epidemiologen beigebracht –, ist eine funktionierende Falldefinition, um die Diagnose zu verifizieren. Das Zweite ist, sich die Expositionshäufigkeit von Menschen anzuschauen, die krank sind, und sie mit derjenigen von Menschen zu vergleichen, die nicht krank sind (die sogenannte Kontrollgruppe). Nur dann lässt sich sagen, ob die identifizierten Fälle eine Epidemie darstellen. Als

Fraser am 3. August nach Harrisburg aufbrach, wusste er, dass es 100 Verdachtsfälle und 19 Todesfälle gab. Überdies wusste er, dass sämtliche Fälle Veteranen betrafen, die am Treffen in Philadelphia teilgenommen hatten. Das konnte jedoch auch nur ein Produkt der Berichterstattung sein, denn die American Legion war eine eng vernetzte Gruppe mit effizienten Kommunikationsnetzwerken; daher war es nur natürlich, dass die Fälle der Veteranen zuerst Aufmerksamkeit erregten. Überdies interessierte sich die Presse bereits sehr für den Ausbruch, was die Berichtslage wohl weiter verzerren würde. Um herauszufinden, ob in Pennsylvania tatsächlich eine Epidemie im Gange war, musste Fraser feststellen, ob irgendeine andere Gruppe oder andere Individuen in der relevanten Zeitspanne ebenfalls an Pneumonie erkrankt waren und ob die Betroffenen auch in Philadelphia oder an einem anderen Ort gewesen waren. Er würde auch herausfinden müssen, wie viele Veteranen und ihre Familien am Treffen teilgenommen hatten, um einen präzisen Nenner zu finden, mit dem er die Infektionsrate eichen konnte. Im Idealfall würde er auch Falllisten brauchen, die Name, Alter und Adresse eines jeden Patienten verzeichneten – und im Fall der Veteranen darüber hinaus, wann sie an dem Treffen teilgenommen und in welchem Hotel sie logiert hatten. Diese Diagramme müssten auch medizinische und pathologische Schlüsselinformationen enthalten, beispielsweise wann die Krankheit begonnen hatte, und bei den Verstorbenen überdies die Todesursache. Das war zweifellos eine Riesenaufgabe, und so schwärmten insgesamt 30 EIS-Beamte über den ganzen Staat aus, um die Familien der Opfer zu interviewen oder im Fall derjenigen, die ins Krankenhaus eingewiesen worden waren, die Einrichtungen zu befragen, in denen sie behandelt worden waren. Zur Vorbereitung dieser Erhebungen hatten die CDC Craven und Graitcer am 2. August nach Pittsburgh beziehungsweise Philadelphia geschickt und einen gerade erst eingestellten EIS-Beamten, Theodore Tsai, nach Harrisburg. In Harrisburg erhielt Fraser Verstärkung durch zwei weitere frischgebackene EIS-Beamte, David Heymann, einen zukünftigen Direktor für Emerging and other Communicable Diseases bei der WHO, und Stephen Thacker, der später zum stellvertretenden Surgeon General des U.S. Public Health Service aufsteigen sollte.

Die andere Priorität bestand darin, herauszufinden, ob es sich bei dem Ausbruch um Schweinegrippe handelte oder nicht. Diese Aufgabe fiel weitgehend Graitcer zu, dessen Job es war, als Verbindungsmann zu den staatlichen Laboratorien zu fungieren und das Labor der CDC Atlanta mit Proben von Rachenspülungen und Seren zu versorgen. Dort stand ein Team von Spezialisten bereit, um festzustellen, ob die Seren mit dem H1N1-Schweinegrippe-Erreger, der den Namen A/New Jersey/76 erhalten hatte und im Februar in Ford Dix isoliert worden war, kreuzreagierten. Gleichzeitig testeten CDC-Techniker auf Antigene gegen den häufigsten Influenzastamm, der damals in der nördlichen Hemisphäre zirkulierte, ein H3N2-Virus namens A/Victoria/75, wie auch gegen andere häufige, mit Pneumonie assoziierte Infektionserreger.

Innerhalb von 48 Stunden nach seiner Ankunft in Harrisburg hatte Fraser die Antwort auf die erste Frage: Es war keine Schweinegrippe. Und innerhalb von 72 Stunden bestätigten Labortechniker, dass es sich auch nicht um den A/New Jersey/76- oder den A/Victoria/75-Stamm handelte. Das ließ mehrere andere Möglichkeiten offen. Ganz oben auf der Liste standen *Chlamydia psittaci*, das Psittakose-Bakterium, und *Coxiella burnetii,* das Bakterium des Q-Fiebers, einer Krankheit von Rindern, Schafen und Ziegen, von der bekannt war, dass sie beim Menschen Lungenentzündung auslösen konnte. Eine weitere, etwas entferntere Möglichkeit war *Histoplasma,* eine Pilzinfektion, die von Vögeln und Fledertieren verbreitet wurde. Auf diese Pathogene zu testen, würde Wochen, wenn nicht gar Monate dauern, wusste Fraser, und es würde mit dem ruhigen und sorgfältigen Sammeln weiterer Indizien, wie Staub- und Wasserproben aus dem Bellevue, und der Untersuchung pathologischer Proben verstorbener Veteranen einhergehen müssen. Als Fraser jedoch im Büro von Leonard Bachmann, dem Gesundheitsminister von Pennsylvania, und seinem leitenden Epidemiologen William Parkin eintraf, fand er die Atmosphäre dort alles andere als ruhig. Die Telefone klingelten ununterbrochen, panische Anrufer verlangten Informationen, und die Journalisten im Presseraum nebenan wollten wissen, ob sich hinter dem Ausbruch etwas Schlimmeres verbergen könnte, vielleicht eine vorsätzliche Vergiftung, initiiert von radikalen Kriegsgegnern, um die Zweihundertjahrfeiern zu stören oder um eine Botschaft an Gerald Ford zu senden (dieser hatte zwei Jahre zuvor Richard Nixon im Zusammenhang mit dessen mutmaßlicher krimineller Verstrickung in den Watergate-Skandal begnadigt, eine Entscheidung, die heftig umstritten war). Man konnte verstehen, dass die Presse solche Fragen stellte; bei den Vorbereitungen des Veteranentreffens hatte Philadelphias Bürgermeister Frank Rizzo, ein hartgesottener früherer Polizist und enger Nixon-Freund, bewusst Angst vor einem Terrorangriff geschürt, indem er Undercoverbeamte in und um die Innenstadt postiert hatte. Nach dem Ausbruch hatte Albert Gaudiosi, Rizzos offizieller Sprecher, noch abstrusere Verschwörungstheorien geäußert und durchblicken lassen, es könne sich um eine verdeckte Operation der CIA mit chemischen und biologischen Waffen handeln. Gaudiosis Aussagen wurden von vielen als unverfrorener Versuch verstanden, vom Versagen des Bürgermeisters abzulenken, einen seit Langem bestehenden Streit bei der Abfallbeseitigung zu lösen – einen Streit, der sich schon über drei Wochen zog und zu Müllbergen auf den Straßen geführt hatte.[10] Diese Haufen waren ein Magnet für Ratten und anderes Ungeziefer. Konnten diese Ratten mit Pestflöhen verseucht sein?, fragten die Journalisten. Konnte die Pest die seltsamen Lungenentzündungssymptome der Veteranen erklären?

Während die CDC-Wissenschaftler Sputum testeten und Lungengewebe sowie andere pathologische Proben untersuchten, weiteten die EIS-Beamten ihre Ermittlungen über ganz Pennsylvania aus. Durchschnittlich legte jeder von ihnen über 700 Kilometer zurück und interviewte zehn Patienten in mehr als sechs Krankenhäusern. Inzwischen kristallisierte sich ein klares klinisches Bild heraus. In der Regel begann ein Fall von Legionärskrankheit mit einem allgemeinen Gefühl des Unwohlseins, Muskelschmerzen und leichten Kopfschmerzen. Innerhalb von 24 Stunden entwickelten die Betroffenen rasch steigendes Fieber, Schüttelfrost und einen trockenen Husten, gelegentlich kamen Bauchschmerzen und andere gastrointestinale Symptome hinzu. Zwei oder drei Tage später litten die Betroffenen unter hohem Fieber (39–40 °C), und eine Röntgenaufnahme des Brustkorbs zeigte eine ungleichmäßig verteilte Lungenentzündung. Klinisch wurde daher jede Person mit Husten und einer Temperatur von 39 °C oder höher beziehungsweise mit Fieber und durch Röntgenaufnahmen belegter Pneumonie als ein Fall von Legionärskrankheit definiert. Überdies bezogen die Ermittler ein epidemiologisches Kriterium mit ein: Ein Fall musste an dem Veteranentreffen teilgenommen oder zwischen 1. Juli und 18. August im Inneren des Bellevue gewesen sein. Zu diesem Zeitpunkt bestanden die Fälle, die im State Health Department aufgelistet waren, *ausschließlich* aus Personen, die an dem Treffen teilgenommen hatten oder im Bellevue gewesen waren; daher erschien diese klinisch-epidemiologische Definition plausibel. Es war jedoch auch möglich, dass die Falllisten durch die Publicity rund um die Ausbrüche im Bellevue verzerrt worden waren und die Leute nicht daran gedacht hatten, andere Fälle zu melden, die vielleicht eingeschlossen gehörten; daher richtete das State Health Department zudem eine Hotline ein und ermunterte die Öffentlichkeit, mögliche Epidemiefälle zu melden, auch wenn sie keine Verbindung mit dem Veteranentreffen oder dem Bellevue aufwiesen.

Nach der ersten Augustwoche war klar, dass die Epidemie einen Gipfel erreicht hatte und die Krankheit nicht ansteckend war, denn es gab keine Sekundärfälle. Wenn man die Epidemiekurve zeitlich zurückverfolgte, zeigte sich, dass es zwischen dem 22. und dem 25. Juli einen raschen Anstieg der Fälle gegeben hatte, gefolgt von einem Plateau bis zum 28. Juli und einem langsamen Abklingen bis zum 3. August. Überdies waren vor dem Veteranentreffen keine Fälle aufgetreten, was dafür sprach, dass die Inkubationszeit des Agens, was auch immer es war, zwei bis zehn Tage betrug. Insgesamt hatte es in den vier Wochen bis zum 10. August 182 Fälle und 29 Tote gegeben, was einer Letalitätsrate von 16 Prozent entsprach. Die Infektion hatte sich für Raucher und ältere Menschen als besonders gefährlich erwiesen; Betroffene, die 60 Jahre oder älter waren, hatten ein doppelt so hohes Sterberisiko wie Jüngere. Fast alle Betroffenen waren Veteranen, die entweder im Bellevue übernachtet oder an Events in der Lobby oder den Gästebereichen teilgenommen hatten. Es gab jedoch einige klinisch vergleichbare Fälle unter Nichtveteranen, darunter ein Techniker des Hotels, der die Klimaanlage repariert hatte, sowie ein Busfahrer und mehrere Fußgänger, die nur an der imponierenden Fassade des Hotels an der Broad Street vorbeigegangen waren. Waren diese Broad-Street-Lungenentzündungen Teil desselben epidemiologischen Ereignisses? Und warum war mit Ausnahme des Technikers, der die Klimaanlage repariert hatte, offenbar keiner der Angestellten des Hotels erkrankt?

Zwar strebt die Epidemiologie danach, eine exakte Wissenschaft zu sein, doch sie enthält nichtsdestoweniger ein stark induktives Element. Wie es Wade Hampton Frost, ein ehemaliger Professor für Epidemiologie an der Johns Hopkins University und einer der Pioniere des Gebiets formulierte: »Die Epidemiologie ist zu jedem Zeitpunkt mehr als die Gesamtheit der gesicherten Fakten. Sie umfasst deren ordentliche Anordnungen in Schlussfolgerungsketten, die über die Grenzen direkter Beobachtung hinausgehen.«[11] Mit anderen Worten: Die Rohdaten können nur bis zu einem gewissen Grad analysiert werden. Um ein Gefühl für die Legionärskrankheit zu bekommen, erkannte Fraser, musste er an den Ursprung des Ausbruchs zurückgehen. Ein Zimmer im Bellevue zu bekommen war kein Problem, denn die meisten Gäste hatten ihre Reservierung aus Angst vor einer Ansteckung storniert, und so zogen Fraser und zehn seiner Mitarbeiter am 10. August dort ein und begannen, den Lobbybereich und die Gästebereiche zu inspizieren.[12] Gab es ein Muster, fragte er sich, irgendeinen Hinweis, in welcher Weise die Veteranen die Hotelanlagen benutzt hatten?

Um herauszufinden, wie viele der 10 000 in Pennsylvania registrierten Mitglieder der American Legion tatsächlich an dem Treffen teilgenommen hatten, und um ihre Bewegungen zu rekonstruieren, ließ Fraser Fragebögen an alle Veteranen im Staat verteilen. Sie sollten darin nicht nur ihre Präsenz in Philadelphia bestätigen, sondern zudem angeben, in welchem Hotel sie gewohnt hatten und wie viele Stunden sie im Bellevue oder auf dem Bürgersteig vor dem Hotel verbracht hatten. Der zweiseitige Fragebogen enthielt auch eine Checkliste über Schlüsselereignisse und -veranstaltungen des Treffens. Hatten sie am Morgen des 23. Juli am Keystone Go-Getter Club Breakfast im Rose Garden im 18. Stock teilgenommen? Hatten sie am selben Abend am Commander's Bicentennial Ball im prächtigen Ballsaal im zweiten Stock teilgenommen, zu dem es nur mit Tickets Zutritt gab? Fraser fragte sie auch, was sie gegessen oder getrunken (Kaffee, Alkohol) hatten und ob sie Eiswürfel in ihre Drinks gegeben hatten oder während der Parade der American Legion irgendetwas von Straßenverkäufern in der Innenstadt gekauft hatten. Überdies interviewten Beamte andere Gäste und Personen, die nicht an dem Treffen teilgenommen, aber in derselben Zeitspanne im Bellevue logiert hatten oder dort zu Besuch gewesen waren. Und schließlich befragten die EIS-Beamten auch die Mitarbeiter des Hotels, ob sie in irgendeiner Weise krank gewesen seien. Um Fraser und Sharrar bei diesen Erhebungen zu helfen, unterstützte Rizzo die beiden sogar mit einem Team von Beamten der Mordkommission. Sharrar zufolge kannten die Ermittler »sämtliche Tricks« und erwiesen sich besonders geschickt darin, Veteranen nach ihrem Kontakt zu Prostituierten zu befragen, von denen sich viele als Hotelgäste ausgegeben hatten, um Zutritt zu den Gästebereichen zu erhalten.

Rasch wurde deutlich, dass fast alle Befragten Zeit im Lobbybereich im ersten Stock verbracht hatten, wo man sich registrieren ließ, sich mit Delegierten traf, die ein Amt anstrebten, oder mit Freunden und Familie plauderte. Und fast alle hatten die Aufzüge benutzt, um das Dachrestaurant oder die Bars und Gästebereiche zu besuchen. Zu den typischen Fällen gehörten Jimmy Dolan und John Bryant Ralph – »J. D.« und »J. B.« in der anonymisierten Liste. Dolan und Ralph, Mitglieder des Williamstown Postens, waren 39 beziehungsweise 41 Jahre alt und seit ihrer Kindheit befreundet. Um Geld zu sparen, hatten sich die beiden zusammen mit Jims Cousin Richard Dolan, dem 43-jährigen Kommandeur von Posten 239, im Holiday Inn in der Stadtmitte einquartiert. Gut gebaut und eifrige Partygänger, hatten alle drei am Commander's Bicentennial Ball teilgenommen und bis deutlich nach Mitternacht den Getränken zugesprochen. Das Trio hatte auch viele Stunden im Lobbybereich verbracht, aber einen Bogen um die Bars und Restaurants des Hotels gemacht. Drei Tage nach ihrer Rückkehr nach Williamstown klagten Jimmy und John über Fieber, Kopfschmerzen und Husten, und am 29. Juli wurde Jimmy ins Krankenhaus eingeliefert. Er starb drei Tage später, und der Pathologe gab als Todesursache »beidseitig konsolidierte Lunge, blutiges Sputum, terminal« an. Am Folgetag, dem 2. August, fiel auch John der mysteriösen Krankheit zum Opfer; Todesursache war eine »massive beidseitige lobuläre Pneumonie«. Richard Dolan hingegen entwickelte keinerlei Krankheitssymptome.[13]

Drei »statistisch signifikante« Faktoren kristallisierten sich aus den Fragebögen heraus: Erstens hatten kranke Delegierte im Mittel vier bis fünf Stunden mehr im Bellevue verbracht als ihre gesunden Kollegen und beträchtlich länger in der Lobby als die Kontrollgruppe. Die Korrelation zwischen der Dauer der in der Lobby verbrachten Zeit und der Erkrankung traf besonders auf diejenigen zu, die im Bellevue übernachtet hatten, aber auch auf Veteranen, die in anderen Hotels logiert hatten. Diese Korrelation galt jedoch nicht für die Hotelangestellten, die im Lobbybereich arbeiteten und dort ebenso viel, wenn nicht mehr Zeit als die Veteranen verbracht hatten. Mit Ausnahme des Klimaanlagetechnikers, der am 20. Juli grippeähnliche Symptome entwickelt und vier Tage später seine Arbeit wiederaufgenommen hatte, zeigte keiner der 30 Vollzeitbeschäftigten des Hotels irgendwelche Krankheitssymptome. Zweitens gab es eine schwache Korrelation zwischen der Erkrankung und dem Besuch der Gästebereiche; die erkrankten Delegierten hatten im Mittel 2,6 Gasträume besucht, im Vergleich zu 1,8 Räumen bei nicht erkrankten Teilnehmern. Kein Gastraum war jedoch von mehr als einem Drittel der Erkrankten besucht worden. Und drittens hatten zwar mehr der später Erkrankten als der Nichterkrankten im Bellevue Wasser getrunken, doch nur zwei Drittel erklärten, überhaupt Wasser in irgendeiner Form zu sich genommen zu haben, vermutlich weil sie es vorgezogen hatten, ihren Durst mit alkoholischen und/oder kohlensäurehaltigen Getränken zu löschen. Kurz gesagt, so Sharrar, war der typische Fall »höchstwahrscheinlich ein freundlicher, durstiger, älterer männlicher Delegierter, der in der Hotellobby herumhing«.[14]

Sobald die Existenz der Epidemie bestätigt ist und die Diagnose feststeht, sind bei der Untersuchung eines Ausbruchs die nächsten Fragen: wer, wann, wo, wie und was. Nach den Erhebungen konnte es wenig Zweifel geben, dass die »Legionäre« das »Wer« waren, ihr Treffen das »Wann« und das Bellevue das »Wo«. Aber das ließ das »Wie« und das »Was« weit offen. War die Legionärskrankheit durch die Exposition gegenüber einem Keimträger ausgelöst worden, wie Staub- oder Ascheteilchen, oder ging sie auf ein Gas zurück? Oder könnte der Erreger sich im Wasser oder in Lebensmitteln versteckt haben? Und wenn der gemeinsame Nenner das Bellevue war, wie ließ sich dann die offensichtliche

Immunität des Hotelpersonals erklären? War es möglich, dass die Verschwörungstheorien richtig waren und der Ausbruch absichtlich von Geheimdiensten herbeigeführt worden war?

Inzwischen gab es Spekulationen aller Art, und mehrere Zeitungen fragten, ob die Veteranen vielleicht mit Paraquat vergiftet worden seien, einem Unkrautvernichtungsmittel, von dem bekannt war, dass es Lungenödeme und Atemprobleme auslöste. Eine andere Vermutung war Phosgengas, ein stark lungenschädigendes Mittel, das von den Deutschen und später auch von den Alliierten im Ersten Weltkrieg eingesetzt wurde und zu quälendem Husten und Kurzatmigkeit führt. Es wurde auch vermutet, die Symptome der Veteranen könnten auf eine Nickelcarbonyl-Vergiftung zurückgehen, eine hochgiftige Flüssigkeit, die eine chemische Pneumonitis (entzündliche Veränderung der Lunge) und ein Versagen des Herz-Kreislauf- und des Atmungssystems auslösen kann, oder auch auf eine Kadmiumvergiftung aufgrund der Kadmiumkrüge, in denen die Barmixer die Drinks der Veteranen gemischt hatten. Fraser bat die CDC-Techniker daher, die pathologischen Proben auf Spuren dieser Toxine zu untersuchen, und wies die EIS-Beamten an, die Restaurants, Bars, Gästezimmer und Gasträume auf Spuren dieser Chemikalien zu screenen. Wenn der Erreger Phosgen gewesen war, überlegte Fraser, hätte es den Drinks der »Legionäre« beigemischt oder als Gas in den Aufzugsschächten von ihnen eingesogen werden und sich durch die ständige Auf-und-ab-Bewegung der Aufzüge in den oberen Stockwerken des Hotels verbreiten können. Das würde erklären, warum die Erhebung keine Beziehung zwischen der Krankheit und der Präsenz der Veteranen in einem bestimmten Gastraum ergeben hatte. Aber alle hatten den Aufzug benutzt, und alle waren in der Lobby gewesen. Phosgen wird vom Körper zudem rasch ausgeschieden, was es zu einem idealen Giftstoff macht. Es bewirkt jedoch im Allgemeinen schwere Nierenschäden, und die Nieren der toten Veteranen schienen nicht geschädigt. Auch enthielt keine der Gewebeproben Paraquat. Stattdessen fanden sich in Lunge, Leber und Nieren von sechs Veteranen und zwei Broad-Street-Pneumonieopfern Spuren von Nickel. Die Konzentrationen bewegten sich jedoch durchaus im normalen Bereich und waren im Vergleich zu den Kontrollpersonen nicht erhöht.

Als die Liste der offensichtlichen Kandidaten erschöpft war, begann Fraser, unwahrscheinlichere Möglichkeiten in Erwägung zu ziehen, darunter auch die Klimaanlage. Die meisten modernen Hotels hatten Kühlaggregate auf dem Dach installiert, denn kalte Luft sinkt und lässt sich nicht ohne Weiteres nach oben befördern. Das Bellevue verwendete jedoch ein älteres Kaltwassersystem, das mithilfe von zwei Carrier-Kühlmaschinen in der Kelleretage betrieben wurde. Die Kühleinheiten, die 1954 installiert worden waren, hatten eine Kapazität von 800 beziehungsweise 600 Tonnen und benutzten Freon 11 (F11) als Kühlmittel für das Wasser. Dieses gekühlte Wasser wurde dann auf das Dach des Hotels gepumpt und von dort nach unten geschickt, wo es zwischen rund 60 Lüftungsanlagen zirkulierte. Die meisten dieser Lüftungsanlagen verwendeten eine Mischung aus rund 75 Prozent rezirkulierter Luft und 25 Prozent frischer Außenluft, doch in der Lüftungsanlage direkt über der Rezeption in der Lobby wurde die gesamte Luft rezirkuliert.

Gleichzeitig diente ein separates System, das »gekühltes« Wasser aus einem Kühlturm auf dem Dach verwendete, zur Kondensierung des Kühlmittels. Sollte es zu einem Leck kommen, wurde das Kühlwassersystem mittels eines Schwimmersystems in einem nahe gelegenen Ausgleichsbehälter automatisch wieder aufgefüllt. Unglücklicherweise hatten sich die Wasserleitungen auf dem Dach des Hotels aufgrund eines Fehlers im Ventil mit Luft gefüllt; das führte dazu, dass eine der Lüftungsanlagen, die das Rose Garden Restaurant im 18. Stock versorgte, ausfiel. Um diesen Ausfall zu beheben, stellte das Personal mithilfe eines Gartenschlauchs, der von dem Wasserturm zu einem Wasserrohr lief, das seinerseits zur Lüftungsanlage führte, eine provisorische Verbindung her. Dieses Behelfssystem löste zwar das Problem des fehlerhaften Schwimmers im Ausgleichsbehälter, doch wenn die Ventile an einem der beiden Schlauchenden offen gelassen wurden oder leckten und verschiedene Sicherheitsventile nicht richtig funktionierten, konnte Wasser aus dem Wasserturm in zwei Stahltanks gelangt sein, die sich ebenfalls auf dem Dach befanden und das Hotel mit Trinkwasser versorgten. Da das Wasser im Turm zum Schutz der Leitungsrohre mit Chromat behandelt wurde, lag hier ein potenzielles Kontaminationsrisiko. Der Wasserturm war zudem nicht abgedeckt und ungeschützt Wind und Wetter ausgesetzt, sodass Dreck und Kot von Tauben, die überall auf den Balustraden hockten, sehr leicht ins Trinkwasser hätten gelangen können.

Ein weiteres, vielleicht noch größeres Risiko war die 800-Tonnen-Kühleinheit im Keller. Aus der Anlage sickerte schon seit Mai F11-Kühlmittel; daher hatte das Management des Bellevue wiederholt bei der Herstellerfirma Carrier angerufen und sie aufgefordert, das Problem zu beheben. Die Reparaturen waren jedoch nur teilweise erfolgreich gewesen, und da die sommerliche Konferenzsaison direkt bevorstand, hatte das Management entschieden, weitere Reparaturen auf einen späteren Zeitpunkt zu verschieben. Unglücklicherweise wurde die Abluft aus dem Keller direkt in die Chancellor Street auf der Südseite des Hotels ausgeblasen. Theoretisch war es denkbar, dass die Abluft gasförmiges F11 aus dem fehlerhaften Kühlaggregat enthalten hatte. Hinzu kam, dass Entlüftungsrohre der Kühlanlagen in nur rund einem Meter Entfernung vom Abluftventilator Luft nach draußen bliesen – möglicherweise konnte daher ein Teil dieser Luft durch einen Luftschacht neben der Entlüftung zurück in den Keller gesaugt worden sein. Fraser gelang es nicht, das »endgültige Schicksal dieser Luft« zu klären, aber da der Keller auch von zwei großen Ventilatoren versorgt wurde, die Luft durch einen anderen, bis aufs Dach reichenden Lüftungsschacht ausbliesen, konnte er nicht ausschließen, dass kontaminierte Luft durch das ganze Hotel zirkuliert war.[15] Sein Verdacht, austretendes Kühlmittel könnte eine wichtige Rolle gespielt haben, wurde durch die Tatsache genährt, dass sich der Handwerker, der die Klimaanlage repariert hatte, am 20. Juli, also am Tag vor der Eröffnung des Veteranentreffens, krankgemeldet hatte. Da der Mann berichtete, er habe Husten und eine Temperatur von 39 °C gehabt, war sein Name auf der Fallliste aufgeführt worden. Er hatte jedoch keine Pneumonie entwickelt und sich bereits am 24. Juli wieder zurück zur Arbeit gemeldet. Später stellte sich heraus, dass seine Frau und seine zwei Töchter zur gleichen Zeit an einer Atemwegserkrankung gelitten hatten, sodass Sharrar argumentierte, der Handwerker hätte niemals auf die Liste gesetzt werden sollen und habe wahrscheinlich nicht an der Legionärskrankheit, sondern an der Grippe gelitten.[16]

Ende August hatten EIS-Beamte das Hotel vom Dach bis zum Keller durchkämmt. Zu den Proben, die zum Testen nach Atlanta geschickt wurden, gehörten Freon 11 und Kühlwasser aus der Klimaanlage, Staub aus Lüftungsanlagen, Teppichen, Vorhängen und Hotelaufzügen, Wasser aus den Trinkbrunnen und Eiswürfelmaschinen des Hotels, Mittel zur Nagerbekämpfung, Bleichen und Hausreinigungsmittel und eine Reihe konventioneller Souvenirs wie Becher, Hüte, Anstecker und Zigarettenpäckchen, die sich in den Geschenktüten anlässlich des Veteranentreffens befunden hatten. Fraser, dem aufgefallen war, dass die Belüftungsschächte der U-Bahn ebenfalls Luft in die Broad Street abließen, hatte überdies eine Untersuchung der unterirdischen Abläufe angeordnet. Und eingedenk der Tatsache, dass keine epidemiologische Untersuchung vollständig war ohne Wetterbericht, forderte Fraser die Wetterdaten vom 21. bis 25. Juli an. Wie diese zeigten, hatte die Zusammenkunft bei drückender Hitze begonnen, doch am 22. Juli hatte es einen plötzlichen Temperaturwechsel gegeben. Das hatte dazu geführt, dass die Temperaturen nicht wie üblich mit der Höhe über dem Erdgeschoss gesunken waren und sich die Luft in den oberen Bereichen des Hotels, einschließlich des Daches, überhitzt hatte. Dieser ungewöhnliche Effekt hatte anderthalb Tage lang angehalten; er hatte am 24. Juli um die Mittagszeit geendet und war, wie Fraser feststellte, mit einer leicht erhöhten Konzentration von Kohlenmonoxid und anderen Luftschadstoffen einhergegangen.

Von Anfang an war eine der populärsten Theorien, der Ausbruch sei durch eine Psittakose hervorgerufen worden. Zwar war die Erinnerung an die große Papageienkrankheits-Pandemie von 1930 im Jahr 1976 bereits stark verblasst, doch Ornithologen und Veterinäre hatten die Epidemiologie und die Naturgeschichte der Erkrankung weiter untersucht. Da strengere Vorschriften die Häufigkeit von Ausbrüchen in Vogelzuchtanlagen und Tierhandlungen reduziert hatten, verlagerte sich der Schwerpunkt auf lebensmittelproduzierende Betriebe wie Geflügelfarmen und geflügelverarbeitende Unternehmen. Gleichzeitig hatten serologische Studien und ein besseres Verständnis der Rolle latenter Infektionen zu neuen Einblicken in das breite Wirtsspektrum des Psittakose-Erregers geführt. 1967 hatte Karl Friedrich Meyer 130 Vogelarten aufgelistet, bei denen sich die Krankheit nachweisen ließ. Dazu gehörten Wandertauben, die in Hinterhöfen und auf Dachböden gezüchtet wurden, und die Tauben im New Yorker Central Park, von denen die Hälfte das *Chlamydia*-Bakterium trug.[17]

Fraser stellte fest, dass die Balkone der oberen Etagen und das Dach des Bellevue beliebte Taubenaufenthaltsplätze waren. Zudem hatte eine Lokalberühmtheit, die »Taubenfrau«, Brotkrumen auf der Broad Street verteilt. Und ein weiblicher Hotelgast hatte berichtet, sie habe Sittichgezwitscher aus einem der Zimmer gehört. Frasers Aufgabe wurde nicht leichter dadurch, dass prominente Mediziner die Psittakose-Theorie unterstützten. Der lauteste von ihnen war Gary Lattimer, ein Spezialist für Infektionskrankheiten am Sacred Heart Hospital in Allentown. Anfang August hatte Lattimer sechs Veteranen untersucht und war zu der Überzeugung gekommen, sie litten an Psittakose; daher hatte er sie mit Tetracyclin behandelt, einem Breitbandantibiotikum, das gegen Psittakose und von Rickettsien ausgelöste Krankheiten wirkte.*

Die Symptome der Veteranen hatten sich sofort gebessert, was Lattimer veranlasste, Fraser zu drängen, Tetracyclin auch für andere Patienten zu empfehlen. Fraser lehnte ab, berief sich auf fehlende wissenschaftliche Belege für eine solche Empfehlung und meinte, es sei unverantwortlich, Tetracyclin anderen Antibiotika wie Erythromycin und Rifampicin vorzuziehen.[18] Lattimer gab jedoch nicht nach. Vielmehr begann er, Pressekonferenzen abzuhalten und an wohlbekannte Chlamydien-Experten wie Julius Schachter, Meyers früheren Schüler und Professor für Epidemiologie an der University of California in San Francisco, zu schreiben.** Zur Unterstützung seiner Theorie verwies Lattimer auf die Tatsache, dass Psittakose eine variable Inkubationszeit von drei bis elf Tagen

---

*   *Rickettsia* ist der Name einer Gattung von Bakterien, die durch den Biss von Milben, Zecken, Flöhen und Läusen übertragen werden. Die bekanntesten Rickettsienkrankheiten sind Typhus und Rocky-Mountain-Fleckfieber.

** Schachter hatte kurz zuvor einen Psittakose-Ausbruch an der University of California, San Francisco, auf Tauben zurückgeführt, die auf den Fensterimsen der Büros hausten; diese Entdeckung veranlasste die Universität, »Anti-Tauben-Stacheln« zu installieren.

hatte, ganz ähnlich der zwei- bis zehntägigen Inkubationsperiode der Legionärskrankheit. Die Mortalitätsrate und die Symptome waren ebenfalls ähnlich, und wie bei der Psittakose gab es offenbar keine sekundäre Übertragung. Abschließend wies Lattimer darauf hin, dass histopathologische Untersuchungen der Opfer eine ausgedehnte Alveolitis, also eine Entzündung der Lungenbläschen, gezeigt hatten. Zusammen mit den beobachteten Veränderungen in Leber und Milz waren diese Anzeichen »kompatibel mit allen Aspekten, die von früheren Chlamydien-Epidemien berichtet wurden«[19]. Im September entschied jedoch ein Gremium erfahrener Pathologen, das den Auftrag hatte, die bei den Autopsien gewonnenen Erkenntnisse nochmals zu bewerten, gegen Lattimer. Auch wenn das Gremium fand, dass fünf der Kernfälle der Legionärskrankheit und drei Broad-Street-Fälle Muster einer »akuten diffusen Schädigung der Alveolen« zeigten, erklärten die Experten, dass eine solche alveoläre Schädigung auch das Ergebnis einer Toxinexposition gewesen sein könnte. »Auf der Basis dieser Befunde lässt sich keine pathologische Diagnose stellen«, befanden sie.[20]

Alle Hoffnung auf eine Lösung des Rätsels lastete jetzt auf den mikrobiologischen Untersuchungen. Als führende Bundesbehörde für die Kontrolle von Krankheiten und als WHO-Berichterstatter für Influenza galten die CDC-Labore in Atlanta als absolute Spitzeneinrichtungen. Der Laborkomplex, in dem 625 Wissenschaftler und Techniker arbeiteten, lag an der Clifton Road direkt neben der Emory University und umfasste 17 verschiedene Disziplinen, darunter Bakteriologie, Toxikologie, Mykologie, Parasitologie, Virologie, durch Vektoren übertragene Krankheiten und Pathologie. Hier konnten Techniker infiziertes Gewebe direkt im Elektronenmikroskop betrachten, Bakterien auf geeigneten Medien kultivieren und infektiöses Material in Zellkulturen, Eier sowie kleine Versuchstiere injizieren. Überdies konnten sie Sputum und Seren auf Antikörper gegen eine Reihe von Antigenen prüfen.

Ende August hatten die CDC-Techniker viele Hundert Gewebeproben untersucht und fluoreszierende Antikörper gegen ein Dutzend verschiedene Mikroben eingesetzt. Mit Ausnahme eines einzigen Patienten, der positiv auf *Mycoplasma pneumoniae* testete, zeigte keines der Seren eine signifikante Antikörperreaktion. Und

Tests von Nasen- und Rachenspülungen ergaben ebenfalls keine Reaktion auf Chlamydien, *Y. pestis* oder exotischere Bakterien und Viren, wie das Lassa- oder das Marburgvirus. Als irgendwann drei Meerschweinchen nach einer Impfung mit der Lungensuspension eines Patienten an einer gemischten Bakterieninfektion starben, dachten die Techniker schon, sie seien auf eine Spur gestoßen. Später stellte sich jedoch heraus, dass die Bakterien typisch für Stämme waren, wie man sie bei Patienten nach einer Antibiotikabehandlung oder bei Post-mortem-Überwucherungen fand,[21] und als die Lungensuspension gefiltert wurde, um alles außer Viren auszuschließen, war sie für Meerschweinchen nicht länger infektiös.* Als die Tests zu keinem Ergebnis führten, versuchten es die Wissenschaftler mit anderen Methoden. Eine bestand darin, Blutproben in Reagenzgläser mit Antikörpern gegen verschiedene Mikroorganismen zu geben und nach einer positiven Reaktion Ausschau zu halten. Eingedenk der Theorie, dass toxische Chemikalien eine Rolle spielen könnten, unterzogen die Wissenschaftler Lungen-, Leber- und Nierengewebeproben von verstorbenen Veteranen zudem radioaktiven Analysen auf Schwermetallvergiftung, unter anderem durch Quecksilber, Arsen, Nickel und Kobalt.

Nach Influenza und Psittakose war der nächste Verdächtige auf der Liste Q-Fieber. Q-Fieber, das von *Coxiella burnetii* hervorgerufen wird, einem obligaten intrazellulären Parasiten, der eine Zwischenstellung zwischen einem Bakterium und einem Virus einnimmt, wurde früher als Rickettsiose angesehen.** Im Gegensatz zu anderen Rickettsiosen wie Typhus und Rocky-Mountain-Fleckfieber, die durch Bisse von Arthropoden (Gliederfüßern) übertragen werden, stecken sich Menschen meist dann mit Q-Fieber an, wenn sie Staub einatmen, der von kontaminier-

---

* Viele Bakterien wachsen nach dem Tod im Gewebe noch weiter, daher die Bedeutung von Einbalsamierung und Kältelagerung, um Fäulnis zu vermeiden. Die meisten pathogenen Bakterien können in einem Leichnam jedoch nicht länger als ein paar Stunden überleben.

** Der Mikroorganismus ist nach Frank Macfarlane Burnet benannt, der nach einer Reihe von Ausbrüchen in Australien in den 1930er-Jahren viel zur Aufklärung der Ätiologie des Q-Fiebers beitrug.

ten Tieren infiziert wurde (in der Regel aus Tierreservoiren wie Rindern, Schafen und Ziegen). Häufige Symptome sind Fieber, starke Kopfschmerzen und Husten. Rund die Hälfte der Patienten entwickelt eine Lungenentzündung, und es kommt derart häufig zu einer Hepatitis (Leberentzündung), dass die Kombination Pneumonie und Hepatitis gewöhnlich zur Diagnose ausreicht. Anders als bei Typhus ist Ausschlag selten, und obgleich Q-Fieber eine akute Erkrankung ist, erholen sich die Patienten gewöhnlich auch ohne Antibiotika wieder.

Charles Shepard, dem Leiter des Leprosy and Rickettsia Branch der CDC, und seinem Assistenten Joe McDade fiel die Aufgabe zu, Gewebeproben auf Q-Fieber zu testen. McDade, ein blauäugiger Brillenträger mit dem Ruf eines peinlich genauen Wissenschaftlers, war erst ein Jahr zuvor zu den CDC gekommen. Der 36-Jährige hatte zuvor bei einer Naval Medical Research Unit in Nordafrika gearbeitet, wo er sich mit Rickettsiosen beschäftigt hatte. Theoretisch machte das McDade zum idealen Mann für den Job. Doch zu diesem Zeitpunkt hatte er noch keinerlei Erfahrung mit mikrobiologischen Untersuchungen im Rahmen des öffentlichen Gesundheitsdienstes und suchte bei Shepard und anderen erfahreneren CDC-Mitarbeitern Rat.[22] Nach seiner Tätigkeit in Übersee fand McDade seine Arbeit in Atlanta mühselig und ein wenig eintönig. Abweichungen von Standardtests und andere methodische Eigenmächtigkeiten wurden nicht ermutigt, erinnerte er sich. Vielmehr wurde von ihm erwartet, dass er den vorgeschriebenen Algorithmen und Testabläufen folgte und die Ergebnisse in eine Matrix eintrug, die, so hoffte man, zu den epidemiologischen Indizien passte und zur Lösung des Rätsels führen würde. McDades erste Aufgabe war es, das aus der Autopsie eines verstorbenen Veteranen stammende Lungengewebe zu pürieren und Meerschweinchen damit zu impfen. Q-Fieber hat eine Inkubationszeit von sieben bis zehn Tagen, also hieß es anschließend erst einmal abwarten. Wenn ein Meerschweinchen Fieber entwickelte, tötete McDade das Tier, entnahm ihm etwas Gewebe und injiziertes es in einen Hühnerembryo. Auf diese Weise hoffte er, Bakterien in genügend großer Zahl zu erhalten, um sie färben und untersuchen zu können.

McDades mangelnder Enthusiasmus lag zum Teil daran, dass damals »jedermann nach Influenza oder bekannten Ursachen für eine bakterielle Pneumonie suchte« und es keinerlei Hinweise gab, dass die Veteranen mit Nutztieren in Kontakt gekommen waren, was Q-Fieber höchst unwahrscheinlich machte. Als er Meerschweinchen das Material einspritzte, entwickelten sie tatsächlich innerhalb von zwei bis drei Tagen Fieber, viel früher als zu erwarten, wenn der Erreger *C. burnetii* gewesen wäre. Daraufhin modifizierte McDade sein Verfahren, tötete die Tiere früher und entfernte einen Teil ihrer Milz. Dann stellte er Abstriche auf Objektträgern her und färbte sie, um zu sehen, welche Organismen er unter dem Mikroskop ausmachen konnte. Gleichzeitig stellte er aus einem Teil des Gewebes eine Suspension her und strich sie auf eine Agarplatte, um zu schauen, ob sich irgendetwas auf dem Medium entwickelte. Schließlich gab er Antibiotika zu der Mischung, um das Wachstum sämtlicher Kontaminanten zu hemmen, die sich im Gewebe verbergen könnten, und spritzte das Material direkt in embryonierte Hühnereier, in denen sich möglicherweise vorhandene Rickettsien vermehren konnten.

Er fand keinerlei Hinweise auf Rickettsien, alle Eier blieben mehr als zehn Tage lang völlig gesund. Und auf den Agarplatten wuchsen auch keine Bakterien. Als er sich den Abstrich jedoch im Mikroskop ansah, stieß McDade gelegentlich auf ein stäbchenförmiges, gramnegatives Bakterium, »eins hier und ein anderes dort«. Da er seinen Beobachtungen misstraute, zeigte er die Objektträger erfahreneren Kollegen, die aber nur meinten, Meerschweinchen seien »notorisch schmutzige Tiere« und das, was er da sehe, sei höchstwahrscheinlich eine »experimentelle Kontamination«. »Mir wurde gesagt, eine wachsende Zahl von Indizien spreche dafür, dass Bakterien keine Rolle spielten und das, was ich da hatte, eine anomale Beobachtung sei«, erinnerte er sich. Stattdessen wurde McDade angewiesen, nach einem Virus Ausschau zu halten.[23]

Als McDades und Shepards Bemühungen scheiterten, ließen andere Wissenschaftler, aufgestachelt von Politikern in Washington, die Spekulationen um toxische Metalle und chemische Kontaminanten wieder aufleben. Der führende Vertreter der Theorie von den toxischen Metallen war William F. Sunderman Jr., Leiter der Labormedizin an der University of Connecticut School of Medicine. In der Frühphase des Ausbruchs hatten Sunderman und sein Vater, William Sunderman Sr., Professor für Pathologie am Hahnemann Medical College in Philadelphia, die Gesundheitsbehörden gedrängt, Urin- und Blutproben von verdächtigen Fällen zu sammeln, sodass sie auf toxische Substanzen untersucht werden konnten. Der Hauptverdächtige war nach Ansicht der Sundermans Nickelcarbonyl. Diese farb- und geruchlose Substanz wird bei industriellen Prozessen häufig verwendet und ist hochgiftig. Symptome treten irgendwann zwischen einem und zehn Tagen nach der Exposition auf, und dazu gehören in der Regel Kopfschmerzen, Schwindel und Muskelschmerzen. In der ersten Stunde nach der Exposition klagen die Betroffenen unter Umständen auch über Atemnot und Husten. Ohne Behandlung kann die Vergiftung zu einer akuten Pneumonitis und Bronchopneumonie mit hohem Fieber führen.

Mitte September hatte der junge Sunderman sechs Lungengewebeproben von Patienten mit Legionärskrankheit untersucht und festgestellt, dass fünf ungewöhnlich hohe Nickelkonzentrationen enthielten. Das sprach dafür, dass die Patienten eine toxische Substanz eingeatmet haben könnten, doch die Nickelkonzentrationen in anderen Geweben und Organen, wie Leber und Nieren, waren normal. Um die Möglichkeit auszuschließen, dass die erhöhten Werte auf versehentliche Verunreinigungen zurückgingen, hätte er auch Urin und Blut der Veteranen untersuchen müssen, doch in der Konfusion der ersten Tage nach dem Ausbruch hatten die Gesundheitsbeamten leider versäumt, Proben für eine spätere Testung zu sammeln und aufzubewahren. Bei einer Kongressanhörung im November unter Leitung von John M. Murphy, einem Demokraten aus Staten Island, New York, kritisierten die Sundermans trotz dieser Vorbehalte die CDC und die »Mängel« ihrer Untersuchungen scharf – Mängel, die sie dem »Eifer« von Gesundheitsbehörden zuschrieben, sicherzustellen, dass der Kongress ein Gesetz erließ, um Impfstoffhersteller vor eventuellen Schadensersatzansprüchen zu schützen, die aus dem Immunisierungsprogramm gegen Schweinegrippe erwachsen könnten. Sunderman Sr. sah die CDC besonders kritisch und stimmte einem kürzlich erschienenen Artikel der *Washington Post* zu, in dem es hieß, die CDC entwickelten »eine Hingabe, die schon an Manie grenzt, ... Schweinegrippe in Pennsylvania zu finden«.[24] In seiner Aussage vor dem Kongress ging er sogar noch einen Schritt weiter als sein Sohn und behauptete kategorisch, der Ausbruch sei auf eine Nickelcarbonyl-Vergiftung zurückzuführen.[25] Der Kongressabgeordnete Murphy war den CDC gegenüber ebenso kritisch eingestellt und rügte, es sei »unfassbar«, dass niemand mit einiger Sicherheit sagen könne, ob der Ausbruch auf »Mord, ein Virus, versehentliche Verabreichung einer toxischen Substanz oder ein … Zusammentreffen von Faktoren [zurückzuführen ist], die noch aufgeklärt werden müssen«.[26] Insbesondere geißelte er den Mangel an Koordination zwischen den CDC und anderen Behörden als nationale »Peinlichkeit« und erklärte den Ausschussmitgliedern des Repräsentantenhauses gegenüber: »Nichts wurde getan, um nach Hinweisen auf Gift zu suchen, bis es fast zu spät war.« Er verwies darauf, dass »viele Experten die toxikologischen Symptome bereits sehr früh erkannt« hätten, und argumentierte, »falsches Spiel« könne nicht ausgeschlossen werden; so hätten die Veteranen toxische Substanzen über Telefonhörer, im Essen oder in den Eiswürfeln zu sich nehmen können. »Es ist durchaus vorstellbar, dass eine Terroristengruppe oder ein einzelner Fanatiker technisch in der Lage sein könnte, ein tödliches Gift oder tödliche Bakterien in einer großen Gruppe von Menschen zu verteilen«, schlussfolgerte er.[27]

Es war nicht das erste Mal, dass Murphy versuchte, die Friedensbewegung in den Schmutz zu ziehen. Im Oktober hatten Referenten seines Ausschusses eine Story zur *Washington Post* durchsickern lassen, der zufolge die Ermittler des Kongresses der Meinung seien, »ein geistig verwirrter Veteran oder ein paranoider antimilitaristischer Typ« mit gewissen chemischen Kenntnissen könnte für den Tod der Veteranen verantwortlich sein.[28] Diese Geschichten spielten mit dem Misstrauen und der Angst der amerikanischen Gesellschaft Mitte der 1970er-Jahre, die im Lauf der Zeit wohl noch ausgeprägter geworden ist. Ein Jahrzehnt zuvor hatte der Historiker Richard Hofstadter den Begriff »paranoider Stil« geprägt, um »das Gefühl erhitzter Übertreibungen, Verdächtigungen und Verschwörungsfantasien« zu beschreiben, die er bei extremen, rechtsgerichteten Bewegungen erkannte, beispielsweise in der Kampagne von Barry Goldwater, dem militant antikommunistischen republikanischen Senator von Arizona, der sich 1964 um die Präsidentschaft bewarb.[29] In den 1970er-Jahren beschränkte sich dieser paranoide Stil freilich nicht mehr allein auf die Rechten, sondern begann infolge der Ermordung führender Köpfe der Bürgerrechtsbewegung auch die Linke zu infizieren, daher die Popularität von Theorien, die den Tod von John und Bobby Kennedy und Martin Luther King wahlweise der CIA, der Mafia und dem Ku-Klux-Klan oder einer Kombination von allen dreien zuschrieben.

Die frühen 1970er-Jahre waren auch die Zeit wachsender Ängste vor Kernenergie und den Gefahren der Umweltverschmutzung oder einer Verseuchung mit Chemikalien wie Agent Orange, dem hochgiftigen Entlaubungsmittel, das überall in Vietnam versprizt worden war und in Verdacht geriet, bei Vietnamveteranen und ihren Kindern Krebs und andere unerklärliche Gesundheitsprobleme auszulösen. Wie die Wissenschaftsjournalistin Laurie Garrett in ihrem Buch *The Coming Plague* (deutsch: *Die kommenden Plagen*) aus der Sicht der Linken argumentierte: »Die Ereignisse in Philadelphia passten gut zu der damals herrschenden Ansicht, dass eine unkontrollierte chemische Industrie toxische Verbindungen auf das amerikanische Volk niederregnen ließ.«[30] Die Rechte war hingegen eher geneigt, den Ausbruch als Sabotageakt anzusehen oder, wie es die Philadelphia Veterans of Foreign Wars formulierten, als »hinterhältige Attacke auf die besten Amerikaner«.[31] Dieses Gefühl der Panik entging Bob Dylan nicht, der einige der wilderen Spekulationen in »Legionnaire's Disease« einbaute, einen Song, den er für seinen tourenden Gitarristen geschrieben hatte.[32]

In der Rückschau erscheint diese Panik irrational, wenn nicht gar lachhaft. Anders als Pest und Cholera war die Legionärskrankheit schließlich nicht ansteckend. Und sie war auch nicht entstellend wie Pocken oder mit Metaphern wie Tod und Verfall befrachtet wie Krebs und Tuberkulose. Andererseits machte die Tatsache, dass ihre Identität unbekannt blieb, sie zu einer idealen Projektionsfläche für die schlimmsten Ängste der Gesellschaft. Wie Jack the Ripper war der geheimnisvolle Killer plötzlich aus dem Nichts im Bellevue aufgetaucht und dann genauso plötzlich wieder verschwunden. Dabei hatte er kaum Spuren hinterlassen – oder zumindest keine, die die Detektive der CDC hätten entschlüsseln können – und etwas, das gewöhnlich als sicherer Ort galt, in gefährliches Gelände verwandelt. Es war ein Schlag, von dem sich das Bellevue, das schon vor dem Ausbruch in finanziellen Schwierigkeiten gesteckt hatte, niemals wieder erholen sollte. In den Zeitungen war im Zusammenhang mit dem Ausbruch von einer »mysteriösen und furchterregenden Krankheit« und vom »Philadelphia Killer« die Rede, und ein Gast nach dem anderen stornierte seine Reservierung.[33] Daher sah sich das Management am 10. November gezwungen mitzuteilen, das Bellevue könne »den wirtschaftlichen Folgen der weltweiten negativen Berichterstattung nicht länger widerstehen« und müsse die Pforten schließen.[34]

Kurz darauf entschied Fraser, es sei an der Zeit, die EIS-Untersuchungen zu beenden und mit dem mühsamen Prozess zu beginnen, seinen Abschlussbericht, EPI-2 genannt, zu schreiben. Obwohl seine Leute das Hotel mit großer Sorgfalt von oben bis unten durchkämmt und stundenlang Interviews geführt hatten, war er der Identifikation des Erregers oder dem Übertragungsweg noch immer nicht näher gekommen. Privat hielt er nichts von der Nickelcarbonyl-Theorie, denn Metall hat gewöhnlich eine Inkubationsdauer von weniger als 36 Stunden und ruft nur selten Fieber über 38 °C hervor. Und er glaubte auch nicht an eine Lebensmittelvergiftung: Die Veteranen hatten an vielen Stellen Lebensmittel und Speisen gekauft, und EIS-Beamte hatten kein gemeinsames Mahl auf dem Treffen als Auslöser ausmachen können. Und obwohl die Querverbindung zwischen der Klimaanlage und der Trinkwasserversorgung des Bellevue für eine durch Wasser übertragene Krankheit sprach, hatten mehr als ein Drittel der erkrankten Delegierten steif und fest behauptet, niemals Wasser im Hotel getrunken zu haben. Fast alle Hotelangestellten, von denen niemand an der Legionärskrankheit erkrankt war, erklärten hingegen, häufig am Brunnen in der Lobby Wasser zu trinken.

Im Oktober diskutierte Fraser den Fall mit seinem Vorgesetzten, John V. Bennett. Dieser war der leitenden Ermittler bei dem Ausbruch im St. Elizabeth's Mental Hospital gewesen. Aufgrund der Epidemiologie des Ausbruchs (bei den Fällen bestand eine Verbindung zu offenen Fenstern) hatte Bennett auf einen Erreger getippt, der durch die Luft übertragen wurde. Alle Versuche, den ätiologischen Erreger zu identifizieren, waren jedoch fehlgeschlagen, daher hatte Bennett am Ende seiner Ermittlungen die Blutproben der Patienten aus dem St. Elizabeth's in den Serumbanken der CDC gespeichert, in der Hoffnung, sie könnten später noch einmal nützlich sein. »Wenn Sie den Ausbruch der Legionärskrankheit klären, werden Sie meinen Ausbruch im St. Elizabeth's ebenfalls klären«, meinte er Fraser gegenüber.[35]

Während er sich Bennetts Worte durch den Kopf gehen ließ, überlegte Fraser, dass ein durch die Luft übertragenes Agens die Erkrankungen der Veteranen wie auch die Pneumoniefälle in der Broad Street erklären könnte – also die Erkrankung von Personen, die am Hotel vorbeigegangen waren, ohne es zu betreten. Fraser erkannte überdies die enge Beziehung zwischen der Erkrankung und der in der Lobby verbrachten Zeit, und er wusste, dass nach dem Treffen ein Fehler in der Klimaanlage entdeckt worden war, die den Lobbybereich versorgte, was das Management veranlasst hatte, die Filter säubern zu lassen. Diese Reinigungsaktion hatte am 6. August stattgefunden und »könnte die Ermittler unabsichtlich daran gehindert haben, ein toxisches oder mikrobiologisches Agens in der Klimaanlage zu finden«, schrieb Fraser in seinem Bericht. Auf der anderen Seite sprach die relativ geringe Befallsrate »in gewisser Weise gegen ein durch die Luft übertragenes Agens«. Alles, was Fraser mit Sicherheit sagen konnte, war, dass diese Krankheit einer Infektionskrankheit ähnelte und es keine sekundäre Ausbreitung gegeben hatte. Leider waren trotz umfangreicher mikrobiologischer Untersuchungen alle Tests negativ ausgefallen. Mit neu entwickelten Tests und Verfahren ließen sich unter Umständen neue Toxine nachweisen, die eine Pneumonitis auslösen konnten, aber das war Zukunftsmusik. Gegenwärtig »gibt es kein bekanntes Toxin, das genau dieses Muster von Krankheitssymptomen bewirkt«, schrieb er, »und bislang sind auch alle toxikologischen Untersuchungen negativ verlaufen«.[36]

In all seinen Jahren als Ermittler von Krankheitsausbrüchen war Fraser noch nie auf einen Fall wie diesen gestoßen, doch obgleich es ihm sehr gegen den Strich ging, musste er sich geschlagen geben. Langmuir ging es ebenso. Der Ausbruch in Philadelphia, informierte er die Presse, stelle »das größte epidemiologische Rätsel des Jahrhunderts dar«.[37]

5
Legionärskrankheit, zweiter Akt

»Die Entdeckung des ätiologischen Agens der Legionärskrankheit gelang trotz überwältigender Schwierigkeiten. Die gesamte bakteriologische und pathologische Erfahrung, die seit Beginn des Jahrhunderts angesammelt worden war, sprach gegen ein Bakterium als Agens.«
William H. Foege, Direktor der CDC, Senate Subcommittee on Health and Scientific Research, 9. November 1977

In einer Zeit, als es so aussah, als hätten Antibiotika und Vakzine das Kapitel der Infektionskrankheiten abgeschlossen, stellte der Ausbruch der Legionärskrankheit die medizinische Zuversicht infrage, dass Amerika an der Schwelle zu einem keimfreien Zeitalter stand. Kein Wunder, dass das Unvermögen der CDC, das Rätsel des Jahrhunderts zu lösen, ein anhaltendes Gefühl von Angst und Unsicherheit erzeugte. Außerhalb medizinischer und gesundheitspolitischer Kreise galt dasselbe Gefühl der Unsicherheit jedoch nicht für die Schweinegrippe. Das ist seltsam, wenn man bedenkt, dass die CDC-Beamten seit Februar vor einer Epidemie gewarnt hatten. Tatsächlich war Präsident Ford Ende März im Fernsehen aufgetreten und hatte die Befürchtung geäußert, ein Ausbruch der Schweinegrippe stehe unmittelbar bevor. Flankiert von den zwei Paten des Poliovakzins, den Wissenschaftlern Albert Sabin und Jonas Salk, erklärte Ford der amerikanischen Öffentlichkeit, seinen Beratern zufolge bestehe »eine sehr reale Möglichkeit, dass es nächsten Herbst oder Winter zu einer Epidemie dieser gefährlichen Krankheit kommt, wenn wir nicht wirksame Gegenmaßnahmen ergreifen«. Daher werde er den Kongress um die Bewilligung von 135 Millionen Dollar ersuchen, damit genügend Impfstoff bereitgestellt werden könne, »um jeden Mann, jede Frau und jedes Kind in den Vereinigten Staaten zu impfen«.[1]

Der Kongress stellte die nötigen Mittel im April zur Verfügung, und Mitte August war darüber hinaus ein Gesetz verabschiedet worden, in dem auf die Unternehmenshaftung für das Immunisierungsprogramm verzichtet wurde. Ironischerweise hatte die Bereitschaft des Kongresses, die Impfstoffunternehmen von jeder Haftung freizustellen, wenig mit Begeisterung für die Versicherungsbranche zu tun, hingegen sehr viel mit den Ängsten, die von dem Ausbruch in Philadelphia hervorgerufen worden waren. Zwar hatte David Sencer den Senatoren am 5. August mitgeteilt, dieser Ausbruch habe seines Erachtens nichts mit der Schweinegrippe zu tun, dennoch erstarrten die Politiker vor Angst bei dem Gedanken, er könnte sich irren und sie würden am Ende als Quertreiber dastehen, die die Auslieferung eines lebensrettenden Impfstoffes behindert hätten.[2] Die Begeisterung der Wissenschaftler und Politiker für die Impfkampagne wurde jedoch von der Öffentlichkeit nicht geteilt; eine Gallup-Umfrage im September zeigte, dass sich nur etwa die Hälfte der Amerikaner gegen Schweinegrippe impfen lassen wollte.[3] Mit anderen Worten: Die Öffentlichkeit reagierte angesichts der möglichen Wiederholung einer Epidemie in der Größenordnung von 1918 mit einem Schulterzucken. Als die Impfaktion Anfang Oktober schließlich ins Rollen kam, verwandelte sich diese Gleichgültigkeit in Widerstand. Innerhalb von zehn Tagen hatten zwar eine Million Amerikaner ihre Ärmel hochgekrempelt und die Injektion erhalten, doch am 11. Oktober erlitt die Aktion einen verheerenden Rückschlag, denn es verbreitete sich die Nachricht, dass drei ältere Leute in Pittsburgh, Pennsylvania, wenige Stunden nach der Impfung verstorben waren. Diese Todesfälle führten zu einem Aufschrei der Medien, und neun Staaten setzten daraufhin ihre Impfprogramme aus. Um die Nerven der Öffentlichkeit zu beruhigen und Vertrauen zu schaffen, ließen sich Präsident Ford und seine Familie dabei fotografieren, wie sie im Weißen Haus gegen Schweinegrippe geimpft wurden. Unterdessen versuchten CDC-Wissenschaftler, die Öffentlichkeit besser zu informieren, und erklärten, dass das Risiko, innerhalb von 48 Stunden nach der Impfung zu sterben, bei 5/100 000 pro Tag lag. Im Vergleich dazu betrug die erwartete Todesrate pro Tag für *alle* Todesursachen unter den Bürgern von Pennsylvania 17/100 000. Anders ausgedrückt: Es war zwar zu erwarten, dass einige Menschen nach Empfang der Grippeimpfung sterben würden, das bedeutete aber nicht, dass es einen ursächlichen Zusammenhang gab.[4]

Unglücklicherweise war das bedingungslose Vertrauen der Öffentlichkeit in die Autorität der Wissenschaft um 1976 bereits im Schwinden begriffen, genauso wie die Erinnerungen an das Leben vor Impfstoffen gegen Polio, Masern und andere gefährliche Kinderkrankheiten. Zudem begannen Influenza-Experten in anderen Ländern inzwischen, den amerikanischen Konsens, der in Fort Dix isolierte Schweinegrippe-Erreger sei der Vorbote eines neuen pandemischen Stammes, infrage zu stellen. Und diese Skepsis wurde von den Beamten der WHO in Genf geteilt, die für eine Politik des Abwartens plädierten.[5] Als auf den Oktober der November folgte, ohne dass es Anzeichen für die gefürchtete Pandemie gegeben hätte, wuchs diese Skepsis. Dennoch wäre das Programm vielleicht noch zu retten gewesen, wenn es nicht Berichte gegeben hätte, dass einige der Geimpften am Guillain-Barré-Syndrom (GBS) erkrankt waren. Diese seltene und manchmal tödlich verlaufende neurologische Erkrankung tritt in der allgemeinen Bevölkerung mit einer stabilen Rate auf und wäre im Fall einer Pandemie wohl als akzeptables Risiko angesehen worden. Da die Pandemie jedoch ausblieb, alarmierten im Dezember Berichte die Öffentlichkeit, denen zufolge 30 Menschen innerhalb eines Monats nach ihrer Impfung GBS entwickelt hatten, und veranlassten die Regierung, die Kampagne auszusetzen, um die Verbindung zwischen GBS und dem Impfstoff zu untersuchen. Das Programm lief jedoch niemals wieder an, und als die GBS-Fälle in die Höhe schnellten – bis Ende Dezember wurden 526 Fälle gezählt, von denen 257 Patienten die Influenza-Impfung erhalten hatten –, begannen sich Presse und Politiker in Washington nach einem Sündenbock umzusehen. Die *New York Times* ging besonders hart mit der Kampagne ins Gericht und bezeichnete sie als »Fiasko«, und da die Pandemie ausgeblieben war, überdies als Verschwendung von Zeit und Geld.[6] Als Jimmy Carter im Januar 1977 ins Weiße Haus einzog, verlangte Joseph Califano Jr., der neu ins Amt gekommene Gesundheitsminister, daher Sencers Rücktritt. Wenig stilvoll informierte Califano Sencer erst, wenige Minuten bevor beide gemeinsam an einem Treffen in Washington über das Moratorium zum Schweinegrippe-Programm teilnehmen sollten, von seiner Entlassung. Schlimmer noch: Die geflüsterte Unterhaltung in den Gängen des Ministeriums war von Fernsehkameras eingefangen worden, was Sencers Demütigung noch größer machte. Dem Historiker des öffentlichen Gesundheitswesens George Dehner zufolge war das eine »schäbige Behandlung« für jemanden, der 16 Jahre im Dienst der CDC gestanden hatte, davon elf als ihr Direktor. Andererseits, schreibt Dehner, habe Sencer in seinem Bemühen, die Administration von der Notwenigkeit der Impfkampagne zu überzeugen, wissenschaftliche Unsicherheiten bewusst heruntergespielt und so »ein verzerrtes Bild des neuen Virus« gezeichnet. Das hatte dazu geführt, dass »nur das schlimmste Szenario einer Schweinegrippe-Pandemie übrig blieb«.[7]

Es war eine Ironie der Geschichte, dass Charles Shepard nur drei Wochen vor Sencers sehr öffentlichen Entlassung in dessen Büro gestürmt war und ihm mitgeteilt hatte, er und McDade hätten das Rätsel des Jahrhunderts gelöst. Der Schuldige sei ein bislang unbekanntes gramnegatives Bakterium. Andere Forscher hatten es übersehen, denn es ließ sich mit einer konventionellen Gramfärbung nur schlecht darstellen. McDade hatte das Problem jedoch mit einer anderen Färbetechnik gelöst. Laurie Garrett zufolge bleib Sencer nach all dem Druck und der Frustration des vergangenen Jahres zunächst skeptisch und wollte Shepard kaum glauben: »Shep, wie sicher bist du dir?« – »Zu mehr als 95 Prozent«, erwiderte dieser, »doch ich möchte noch ein paar weitere Experimente machen, bevor wir an die Öffentlichkeit gehen.«[8]

In der medizinischen Forschung gibt es einen alten Spruch: »Der Zufall begünstigt den vorbereiteten Geist.« Dieser Spruch wird gewöhnlich Louis Pasteur zugeschrieben, der 1880 über ein Vakzin gegen Hühnercholera stolperte, als ein Kollege einige Hühner mit einer alten Kultur Hühnercholera-Erreger impfte.*

---

* Die Hühner überlebten, was Pasteur veranlasste, das Experiment mit einer alten und einer neuen Kultur zu wiederholen und das Prinzip der abgeschwächten Impfstoffe zu entdecken.

McDade kam zugute, dass er als Neuling in der Public-Health-Mikrobiologie nicht in denselben Gedankengängen geschult war wie seine Kollegen, und so führte ihn eine Zufallsbeobachtung zu der Antwort, die diesen entgangen war. Dazu kam, dass McDade ein Grübler und Perfektionist war. Für ihn stellten die seltsamen stäbchenförmigen Bakterien, die er im August – wenn auch nur undeutlich – im Mikroskop gesehen hatte, ein loses Ende dar, und das gefiel ihm nicht; er kam jedoch erst im Dezember dazu, sich des Problems nochmals anzunehmen. Der Auslöser war eine Unterhaltung mit einem Mann, der ihn auf einer Party kurz vor Weihnachten in die Ecke gedrängt hatte.»Ich weiß nicht, woher er wusste, dass ich ein CDC-Mann war, aber er wusste es«, erinnerte sich McDade.»Er sagte: ›Wir wissen, dass ihr Forscher ein wenig seltsam seid, aber wir zählen auf euch, und wir sind enttäuscht.‹ Ich stotterte, weil ich nicht wusste, was ich sagen sollte. Aber es plagte mich und blieb mir im Gedächtnis.«[9]

McDade hatte es sich schon seit Langem zur Gewohnheit gemacht, die Woche zwischen Weihnachten und Neujahr zu nutzen, um als Vorbereitung auf das neue Arbeitsjahr noch ausstehende Schreibarbeiten zu erledigen. Während er sein Büro aufräumte, entdeckte er in einer Box im Regal die Objektträger mit den Abstrichen, die er von den Meerschweinchen genommen hatte, und entschloss sich, noch einen Blick darauf zu werfen. Es war, erinnerte er sich,»als suchte man auf einem Basketballfeld mit dem Gesicht zehn Zentimeter über dem Boden nach verlorenen Kontaktlinsen«. Schließlich entdeckte er jedoch ganz in der Ecke des Mikroskopierfelds einen Cluster von Organismen. Für McDade sprach die Tatsache, dass die Mikroorganismen Gruppen bildeten, dafür,»dass es sich nicht nur um Organismen handelte, die zufällig da waren, sondern dass sie tatsächlich im Meerschweinchen gewachsen waren«. Das war der Moment, in dem McDade entschied, den Organismus noch einmal zu kultivieren.»Wenn ich ausschließen kann, dass dieser Organismus irgendetwas mit der Krankheit zu tun hat«, überlegte er,»dann habe ich ein reines Gewissen und kann mit meiner Arbeit weitermachen.« An dieser Stelle kamen McDade seine Erfahrungen mit Rickettsiosen und seine Bereitschaft zugute, konventionelle Denkpfade zu verlassen. Er holte Milzgewebe einiger verdächtiger

Meerschweinchen, die im August eingefroren worden waren, aus der Kühltruhe, taute die Proben auf und beimpfte einige embryonierte Eier damit. Diesmal gab er jedoch keine Antibiotika dazu, damit sich die Organismen, welche auch immer es waren, ungestört vermehren konnten. Als die Eier fünf bis sieben Tage später abstarben, fertigte McDade neue Abstriche an. Wie zuvor benutzte er eine Gimenez-Färbung, eine speziell für Rickettsien entwickelte Färbetechnik, und erkannte wieder dieselben stäbchenförmigen Bakterien, die in Gruppen wuchsen. Konnten diese Bakterien für den Tod der Meerschweinchen verantwortlich sein, und konnten dieselben Bakterien für den Ausbruch der Legionärskrankheit verantwortlich sein? Um diese Frage zu beantworten, mischte McDade etwas konserviertes Serum von Opfern der Legionärskrankheit mit den Mikroorganismen, die er in den Eiern gefunden hatte. Wenn das Serum eines Patienten spezifische Antikörper gegen die Mikroorganismen enthielt, dann musste es zu einer Reaktion kommen. Und so war es. »Sie leuchteten geradezu dramatisch auf«, meinte er. »Die Härchen in meinem Nacken richteten sich auf. Ich war mir nicht sicher, was ich da hatte, aber ich wusste, ich hatte etwas.«

McDade setzte Shepard sofort in Kenntnis von seiner Entdeckung, und gemeinsam führten sie weitere Tests durch, bei denen sie gepaarte Serumproben verwendeten, die in zwei oder mehr Wochen Abstand von Veteranen genommen worden waren. Wenn sich zeigen ließ, dass die Reaktion in der zweiten Serumprobe bei einer viel stärkeren Verdünnung als in der ersten ablief, wäre dies ein starkes Indiz dafür, dass sich der Patient kürzlich von der von dem Mikroorganismus ausgelösten Krankheit erholt hatte. Gleichzeitig wiederholten McDade und Shepard die Tests mit verblindeten Proben von Patienten mit Legionärskrankheit und Kontrollen ohne Legionärskrankheit von Patienten, die an anderen Formen der Lungenentzündung gelitten hatten oder gesund gewesen waren. Fast 50 Jahre später erinnerte sich McDade noch lebhaft an den Moment der Entdeckung:

Als wir alle Tests abgeschlossen hatten, brachten sie später am Abend die Testergebnisse herunter, und wir öffneten das Siegel. All die normalen Proben von gesunden Personen waren negativ, und auch die Proben von Patienten mit anderen Formen der Pneumonie waren sämtlich negativ. Dann schauten wir uns die Proben von den Opfern der Legionärskrankheit an. Proben von Veteranen im Frühstadium der Krankheit wiesen keine oder kaum Antikörper auf, während in einer späteren Krankheitsphase genommene Proben sehr hohe Antikörperkonzentrationen zeigten, was dafür sprach, dass die Veteranen mit diesen Bakterien infiziert gewesen waren. Das war also der Moment, in dem wir wussten, dass wir das ätiologische Agens gefunden hatten.[10]

Als Shepard Sencer über ihren Durchbruch informierte, konnte dieser seine Erregung kaum verbergen und bestand darauf, in der nächsten Ausgabe des *Morbidity and Mortality Weekly Report,* des Hausjournals der CDC, eine Vorankündigung zu bringen und am selben Tag, dem 18. Januar 1977, eine Pressekonferenz einzuberufen. Das war früher, als Shepard und McDade erwartet hatten – normalerweise dauert es mehrere Monate, bis wissenschaftliche Entdeckungen in einer Fachzeitschrift veröffentlicht werden. Wegen des politischen Drucks, dem Sencer ausgesetzt war, konnte er jedoch nicht auf den üblichen Begutachtungsprozess warten. Daraufhin überprüften Shepard und McDade, die fürchteten, sich lächerlich zu machen, wenn später Fehler in ihrer Vorgehensweise entdeckt würden, ihre Ergebnisse ein zweites Mal. Irgendwann kam McDade aus reiner Neugier auf die Idee, in den Kühllagern der CDC nach Serumproben anderer ungelöster Ausbrüche zu suchen. Dabei stieß er auf die Blutproben von Patienten aus dem St. Elizabeth's Mental Hospital. McDade injizierte das Blut in Hühnereier und gab anschließend die Mikroorganismen dazu, die er in Philadelphia isoliert hatte. Die Eier leuchteten sofort auf, was anzeigte, dass es eine Antikörperreaktion gab und sich die Patienten im St. Elizabeth's mit demselben Organismus infiziert hatten. John Bennetts Intuition hatte ihn nicht getrogen: Indem David Fraser und sein Team den Philadelphia-Ausbruch gelöst hatten, hatten sie auch das Rätsel um den früheren Ausbruch in Washington, D.C., gelöst.

Die Nachricht von Shepards und McDades Entdeckung reiste um die Welt und veranlasste Wissenschaftler anderer Forschungseinrichtungen in Europa und anderswo, die CDC-Ergebnisse zu wiederholen. Als die Wissenschaftler Informationen austauschten und alte Fallberichte durchsahen, wurde offensichtlich, dass der Ausbruch am St. Elizabeth's nicht der einzige frühere Ausbruch der Legionärskrankheit gewesen war. Blutproben von Patienten am Oakland County Health Department in Pontiac, Michigan, aus dem Jahr 1968 testeten ebenfalls positiv auf Antikörper gegen *Legionella pneumophila*, wie der Erreger nun hieß, was dafür sprach, dass diese Patienten sich mit demselben Agens infiziert gehabt hatten, wenn auch unklar blieb, warum es beim Pontiac-Fieber keine Pneumoniefälle und auch keine Toten gegeben hatte. Das war aber noch nicht alles: Im Mai 1977 informierte Marilyn Bozeman, eine Rickettsienspezialistin am Walter Reed Army Institute of Research in Bethesda, Maryland, McDade darüber, dass sie bei der Untersuchung von Proben eines Ausbruchs im Jahr 1959 sehr ähnliche Mikroorganismen in Meerschweinchen gefunden hatte. Wie McDades Kollegen hatte sie angenommen, es handele sich um Verunreinigungen, und sie als »rickettsienähnlich« beschrieben.[11] Erst später, als sie neue Tests durchführte, stellte sie fest, dass es sich tatsächlich um zwei neue Legionellenarten, *Legionella bozemanii* und *Legionella micdadei*, handelte. Noch später stellte sich heraus, dass *L. micdadei* auch für einen Ausbruch von Fort-Bragg-Fieber im Jahr 1943 verantwortlich gewesen war und dass das Walter Reed auch ein Isolat von *L. pneumophila* aus dem Jahr 1947 besaß.[12]

Dann, im Frühsommer, wurde ein Ausbruch in einer Klinik in Burlington, Vermont, gemeldet. EIS-Beamte eilten an den Ort des Geschehens, und bis September hatten sie 69 Fälle von Legionärskrankheit dokumentiert. Aber wieder einmal gelang es ihnen nicht, die Quelle der Exposition auszumachen.[13] Bald liefen Berichte über Ausbrüche in anderen Krankenhäusern quer über die Vereinigten Staaten ein. Besonders bemerkenswert war ein Ausbruch, der im Sommer im Wadsworth Medical Center, einem Veteranenkrankenhaus in Los Angeles, begann und bis Ende des Jahres 16 Opfer forderte. Etwa um dieselbe Zeit kam es in einem Krankenhaus in Nottingham, England, zu einer kleineren Epidemie, bei der 15 Menschen erkrankten. Wieder wurde keine gemeinsame Quelle gefunden, doch zwei der Patientenseren, die an die CDC zur Analyse geschickt wurden, testeten positiv auf Antikörper gegen Legionellen.[14] Und das war immer noch nicht alles: Im Jahr 1978 bestätigten CDC-Wissenschaftler, dass Legionellen für einen rätselhaften Ausbruch von Pneumonie im Rio Park Hotel in Benidorm in Spanien verantwortlich gewesen waren, bei dem fünf Jahre zuvor drei schottische Touristen den Tod gefunden hatten.[15] Als es 1980 im selben Hotel zu einem weiteren Ausbruch kam, nahmen Epidemiologen daher sofort Wasserproben und stellten fest, dass die Bakterien in den Duschköpfen lauerten. Offensichtlich war fünf Tage vor Beginn des Ausbruchs ein alter Brunnen als Wasserquelle reaktiviert worden, und so war mit *Legionella pneumophila* verseuchtes Wasser direkt in die Wasserleitungen des Hotels gelangt. Die Ermittler stellten fest, dass diejenigen, die morgens als Erste duschten und sich wuschen, besonders gefährdet waren, weil sich die Legionellen über Nacht im stehenden Wasser der Rohrleitungen vermehrten. Insgesamt erkrankten 58 Personen, und eine Frau starb. Wie der Ausbruch im Bellevue weckte der Ausbruch im Rio Park Hotel großes Medieninteresse und inspirierte den Thrillerautor Desmond Bagley zu seinem Roman *Bahama Crisis* (1980, deutsch: *Bahama-Krise*), in dem das Wassersystem einer karibischen Ferienanlage im Rahmen eines Aktes von Industriespionage absichtlich mit Legionellen verseucht wird.[16]

Inzwischen war klar, dass die Legionärskrankheit eng mit Hotels, Hospitälern und anderen großen Gebäuden assoziiert war. Aber auch wenn vermutet wurde, dass Kühltürme – heute redet man auch von Verdunstungskühlanlagen – und moderne Klimaanlagen die Verbreitung des Erregers erleichterten, gelang es nicht, *L. pneumophila* aus den Kühltürmen von Krankenhäusern zu isolieren. Dann, 1978, brachte ein Bericht über einen Ausbruch im Herzen von Manhattans Textilviertel den Durchbruch. Bis September hatten die CDC 17 Fälle identifiziert, von denen sich die meisten um ein Gebäude in der 35. Straße zwischen Seventh Avenue und Broadway konzentrierten. Auf Rat der CDC wies die Stadtverwaltung Geschäfte in der direkten Nachbarschaft an, ihre Klimaanlagen abzuschalten. Dann sammelte die Behörde epidemiologische Proben von nahe gelegenen Gebäuden, einschließlich des Kühlturms auf dem Dach von Macy's Department Store, einem Kaufhaus, das dem Gebäude in der 35. Straße direkt gegenüberlag. Die Probe testete positiv auf Legionellen, doch die CDC hatte nicht genug epidemiologische Indizien in der Hand, um zu belegen, dass der Kühlturm des Macy's der Schuldige war.[17] Früher im Jahr hatten die Ermittler jedoch einen anderen Ausbruch im Gebäude der Indiana Memorial Union untersucht und *L. pneumophila* im Kühlturm des Gebäudes gefunden; daher war es ziemlich offensichtlich, dass Kühltürme für viele der Ausbrüche verantwortlich waren. Zudem stellten die Wissenschaftler fest, dass es in einem nahe gelegenen Fluss von anderen Legionellenarten nur so wimmelte, was dafür sprach, dass der Mikroorganismus in der Umgebung weit verbreitet war.[18]

Gegenwärtig umfasst die Gattung *Legionella* fast 40 verschiedene Arten[19] und 61 Serogruppen*. Eine einzige Art, *L. pneumophila,* ist jedoch für 90 Prozent aller Fälle von Legionärskrankheit verantwortlich. Als fakultativer intrazellulärer Parasit kann sie sich nicht außerhalb von Zellen vermehren. Die Art hat sich im Lauf ihrer Evolution in natürlichen Gewässern wie Seen, Bächen, Tümpeln und Grundwasser entwickelt. In diesen Lebensräumen wimmelt es von Amöben und anderen Einzellern, die sich von den dort lebenden allgegenwärtigen Bakterien ernähren. Legionellen können die Amöben jedoch veranlassen, sie aufzunehmen, ohne von ihnen verdaut zu werden. Im Inneren der Amöbe vermehrt sich das Bakterium intrazellulär, bevor Dutzende von neu gebildeten Legionellen wieder ins Wasser freigesetzt werden und sich einen neuen Amöbenwirt suchen. Daher gelten Legionellen als »Trojanisches Pferd«-Bakterien.[20]

Unter natürlichen Bedingungen wird Wasser nur selten so warm, dass die Bakterien sich vermehren können (Legionellen gedeihen am besten bei Temperaturen von 22 bis 45 °C), was sicherstellt, dass die Populationen nicht zu stark wachsen. Das gilt jedoch nicht für menschengemachte Umgebungen. Hotels, Krankenhäuser und andere große Gebäude enthalten eine Menge Geräte, die Wasser bei idealen Temperaturen für das Wachstum von Legionellen bereithalten. Dazu gehören Duschköpfe, Bade-

---

* Eine Serogruppe ist eine Gruppe von Bakterien, die ein gemeinsames Antigen aufweisen.

wannen, Whirlpools, Wasserbrunnen, Luftbefeuchter, Vernebe-
lungsgeräte und Springbrunnen. Kühltürme sind eine besondere
Schwachstelle, denn die Warmwasserbehälter sind der Atmosphäre ausgesetzt – tatsächlich hat man wiederholt Legionellen
aus den Biofilmen von Schleim und verkrustetem Schlamm auf
solchen Türmen isoliert, und einige Erhebungen sprechen dafür,
dass die Hälfte aller Kühltürme in den Vereinigten Staaten mit
diesen Bakterien verseucht sein könnte.[21] Wenn solche Kühltürme nicht regelmäßig gewartet werden, kann dieses kontaminierte Wasser zu einem Aerosol aus mikroskopisch kleinen, mit
Legionellen verseuchten Tröpfchen werden, die durch Einatmen
direkt in die Lunge eines Menschen gelangen. Das kann zum
Beispiel während des Abkühlprozesses geschehen, wenn war-
mes Wasser aus der Kühleinheit über die Kühlaggregate oben auf
einem Kühlturm gesprüht wird, sodass sich das Wasser in feine
Tröpfchen zerteilt. Während der größte Teil des Wassers zur Auf-
fangschale zurückkehrt, um zur Wärmequelle zurückgeführt zu
werden und mit Kühlmittel von der Klimaanlage zu kühlen, wird
ein Teil des Wassers in Aerosole umgewandelt, sodass oben auf
dem Kühlturm ein feiner Nebel entsteht. Wenn der Kühlturm
nicht mit einem Tröpfchenabscheider ausgestattet ist oder dieser Tröpfchenabscheider nicht ausreicht, kann dieser Nebel in
einen nahe gelegenen Lüftungsschacht gesogen werden.[22] Unter
bestimmten Temperaturbedingungen kann der Nebel auch an
der Seite des Gebäudes bis zum Boden herabwallen, von wo er
durch offene Fenster dringen oder von vorbeikommenden Fuß-
gängern eingeatmet werden kann. Eine dritte mögliche Route
sind die Rohrleitungen, die zum Beispiel Duschen mit Trinkwasser versorgen, besonders dort, wo Warmwassersysteme nur
unregelmäßig genutzt werden und Wasser länger in den Rohren
steht. Und schließlich kann es theoretisch auch dann zur Kontamination kommen, wenn eine direkte Verbindung vom Kühlturm
zur Versorgung einer Klimaanlage mit gekühltem Wasser besteht.
    Ein Grund dafür, dass Legionellen so gefährlich sind, ist, dass
dieselbe Strategie, die sie vor der Verdauung von Amöben schützt,
es ihnen erlaubt, den Angriffen der alveolären Makrophagen zu
entgehen, der ersten Verteidigungslinie gegen Lungeninfektionen.
Daher können sie sich in den Zellen der Lungenbläschen vermeh-

ren, bevor sie ausschwärmen und andere Lungenzellen befallen. Wenn andere Abwehrmechanismen nicht rechtzeitig aktiviert werden, kommt es zu einer Lungenentzündung und einer Systemerkrankung.

In den Vereinigten Staaten schwankt die Inzidenz der Legionärskrankheit von Staat zu Staat; am höchsten ist sie im Sommer und Herbst. Bei Personen, die 60 Jahre und älter sind, ist das Ansteckungsrisiko am höchsten, vor allem dann, wenn sie an einer chronischen Lungenkrankheit leiden oder andere Vorerkrankungen haben. Die Krankheit tritt zudem häufiger bei Männern als bei Frauen auf, doch ob das an der höheren Prävalenz von Rauchern und Lungenkrankheiten bei Männern liegt oder an einem anderen prädisponierenden Faktor, ist unbekannt (Zigarettenraucher haben ein zwei- bis viermal so hohes Risiko, an der Legionärskrankheit zu erkranken, wie Nichtraucher). Krankenhäuser stellen ein besonderes Risiko dar, weil die Warmwassersysteme häufig nicht genügend gewartet werden und weil dort häufig viele immungeschwächte Patienten an einem Ort zusammenkommen. Diese Patienten, die auf den Stationen oft lange Zeit ans Bett gefesselt sind und von denen viele möglicherweise an noch anderen Krankheiten leiden und ein geschwächtes Immunsystem haben, stellen ideale Wirte für den Erreger dar. Wie Studien gezeigt haben, erhöhen auch moderne medizinische Verfahren, wie immunsuppressive Therapien, Intubation, Anästhesie oder das Anlegen von Nasen-Magen-Schläuchen, das Risiko von Lungenentzündungen durch Legionellen.[23]

1978 hielten die CDC ein internationales Treffen ab, um zu diskutieren, was bislang über Legionellen, ihre Epidemiologie und ihre Ökologie bekannt war. Inzwischen hatte McDade seine Technik zur Darstellung der Mikroorganismen perfektioniert; er benutzte eine spezielle Silberfärbung, um die Wand der gramnegativen Bakterien zu markieren. Unterdessen lernten andere Wissenschaftler, den Erreger auf Kohle-Hefeextrakt-Agar, einem speziellen, mit Eisen und Cystein angereicherten Medium, zu kultivieren. Zudem hatten CDC-Forscher nachgewiesen, dass es sich bei den Organismen aus Lungengewebe, das von Veteranen in Philadelphia stammte, tatsächlich um L. pneumophila handelte.[24] Leider konnten die Ermittler jedoch das letzte Beweisstück –

Legionellen aus dem Kühlturm auf dem Dach des Bellevue – nicht liefern, da das Hotel nun geschlossen war und der Kühlturm wie auch die Klimaanlage gründlich gereinigt worden waren. Dennoch hatte Fraser angesichts der Ausbrüche in Krankenhäusern und anderen Gebäuden keinen Zweifel, dass der Kühlturm des Hotels der Schuldige gewesen war. Da ihm aufgefallen war, dass das Treffen im Hotel mit einer ausgeprägten Inversionswetterlage zusammengefallen war, vermutete er, dass Nebel vom Kühlturm aufgrund dieser Inversionslage über den Rand des Daches gewallt und »an der Seite des Gebäudes nach unten gefallen« war.[25] So könnte die kontaminierte Luft Menschen auf dem Bürgersteig eingehüllt haben und durch einen Lüftungsschacht in Bodennähe in die Lobby gesogen worden sein; auf diese Weise ließen sich sowohl die Fälle unter den Delegierten als auch die Broad-Street-Pneumonien erklären. Zwei weitere Indizien verbanden das Bellevue mit den Erkrankungen. Das erste Indiz war die Entdeckung von Antikörpern gegen Legionellen bei elf Mitgliedern einer Tagung, die sich zwei Jahre zuvor im Hotel getroffen und ebenfalls unter Fieber und Lungenentzündungen gelitten hatten. Das zweite Indiz war eine Erhebung unter dem Hotelpersonal, das um dieselbe Zeit im Hotel gearbeitet hatte. Die Angestellten hatten ebenfalls Antikörper gegen Legionellen im Blut. Das sprach dafür, dass das Hotelpersonal von Zeit zu Zeit Legionellen ausgesetzt gewesen war und eine gewisse Immunität entwickelt hatte, und das war der Grund dafür, dass sich 1976 nur so wenige Angestellte infiziert hatten. Die Veteranen waren hingegen noch nie zuvor mit diesen Erregern in Kontakt gekommen.

***

Der Ausbruch der Legionärskrankheit ist ein klassisches Beispiel dafür, wie neue Technologien und Veränderungen der bebauten Umwelt, die eigentlich Hygiene und Lebensbedingungen verbessern sollen, ständig neue Bedrohungen für Gesundheit und Wohlbefinden schaffen. Er zeigt auch, wie Epidemien, die sonst weitgehend unbemerkt geblieben wären, in gewissen politischen und kulturellen Kontexten breite öffentliche Aufmerksamkeit erregen und beträchtliche Ängste auslösen können.

L. pneumophila lebt seit Jahrtausenden unter uns, doch erst als wir begannen, Städte zu bauen und Gebäude mit Rohrleitungen und Warmwassersystemen auszustatten, boten wir dem Bakterium eine neue ökologische Nische, in der es gedeihen konnte. Und erst als wir andere Luxusgüter wie Klimaanlagen, Duschen, Luftbefeuchter und Nebelgeräte einsetzten, gaben wir dem Bakterium die Möglichkeit, via Aerosol in unseren Atmungstrakt zu gelangen und ihn zu besiedeln. Dennoch dauerte es mehrere Jahre, bis Ärzte und Gesundheitsbeamte aufwachten und die pathogene Bedrohung erkannten, die die Präsenz eines uralten Mikroorganismus im Herzen moderner Metropolen darstellt.

Ein Grund dafür ist, dass sich die Legionärskrankheit vor der Entwicklung von Methoden zur Kultur des Bakteriums und zur Diagnose von Legionelleninfektionen nicht von atypischen Pneumonien unterscheiden ließ, deren Urheber noch nicht bekannt waren. Dies machte sie für Ärzte und Spezialisten für Atemwegserkrankungen, die Lungenentzündungen überwiegend für ein Problem der Vergangenheit hielten, weitgehend unsichtbar. Selbst wo Ausbrüche so ungewöhnlich waren, dass sie die Aufmerksamkeit von Ärzten und Gesundheitsbeamten auf sich zogen, wie es 1965 im St. Elizabeth's und 1968 in Pontiac der Fall gewesen war, führten die Untersuchungen zu keinem eindeutigen Ergebnis und waren in einer Sackgasse gelandet. Das hätte auch das Schicksal der CDC-Ermittlungen beim Ausbruch im Bellevue sein können. Dass es nicht so kam, lag zum einen am Zeitpunkt – einer Phase akuter nationaler Angst vor einer weiteren epidemischen Krankheit – und zum anderen an dem großen Medieninteresse, das von dem Fokus auf die Schweinegrippe und der Tatsache befeuert wurde, dass die Opfer einem ebenso verehrten wie verwundbaren Teil der amerikanischen Gesellschaft angehörten. Doch trotz aller Ressourcen, über die die CDC verfügten, hätten diese Faktoren im Endeffekt vielleicht nicht gezählt, wäre da nicht ein entschlossener Wissenschaftler gewesen, der bereit war, sich über vorgefasste Meinungen und Denkmuster hinwegzusetzen.

Um 1976 waren sich die Medizinforscher sicher, alle wichtigen Ursachen für Lungenentzündungen identifiziert zu haben, und überzeugt, dass die Krankheit stets auf eine Behandlung mit Penicillin oder einem Mittel der neuen Generation von Antibiotika, wie Erythromycin und Rifampicin, reagierte. Nur wenige realisierten, dass lediglich die Hälfte der sporadischen Pneumoniefälle mit den vorhandenen Tests diagnostiziert werden konnte, geschweige denn, dass es mehrere Ausbrüche gegeben hatte, deren Urheber niemals identifiziert worden waren.[26] Bei der Untersuchung von pathologischen Proben und Bakterienkulturen hielten Labortechniker routinemäßig zuerst nach Pneumokokken Ausschau, und wenn diese Tests negativ ausfielen, nach anderen bekannten bakteriellen und mykobakteriellen Urhebern der Krankheit. Mithilfe seit Langem etablierter Kultur- und Färbetechniken ließen sich diese Bakterien auf Labormedien züchten und dann mit Gram- oder anderen gängigen Färbungen markieren. Aber was war mit einem Mikroorganismus, der sich nicht auf den üblichen Medien kultivieren ließ und sich, weil er keine Zellwand besaß, auch nicht so einfach anfärben ließ? Mit anderen Worten, was war mit einem unbekannten Unbekannten? Das war das Problem, vor dem McDade stand, als er ins Mikroskop schaute und auf dem Objektträger, der mit einem für Rickettsien entwickelten Farbstoff angefärbt war, die schwachen Umrisse eines stäbchenförmigen, in Gruppen wachsenden Organismus erkannte. Da es sich bei dem Organismus um keinen der bekannten bakteriellen Urheber von Pneumonien handelte, waren McDades Kollegen überzeugt, dass es sich um einen »Kontaminanten« handeln müsse. Das hatten sie ihre Erfahrung bei der Kultivierung von Bakterien in Meerschweinchen und ihr mikrobiologisches Training gelehrt. McDade fehlte ein solches Training hingegen, und je mehr er über seine Beobachtung nachdachte, desto stärker beunruhigte sie ihn. Was wäre, wenn die Färbung und kein experimenteller Irrtum das Bakterium sichtbar gemacht hatte, und was, wenn seine Beobachtung keine Anomalie war? So führte eine Zufallsbeobachtung McDade in eine Richtung, die derjenigen seiner Kollegen diametral entgegenlief und schließlich die Lösung des Rätsels bringen sollte.

Die Legionärskrankheit zeigt auch, welche Rolle medizinische Methodik und menschliches Verhalten bei unseren Wechselbeziehungen mit Pathogenen spielen. Es war nicht einfach so, dass Wassertürme und Klimaanlagen einem phylogenetisch alten Bakterium einen neuen Platz zur Vermehrung boten; um einen Ausbruch zu provozieren, musste das Bakterium auch auf eine Gruppe hochempfindlicher Individuen treffen. Das geschah zuerst in Krankenhäusern und Kliniken, wo die Aufstockung von Intensivbetten in den 1960er-Jahren und die wachsende Zahl älterer oder psychisch kranker Patienten, die in Heimen gepflegt wurden, die Chancen des Bakteriums verbesserten, einen geeigneten Wirt zu finden. Die Legionärskrankheit trat aber auch in fleischverarbeitenden Betrieben und anderen großen Industrieanlagen mit umfangreichen Kühlsystemen auf. Und sie verschonte natürlich auch Luxushotels mit Kühltürmen und modernsten Klimaanlagen nicht. In den 1950er-Jahren war das Bellevue nicht das einzige Hotel, das Carrier-Kühlanlagen installierte. Zur Vorbereitung auf die Parteitage der Republikaner und Demokraten 1952 rüsteten Ingenieure der Carrier Corporation das International Amphitheatre in Chicago mit einer Klimaanlage aus. Sechs Jahre später installierte das Unternehmen ähnliche Einheiten im Fidelity Building in Los Angeles und machte es zum ersten voll klimatisierten Bürogebäude in Kalifornien. Bis Ende des Jahrzehnts hatten Klimaanlagen auch in Privathaushalten Einzug gehalten und förderten den Zustrom von Menschen nach Florida und in andere »Sun Belt«-Staaten. Als Carrier 1969 bekannt gab, dass die Türme des World Trade Center in New York mit seinen Anlagen gekühlt und geheizt werden würden, konnte daher kein amerikanisches Büro, keine Wohnung, ob groß oder klein, ohne Klimaanlage mehr als komplett gelten.[27]

Damals realisierte natürlich niemand, dass Kühltürme und Klimaanlagen ein Infektionsrisiko darstellten. Das wurde erst 1977 deutlich, als McDades Isolierung von *L. pneumophila* zum Nachweis des Erregers in anderen Gebäuden überall in den Vereinigten Staaten führte. Nachdem *L. pneumophila* identifiziert worden war, fanden Wissenschaftler schon bald heraus, dass der Erreger gut auf die Behandlung mit Erythromycin und Rifampicin ansprach, Arzneimittel, die rasch zur Standardtherapie wurden. Heute gelten Legionellen rund um die Welt als wichtige Auslöser von Ausbrüchen ambulant erworbener Pneumonie, und Routinechecks von Kühltürmen in Hotels und Krankenhäusern sind Standard. Das heißt jedoch nicht, dass die Gefahr verschwunden ist: Trotz der breiteren Verfügbarkeit von diagnostischen Tests sind Legionellen Schätzungen zufolge für rund 2 Prozent der jährlichen Pneumoniefälle in den Vereinigten Staaten verantwortlich (rund 50 000 Fälle).[28] Zudem kommt es mit verstörender Regelmäßigkeit zu Ausbrüchen, wo immer die Standards der öffentlichen Wasserversorgung oder die Inspektion und Säuberung privater Wassertürme mangelhaft sind. So infizierten sich beispielsweise zwischen 2014 und 2015 neunzig Personen in Flint, Michigan, mit der Legionärskrankheit und zwölf starben, weil die Stadt ihr Wasser nicht länger aus dem Wassersystem von Detroit, sondern direkt aus dem Flint River bezog. Und 2015 erlebte New York City den schlimmsten Ausbruch der Legionärskrankheit in seiner Geschichte, als sich 113 Personen in Wohnblocks in der South Bronx mit dem Erreger infizierten; 16 von ihnen starben. Wie sich später herausstellte, war die Quelle des Ausbruchs ein Hotelwasserturm, in dem sich massenweise Legionellen tummelten. Im Zeitraum von 2000 bis 2014 registrierten die CDC in den Vereinigten Staaten einen Anstieg der Legionellosefälle – Legionärskrankheit und Pontiac-Fieber – um fast das Dreifache. Davon entfielen 5000 Fälle pro Jahr allein auf die Legionärskrankheit, und die Mortalitätsrate betrug 9 Prozent.[29] Natürlich gingen nicht alle diese Ausbrüche auf schlecht gewartete Wassersysteme oder alte Rohranlagen zurück. Wahrscheinlich spielten auch Amerikas alternde Bevölkerung, die breitere Verfügbarkeit von diagnostischen Tests und die zuverlässigere Berichterstattung an lokale und staatliche Behörden wie die CDC eine Rolle. Ein weiterer Faktor könnte der Klimawandel sein: Wenn die Sommer heißer werden, bleibt es bis in den Herbst warm, und die Wahrscheinlichkeit steigt, dass aus Wassertürmen Abluftfahnen mit kontaminiertem Wasser austreten; es sei denn, es werden wirksame Maßnahmen zur Desinfektion getroffen, zum Beispiel durch Chlorierung. Allzu oft geschieht das leider nicht.

Soweit die Legionärskrankheit die Ängste des Kalten Krieges vor biologischen Waffen und chemischen Toxinen wiederbelebte, griff sie offenbar auf die Befürchtungen der 1950er-Jahre zurück; daher die Besorgnis des Kongresses, dass es sich um einen »verpassten Alarm« handelte. Aber soweit es sich um eine der medizinischen Wissenschaft bislang völlig fremde Krankheit handelte, und zwar um eine, die sich auf neue Technologien und bauliche Veränderungen zurückführen ließ, repräsentierte sie ein neues

Paradigma der öffentlichen Gesundheitspolitik, das in den letzten Jahrzehnten des 20. Jahrhunderts zunehmend an Bedeutung gewinnen sollte. Tatsächlich wurde die Legionärskrankheit seit 1994 – damals kam Laurie Garretts Buch *Die kommenden Plagen* heraus – als Beispiel für eine ganze Reihe von »Emerging Infectious Diseases« (EIDs) angesehen. Das Auftauchen dieser »neuen Infektionskrankheiten« drohte die medizinischen Fortschritte der Nachkriegsjahre und damit auch die Sicherheit zunichtezumachen, dass fortschrittliche Industriegesellschaften die Seuchen, unter denen frühere Jahrhunderte so gelitten hatten, nicht länger fürchten mussten. Dass der Ausbruch in Philadelphia 1976 mit dem Auftauchen eines neuen viralen hämorrhagischen Fiebers in einem entlegenen Missionskrankenhaus in Yambuku, Zaire (heute Demokratische Republik Kongo), am Ebola-Fluss zusammenfiel, unterstrich diese Parallelen lediglich – daher 1992 die Aufnahme der Legionärskrankheit in die ikonische, vom Institute of Medicine (IoM, heute National Academy of Medicine) geführte EID-Liste. Die größte Sorge der Autoren war jedoch nicht die Legionärskrankheit oder Ebola, sondern HIV, ein zuvor unbekanntes Virus, das erstmals um 1981 in den Blick der Medizin geriet und sich innerhalb der nächsten zehn Jahre zum Auslöser einer der größten Pandemien in der menschlichen Geschichte entwickeln sollte.

6

AIDS in Amerika,
AIDS in Afrika

»Das ist eine sehr, sehr dramatische Krankheit. Ich denke,
wir können uns ziemlich sicher sein, dass sie neu ist.«
James Curran, Epidemiologe, 1982

Im Dezember 1980 suchte Dr. Michael Gottlieb nach einem ungewöhnlichen Fall, um ihn den Assistenzärzten am Medical Center der University of California, Los Angeles (UCLA), vorzustellen, als einer seiner Kollegen auf einen Patienten namens Michael stieß. Michael, ein 33-jähriger Künstler, war in die Notaufnahme eingeliefert worden, weil er unter extremem Gewichtsverlust litt und aussah wie ein Magersüchtiger. Zudem war sein Mund voller Soor (Mundfäule) oder Candidiasis, einer Infektion mit Hefepilzen, die man gewöhnlich bei Patienten mit geschwächtem Immunsystem findet. Neugierig geworden, führte Gottlieb, damals ein junger Assistant Professor, der sich auf Immunologie spezialisiert hatte, die angehenden Mediziner an Michaels Bett und diskutierte später den Fall mit ihnen. »Da war etwas medizinisch Interessantes an ihm«, erinnerte sich Gottlieb. »Er *roch* geradezu nach Immunschwäche.«[1]

Gottliebs Intuition trog ihn nicht. Michaels Fähigkeit zur Antikörperproduktion schien intakt, doch als ein Kollege einen speziellen Test durchführte, der auf einer ganz neuen Technologie mit monoklonalen Antikörpern basierte, entdeckte er, dass Michael nur sehr wenige T-Zellen besaß.* Insbesondere war die Konzentration der sogenannten CD4-Zellen, einer Untergruppe von T-Zellen, bei Michael gefährlich niedrig. CD4-Zellen sind

die zentralen Kontrolleure des Immunsystems und für Immun-
reaktionen aller Art erforderlich – ob es darum geht, CD8-»Killer-
zellen«, deren Aufgabe es ist, vireninfizierte Zellen zu töten, in
den Kampf zu schicken, oder darum, Makrophagen zu aktivie-
ren, einen Typ weißer Blutzellen, die nach Pathogenen Ausschau
halten, oder B-Lymphozyten in Alarmbereitschaft zu versetzen,
die Antikörper gegen fremde Invasoren herstellen. Wenn diese
CD4-Zellen einmal eliminiert worden sind, bricht früher oder
später das ganze Immunsystem zusammen. Ihr Fehlen erklärte
höchstwahrscheinlich den Soor. Gottlieb zufolge war die Infektion so ausgedehnt, dass Michaels Mund aussah, als wäre er »voller Quark«. Aber es gelang den Ärzten nicht, zu einer definitiven
Diagnose zu kommen, und deshalb wurde Michael entlassen.
Innerhalb einer Woche hatte er jedoch eine Lungenentzündung
entwickelt und musste wieder aufgenommen werden.

Gottlieb, der befürchtete, Michael könnte an einer opportunistischen Lungeninfektion leiden, überzeugte einen Lungen-
spezialisten, eine Bronchoskopie durchzuführen und eine Probe
des Lungengewebes ins Labor zu schicken. Zu Gottliebs Überraschung fand das Labor im Gewebe *Pneumocystis carinii pneumonia* oder PCP, eine seltene Pilzinfektion, die fast ausschließlich
bei unterernährten Neugeborenen und Kleinkindern in Intensiv-
pflege, bei Krebspatienten im Endstadium oder den Empfängern
von Organtransplantaten auftritt.[2] All diesen Patienten gemein
war ein stark geschwächtes Immunsystem. Dass ein junger Mann
PCP entwickelte, war praktisch einmalig. »Es war absolut ungewöhnlich für jemanden, der zuvor gesund war, so schwer krank
eingeliefert zu werden. Es passte wirklich zu keiner uns bekannten Diagnose oder Syndrom.«[3] Michael war im März ins Krankenhaus gekommen, aber keines der Medikamente und keine
der experimentellen Therapien konnten das Fortschreiten der
Infektion stoppen, sodass er im Mai 1981 starb. Bei der Autopsie
wurde *Pneumocystis* überall in seiner Lunge gefunden. Später, als

---

*   T-Zellen, so genannt, weil sie im Thymus produziert werden, zählen zu
den Lymphozyten oder weißen Blutzellen. Von anderen Lymphozyten
lassen sie sich durch die Präsenz einen T-Zell-Rezeptors auf ihrer Oberfläche unterscheiden.

Gottlieb versuchte herauszufinden, was Michaels Immunsystem veranlasst haben könnte aufzugeben, schaute er Michaels Krankenakten durch und sah, dass dieser eine Fülle Geschlechtskrankheiten (*sexually transmitted diseases*, STDs) durchgemacht hatte. Er erinnerte sich auch an ein Gespräch, in dem Michael erwähnt hatte, dass er schwul sei, doch Los Angeles besaß seit Langem eine ziemlich große schwule Gemeinschaft; daher war es schwer nachzuvollziehen, was seine geschlechtliche Orientierung mit der ganzen Sache zu tun haben sollte.

Gottlieb war nicht der einzige Arzt in Los Angeles, dem in diesem Herbst und Winter eine ungewöhnliche Konstellation von Symptomen bei schwulen Männern auffiel. Im vorangegangenen Oktober hatte Joel Weisman, ein ortsansässiger Arzt mit einer weitgehend schwulen Klientel, ebenfalls zwei Männer wegen Soor behandelt. Zusätzlich klagten die Männer über chronisches Fieber und litten unter Diarrhoe und Lymphadenopathie (geschwollene Lymphknoten). Im Februar verschlechterten sich die Symptome eines der Männer, und er wurde in die UCLA eingeliefert, wo Gottlieb sein Blut testete und dieselbe Anomalie wie bei Michael fand: eine geringere Zahl an CD4-Zellen, als erwartbar gewesen wäre. Bald darauf entwickelte auch dieser Patient PCP, ebenso der zweite Patient in Weismans Obhut. Überdies wurde bei beiden Männern ein aktives Cytomegalovirus (CMV) nachgewiesen, ein Typ des Herpesvirus, der durch Körperflüssigkeiten, in der Regel durch Küssen und Sex, verbreitet wird und bei gesunden Erwachsenen normalerweise unauffällig bleibt.[4] Anfang April war Gottlieb schließlich so besorgt, dass er seinen früheren Studenten Wayne Shandera anrief, inzwischen Mitglied des Epidemic Intelligence Service der CDC in Los Angeles. Gottlieb erzählte Shandera von seinem Verdacht, dass eine neue Krankheit in Los Angeles zirkuliere, und bat ihn, in den Gesundheitsunterlagen des Countys nach weiteren Berichten über PCP und/oder CMV zu suchen. Shandera stieß rasch auf einen Bericht über einen Mann in Santa Monica, bei dem kürzlich *Pneumocystis* festgestellt worden war und der nun sterbenskrank im Krankenhaus lag. Bald nach Shanderas Besuch starb der Mann, und bei der Autopsie fand man in seiner Lunge CMV.[5]

Was Gottlieb und Weisman nicht wussten, war, dass inzwischen auch Ärzte in New York bei schwulen Männern unter ihren Patienten auf ähnliche Fälle mit geschwollenen Lymphknoten, einer geringen Zahl an CD4-Zellen und PCP gestoßen waren. Bei der Autopsie stellte sich auch hier heraus, dass viele mit CMV infiziert waren. Diese Patienten genau zu untersuchen war schockierend. Donna Mildvan, Leiterin der Abteilung für Infektionskrankheiten am Mount Sinai Beth Israel Hospital in New York, berichtete, wie sie bei einem Deutschen, der als Koch in Haiti gearbeitet hatte, CMV-Proben direkt von seinem Augapfel genommen und kultiviert hatte: »Wir waren völlig verblüfft ... Ich kann gar nicht ausdrücken, was für eine schreckliche Erfahrung das war.« Alvin Friedman-Kien, ein Dermatologe und Virologe am Medical Center der University of New York, reagierte ähnlich verstört, als er feststellte, dass viele seiner Patienten auch am Kaposi-Sarkom (KS) litten, einer extrem seltenen Form von Hautkrebs, die man in der Regel nur bei älteren Juden oder Männern osteuropäischer und mediterraner Herkunft fand. Die meisten Dermatologen sahen in ihrer ganzen beruflichen Laufbahn vielleicht einen einzigen KS-Fall, doch im Februar wusste Friedman-Kien bereits von 20 KS-Fällen allein im Großraum New York. Ein Fall, der ihm besonders naheging, war der eines jungen Shakespeare-Schauspielers, der im Januar mit pink- und purpurfarbenen Flecken im Gesicht in seine Praxis kam. Die Flecken waren so ausgedehnt, erinnerte sich Friedman-Kien, »dass er sie nicht mehr überschminken konnte«.[6]

In der Medizin, wie in anderen Berufen auch, ist Erstersein alles – niemand erinnert sich daran, wer die zweite Person war, die eine Krankheit beschrieben hat –, und im Juni war Gottlieb so weit, an die Öffentlichkeit zu gehen, und informierte den Redakteur des *New England Journal of Medicine,* er habe »möglicherweise eine größere Geschichte als die Legionärskrankheit«.[7] Inzwischen hatte Gottlieb fünf Fälle von schwerer Pneumonie untersucht (der fünfte Fall war von einem Arzt in Beverly Hills an ihn überwiesen worden). In allen Fällen handelte es sich um schwule Männer zwischen 29 und 36 Jahren, alle hatten PCP, Candidiasis und CMV, und drei wiesen eine geringe Zahl von CD4-Zellen auf (die beiden anderen waren nicht auf Immunschwäche untersucht worden). Darüber hinaus, so stellten Gottlieb und Weisman fest, hatten alle fünf zudem »Poppers« benutzt – Amylnitrit- oder Isobutylnitrit-Inhalatoren, die ihren Namen dem Geräusch verdanken, das die Ampullen beim Aufbrechen machen.[8] In diesem Stadium vermuteten die beiden jedoch noch, die Krankheit gehe auf CMV und vielleicht noch ein weiteres Virus, wie Epstein-Barr, zurück, die miteinander wechselwirkten und so das Immunsystem schädigten. Was die öffentliche Gesundheit betraf, war das beunruhigend. Zudem hatten Kliniken für Geschlechtskrankheiten überall in den Vereinigten Staaten in letzter Zeit eine auffällige Zunahme an CMV-Fällen festgestellt, die gemeinsam mit anderen sexuell übertragbaren Krankheiten wie Hepatitis B und Gonorrhoe in der Schwulen-Community epidemische Ausmaße erreicht hatten.

Um eine möglichst schnelle Veröffentlichung sicherzustellen, schlug der Redakteur des *New England Journal of Medicine* Gottlieb vor, bei der Abteilung Sexually Transmitted Diseases der CDC einen kurzen Artikel zur Publikation im Hausjournal der Behörde, dem *Morbidity and Mortality Weekly Report*, einzureichen, verbunden mit der Zusage, das *New England Journal of Medicine* werde einen längeren Artikel zu einem späteren Datum in Betracht ziehen. James Curran, der Beamte, der die STD-Abteilung leitete, erkannte sofort die Bedeutung des Artikels, nicht zuletzt deshalb, weil er sich wegen des gegenwärtigen Anstiegs von Geschlechtskrankheiten bei schwulen Männern sorgte und eng mit der homosexuellen Community zusammenarbeitete, um die Risikofaktoren für Hepatitis B zu evaluieren. Vor Veröffentlichung des Artikels bat er jedoch eine Kollegin zu prüfen, ob es weitere Berichte über PCP bei Personen gebe, die weder an Krebs erkrankt seien noch eine Organtransplantation samt entsprechender medikamentöser Suppression des Immunsystems hinter sich hätten. Für die letzten 15 Jahre stieß die Kollegin nur auf einen einzigen solchen Fall. Alarmierend war zudem, dass die Nachfrage nach Pentamidin, einem Anti-PCP-Medikament, das kommerziell nicht mehr hergestellt wurde und von dem die CDC einen kleinen Notfallvorrat besaßen, von den üblichen 15 Anforderungen pro Jahr in den ersten fünf Monaten des Jahres 1981 auf 30 hochgeschnellt war.[9] Curran brauchte keine weitere Bestätigung, am 5. Juni 1981 veröffentlichte er Gottliebs Artikel im

Morbidity and Mortality Weekly Report. Angesichts der Tatsache, dass sich PCP fast ausschließlich auf stark immunsupprimierte Menschen beschränkte, schrieb Curran in dem begleitenden Leitartikel, sei das Auftreten dieses Pilzes bei zuvor gesunden Personen »beunruhigend« und die Tatsache, dass alle fünf Betroffenen schwul seien, spreche für »eine Verbindung zwischen irgendeinem Aspekt eines homosexuellen Lebensstils oder einer durch sexuellen Kontakt erworbenen Krankheit und *Pneumocystis*-Pneumonien in dieser Bevölkerungsgruppe«. Auch wenn keine definitiven Rückschlüsse über die Rolle von CMV-Infektionen möglich waren, wies Curran zudem darauf hin, dass die Samenflüssigkeit vieler homosexueller Männer neueren Erhebungen zufolge CMV enthalte und »Samenflüssigkeit ein wichtiges Vehikel für die Übertragung von CMV sein könnte«. Mit anderen Worten: Es gab keinen Beweis, dass CMV die Ursache für das geheimnisvolle neue Syndrom war, doch es wurde eine sexuelle Übertragung befürchtet. Wenn auch vorsichtig formuliert, sollten sich Currans Schlussfolgerungen als prophetisch erweisen: »Alle obigen Beobachtungen lassen an die Möglichkeit einer zellulären Dysfunktion des Immunsystems in Verbindung mit einer häufigen Exposition denken, die Individuen für opportunistische Infektionen wie Pneumocystis und Candidiasis prädisponiert.«[10] Niemand hätte sich vorstellen können, dass diese seltsamen Symptome innerhalb weniger Monate nach dem Erscheinen des Artikels zum Stadtgespräch in Hollywood werden sollten und die Welt bis zum nächsten Sommer ein schreckliches neues Akronym gelernt haben würde. Curran mochte es nicht erkannt haben, doch er hatte gerade AIDS beschrieben, das Acquired Immunodeficiency Syndrome, auf Deutsch: das Erworbene Immunschwächesyndrom.

***

In den rund vierzig Jahren, die seitdem vergangen sind – die CDC führten das Akronym 1982 ein –, hat sich die öffentliche Haltung zu AIDS von Gleichgültigkeit über Angst und Schrecken zu der Ansicht gewandelt, dass es sich lediglich um eine weitere Infektionskrankheit handelt, die sich mit einem ganzen Arsenal von Medikamenten behandeln lässt. Diese Medikamente können das Humane Immundefizienz-Virus (HIV), das die Immun-

schwäche auslöst, die den mit AIDS assoziierten opportunistischen Infektionen auszubrechen erlaubt, zwar im Zaum halten,
es aber niemals vollständig eliminieren. Bei dieser Wandlung
von Furcht zu Vertrautheit vergisst man leicht den schockierenden Anblick der ersten AIDS-Patienten und die Bestürzung der
Ärzte, die ihnen nicht helfen konnten. Wie sich David Ho, Arzt
am Cedars-Sinai Medical Center, erinnerte, sahen diese frühen
Patienten aus wie die Überlebenden eines Konzentrationslagers.
Vergrößert wurde diese Bestürzung dadurch, dass die Ursachen
der Erkrankung »völlig unbekannt« waren.[11] Als das wahre Ausmaß der Epidemie offensichtlich wurde – 1982 betrug die Zahl
der AIDS-Fälle in den Vereinigten Staaten 593, zwei Jahre später waren es fast 7000 Fälle, und es hatte mehr als 4000 Tote gegeben –, begann man, AIDS als Pest (als »Schwulenpest«, um
genau zu sein) und als Signal einer desaströsen Rückkehr in
eine frühere historische Epoche anzusehen, in der die menschliche Gemeinschaft immer wieder von Seuchen wie der Pest und
anderen Epidemien verwüstet worden war. Wenn die Legionärskrankheit eine Warnung für ein allzu selbstzufriedenes öffent-
liches Gesundheitswesen gewesen war, dann war AIDS die Epidemie, die unmissverständlich klarmachte: Trotz Impfstoffen,
Antibiotika und neuen medizinischen Verfahren waren Infektionskrankheiten keineswegs ein für alle Mal gebannt, sie stellten
vielmehr eine andauernde und allgegenwärtige Gefahr für tech-
nologisch fortschrittliche Gesellschaften dar. Schlimmer noch,
als Wissenschaftler mehr über die Krankheit und ihre Ursprünge
herausfanden, wurde rasch deutlich, dass Sex und medizinische
Technologien – insbesondere die breite Bereitstellung von wie-
derverwendbaren Spritzen im Rahmen von Public-Health-Pro-
grammen und anderen humanitären medizinischen Initiativen in
Afrika sowie in Blutbanken und Bluttransfusionsdiensten – die
Ausbreitung des Virus stark erleichtert hatten. Und so hatte sich
das, was einstmals verstreute, isolierte Fälle in Afrika gewesen
waren, in eine weitverbreitete Infektion verwandelt, die schließlich zu einer Pandemie wurde. Dennoch hätte sich niemand
vorstellen können, dass bis Ende des 20. Jahrhunderts weltweit
14 Millionen Menschen an AIDS sterben und 33 Millionen mit
dem Virus leben würden. Oder dass sich bis 2015 weitere 36 Mil-

lionen Menschen weltweit mit HIV anstecken und insgesamt rund 40 Millionen daran sterben würden, eine Zahl, die sich der Mortalität der Spanischen Grippe nähert.[12]

Wie wir noch sehen werden, war die AIDS-Pandemie nicht nur das Resultat technologischer Interventionen; wie bei der Psittakose spielten auch wirtschaftliche, soziale und kulturelle Faktoren eine wichtige Rolle. Insbesondere war das Auftauchen von AIDS offenbar mit dem Bau neuer Eisenbahnlinien und Straßen in der Kolonialzeit in den äquatorialen Regionen von Zentralafrika verbunden, denn dies führte zu einem starken Zustrom von männlichen Arbeitern in ländliche Gebiete, destabilisierte die Geschlechterverhältnisse und förderte in Léopoldville (heute: Kinshasa) und anderen Klein- und Großstädten eine Kultur der Prostitution. Die Lockerung sexueller Tabus im Rahmen der Schwulenbewegung war ein ähnlich wichtiger Faktor für die Ausbreitung von AIDS in den Vereinigten Staaten, vor allem in Städten wie New York und San Francisco, wo Badehäuser zu Treffpunkten für ungeschützten Analsex zwischen Männern wurden, die sich zahlreicher Sexualpartner rühmten. Offenbar trugen solche Praktiken aber nur zu der AIDS-Explosion in Amerika bei, nachdem HIV in den späten 1960er-Jahren aus Haiti in die Vereinigten Staaten eingeschleppt worden war.

In vielerlei Hinsicht bildet AIDS eine Ausnahme unter den Epidemien und Pandemien, die in diesem Buch beschrieben werden. Anders als bei Influenza oder der Legionärskrankheit kann man den Medizinforschern kaum vorwerfen, 1981 durch zu große Selbstzufriedenheit blind gegenüber der Gefahr gewesen zu sein. Und auch den CDC kann man nicht vorhalten, Anfang der 1980er-Jahre die Gefahr durch Geschlechtskrankheiten unterschätzt zu haben oder die seltsame Symptomkombination bei AIDS nicht früher erkannt zu haben. Ganz im Gegenteil hätte AIDS möglicherweise seine langsame und heimliche Ausbreitung noch mehrere Jahre fortsetzen können, hätte es nicht wichtige konzeptuelle Fortschritte in der Onkologie und neue Labortechniken gegeben, die Klinikern ermöglichten, den Abbau von CD4-Zellen, das Kennzeichen einer fortgeschrittenen HIV-Infektion, nachzuweisen, und Forschern erlaubten, T-Zellen in Kultur zu züchten. Im Zusammenhang mit der Geschichte von AIDS meinte der NIH-Krebsspezialist Robert Gallo, der sich den Ruhm für die Entdeckung des HI-Virus mit Luc Montagnier vom Institut Pasteur teilte, dass die Wissenschaftler »völlig im Dunkeln« getappt hätten, wenn AIDS 1955 ausgebrochen wäre, so begrenzt seien damals das Verständnis von Retroviren und die Möglichkeiten, sie zu untersuchen, gewesen. »Niemand hätte an diese Art Virus geglaubt. Sie kannten diesen Virustyp nicht einmal«, erklärte er 1994 in einem Interview.[13] Selbst in den 1960er- und den frühen 1970er-Jahren, argumentierte er, wäre es Wissenschaftlern schwergefallen, HIV zu begreifen.[14] Oder um es anders zu sagen: Die AIDS-Epidemie brach genau zu dem Zeitpunkt aus, als Wissenschaftler, die in der Onkologie und auf dem Spezialgebiet der humanen Retrovirologie arbeiteten, sich vorstellen konnten, dass ein Retrovirus für das seltsame neue Syndrom verantwortlich sein könnte, und über die Werkzeuge und die nötige Technologie verfügten, um diese Hypothese zu testen. Dennoch wurde die Jagd nach dem Auslöser von AIDS von Anfang an dadurch behindert, dass Forscher von bestimmten Annahmen ausgingen, als welcher Typ Retrovirus sich HIV herausstellen würde, und das galt vor allem für Gallo.

***

Heute, in einer Ära antiretroviraler Arzneimittel, in der die Diagnose »AIDS« kein automatisches Todesurteil mehr darstellt, vergisst man leicht die Panik, die Hysterie und das Stigma in der Frühzeit der Pandemie. Für konservative Politiker wie Jesse Helms, den früheren republikanischen Senator von North Carolina, und für den Führer der Moral Majorit, Jerry Falwell, war AIDS nicht weniger als ein »Gottesurteil«, eine göttliche Strafe für den »pervertierten Lebensstil« von Homosexuellen.[15] Andere behaupteten, das Virus habe etwas mit Voodoo zu tun, darum nehme es anscheinend vor allem Haitianer ins Visier. Wieder andere dachten, das Virus sei auf dem Schweif eines Kometen aus dem All auf die Erde gelangt oder mit stillschweigender Billigung von Pentagon und Pharmaindustrie in einem Biowaffenlabor der CIA gezüchtet worden.[16]

Tatsächlich ist HIV ein spezieller Typ Virus, ein sogenanntes Retrovirus. Aufgrund seiner langen Latenzzeit und des allmählichen Einsetzens von Symptomen wird es auch zu den Lentiviren gerechnet (von lateinisch *lentus*, langsam). Wenn sich jemand mit HIV infiziert, produziert sein Immunsystem Antikörper, um die Infektion zu bekämpfen. Dieses akute Infektionsstadium kann zwei Wochen bis drei Monate dauern. In dieser Phase ist die Virenkonzentration im Blut sehr hoch, und die Betroffenen sind extrem infektiös. Sie leiden möglicherweise unter grippeähnlichen Symptomen wie Fieber, Ausschlag, Muskel- und Gelenkschmerzen, doch häufig sind die Symptome so schwach, dass sie unbemerkt bleiben. Nach der Serokonversion (das heißt, sobald Antikörper im Blutserum nachweisbar sind) zeigt HIV gewöhnlich mehrere Jahre lang keine weiteren äußeren Anzeichen seiner Präsenz.* Vielmehr macht es sich daran, still und leise die CD4-Zellen zu parasitieren und das Lymphsystem zu befallen. In dieser stummen Phase der Infektion benutzt HIV die Maschinerie der CD4-Zellen, um Kopien seiner selbst herzustellen und sich im ganzen Körper auszubreiten. In jeder Phase werden die CD4-Zellen wiederholt aktiviert und sterben ab. Dieser Aktivierungszyklus, auf den stets der Tod der Zellen folgt, setzt sich so lange fort, bis die Kapazität des Körpers, die CD4-Zellen zu ersetzen, erschöpft ist – ein Prozess, der rund zehn Jahre in Anspruch nimmt, aber auch länger oder kürzer sein kann. Ohne einen adäquaten Nachschub an CD4-Zellen kann das Immunsystem den B-Zellen schließlich nicht mehr signalisieren, Antikörper oder CD8-Zellen – auch als T-Zellen bekannt – zu produzieren, um infizierte Zellen zu töten. An diesem Punkt wird ein Betroffener anfällig für opportunistische Infektionen und entwickelt unübersehbare Krankheitszeichen. Bis es so weit ist, verhält sich das HI-Virus jedoch ruhig: Es sitzt verborgen im Inneren von CD4- und anderen Immunzellen.

Die Messung der CD4-Zellkonzentration ist der wichtigste Laborindikator für den Immunstatus einer Person und zeigt, wie gut ihr Immunsystem mit dem Virus zurechtkommt.[17] Die Viruslast gibt die Menge des Virus im Blut an und liefert damit einen Hinweis auf das Progressions- und Transmissionsrisiko, also die

---

* In diesem Stadium der Infektion sinkt die Virenkonzentration, und es wird schwieriger, HIV per Geschlechtsverkehr weiterzugeben.

Wahrscheinlichkeit, dass es sich weiter ausbreitet oder übertragen wird – ohne die Möglichkeit, Michaels CD4-Zellen zu zählen, hätte Gottlieb keine Ahnung gehabt, dass Michaels Immunsystem geschädigt war und er das Opfer einer neuartigen Infektion sein könnte. In der Rückschau ist es erstaunlich, dass diese Technologie genau in dem Moment verfügbar wurde, als AIDS erstmals in Los Angeles und anderen amerikanischen Großstädten auftrat. Dass die Methode in der UCLA und anderen immunologischen Abteilungen von Krankenhäusern bereitstand, war weitgehend das Verdienst eines argentinischen Emigranten, César Milstein, und eines deutschen Biologen, Georges Köhler. Im Jahr 1975 fanden diese Wissenschaftler einen Weg, unsterbliche monoklonale Zelllinien herzustellen, die ununterbrochen Antikörper gegen spezifische Antigene produzierten. Dank dieser Technik zur Produktion sogenannter monoklonaler Antikörper (kurz »mabs« beziehungsweise »mAbs« genannt) konnte man auf die mühsame Isolation und Reinigung von Antikörpern aus Laborkulturen verzichten. Sie wurde daher bald für alles und jedes benutzt, von der raschen Typisierung von Blut und Gewebe bis zur Entwicklung neuer Arzneimittel gegen Infektionskrankheiten. Bald wurden mAbs auch zum Studium von Leukämie verwendet, und ab 1981 stand eine kommerzielle, auf monoklonalen Antikörpern basierende Technik zur Verfügung, um eine T-Zellpopulation von einer anderen zu unterscheiden. Daher konnte Gottliebs Kollege im Winter 1981 feststellen, dass die CD4-Zellen in Michaels Blut praktisch völlig fehlten, was dafür sprach, dass seine Symptome die Folge einen Immunschwäche waren.[18]

So wie es unmöglich ist, sich eine AIDS-Diagnose ohne eine auf mAbs basierende Technik vorzustellen, so wäre auch die Isolierung des Virus ohne konzeptuelle Fortschritte in der Onkologie und Wissen über Lentiviren undenkbar gewesen. Das erste Lentivirus wurde 1954 von einem isländischen Forscher beschrieben, der einen Ausbruch von Maedi-Visna (von isländisch *mæði*, Atemnot, und *visna*, Müdigkeit) untersuchte; kennzeichnend für diese Schafkrankheit sind Lungenentzündungen und Gehirnplaques ähnlich der Demyelinisierung des Zentralnervensystems, wie man sie bei Multipler Sklerose findet. Darauf folgte drei Jahre später die Beschreibung von Kuru unter den Mitgliedern des

Fore-Stamms im Hochland von Papua-Neuguinea. Kuru, eine neurodegenerative Krankheit, führt zu einem kontinuierlichen Abbau von Gehirngewebe, ähnlich der Bovinen spongiformen Enzephalopathie (BSE), auch als »Rinderwahn« bekannt. Wie BSE wird Kuru vermutlich durch die Übertragung eines infektiösen Proteins, eines sogenannten Prions, ausgelöst. Doch während BSE durch den Verzehr von prionenkontaminiertem Gewebe aus Gehirn und Rückenmark infizierter Rinder hervorgerufen wird, ist Kuru höchstwahrscheinlich eine Folge von kannibalistischen Begräbnisriten, bei denen die Fore die Gehirne ihrer toten Verwandten verzehren.

Parallel zur Entdeckung neuer Lentiviren beschrieben Wissenschaftler in den 1950er-Jahren auch neue Onkoviren.* Zu diesen Viren gehörten das Murine Leukämievirus und der Erreger des Burkitt-Lymphoms, eines seltenen Tumors im Kieferbereich, der vor allem bei Kindern in Uganda und anderen Teilen Ostafrikas mit hoher Malaria-Rate vorkommt; der Erreger war, wie sich später herausstellte, das Epstein-Barr-Virus, ein enger Verwandter des Herpesvirus.[19] Bis in die 1960er-Jahre nahm man an, dass alle Viren, einschließlich der Onkoviren, sich replizierten, indem sie ihre DNA in tierische Zellen einschleusten und die Zellmaschinerie veranlassten, zahlreiche Kopien zu schaffen. Der einzige Unterschied im Fall der Onkoviren war, dass sie, statt lytisch zu sein und die befallenen Zellen zu töten, vielmehr eine Art Symbiose mit ihnen eingingen und sie veranlassten, sich zu replizieren. Diese Theorie geriet jedoch ins Wanken, als sich herausstellte, dass das Onkovirus der Felinen Leukämie das »Botenmolekül« Ribonukleinsäure (RNA) statt DNA enthielt und damit eines der zentralen Dogmen der Molekularbiologie verletzte: nämlich dass der genetische Informationsfluss stets von der DNA über die RNA zum Protein verläuft und nicht in die umgekehrte Richtung.

Der erste Durchbruch gelang 1970, als David Baltimore vom Massachusetts Institute of Technology und Howard Temin von der University of Wisconsin zeigen konnten, dass sich gewisse RNA-Viren mithilfe eines Enzyms, der Reversen Transkriptase,

---

* Als Onkovirus bezeichnet man ein Virus, das Krebs und Tumoren auslöst.

in zelluläre Genome einschleusen konnten. Das war ein Enzym, das von allen bis dahin bekannten RNA-Viren allein diese Viren besaßen und das sie in die Lage versetzte, die virale RNA in DNA umzuschreiben. Zunächst wurde Baltimores und Temins Entdeckung der Reversen Transkriptase als »Ketzerei« angesehen, doch schließlich wurde sie akzeptiert und trug den beiden 1975 den Nobelpreis ein. Zudem führte sie zur Prägung des Begriffs Retrovirus für Viren, die diese spezielle Fähigkeit besaßen, und beseitigte ein erkenntnistheoretisches Hindernis auf dem Weg zu einem besseren Verständnis, auf welche Weise virale Gene karzinogene Veränderungen von Zellen bewirken können.

Wenn ein Retrovirus eine Zelle infiziert, nimmt die Reverse Transkriptase die im Uhrzeigersinn gewundene, einsträngige RNA-Helix, schreibt sie in die umgekehrte Richtung um und synthetisiert den dazu komplementären DNA-Strang. Dieses DNA-»Provirus« wird dann mithilfe eines anderen viralen Enzyms, der Integrase, in die chromosomale DNA des Wirtsgenoms eingebaut. Da der Integrationsort des Virus nach dem Zufallsprinzip gewählt wird, kommt es häufig zur Unterbrechung der Verbindung zwischen benachbarten Genen, was zu Krebs führen kann. Gleichzeitig ist das Virus, derart in die Zelle integriert, vor Angriffen des Immunsystems und vor der Entdeckung mithilfe wissenschaftlicher Instrumente geschützt. Das Virus bleibt dort für das gesamte restliche Leben der Zelle und wird zusammen mit der zellulären DNA repliziert und an Tochterzellen weitergegeben.[20]

Im Jahr 1975 waren nur Retroviren bekannt, die Krebs bei Tieren auslösten (die klassischen Beispiele sind Hühnersarkom und Feline Leukämie), und viele Krebsforscher hatten, entmutigt durch die Kontamination von Zelllinien mit infektiösen Viren anderer Spezies, die Hoffnung aufgegeben, jemals ein humanes Onkovirus zu finden. Robert Gallo, ein ehrgeiziger junger Forscher am National Cancer Institute, einem Zweig des NIH in Bethesda, Maryland, dachte anders. Der Sohn eines Metallurgen aus Waterbury, Connecticut, dessen zerzaustes krauses Haar seine italienische Abstammung verriet, verstand sofort, dass die Reverse Transkriptase die Krebsforschung um eine wichtige Dimension ergänzen konnte. Für Gallo sprachen zwei Dinge: sein ausgesprochen wettbewerbsorientiertes Naturell – er machte kein Geheimnis daraus, dass er den Nobelpreis anstrebte – und eine neue Technologie, die ihm ermöglichte, T-Zellen kontinuierlich in Kultur zu züchten – der T-Zell-Wachstumsfaktor, Interleukin-2. Vor Ende der 1970er-Jahre mussten Onkologen, die an Leukämie arbeiteten, maligne weiße Blutzellen mühsam auf Agarmedien züchten, um genügend große Mengen für den Nachweis von Reverser Transkriptase zu erzeugen. Die Leukämiezellen weigerten sich jedoch immer wieder zu kooperieren, was zu Frustrationen und vergeblichen Bemühungen führte. Doch all das änderte sich 1976, als zwei von Gallos Kollegen in seinem Laboratory of Tumor and Cell Biology entdeckten, dass ein Pflanzenderivat gewisse T-Lymphozyten stimulierte und dazu veranlasste, einen Wachstumsfaktor abzusondern. Das war Interleukin-2, und bald darauf hatte Gallos Labor gezeigt, dass man es verwenden konnte, um Leukämiezellen zum Wachsen und Sichvermehren zu bringen, sodass sich Zelllinien ohne zeitliche Beschränkung weiterführen ließen.[21] Doch selbst mit dieser Methode sollte es noch fast drei Jahre Versuch und Irrtum benötigen, bis Gallos Gruppe fündig wurde und 1979 in den Lymphozyten eines 28-jährigen Afroamerikaners aus Alabama, bei dem *Mycosis fungoides,* ein Typ von T-Zell-Lymphom festgestellt worden war, Reverse Transkriptase nachweisen konnte. Bald fanden Gallos Labor und eine Gruppe japanischer Wissenschaftler dasselbe Virus bei anderen Patienten mit Leukämie und nannten es 1980 HTLV, kurz für Humanes T-lymphotropes Virus.[22] Diese Entdeckung machte Schlagzeilen rund um die Welt und brachte Gallo den prestigeträchtigen Lasker Award ein. 1982 folgte die Isolierung eines zweiten humanen Retrovirus derselben Familie, den Gallo HTLV-2 nannte.[23]

In seinem Buch *Die Jagd nach dem Virus: AIDS, Krebs und das menschliche Retrovirus* schreibt Gallo, sein Interesse an HTLV sei teilweise von der Entdeckung im Jahr zuvor geweckt worden, dass das Feline Leukämievirus bei Katzen häufiger eine an AIDS erinnernde Immunschwäche hervorrief als eine Leukämie. Auch die Forschungsergebnisse seines Harvard-Kollegen Myron »Max« Essex inspirierten ihn; dieser hatte gezeigt, dass die Stationen für Infektionskrankheiten in Japan voll von Patienten waren, die positiv auf HTLV-1 getestet worden waren.[24] Dennoch gibt es keinen

Zweifel, dass die Entdeckung von HTLV-1 den Weg für die Isolierung des Lymphadenopathie-Virus (Lymphadenopathy Associated Virus, LAV) ebnete, die den französischen Forschern Françoise Barré-Sinoussi und Luc Montagnier im Institut Pasteur 1983 gelang – heute kennen wir das Virus als HIV.

HTLV infiziert CD4-Zellen und verbreitet sich via Blut und sexuelle Kontakte; oft bricht die Leukämie erst mehrere Jahrzehnte nach der ursprünglichen Infektion aus. Im Unterschied zu HIV ist HTLV onkogen; aus bislang noch nicht völlig verstandenen Gründen, bei denen aber ein Protein namens Tax eine Rolle spielt, führt es dazu, dass die Zellen sich vermehren, statt abzusterben. Wie auch immer, es bedarf jedenfalls ähnlicher Techniken, um das Virus kontinuierlich in Zellkultur zu züchten, und hätte Gallo nicht gezeigt, dass HTLV von der Reversen Transkriptase abhängig ist und mit einer Erschöpfung der CD4-Zellen einhergeht, hätten Barré-Sinoussi und Montagnier wohl kaum daran gedacht, dass das von ihnen untersuchte Virus ähnliche Eigenschaften aufweisen könnte. Ebenfalls klar ist jedoch, dass Gallos Überzeugung, der AIDS-Erreger sei ein Onkovirus ähnlich dem Felinen Leukämievirus, ihn für andere Forschungsansätze blind machte, die ihn vielleicht noch vor den Franzosen zur Isolierung des HI-Virus geführt hätten.[25] Stattdessen bekräftigte Gallo im Mai 1983 in einer Notiz im *Morbidity and Mortality Weekly Report,* auf die eine Reihe von Artikeln in *Science* folgte, dass es sich bei dem AIDS-Auslöser höchstwahrscheinlich um eine Variante von HTLV-1 oder einen nahen Verwandten von HTLV-2 handele.[26] Zu Gallos Pech berichteten Barré-Sinoussi und Montagnier in derselben Ausgabe über ihre Entdeckung von LAV. Da das Virus kaum oder nur eine schwache Kreuzreaktivität mit HTLV-1 zeigte, war klar, dass es sich bei ihrem Virus um ein anderes Virus handelte.[27] Dennoch stimmte Montagnier auf Verlangen des Redakteurs einer kurzen, von Gallo verfassten Zusammenfassung zu, in der es hieß, die Franzosen hätten »ein Retrovirus entdeckt, das zur selben Familie wie die kürzlich entdeckten humanen T-Zell-Leukämieviren (HTLV) gehört, sich aber deutlich von allen anderen Isolaten zuvor unterscheidet«.[28] Dieser Satz hinterließ bei den Forschern im Institut Pasteur einen unschönen Nachgeschmack, der zu einem erbitterten internationalen Streit über die korrekte Nomenklatur des Virus und seinen Entdecker führen sollte – ein Streit, der in der Folgezeit Missverständnisse über die Identität des HI-Virus und seine genaue Beziehung zu AIDS hervorrufen und Verschwörungstheorien speisen sollte, die bis heute überdauern.

Der Disput zwischen Gallo und Montagnier sowie die wissenschaftlichen und kommerziellen Einsätze, um die es dabei ging (eine der heftigsten Auseinandersetzungen drehte sich darum, wem die Lizenzgebühren für die Entwicklung eines diagnostischen HIV-Tests zufließen sollten), sind in Büchern von beiden Hauptbeteiligten abgehandelt und zudem von anderen Autoren ausführlich analysiert worden.[29] Verschärft wurde der Streit zwischen den amerikanischen und französischen Forschern durch eine unbedachte Pressekonferenz im U.S. Department of Health and Human Sciences, auf der Gallo behauptete, er habe das für AIDS verantwortliche Virus isoliert,[30] gefolgt von vier weiteren Artikeln in *Science,* in denen er das Virus als HTLV-3* bezeichnete. Im Jahr 1986, als das International Committee on the Taxonomy of Viruses (ICTV) das Virus in HIV umbenannte und kurz darauf Ronald Reagan und der damalige französische Präsident François Mitterrand verkündeten, beide Forschergruppen hätten gleichen Anteil an der Entdeckung, schien der Disput beigelegt. Doch 1990, als neue genetische Tests – fälschlicherweise, wie sich später herausstellte – suggerierten, Gallo habe Proben unterschlagen, die sein Labor 1983 vom Institut Pasteur erhalten hatte, flammte der Streit wieder auf. Dies ist nicht die Zeit oder der Ort, um diese Betrugsstory noch einmal aufzurollen oder um zu diskutieren, ob Gallo mit der Benennung des Virus als HTLV-3 suggerieren wollte, das Virus sei mit anderen Viren der HTLV-Familie verwandt oder sogar der Auslöser von AIDS (er betonte später, so etwas habe er nie behauptet).[31] Ein Aspekt des Streits verdient jedoch Beachtung, denn er steht im Zentrum der Frage, was die beiden Forschergruppen über das Virus wussten oder zu wissen

---

* In der Folgezeit stellte sich heraus, dass HTLV-3 identisch mit LAV war und es sich mit an Sicherheit grenzender Wahrscheinlichkeit um eine Kontamination mit einem Virus handelte, das Montagnier Gallos Labor hatte zukommen lassen.

meinten, als sie dessen ätiologische Rolle für AIDS erstmals postulierten, und in welchem Maße Gallo durch seine Überzeugung, der AIDS-Erreger gehöre zur Krebsfamilie der Retroviren, in die Irre geführt wurde.

In der zweite Artikelserie, die Gallo in *Science* veröffentlichte, beschrieb er, wie er HTLV-3 aus 48 Patienten isoliert habe, und erklärte, wie sich das Virus kontinuierlich in Laborkulturen vermehren lasse. Das war eine entscheidende Leistung. HIV tötet die von ihm infizierten Zellen routinemäßig, was es schwierig macht, das Virus in den Mengen zu züchten, die nötig sind, um seine Eigenschaften zu untersuchen und einen Bluttest zu entwickeln, geschweige denn einen Impfstoff. Mithilfe der neuen Zelllinie war Gallos Gruppe tatsächlich auf dem besten Weg, den Prototyp eines Screening-Tests (ELISA, Enzyme-linked Immunosorbent Assay) wie auch eines Bestätigungstests (eines sogenannten Western Blot) zu entwickeln. In seinem Artikel 1983 hatte Gallo die zellzerstörenden Eigenschaften des Virus jedoch nicht erwähnt, sondern nur bemerkt, es könne *in vitro* immunsuppressiv sein, das heißt, die Funktion von T-Zellen in Laborkulturen beeinträchtigen. Das ließ die Frage offen, wie HTLV, ein Virus, von dem man wusste, dass es Lymphozyten zur Teilung anregt, gleichzeitig bewirkte, dass sie dezimiert wurden.

Die Franzosen gingen hingegen von der Prämisse aus, dass es schwierig sein würde, das Virus in peripherem Blut zu isolieren, da es die Zahl der zirkulierenden T-Zellen verringerte und zerstörte. In diesem Stadium akzeptierte Montagniers Gruppe, dass es sich wahrscheinlich um ein mit HTLV eng verwandtes oder identisches Retrovirus handelte. Aber statt im Blut nach diesem Virus zu suchen, entschlossen sie sich, in der Lymphknotenflüssigkeit eines vermutlichen AIDS-Patienten zu suchen, denn sie gingen davon aus, im Frühstadium der Krankheit – also bevor die meisten T-Zellen zerstört waren – könne die Viruskonzentration dort höher sein. Daher entfernte ein Forscher am Hôpital de la Salpêtrière in Paris am 3. Januar 1983 einen Lymphknoten aus dem Nacken eines 33-jährigen Mannes* mit »Lymphadenopathie-

---

* Der Patient wurde in Montagniers Laborbuch mit den ersten drei Buchstaben seines Namens als »Bru« bezeichnet. Später ging er als Frédéric

Syndrom« – einer chronischen Lymphknotenschwellung, die bei schwulen Männern immer häufiger beobachtet wurde – und gab Interleukin-2 hinzu, um das Wachstum der Zelllinie zu fördern.[32] Wenn das Virus eine HTLV-Spezies gewesen wäre, sollte die Zugabe von Interleukin-2 die Kultur und ihre T-Zell-Population am Leben erhalten haben, aber das war nicht, was geschah. Kaum hatte Barré-Sinoussi am 25. Januar die Produktion von Reverser Transkriptase in den kultivierten Lymphozyten beobachtet, erreichte diese Produktion vielmehr einen Gipfel, um anschließend wieder zurückzugehen. Offenbar tötete das Virus die T-Zellen, statt sie zur Replikation zu veranlassen. Da die Forscherin befürchtete, das Virus ohne neuen Nachschub an Lymphozyten zu verlieren, schickte sie ein Teammitglied in eine nahe gelegene Blutbank, um frisches Blut zu besorgen. Sie gab die frische Lymphozytenquelle zur Kultur hinzu und stellte wiederum fest, dass der Zelltod mit dem Aktivitätsnachweis von Reverser Transkriptase korreliert war. Es war, als ob die Zugabe von Plasma mit frischen Lymphozyten das schwer zu fassende Virus anregte, erneut T-Zellen zu verschlingen und dabei eine unverkennbare Spur von Reverser Transkriptase zu hinterlassen, genauso wie ein Hai im Fressrausch eine Blutspur hinterlässt. In diesem Moment erkannte Barré-Sinoussi, dass das Virus die T-Zellen tötete, dass es ein neues Retrovirus war und dass es sich höchstwahrscheinlich nicht um Gallos HTLV handelte. Wie sie sich später erinnerte: »Es war ganz einfach. Wir erhielten die erste Probe Anfang 1983, und fünfzehn Tage später fanden wir die ersten Anzeichen des Virus in der Kultur.«[33]

Wenn Barré-Sinoussi gedacht hatte, die ganze Welt werde die Bedeutung ihres Experiments sofort begreifen, dann hatte sie sich jedoch geirrt. Die Veröffentlichung ihres Artikels über das LAV 1983 in der Mai-Ausgabe von *Science* wurde durch Veröffentlichungen von Gallo und Essex völlig in den Hintergrund gedrängt. Und nicht nur das: Als Montagnier im Herbst 1983 auf einer Virologenkonferenz, die jeden September in Cold Spring

Brugière durch die Zeitungen, ein Homosexueller, der angeblich mit 50 Partnern pro Jahr eine sexuelle Beziehung hatte und 1979 New York City besucht hatte.

Harbor, New York, abgehalten wurde, berichtete, sein Labor habe LAV bei 60 Prozent der Patienten mit Lymphadenopathie-Syndrom und bei 20 Prozent derjenigen mit AIDS gefunden und keiner dieser Patienten sei offenbar mit HTLV infiziert, erntete er heftigen Widerspruch von Gallo. In seinem Buch »bedauerte« Gallo später seine aggressive Haltung gegenüber Montagnier und gab zu, die zelltötenden Eigenschaften von LAV nicht früh genug erkannt zu haben. Dieses Versagen schrieb er zum einen der »Verzerrung« seiner Labormessungen der Reversen-Transkriptase-Aktivität durch die Tatsache zu, dass die Tests gewöhnlich erst später im Lauf der Infektion durchgeführt wurden, wenn die meisten T-Zellen bereits geschädigt oder im Absterben waren, zum anderen auch uneindeutigen Immunfluoreszenz-Untersuchungen, die manchmal positiv für HTLV-1 waren und manchmal nicht (vielleicht weil einige der Probanden gleichzeitig mit HIV und HTLV-1 infiziert waren und andere nur mit einem der beiden Viren).[34] In dem Bericht über seine eigenen Untersuchungen legt Montagnier jedenfalls überzeugend dar, dass Gallo dank der besseren finanziellen Ausstattung der Amerikaner »uns rasch weit hinter sich gelassen hätte«, wenn er nur von vornherein an das »französische« Virus geglaubt hätte. Dieser Schlussfolgerung musste Gallo schließlich widerwillig beipflichten – er gab zu, dass ihn sein »übermäßiges Vertrauen«, der AIDS-Erreger müsse ein Retrovirus wie HTLV sein, sechs Monate gekostet hatte und er das Problem eigentlich schon hätte gelöst haben sollen, bevor Montagniers Gruppe ihr erstes Experiment startete. »Dass AIDS direkt nach der Entdeckung der ersten beiden humanen Retroviren identifiziert wurde ...«, hat mich in die Irre geführt«, gab Gallo zu. »Es führte mich in die richtige Richtung, aber auch in die falsche.«[35] Der Wissenschaftshistoriker Mirko Grmek formulierte es direkter: »Wenn Gallo nicht HTLV-1 entdeckt hätte, wäre er wohl zum Entdecker von HIV geworden.«[36]

***

In ihrem Buch *Krankheit als Metapher* beleuchtet die Kulturkritikerin Susan Sontag, wie eine Krankheit, deren Ursprung im Dunkeln liegt und die sich nicht wirksam behandeln lässt, rasch mit Bedeutsamkeit überflutet wird. »Zunächst einmal werden die

Gegenstände der tiefsten Furcht (Korruption, Verfall, Umweltverschmutzung, Anomie, Schwäche) mit der Krankheit identifiziert. Die Krankheit selbst wird zur Metapher. Dann wird im
Namen der Krankheit, das heißt, indem man sie als Metapher
gebraucht, das Entsetzen auf andere Dinge übertragen.«[37] Diese
Zeilen bezogen sich ursprünglich auf Sontags Erfahrungen
als Krebspatientin, als man ihr das Gefühl gab, die Krankheit
sei beschämend und irgendwie ihre eigene Schuld, doch später
erkannte sie, dass ihre These noch besser zur AIDS-Epidemie
passte. 1989 argumentierte sie dann, dass die Heimlichkeit,
die Scham und die Schuldgefühle, die Krebspatienten in den
1970er-Jahren erlebten, zu großen Teilen von solchen bei AIDS-
Patienten ersetzt worden waren. Das galt vor allem für homosexuelle Männer und andere ausgemachte Risikogruppen, zum
Beispiel Drogenabhängige, deren riskantes Verhalten geradezu
als Einladung an die Infektion betrachtet wurde. Diesen Gruppen, argumentierte Sontag, wurde das Gefühl vermittelt, sie
seien »eine Gemeinschaft von Parias«. Schlimmer noch, während
die Schuld an der Krankheit im Fall von Krebs mit ungesunden
Lebensgewohnheiten wie Rauchen und übermäßigem Trinken
verknüpft worden war, wurde das riskante Verhalten, das zu
AIDS führte, als mehr als nur Willensschwäche betrachtet. »Es
war Genusssucht, Kriminalität – die Abhängigkeit von Substanzen, die illegal sind, und von Sex, der als abartig betrachtet wird.«
Das führte dazu, dass eine Krankheit, die als individuelle »Katastrophe« hätte betrachtet werden und Mitgefühl für die Betroffenen hätte wecken müssen, als »Krankheit nicht nur des Exzesses,
sondern auch der Perversion« verurteilt wurde und zu einer allgemeinen Stigmatisierung von Menschen mit AIDS führte.[38]
   An welchem Punkt diese Stigmatisierung in Hysterie und
Panik umschlug, was die Bedrohung einer breiteren Bevölkerung durch AIDS-Kranke anging, ist schwerer zu sagen. Anfangs
reagierte die Öffentlichkeit mit Gleichgültigkeit auf die Nachricht
von dem Ausbruch; vielleicht hielten es die Leute mit dem Presse-
sprecher des Weißen Hauses, Larry Speakes, der, im Oktober 1982
von einem Reporter gefragt, wie die Reagan-Administration auf
die CDC-Meldung von mehr als 600 Fällen der geheimnisvollen
Krankheit reagieren wolle, bekanntlich antwortete: »Davon weiß

ich überhaupt nichts.« Dieser Gleichgültigkeit lag eine Mischung aus Ignoranz und Vorurteil gegenüber einer Krankheit zugrunde, von der man glaubte, sie treffe lediglich Homosexuelle. Solange AIDS als »Schwulenkrankheit« galt und daher nicht als Problem für eine heterosexuelle Gesellschaft gesehen wurde, konnte es von Mainstream-Politikern gefahrlos ignoriert werden. Stattdessen kürzte die Reagan-Administration mit Unterstützung des republikanisch kontrollierten Senats den AIDS-Forschern die Mittel und zwang Wissenschaftler von NIH und CDC, Geld aus anderen Programmen zu erbetteln beziehungsweise abzuzweigen. In den ersten drei Jahren der Epidemie weigerte sich Reagan tatsächlich, das »A«-Wort in den Mund zu nehmen, und erwähnte AIDS öffentlich erst im Herbst 1985. Zuvor hatte der Schauspieler Rock Hudson in einer Mitteilung des Amerikanischen Krankenhauses in Paris, in dem er lag, öffentlich gemacht, dass er an der gefürchteten Krankheit litt, und die CDC teilten mit, dass inzwischen bei mehr als 10 000 Menschen AIDS diagnostiziert worden war, viele von ihnen Kinder und Hämophile (»Bluter«). David France zufolge, der in einem oscarnominierten Film schilderte, wie sich AIDS-Aktivisten auf der Suche nach Medikationen, die ihr Leben verlängern würden, mit dem wissenschaftlichen Establishment anlegten, brachte Hudsons Mitteilung die Wende. »Wir beteten für den Tag, an dem die Krankheit jemanden treffen würde, der wirklich eine Rolle spielte«, schrieb er.[39] Insbesondere brachte Hudsons Schicksal Reporter dazu, peinliche Fragen zu stellen, warum die Hollywood-Ikone gezwungen gewesen war, sich in Paris behandeln zu lassen; das löste eine Publicitywelle aus, die schließlich das tödliche Schweigen der Regierung rund um die AIDS-Epidemie brach und das Weiße Haus veranlasste, dringend benötigte Mittel für experimentelle Therapien wie Azidothymidin (AZT) zur Verfügung zu stellen. Was France und andere Aktivisten jedoch nicht vorausgesehen hatten, war, dass all dies auch eine Welle von Furcht und Hysterie auslöste.

Die Hysterie ließ sich auf drei Fakten zurückführen: Der erste war die Entdeckung, dass AIDS eine durch Blut übertragbare Krankheit war, die auch durch den gemeinsamen Gebrauch von Spritzen beim Drogenkonsum weitergegeben werden konnte und die Blutvorräte der Nation verseucht hatte. Der zweite Faktor war eine miserable Kommunikation der Gesundheitsbehörden und der Gebrauch so vager Begriffe wie »Körperflüssigkeiten«, die den Eindruck vermittelten, man könne sich AIDS durch Kontakt mit dem Speichel eines Infizierten, zum Beispiel beim Niesen, zuziehen oder sogar dadurch, dass man Gegenstände anfasste, die zuvor von einem AIDS-Kranken berührt worden waren. Und der dritte Faktor war die Erkenntnis, dass die Krankheit auf einen tödlichen neuen Virustyp zurückging, der sich möglicherweise auch unter Heterosexuellen ausbreiten konnte, und es keine Behandlungsmöglichkeiten gab, sodass eine Diagnose einem Todesurteil gleichkam. Plötzlich schien es, als gäbe es keinen festen Boden mehr unter den Füßen, keinen Ort, an dem man sicher war vor dem Virus. Und so nahm AIDS rasch den Charakter einer Seuche an und löste eine »Epidemie der Furcht« aus, wie es der Journalist Randy Shilts formulierte.[40]

In der Rückschau hatte Shilts kaum Zweifel, dass nicht die Medien, sondern hauptsächlich die Wissenschaftler und medizinischen Experten für diesen neuen Deutungsrahmen von AIDS verantwortlich waren. Im März 1983 hatten die CDC die Hauptrisikogruppen aufgelistet: homosexuelle Männer mit vielen Partnern, Heroinabhängige, die sich Drogen injizierten, Haitianer und Hämophile – die sogenannten vier H. Zwei Monate später vermittelte das *Journal of the American Medical Association* (JAMA) einen völlig anderen Eindruck: In einem Artikel über acht unerklärliche Fälle von Immunschwäche unter Kindern in Newark, New Jersey, von denen vier starben, hieß es: »Sexueller Kontakt, Drogenmissbrauch oder die Exposition gegenüber Blutprodukten ist für die Übertragung der Krankheit nicht nötig.« Schlimmer noch, in einem begleitenden Leitartikel goss Anthony Fauci, Leiter des National Institute of Allergy and Infectious Diseases (NIAID) und führender AIDS-Forscher auf Bundesebene, Öl ins Feuer, indem er behauptete, es bestehe »die Möglichkeit, dass routinemäßige enge Kontakte, wie in einem gemeinsamen Haushalt«, die Krankheit weiterverbreiten könnten.[41] Für den Fall, dass die Presse die Botschaft nicht verstanden haben sollte, gab die American Medical Association ebenfalls eine Pressemitteilung mit der Überschrift »Indizien sprechen dafür, dass Haushaltskontakte AIDS übertragen können«, heraus, in der sie Fauci mit den Worten zitierte, die Möglichkeit einer »nicht sexuellen, nicht durch Blut vermittelten Übertragung« berge »enorme Konsequenzen ... Wenn ein routinemäßiger enger Kontakt die Krankheit verbreiten kann, nimmt AIDS eine völlig neue Dimension an.« Die Pressemitteilung wurde sofort von Associated Press aufgegriffen, die den Text so interpretierte, dass die Allgemeinbevölkerung einem größeren AIDS-Risiko ausgesetzt war als zuvor angenommen, und bald schon tauchten fehlerhafte Versionen der AP-Story in *USA Today* und anderen Zeitungen auf. Innerhalb weniger Tage begannen Beamte in San Francisco, Gesichtsmasken und Gummihandschuhe an Polizisten und Feuerwehrleute zu verteilen. Das Bild eines Feuerwehrmannes, der eine der Masken ausprobierte, erschien prompt in mehreren großen Tageszeitungen und wurde zu einem »virtuellen Emblem der AIDS-Hysterie«, die die ganze Nation erfasste, so Shilts. Nicht lange danach forderten weitere Polizeibehörden Gesichtsmasken, und kalifornische Zahnärzte wurden aufgefordert, ähnliche Vorsichtsmaßnahmen zu ergreifen.[42]

Auch wenn Fauci den Medien später vorwarf, seine Kommentare aus dem Zusammenhang gerissen und die Nuancen seines Leitartikels nicht verstanden zu haben, lag es an der Sprache der Gesundheitsbeamten: Mit Rücksicht auf die Empfindlichkeiten der Öffentlichkeit sagten sie nicht klar und deutlich, dass AIDS durch »Samen« und »Blut« verbreitet wurde, sondern sprachen eben euphemistisch von »Körperflüssigkeiten«. Es sollte ein ganzes Jahr dauern, bis Fauci das Missverständnis korrigierte, indem er in einem anderen Fachjournal klarstellte, es gebe keinerlei Belege, dass AIDS durch routinemäßige Kontakte im Haushalt oder im sozialen Umgang übertragen werden könne.[43]

Wie sehr dieses neue Framing von AIDS dazu geeignet war, Panik und Hysterie zu verbreiten, wurde deutlich, als sich im Juli 1985 eine Mittelschule in Kokomo, Indiana, weigerte, den 14-jährigen Bluter Ryan White, der sich bei einer Routine-Bluttransfusion ein Jahr zuvor mit AIDS infiziert hatte, wieder zum Unterricht zuzulassen. Obwohl White von Ärzten als fit erklärt worden war, hatte sich die lokale Schulbehörde dem Druck hysterischer Eltern gebeugt, die sich sorgten, dass ihre Kinder den Klassenraum mit einem AIDS-»Träger« teilten. Die Hysterie breitete sich rasch auf andere Schuldistrikte aus, darunter New York, von wo das *Time*-Magazin in einem Artikel mit der Überschrift »Die neuen Unberührbaren« berichtete, dass sich rund 900 Eltern an einer Grundschule in Queens wegen eines mit AIDS infizierten Zweitklässlers weigerten, ihre Kinder zur Schule zu schicken.[44] Bald tauchten in ausländischen Zeitungen Berichte über ähnlich hysterische Überreaktionen auf. In England berichtete die *Sun*, AIDS breite sich »wie ein Buschfeuer« aus und ein Opfer der Krankheit sei auf einem Friedhof in North Yorkshire »als Vorsichtsmaßnahme« in einer Betonhülle bestattet worden. In Brüssel hatte sich dem *Daily Mirror* zufolge ein Gerichtssaal in Sekunden geleert, nachdem ein Häftling erklärt hatte, er sei mit dem Virus infiziert, woraufhin mehrere Vollzugsbeamte entsetzt die Flucht ergriffen hatten.[45] Unterdessen warnten in den Vereinigten Staaten die Forscher William H. Masters und Virginia E. Johnson, AIDS könne auf Toilettensitzen lauern, während in Chicago ein besorgter Autofahrer, der gerade einen schwulen Fußgänger überfahren hatte, eine AIDS-Hotline anrief, um sich zu erkundigen, ob er sein Auto nun dekontaminieren müsse.[46] Selbst Hausärzte, die durch ihren hippokratischen Eid verpflichtet waren, sich um alle Patienten zu kümmern, fanden Entschuldigungen, um Menschen mit AIDS nicht zu behandeln oder sie an spezialisierte Kollegen zu überweisen.

In den ersten Monaten der Epidemie war es üblich, dass Nachrichtensprecher und auch Schwule AIDS als Lifestyle-Krankheit bezeichneten, die mit Homosexualität und einem Leben »auf der Überholspur« zusammenhing. In der Rückschau lässt sich erkennen, dass diese Darstellung eine Folge der ersten Fallbeschreibungen von CDC-Epidemiologen war, denen es darum ging, die Hauptrisikogruppen zu identifizieren. So hatte Curran im ersten Bericht über das neue Syndrom im *Morbidity and Mortality Weekly Report* ja die Hypothese vertreten, die Inzidenz von PCP bei Gottliebs UCLA-Patienten spreche für einen Zusammenhang mit »Aspekten eines homosexuellen Lebensstils oder einer durch sexuelle Kontakte erworbenen Krankheit«. In einem zweiten Artikel im Juli 1981 in demselben Journal wurde berichtet, dass bei 26 männlichen Patienten in New York das Kaposi-Sarkom diagnostiziert worden war.[47] Gleichzeitig erschien ein Artikel in der *New York Times,* in dem Friedman-Kien, selbst homosexuell, einem Reporter von 15 weiteren Kaposi-Sarkom-Fällen erzählte; von da an begannen die breitere medizinische Gemeinschaft und die Medien von einem »seltenen Krebs« und anschließend von einer »Schwulenpest« oder »Schwulenseuche« zu reden.[48]

Der vielleicht bedeutendste Beitrag der CDC zur Stigmatisierung von Homosexuellen war eine Publikation im Jahr 1982 über eine Studie von Patienten mit Kaposi-Sarkom und anderen opportunistischen Infektionen in Los Angeles und Orange Counties. Bekannt als die »Los Angeles Cluster Study«, machte diese Studie die Öffentlichkeit mit dem vielleicht berüchtigtsten Patienten in der Geschichte der Infektionskrankheiten nach Typhoid Mary bekannt: dem frankokanadischen Flugbegleiter Gaëtan Dugas.[49] Später von Randy Shilts in seinem Buch... *und das Leben geht weiter* als »Patient Zero« unsterblich gemacht, war Dugas bestens geeignet, als »Bad Guy« der Epidemie dämonisiert zu werden. Dugas war ein komplexer Charakter, der sich Hunderter flüchtiger Sexualpartner rühmte und sich auch weigerte, seine Badehausbesuche aufzugeben, als sein Körper bereits schwer vom Kaposi-Sarkom gezeichnet war und sich die Indizien häuften, dass AIDS wahrscheinlich sexuell übertragen wurde. Nach Dugas' Tod im März 1984 waren Friedman-Kien und andere Ärzte schnell bereit, ihn als »Soziopathen« zu bezeichnen. Doch bei solchen Urteilen wird leicht übersehen, wie wenig man in den Anfangsjahren der Epidemie über die Ätiologie und die Übertragungswege von AIDS wusste. Zudem vernachlässigten sie, dass Dugas den CDC-Soziologen William Darrow, der die Studie leitete, nach besten Kräften unterstützte und ihm die Namen von 72 der rund 750 Männer nannte, mit denen er in den letzten drei Jahren geschlafen hatte, obwohl er der Behauptung der Mediziner, die schwule Lebensweise leiste einen Beitrag zur Epidemie, skeptisch gegenüberstand. Ironischerweise waren es seine Offenheit über sein sexuelles Vorleben und seine Bereitschaft, den Epidemiologen zu helfen, die Infektionsrouten zu rekonstruieren, die dazu führten, dass Dugas eine Hauptrolle in Darrows Studie und in Shilts' Buch erhielt, was zu seiner »traurigen posthumen Berühmtheit« führte, so der Medizinhistoriker Richard McKay.[50]

Im Gegensatz zu Mikrobiologen und anderen Forschern, die

sich vorwiegend auf Laboruntersuchungen stützen, tendieren Epidemiologen zu multifaktoriellen Modellen, wenn es um die Erklärung einer Krankheit geht, das heißt, sie gehen davon aus, dass eine bestimmte Krankheit möglicherweise eine ganze Reihe von Ursachen oder Vorbedingungen haben kann, die erst in Kombination die Krankheit auslösen. Ziel bei der Untersuchung dieses »Ursachennetzwerks« ist es, den verwundbarsten Punkt der Krankheit zu finden und einzugreifen, um damit eine weitere Ausbreitung des Erregers zu verhindern, noch bevor dessen Identität bekannt ist. Vor der Identifizierung des Virus 1983 war dies die Situation, vor der Curran und seine Kollegen in der CDC-Abteilung für Geschlechtskrankheiten standen. Damals realisierte niemand, dass die Epidemie auf ein der Medizin bislang unbekanntes Virus zurückging, geschweige denn, dass es durch Blut und Samenflüssigkeit übertragen wurde. Doch wie bereits erwähnt, war es dank neuer medizinischer Verfahren möglich, die Erschöpfung der CD4-Zellen nachzuweisen, sodass die Immunschwäche, eines der typischen Kennzeichen von AIDS, Ärzten und Epidemiologen nicht verborgen blieb. Überdies hatten die CDC gerade eine mehrjährige multizentrische Studie über Hepatitis B abgeschlossen, eine Krankheit, die oft sexuell übertragen wird und deren sehr hohe Prävalenz bei homosexuellen Männern bekannt war. Bei der Analyse dieser Daten fanden die Forscher, dass Blutmarker der Krankheit signifikant mit der Anzahl der männlichen Sexualpartner und Praktiken wie Analverkehr korrelierten. Gleichzeitig wuchs bei den Forschern am NIH und anderenorts die Sorge über die Zunahme von CMV-Übertragungen bei Homosexuellen – ein Phänomen, das noch nie zuvor bei Erwachsenen in einer solchen Größenordnung beobachtet worden war, weder bei Homo- noch bei Heterosexuellen.[51] Die Analysten, die diese Studien lasen, waren meist heterosexuell und mittleren Alters und hatten wenig Einsicht in schwule Lebensstile; daher ist es nicht überraschend, dass sie die Epidemie von Geschlechtskrankheiten mit der Schwulenbewegung und der damit einhergehenden Welt der Badehäuser und des anonymen Sex in Zusammenhang brachten. Zudem befürchteten einige Forscher, so Laurie Garrett, diese schwulen Lebensstile könnten die »Ökologie« von Geschlechtskrankheiten verändern.[52] Auf diese

Weise trugen dieselben Faktoren, die das neue Syndrom für die Epidemiologen erstmals sichtbar machten, auch zur Stigmatisierung von schwulen Männern und ihrem angeblichen Verhalten bei, und es dauerte nicht lang, bis die CDC die Krankheit als GRID (Gay-Related Immune Deficiency, etwa: bei Homosexuellen auftretende Immunschwäche) bezeichneten.

Diese Stigmatisierung des Lebensstils schwuler Männer erfolgte höchstwahrscheinlich unabsichtlich. Curran, der die neue CDC-Taskforce für das Kaposi-Sarkom und opportunistische Infektionen leitete, hatten zuvor eng mit der schwulen Community zusammengearbeitet, um die Wirkung des Hepatitis-B-Impfstoffs zu überprüfen; daher wusste er über deren Empfindlichkeiten gut Bescheid. Als Spezialist für Geschlechtskrankheiten konnte er jedoch nicht anders, als die Theorie der sexuellen Übertragung zu favorisieren. Diese Tendenz vertiefte sich, als Curran eine rasche Ad-hoc-Erhebung von 420 Männern anordnete, die in San Francisco, New York und Atlanta Kliniken für Geschlechtskrankheiten aufgesucht hatten, und dann 35 von ihnen für ein Interview auswählte. Dabei fielen der Arbeitsgruppe zwei Verhaltensmuster auf: Erstens hatten die Männer im vergangenen Jahr viele Sexualpartner gehabt (der Median betrug 87), und zweitens hatten sie häufig Marihuana, Kokain und Amylnitrit-Poppers konsumiert. Insbesondere gab es eine enge Korrelation zwischen der Zahl der Sexualpartner und dem Gebrauch von Poppers.[53] Das führte bald zu der Vermutung, möglicherweise sei die Exposition gegenüber Amylnitrit für die Immunschwäche verantwortlich und nicht das Sexualverhalten der Betroffenen. Diese Theorie erhielt durch eine Studie Nahrung, die zeigte, dass eine Amylnitrit-Exposition in New York mit einem erhöhten Kaposi-Sarkom-Risiko einherging, sowie durch eine Untersuchung von elf immungeschwächten New Yorkern mit PCP, von denen sieben als »Drogenkonsumenten« identifiziert wurden (weniger Aufsehen erregte die Tatsache, dass fünf der Männer angaben, sie seien heterosexuell).[54] Mit der Veröffentlichung der ersten Tranche der Los Angeles Cluster Study und erst recht mit der Veröffentlichung von Darrows erweiterter Studie, die 40 homosexuelle AIDS-Patienten in zehn US-Städten miteinander verknüpfte, wurde die Amylnitrit-Theorie jedoch allmählich von der

Hypothese der sexuellen Übertragung verdrängt, sodass in den Nachrichten fortan von der »Schwulenpest« die Rede war. Zudem berichtete Darrow, dass die miteinander verknüpften Männer ihre Sexualpartner häufiger in Badehäusern getroffen hatten und an »Fistings« (manuell-rektalem Geschlechtsverkehr) teilgenommen hatten als nicht verknüpfte Kontrollpersonen. Darrow verwies auch darauf, dass der Indexpatient im Diagramm der Cluster-studie zwischen 1979 und 1981 pro Jahr ungefähr 250 verschie-dene männliche Sexualpartner gehabt hatte und dass acht seiner namentlich bekannten Partner AIDS-Patienten waren, vier aus Südkalifornien und vier aus New York.[55] Darrow sollte später behaupten, das »O«, das den Indexpatienten im Clusterdiagramm kennzeichnete, stehe für »Outside-of-California«, nicht für »Zero« (0). Shilts berichtet jedoch, dass die Mitarbeiter der Arbeitsgruppe bei seinem Besuch der CDC bereits von »Patient Zero«* sprachen und er sofort dachte: »Oh, das ist ja mal wirklich einprägsam!«[56]

Ob Darrow Dugas nun als Patient Zero kennzeichnen wollte, indem er ihm die Rolle des Indexpatienten zuwies, oder nicht, die Los Angeles Cluster Study vermittelte jedenfalls den Eindruck, dass AIDS in Amerika an dieser Stelle seinen Ausgang genom-men hatte. Dieser Eindruck verfestigte sich durch Shilts' Demas-kierung von Dugas und die Enthüllung, dass der Steward häufige Trips nach Frankreich und vielleicht auch nach Afrika unternom-men hatte, einen Kontinent, der schon seit Langem als Sitz von Seuchen gefürchtet war. In der Darstellung von Shilts und ande-ren Journalisten wurde Dugas rasch zum »Superspreader« und zum Hauptverdächtigen eines Massenmords an vielen Hundert jungen Männern. So veröffentlichte die Boulevardzeitung *New York Post* am 6. Oktober 1987, kurz nach Erscheinen von … *und das Leben geht weiter,* eine Titelgeschichte mit der Schlagzeile »Der Mann, der uns AIDS brachte«. Selbst vermeintlich seriöse Nach-richtensendungen ließen sich auf Shilts' einseitige Darstellung ein:

---

* »Patient Zero« ist ein Sprachbild, das immer wieder in Berichten von Epidemien auftaucht. Epidemiologisch gesprochen ist Patient Zero oder Patient null einfach der Indexfall; in Sachbüchern und Romanen ist Patient Zero jedoch die Verkörperung des Erregers und die Perso-nifizierung der Infektion, die die Gesellschaft bedroht.

In *60 Minutes* auf CBS wurde der kanadische Flugbegleiter als »zentrales Opfer und Urheber« der Epidemie bezeichnet, in der *National Review* als »Kolumbus des AIDS«.[57] Besonders peinlich wurde es, als das Magazin *People* Dugas am Jahresende als einen der »25 faszinierendsten Menschen des Jahres 87« aufführte und spekulierte, sein »leidenschaftlicher Sexualtrieb« habe die Epidemie in Schwung gebracht. Der Artikel veranlasste einen Leser dazu, »Perversling« und einen roten Pfeil neben Dugas' Bild zu kritzeln und den Artikel an die San Francisco AIDS Foundation zu schicken.[58]

Der Eindruck, dass Dugas der Hauptschuldige an Amerikas AIDS-Epidemie war, wurde erst 2016 widerlegt. In diesem Jahr untersuchten Forscher eingelagerte Blutproben aus den späten 1970er-Jahren von schwulen und bisexuellen Männern aus San Francisco und New York City und stellten fest, dass diese Männer bereits Antikörper gegen den wichtigsten pandemischen HIV-Stamm aufgewiesen hatten, was dafür sprach, dass der Indexfall wahrscheinlich um 1970 in New York eingetroffen war. Und nicht nur das: Als Wissenschaftler die Gensequenzen im Detail untersuchten, fanden sie, dass diese Sequenzen HIV-Stämmen aus der Karibik, besonders aus Haiti, ähnelten, aber doch so viele Unterschiede zu ihnen aufwiesen, dass das Virus vermutlich schon seit 1970 an beiden Küsten Amerikas zirkuliert hatte und mutiert war. Bei einem Vergleich mit Blutproben von Dugas stellte sich heraus, dass dessen HIV-Genom genau in die Mitte des phylogenetischen Baumes dieser Stämme fiel; das war nicht nur der Beweis dafür, dass Dugas HIV nicht nach Amerika eingeschleppt hatte, sondern auch, dass seine sexuelle Aktivität nicht signifikant zu der Ausbreitung von AIDS in den Vereinigten Staaten beigetragen hatte.[59]

Noch unglücklicher erscheint Dugas' Stigmatisierung, wenn man bedenkt, dass die CDC ab Anfang 1982 gute Gründe für die Annahme hatten, dass Homosexuelle nicht die einzigen AIDS-Opfer waren und die Übertragung nicht nur durch Geschlechtsverkehr erfolgte, doch die Behörde brauchte einige Zeit, um ihre Scheuklappen abzulegen. Den ersten Hinweis hatte es bereits im September 1981 gegeben, als Spezialisten für Infektionskrankheiten am Jackson Memorial Hospital in Miami ähnliche Symptome bei Männern und Frauen mit haitianischen Wurzeln fanden. Im selben Monat beobachteten Kinderärzte in Miami und New York dieselben Symptome bei Kindern haitianischer Mütter, doch als sie dies den CDC meldeten, stießen sie bei den Mitarbeitern der Behörde weitgehend auf Unglauben. Bis zum folgenden Sommer erfuhr die Taskforce der CDC von immer mehr PCP-Fällen bei Heterosexuellen, die sich Drogen injizierten, was sie über eine mögliche intravenöse Übertragung von GRID spekulieren ließ. Etwa um dieselbe Zeit trafen in den CDC die ersten Berichte über schwere PCP-Fälle bei Hämophilen ein. In diesen Berichten ging es unter anderem um drei Männer aus Denver, Colorado, und Westchester, New York – Teile des Landes, die bisher als noch nicht von der Epidemie erfasst galten. Bedenklicherweise war keiner der Männer homosexuell oder hing an der Nadel, doch alle drei hatten zahlreiche Injektionen mit Faktor VIII erhalten, einem Blutgerinnungskonzentrat, das aus dem gepoolten Plasma vieler Tausender Blutspender aus den ganzen Vereinigten Staaten gewonnen wurde. Darauf folgte im Juli 1982 ein Bericht, dass eine mit GRID identische Krankheit unter 34 Haitianern ausgebrochen war, die meisten von ihnen heterosexuelle Männer, die in den vergangenen zwei Jahren in die Vereinigten Staaten emigriert waren. Zudem wurden in der haitianischen Hauptstadt Port-au-Prince elf Fälle von Kaposi-Sarkom entdeckt. Doch erst im September 1982, nachdem die Behörde erfahren hatte, dass ein Kinderarzt am Medical Center der University of California ein Kleinkind mit PCP behandelt und der Zweijährige bei der Geburt mehrere Bluttransfusionen erhalten hatte, ließen die CDC den Begriff GRID im September 1982 endlich fallen und begannen, die Krankheit als AIDS zu bezeichnen.[60]

***

Gegen Ende der 1980er-Jahre war die Hälfte der amerikanischen Bluter – 70 Prozent derjenigen mit der stärksten Ausprägung von Hämophilie – mit HIV infiziert, und kaum jemand bezweifelte mehr, dass AIDS auch durch Blut übertragen werden konnte. Doch das ließ noch immer die Frage offen, woher das Virus eigentlich stammte und wie es ein so vielfältiges Spektrum sozialer und ethnischer Gruppen – Homosexuelle, Haitianer, Heroinabhängige, Hämophile – hatte infizieren können, bevor dies jemandem in der medizinischen Gemeinde aufgefallen war. Inzwischen hatte jede Weltregion mindestens einen HIV-Fall gemeldet, was die WHO vermuten ließ, dass die Pandemie auf drei Kontinenten gleichzeitig ausgebrochen war. Doch nur wenige Menschen akzeptierten diese Theorie, nicht zuletzt deshalb, weil sich AIDS in Afrika offenbar am schnellsten ausbreitete. Zudem hatten Ende der 1980er-Jahre Tests von historischen Serumproben ergeben, dass AIDS in den 1970er-Jahren bereits in Zaire und Uganda präsent gewesen war. Dass zu diesen HIV-infizierten Patienten auch Frauen und Kinder gehörten, sprach dafür, dass HIV bereits mehrere Jahrzehnte vor seinem Auftauchen in Amerika in heterosexuellen Populationen in Zentralafrika verbreitet war. Diese Tatsache, verbunden mit den AIDS-Infektionen unter Haitianern, wies auf einen afrikanischen Ursprung.

Der erste Beleg für diese Hypothese war 1983 aufgetaucht, als das Serum einer Frau auf der Geburtshilfestation im Mama Yemo Hospital in Kinshasa positiv auf LAV getestet worden war.[61] Diese Entdeckung veranlasste Montagnier, weitere Tests an archivierten Blutproben aus Zaire durchzuführen, die bis 1970 zurückdatierten und von denen sich viele ebenfalls als viruspositiv herausstellten. Zur selben Zeit begann Gallo, mithilfe von ELISA-Tests eingelagerte Blutproben zu untersuchen, die vom National Cancer Institute im Rahmen einer Studie zum Burkitt-Lymphom 1972 und 1973 bei Schulkindern in Uganda gesammelt worden waren. Zu seinem Erstaunen zeigte sich, dass zwei Drittel der ugandischen Kinder mit HTLV-3 infiziert waren.[62]

Im Jahr 1983 wunderte sich Peter Piot, ein belgischer Mikrobiologe, über die hohe Zahl reicher Zairer, die sich mit Symptomen einer Immunschwäche in seiner auf Tropenkrankheiten spezialisierten Klinik in Antwerpen einfanden, und entschloss sich, das volle Ausmaß des Problems in Zaire zu untersuchen.[63] Er konzentrierte sich auf das Mama Yemo Hospital, wo Ärzten erstmals gegen Ende der 1970er-Jahre AIDS-ähnliche Symptome aufgefallen waren, und stellte während einer Spanne von drei Wochen fest, dass eine beträchtliche Zahl von Patientinnen auf der Station mit AIDS infiziert war.[64] Unterstützung erhielt er von Jonathan Mann, einem früheren CDC-Epidemiologen, der später Direktor des Global Programme on AIDS der WHO werden sollte, und die beiden begannen im Rahmen des Project SIDA, des ersten und größten AIDS-Forschungsprogramms in Afrika, weitere epidemiologische Daten zu sammeln. Bis 1986 hatten sie nachgewiesen, dass AIDS ein eskalierendes Problem in Zaire und Ruanda war – bis zu 18 Prozent der Blutspender und der schwangeren Frauen waren mit HIV infiziert. Zudem stellten sie fest, dass das Problem Männer wie Frauen in mehr oder minder gleichem Maße betraf und die meisten infizierten Männer sich als heterosexuell bezeichneten. Und falls das noch nicht genügen sollte, um das Vorurteil zu widerlegen, AIDS sei überwiegend eine Homosexuellenkrankheit, berichteten die Forscher weiter, dass 88 Prozent der Prostituierten in Kinshasa und in der ruandischen Hauptstadt Kigali ebenfalls mit dem Virus infiziert waren und die Frequenz von HIV-Infektionen bei ihren Freiern ähnlich hoch war.[65]

Den wohl besten Beleg dafür, dass das Virus bereits seit einiger Zeit in Afrika zirkulierte, erbrachten jedoch retrospektive Tests eingelagerter Serumproben, die 1976 während des Ebola-Ausbruchs in Yambuku gesammelt worden waren. Von den 659 Proben, die von Patienten in Dörfern in der Nähe des katholischen Missionskrankenhauses stammten, testeten 0,8 Prozent positiv auf HIV. Aber weil die schockierenden Ebola-Symptome und die hohe Mortalitätsrate die gesamte Aufmerksamkeit der Ermittler der CDC und anderer Organisationen auf sich gezogen hatten, hatte damals niemand diese HIV-Infektionen bemerkt. Wenn es noch eines Beweises für das raffinierte Vorgehen von HIV bedurft hätte, hier war er. Anders als das Ebolavirus und andere Viren tierischen Ursprungs, die neu für den Menschen sind, zieht HIV keine Aufmerksamkeit auf sich, indem es seinen Wirt plötzlich oder gewaltsam tötet. Vielmehr hat das Virus eine Langsam-aber-sicher-Strategie entwickelt, die ihm erlaubt, menschliche Zellen zu befallen und sich unbemerkt zu vermehren. Daher leben die vom HI-Virus parasitierten Wirte weiter und können es zehn Jahre oder länger still und leise übertragen, bevor ihre Opfer die ersten Krankheitssymptome zeigen. Erst 1985/86, als drei der Dorfbewohner in Yambuku Krankheiten entwickelten, die an AIDS denken ließen, kamen Wissenschaftler auf den Gedanken, die lokale Bevölkerung auf HIV zu screenen. Interessanterweise erbrachte diese Erhebung eine ähnlich hohe Zahl an HIV-Infektionen wie ein Jahrzehnt zuvor, was dafür sprach, dass sich das Virus in den ländlichen Gebieten Afrikas in zehn Jahren kaum weiterverbreitet hatte. Das sollte sich als wichtiger Schlüssel zu seiner Epidemiologie herausstellen.

Als man begann, weitere archivierte Serumproben zu überprüfen, kamen andere übersehene Alarmsignale ans Licht, diesmal bei Europäern. Einer der interessantesten Fälle war der einer dänischen Chirurgin, Grethe Rask, die 1977 in Kopenhagen gestorben war; sie hatte an einer Reihe AIDS-typischer opportunistischer Krankheiten gelitten, darunter auch PCP. Als sie 1975 in Ruanda erkrankt war, hatte Rask in Kinshasa gearbeitet, doch zwischen 1972 und 1975 war sie in Abumumbazi tätig gewesen, in einem ländlichen Krankenhaus rund 100 Kilometer nördlich von Yambuku. Anfängliche Tests im Jahr 1985 mit einer frühen ELISA-Version waren HIV-negativ, doch als die Tests zwei Jahre später mit einem ausgefeilteren Verfahren wiederholt wurden, zeigten sie das Virus an.[66] Ein weiterer Fall war derjenige einer norwegischen Familie – Vater, Mutter und eine neunjährige Tochter, die 1976 alle an AIDS-ähnlichen Symptomen gestorben waren. Im Jahr 1988 zeigten retrospektive Tests, dass alle drei HIV-positiv gewesen waren, und da die Tochter 1967 geboren war, war die Mutter wahrscheinlich schon zum Zeitpunkt der Geburt infiziert gewesen. Interessanterweise war der Vater Seemann gewesen und hatte Anfang der 1960er-Jahre mehrere Häfen in Westafrika besucht, 1961/62 auch Häfen in Nigeria und Kamerun. Nun wurde angenommen, dass er in einem dieser Häfen mit einer Prostituierten geschlafen und sich mit dem Virus infiziert hatte.[67]

Mitte der 1980er-Jahre tauchten Belege für ähnlich frühe Fälle auch in Afrika auf. Die erste HIV-positive Blutprobe stammte von einem Bantu, der 1959 in Léopoldville Blut gespendet hatte. Die Blutprobe hatte samt dem Erreger 27 Jahre lang in einer Kühltruhe gelegen.[68] Damals ließ sich noch nicht klären, zu welcher HIV-Gruppe der Erreger gehörte, doch in den 1990er-Jahren wurde es möglich, genetisches Material mithilfe einer neuen Technik, der Polymerase-Kettenreaktion (PCR), zu vervielfältigen. Und 1998 wurde festgestellt, dass der Erreger zur selben Gruppe gehörte, die für die große Mehrheit der weltweiten HIV-Infektionen verantwortlich war. 2008 berichtete ein anderes Forscherteam in *Nature*, es habe ein HI-Virus aus einer anderen Probe, ebenfalls aus Léopoldville, sequenziert. Diese Probe stammte aus der Lymphdrüse einer Frau und war 1960 eingefroren und in der Pathologie der Universität von Kinshasa aufbewahrt worden. Obwohl das Material stark fragmentiert war, gelang es dem Team unter Leitung von Michael Worobey, einem Evolutionsbiologen an der University of Arizona, mithilfe der PCR einige DNA- und RNA-Stränge zu sequenzieren. Nach Vermehrung des genetischen Materials verglich Worobey das Virus mit dem früheren Isolat aus Léopoldville und stellte fest, dass es sich um einen eng verwandten Subtyp handelte. Als Nächstes berechnete er anhand einer molekularen Uhr, wie lange die beiden Viren gebraucht hatten, um sich so weit auseinanderzuentwickeln, wie es die Unterschiede anzeigten. Demnach lässt sich der gemeinsame Vorfahr auf die Zeitspanne zwischen 1908 und 1933 datieren (mit einem Median von 1921).[69] Angesichts der Unsicherheit, die Berechnungen mithilfe einer molekularen Uhr innewohnen (RNA mutiert nicht mit derselben Geschwindigkeit wie DNA), sollte man diese Zahlen mit einer gewissen Skepsis betrachten. Es gibt jedoch kaum Zweifel, dass das HI-Virus bereits 1959 in Léopoldville zirkulierte, und wenn Worobey recht hat, höchstwahrscheinlich auch schon 1921.[70]

Mit derselben PCR-Technik haben Wissenschaftler auch aktuell zirkulierende HIV-Stämme untersucht. Bislang haben diese Studien ergeben, dass es zwei Haupttypen gibt: HIV-1, das leicht übertragbar und für die große Mehrheit aller Infektionen weltweit verantwortlich ist, und HIV-2, das hauptsächlich in Westafrika kursiert und mit einer relativ geringen Virenkonzentration im Blut einhergeht. Um das Bild komplizierter zu machen, ist HIV-1 in vier weitere Gruppen unterteilt worden, und eine davon, Gruppe M, nochmals in zehn Subtypen. Und wenn jemand mit mehr als einem Subtyp infiziert ist, können die Subtypen Gene austauschen und neue rekombinante Stämme bilden. Das Ergebnis ist eine Buchstabensuppe, die für Laien kaum noch zu überschauen ist.

Dennoch zweifeln heute nur wenige Wissenschaftler daran, dass AIDS aus Afrika stammt. Das ist nicht nur deshalb der Fall, weil die ältesten HIV-Isolate aus Kinshasa kommen, sondern auch, weil das Virus nirgendwo sonst auf der Welt eine solche Vielfalt aufweist. HIV entwickelt sich nur in eine Richtung, von einem einzigen Virusmodell in Richtung einer zunehmend komplexeren Differenzierung in Subtypen und Rekombinanten; daher ist virale Vielfalt ein starkes Indiz für die Herkunft. So weit ist die Sachlage unumstritten. Aber fast alles andere über den Ursprung des Virus und seine Verbindung zu AIDS wird kontrovers diskutiert. So leugnen einige Retroviren-Experten, zum Beispiel Peter Duesberg, ein deutscher Biologe an der University of California in Berkeley, dass das HI-Virus AIDS auslöst, auch wenn die ätiologische Rolle des Virus von allen kompetenten wissenschaftlichen Autoritäten seit Langem akzeptiert ist. Ähnlich behauptet der britische Autor und Journalist Edward Hooper steif und fest, dass AIDS auf Polio-Massenimpfkampagnen in Zentralafrika gegen Ende der 1950er-Jahre zurückgeht. Er argumentiert, dass die Einwohner von Belgisch-Kongo, Ruanda und Burundi ein orales Poliovakzin, CHAT genannt, erhalten hatten, das mit einem Simianen (äffischen) Immundefizienz-Virus (SIV) verseucht war, weil bei der Produktion des Vakzins Schimpansenzellen verwendet wurden. Hooper beschreibt seine These in seinem 1999 erschienenen Buch *The River: A Journey Back to the Source of HIV and AIDS* sowie auf seiner Webseite ermüdend ausführlich. Dort führt er weiterhin einen zunehmend einsameren Kampf gegen seine wissenschaftlichen Kritiker, von denen die allermeisten seine Theorie durch eine ständig wachsende Zahl von Indizien für widerlegt halten.[71] Ganz gleich, ob sich Hoopers Sicht oder die seiner Kritiker letztlich bestätigen wird – seine und Duesbergs Kritik speisten Verschwörungstheorien über die Rolle der medizinischen Wissenschaft bei der Verbreitung von AIDS und untergruben das Vertrauen in Azidothymidin (AZT) und andere potenziell lebensrettende medikamentöse Therapien. Das gilt besonders für Südafrika, wo Thabo Mbeki, der von 1999 bis 2008 Präsident war und sich von Duesberg beraten ließ, der Bevölkerung den Zugang zu antiretroviralen Medikamenten verweigerte, was einer Studie zufolge in der Zeitspanne zwischen 2000 und 2005 zu 330 000 vermeidbaren Todesfällen durch AIDS führte.[72] Ebenso spricht einiges dafür, dass Hoopers Vakzin-Verseuchungstheorie zum

Argwohn gegen moderne Polio-Impfstoffe beigetragen hat, vor allem in Ländern wie Nigeria, Afghanistan und Pakistan; dort hat Misstrauen gegen die Impfstoffe und die Motive der internationalen Gesundheitsarbeiter zu Widerstand gegen Massenimpfkampagnen geführt und damit die Versuche der WHO gefährdet, die Epidemie in den letzten endemischen Herden auszurotten.[73]

Unabhängig von der Wahrheit dieser Theorie bestreitet niemand, dass HTLV-1 wie auch HTLV-2 von Simianen Immundefizienz-Viren abstammen, die Schimpansen und Rußmangaben in Zentral- und Westafrika parasitieren und die simiane Version von AIDS hervorrufen.[74] Die Frage ist, wie es diesen Viren gelang, von einer Spezies (Schimpansen, Rußmangaben) auf die andere überzuspringen (Spillover) und sich in der menschlichen Bevölkerung derart zu verbreiten.

Einen wichtigen Spillover-Mechanismus stellt das Jagen und Zerlegen von Affen dar, die in den tropischen Regenwäldern von Kamerun, Gabun und im Kongo gefangen werden – die Region ist der Lebensraum des Zentralafrikanischen Schimpansen *(Pan troglodytes)*.[75] Wenn Jäger gebissen oder wenn die Tiere für den Verzehr zerlegt werden, können ihre Viren leicht auf den Menschen übergehen. Sowohl das Simiane Foamy-Virus (SFV) als auch Ebola- und Marburgviren sind auf diese Weise von Affen auf Menschen übergesprungen. Serologische Tests bei »Pygmäen«- und Bantu-Jägern zeigen, dass viele Antikörper gegen SIVs aufweisen, was dafür spricht, dass eine Exposition im Freiland häufig ist. Überdies weiß man aus Genomanalysen von HTLV-1 und HTLV-2 wie auch ihrer verschiedenen Gruppen und Subtypen, dass moderne HI-Viren mehr mit ihren nächstverwandten SIVs gemein haben als untereinander.[76] Das belegt, dass die äffischen Vorfahren der menschlichen HI-Viren im Lauf ihrer Evolution mehrfach auf Menschen übergesprungen sein müssen. Da jedoch nur eine einzige HIV-1-Gruppe – die M-Gruppe – für 99 Prozent aller HIV-Infektionen weltweit verantwortlich ist, belegt dies darüber hinaus, dass die AIDS-Pandemie nicht deshalb ausbrach, weil sich zahlreiche Menschen direkt bei Schimpansen infiziert hatten, sondern weil es dem Erreger in einem seltenen Fall gelang, sich in Menschen zu vermehren und auszubreiten, etwas, das ihm bei allen anderen von Affen stammenden Infektionen davor und danach nicht gelungen war.[77] Da das Isolat des Bantu-Mannes 1959 in Léopoldville zum Glück zur M-Gruppe von HIV-1 gehört und das Virus dort seine größte genetische Vielfalt zeigt, ist es nicht länger nur eine Vermutung, wann und wo dieses Ereignis stattfand. Der pandemische HIV-Stamm muss bereits 1959 in Léopoldville und in einer nahe gelegenen Stadt in Belgisch- oder Französisch-Kongo zirkuliert haben. Interessant wird die Debatte bei der Beantwortung der Frage, wie das geschah.

Grob gesagt gibt es zwei ökologische Denkschulen. Die erste geht davon aus, dass Bushmeat-Jagd in Kombination mit ökonomischen wie auch sozialen Veränderungen – angetrieben von Kolonialismus und Globalisierung, besseren Straßen, Eisenbahn- und Flugverbindungen – ausreicht, um die Vermehrung der M-Gruppe von HIV-1 in Afrika und die sich anschließende internationale Ausbreitung des Virus zu erklären. Die zweite hält all diese Faktoren ebenfalls für notwendig, aber für nicht hinreichend, um plausibel zu machen, wie sich diese besondere Gruppe zunächst unter der städtischen Bevölkerung in Afrika und später dann im ländlichen Afrika und im Rest der Welt so weit ausbreiten konnte. In der Praxis ist es für ein simianes Virus sehr schwierig, sich in einem neuen menschlichen Wirt zu etablieren; viele SIVs, die kurzfristig zu Infektionen führen, werden nämlich rasch von der Immunabwehr des Wirtes eliminiert. Und selbst wenn eine Infektion in einem Menschen Fuß fasst, lässt sich das Virus nicht leicht auf andere übertragen. Um das zu verstehen, muss man einen zusätzlichen Verstärkungseffekt kennen, und den besten Kandidaten liefert die Medizin. Jacques Pépin, ein kanadischer Experte für Infektionskrankheiten und Epidemiologe mit viel Erfahrung in Afrika, ist der führende Vertreter dieser Denkschule. Er verweist auf die Wiederverwendung unzureichend sterilisierter Kanülen und Spritzen, mit denen in Kliniken in ganz Afrika Medikamente gegen Geschlechtskrankheiten wie Syphilis und Tropenkrankheiten wie Malaria und Frambösie verabreicht wurden. Da eine HTLV-1-Übertragung durch gemeinsam genutzte Spritzen zehnmal so effektiv wie durch Geschlechtsverkehr ist, argumentiert Pépin, könnten diese wohlmeinenden medizinischen Interventionen, von denen viele in der Kolonialzeit in Gang gesetzt wurden, dem Virus den nötigen Schub verliehen haben, um von einer lokalen urbanen Epidemie in Léopoldville/ Kinshasa zu einer Pandemie zu werden und Menschen in Haiti, New York und San Francisco zu infizieren.[78]

Leider können wir nicht in der Zeit zurückreisen und Pépins Theorie prüfen, indem wir serologische Tests bei Patienten durchführen, die in der Kolonialzeit Kliniken im Kongo und anderenorts aufsuchten. Die einzigen verfügbaren Indizien sind historische Serumproben, die überlebende HIV-Fragmente enthalten, und analoge Beispiele unabsichtlicher Übertragung per Blut verbreiteter Viren mittels kontaminierter Spritzen im Rahmen humanitärer medizinischer Programme. Ein gutes Beispiel dafür ist die Tragödie, die sich in Ägypten bei einer Kampagne der Regierung gegen Schistosomiasis (auch Bilharziose genannt, eine potenziell tödliche Saugwurmerkrankung, die durch Schnecken in Bewässerungskanälen längs des Nils und anderer Wasserläufe weiterverbreitet wird) ereignete. Zwischen 1964 und 1982 erhielten 250 000 Ägypter zur Bekämpfung der Schistosomiasis jährlich mehr als zwei Millionen Injektionen Kaliumantimonyltartrat, auch Brechweinstein genannt. Im Durchschnitt erhielten die Betroffenen wöchentlich zehn bis zwölf intravenöse Injektionen mit hastig sterilisierten Spritzen. Das Ergebnis war ein rasanter Anstieg von Hepatitis-C-Infektionen – in Regionen, wo die Schistosomiasis-Behandlung vorgenommen worden war, fielen die Tests auf das Virus bei der Hälfte aller Vierzigjährigen und Älteren positiv aus.[79] Zu einer ähnlichen iatrogenen (durch ärztliche Maßnahmen verursachten) Übertragung von Hepatitis B kam es in den 1950er-Jahren durch intravenös verabreichte Medikamente gegen Syphilis und Gonorrhoe in STD-Kliniken in Léopoldville. Aber auch wenn solche Vorfälle Pépins Theorie stützen können, handelt es sich um Indizienbeweise und Spekulationen. Wie eine Jury, der ein Mörder, aber keine klare Mordwaffe präsentiert wird, müssen wir die Beweislage prüfen und entscheiden, wer – oder in diesem Fall: was – der wahrscheinlichste Übeltäter ist.

Die erste Frage, mit der sich unsere Jury beschäftigen muss, ist: Warum ist die HIV-Epidemie nicht schon früher ausgebrochen, wenn man bedenkt, dass Menschen in Kamerun, Gabun, Guinea oder Kongo seit mindestens 2000 Jahren mit Schimpansen Kontakt hatten, die mit dem äffischen Vorläufer von HIV infiziert waren? *Eine* Antwort ist, dass es der Mangel an Feuerwaffen in präkolonialen Zeiten schwieriger machte, wehrhafte Menschenaffen wie Schimpansen zu jagen, und das Fehlen von Straßen durch die dicht bewaldeten Gebiete von Zentralafrika Kontakte zwischen Menschen und Schimpansen einschränkte. Selbst wenn sich, was wahrscheinlich ist, gelegentlich ein Jäger mit HIV infizierte und seine Frau ebenfalls mit dem Virus ansteckte – oder umgekehrt eine Köchin ihren Mann ansteckte –, war es schlimmstenfalls so, dass beide rund zehn Jahre später an AIDS starben. Selbst wenn das Paar nicht monogam war, ist es höchst unwahrscheinlich, dass sich das Virus im Umfeld eines abgelegenen Dorfes weit über die direkte Dorfgemeinschaft hinaus ausgebreitet hätte. Daher hätten solche Infektionen in der präkolonialen Zeit das Virus in eine Sackgasse geführt. Mit der Wende zum 19. Jahrhundert begannen sich diese epidemiologischen Bedingungen jedoch zu verändern und boten den Vorläufern der HI-Viren neue Gelegenheiten, Menschen zu infizieren und sich weiterzuverbreiten. Der erste Schritt war 1892 die Inbetriebnahme einer Dampfschiffslinie zwischen Léopoldville und Stanleyville (heute: Kisangani) im Herzen des Kongo. Durch die Verbindung von Menschen, die zuvor weitgehend getrennt lebten, bot die Schifffahrtslinie dem Virus, das in isolierten ländlichen Bevölkerungsgruppen leicht hätte aussterben können, die Chance, rasch wachsende urbane Zentren zu erreichen. Mit der Eröffnung der Matadi-Léo-Bahnlinie 1898 wuchs die Bevölkerung von Léopoldville weiter an, denn Wirtschaftsmigranten und belgische Beamte strömten in die Stadt, und 1923 wurde Léopoldville die Hauptstadt von Belgisch-Kongo. Etwa um dieselbe Zeit starteten die ersten Inlandsflüge von Léopoldville, und 1936 wurde eine direkte Verbindung nach Brüssel eingerichtet. Vielleicht noch wichtiger war, dass die französischen Kolonialherren den Bau neuer Straßen und Bahnstrecken veranlassten, darunter auch den 511 Kilometer langen Chemin de fer Congo–Océan. Für den Bau der Bahnstrecke, die Brazzaville auf der Léopoldville gegenüberliegenden Seite des Kongos mit Pointe-Noire an der Küste verband, wurden rund 127 000 schwarze Arbeiter zwangsverpflichtet; das führte in den 1920er- und 1930er-Jahren zu einem Zustrom erwachsener Männer in genau die ländlichen Gebiete, in denen die Schimpansen lebten, die den Vorläufer von HIV-1 beherbergten. Darüber hinaus führte der Bau zu einem ständigen Kommen und Gehen von Afrikanern und Europäern nach Brazzaville, der neuen Hauptstadt der französischen Föderation.

Nachdem diese Verbindungen zwischen Stadt und Land einmal eingerichtet waren, brauchte es wohl nicht viel, um eine Kette sexueller Übertragungen in Brazzaville oder Léopoldville in Gang zu setzen. Pépin zufolge war einer der wichtigsten Faktoren dabei die Zerstörung sozialer Beziehungen während der Kolonialzeit. Insbesondere verweist er auf das Geschlechterungleichgewicht, das von der belgischen Politik hervorgerufen wurde: So wurden Männer in großer Zahl zwangsverpflichtet, während deren Frauen und Kinder daran gehindert wurden, ihr Dorf zu verlassen. Dieses Missverhältnis war nirgendwo so stark ausgeprägt wie in Léopoldville, wo in den 1920er-Jahren auf vier Männer nur eine Frau kam – eine Situation, die unverheiratete, berufstätige Frauen, die als *femmes libres* bekannt waren, ermunterte, zur Aufbesserung ihres Einkommen als Teilzeitprostituierte zu arbeiten. Vielleicht reiste ein Bushmeat-Jäger nach Léopoldville und schlief mit einer dieser Frauen. Vielleicht stieg auch ein Eisenbahnarbeiter in Brazzaville aus dem Zug, nahm eine Fähre ans gegenüberliegende Ufer des Kongo und besuchte eine Prostituierte in Léopoldville. Oder vielleicht schleppte ein Arbeitsmigrant das Virus vom Oberlauf des Flusses über einen der Zuflüsse aus Kamerun nach Brazzaville ein – die M-Gruppe von HIV-1 ist am nächsten mit einem SIV verwandt, der bei Schimpansen aus dem Südosten Kameruns endemisch ist; als dieses Buch abgefasst wurde, war Letzteres das favorisierte Szenario.[80] Eine noch größere Chance zur Verbreitung hätte das Virus gehabt, wenn der Betreffende zuvor in einer der primitiven Krankenstationen an der Eisenbahnlinie gegen eine Tropenkrankheit behandelt worden wäre und sich durch eine kontaminierte Spritze mit dem Virus infiziert hätte. Das ist nicht so weit hergeholt, wie es scheinen mag. Pépin zufolge führten die Behörden längs der Bahnstrecke in den 1930er-Jahren Kampagnen gegen Schlafkrankheit und Frambösie durch, und in derselben Zeit erlebte Kamerun eine massive iatrogene Übertragung von Hepatitis C infolge intravenöser Chiningaben zur Behandlung von Malaria.[81] Alternativ könnte der Verstärkungseffekt auch dadurch zustande gekommen sein, dass ein infizierter Jäger eine Klinik in Léopoldville aufsuchte, um sich gegen Syphilis behandeln zu lassen; möglicherweise wurde auch einer Prostituierten, die sich bei einem ihrer Kunden infiziert hatte, in einer Klinik intravenös ein Medikament verabreicht. Die Prostituierte hätte das Virus dann beim Sex an ihre Kunden weitergegeben, und diese hätten wiederum andere Prostituierte infiziert; die Folge wäre ein sich ständig erweiternder Kreis von Übertragungen und die allmähliche Ausbreitung von HIV in andere größere und kleinere Städte im Kongo gewesen.

Der nächste Verstärkungseffekt war vermutlich die Unabhängigkeit des Landes von Belgien 1960. Als politische Wirren und Bürgerkrieg den Kongo erschütterten, strömten Tausende von Flüchtlingen nach Kinshasa (wie Léopoldville nun hieß), was zu einer weiteren Zunahme der Prostitution führte. Pépin zufolge war es aller Wahrscheinlichkeit nach diese Phase, in der HIV zu einer allgemeinen Epidemie anwuchs – daher die AIDS-Fälle, die Ärzte Ende der 1970er- und Anfang der 1980er-Jahre im Mama Yemo Hospital feststellten. Von Kinshasa aus wurde das Virus wahrscheinlich von Lastwagenfahrern und Geschäftsleuten in andere afrikanische Städte und anschließend per Flugzeug in andere Länder und auf andere Kontinente verschleppt.

Aber das ist nur *eine* Theorie. Andere betonen stärker das rasche Wachstum afrikanischer Städte, die zunehmende Prävalenz von Geschlechtskrankheiten (einschließlich Genitalgeschwüren, die die Übertragbarkeit von HIV begünstigen) sowie ökologische und Umweltfaktoren, zum Beispiel den Bau von Straßen durch das Kongobecken, vorangetrieben von Unternehmen, die den Holzreichtum Äquatorialafrikas ausbeuten wollten.[82] Solche Straßen boten dem Virus zahlreiche Gelegenheiten, sich in der menschlichen Bevölkerung zu etablieren: Zum einen erlaubten sie Jägern, auf der Suche nach Bushmeat tiefer in den Lebensraum von *Pan troglodytes* einzudringen, und zum anderen förderten sie eine wachsende Prostitution rund um die Lager der Holzfäller. In dieser Hinsicht verhielt sich HIV wohl ähnlich wie andere Viren, zum Beispiel Ebolaviren, die vermutlich in isolierten ökologischen Nischen zu Hause sind und deren Auftauchen sich auf ökologische

Degradierung und Umweltveränderungen zurückverfolgen lässt, die Menschen in engeren Kontakt mit Wildtieren bringen. Es gibt jedoch keinen Zweifel, dass die phylogenetische Analyse des HI-Virus unser Verständnis für die globale Ausbreitung von AIDS revolutioniert hat, und das gilt besonders im Fall eines Isolats aus Afrika, bekannt als Subtyp B.

Die Geschichte beginnt 2008, als Worobey sechs Blutproben von haitianischen AIDS-Opfern untersuchte, die Anfang der 1980er-Jahre in Miami behandelt worden waren. Die Isolate zeigten eine größere genetische Vielfalt als Subtyp-B-Isolate aus anderen Teilen der Welt mit Ausnahme von Afrika. Das war ein Beleg dafür, dass der Subtyp von Afrika nach Haiti gelangt war, bevor er die Vereinigten Staaten erreichte. Mithilfe der molekularen Uhr, die er schon eingesetzt hatte, um den gemeinsamen Vorfahren der Isolate von Léopoldville zu bestimmen, berechnete Worobey, dass der Subtyp Haiti um 1966 erreicht und sich um 1969 in den Vereinigten Staaten ausgebreitet haben musste. Eine mögliche Quelle waren Haitianer, die Anfang der 1960er-Jahre nach Zaire gereist waren, um dort als Lehrer, Ärzte und Krankenschwestern für Programme der WHO und der UNESCO zu arbeiten, und von denen einer oder eine das Virus nach Haiti eingeschleppt haben könnte. Zudem glaubt Pépin, dass sich der Subtyp durch unsterile Bedingungen bei einem Privatunternehmen für Blutprodukte, Hemo-Caribbean, das von einem engen Vertrauten des damaligen haitianischen Präsidenten François Duvalier geleitet wurde, eingeschlichen haben könnte. Nachdem das Virus auf die heterosexuelle Bevölkerung von Haiti übergegriffen hatte, so Pépin, gaben es Bisexuelle an amerikanische Sextouristen weiter, darunter auch Homosexuelle aus New York und San Francisco, die auf der Insel Urlaub machten. Da Hemo-Caribbean monatlich rund 6000 Liter Plasma in die Vereinigten Staaten exportierte und Plasma-Gerinnungsfaktoren von amerikanischen Blutern, von denen viele an AIDS starben, intensiv genutzt wurden, könnte der Subtyp B alternativ auch über einen Bluter an Homosexuelle in New York und San Francisco weitergegeben worden sein.

Unbestritten ist jedenfalls, dass Homosexuelle in New York 1976 bereits mit dem Subtyp-B-Stamm infiziert waren und dass derselbe Stamm 1983 bei Gaëtan Dugas isoliert wurde. Mit anderen Worten: Dugas konnte nicht nur nicht »Patient Zero« gewesen sein, sondern es ist überdies höchst unwahrscheinlich, dass Homosexuelle aus New York oder San Francisco HIV nach Haiti einschleppten. Eher war es andersherum. Sobald schwule Männer aus New York und San Francisco jedoch einmal via Haiti mit dem B-Subtyp aus Afrika infiziert waren, löste die hohe Zahl an Sexualkontakten innerhalb der Schwulen-Community zusammen mit Praktiken wie Analsex eine exponentielle Vermehrung des Virus aus, sodass Gottlieb und andere amerikanische Ärzte 1981 schließlich auf die neue Krankheit aufmerksam wurden.

***

Mehr noch als die Legionärskrankheit zwang die AIDS-Epidemie Wissenschaftler, die anmaßende Annahme zu hinterfragen, die Medizin stehe kurz davor, sämtliche Infektionskrankheiten auszumerzen. Das war nicht nur so, weil AIDS-Patienten Krankheiten wie PCP, Kaposi-Sarkom und Soor entwickelten, von denen man gedacht hatte, sie verstaubten im medizinischen Kuriositätenkabinett, sondern weil HIV bereits weit ausdifferenziert und auf mehreren Kontinenten verbreitet war, als die Mediziner endlich aufwachten und die neue Krankheit ernst nahmen. Wie wir gesehen haben, war das nicht der Fehler von Epidemiologen oder Krebsspezialisten. Im Gegenteil wurde AIDS genau in dem Moment zur Pandemie, als Wissenschaftler zum ersten Mal in der Geschichte über die Technologie und das intellektuelle Rüstzeug verfügten, ein neues Retrovirus zu identifizieren und die nötigen Tests und Behandlungen zu entwickeln. AIDS unterstrich aber auch etwas, das von Wissenschaftlern und Gesundheitsbeamten im Kielwasser der Feiern, die auf die Eliminierung der Pocken 1980 folgten, übersehen worden war. Der erste Punkt ist, dass Pathogene ständig in einer Weise mutieren, die schwierig vorherzusehen ist. Der zweite Punkt ist, dass Menschen durch ihr sich veränderndes soziales und kulturelles Verhalten sowie ihren Einfluss auf die Umwelt und die Ökologie von Tieren aller Art, zum Beispiel Insekten, einen starken Evolutionsdruck auf Mikroparasiten ausüben.* Manchmal wird

---

*   Viren, Bakterien und Protozoen sind alles Beispiele für Mikroparasiten. In der Ökologie von Krankheiten bezeichnet Parasitismus eine nicht

durch diesen Selektionsdruck ein besonders virulenter Stamm eines Parasiten gefördert. Zu anderen Zeiten bieten Menschen demselben Parasiten Gelegenheit, einen neuen Wirt zu besiedeln und seinen ökologischen Radius zu vergrößern. Das ist ein besonderes Risiko im Fall zoonotischer Krankheiten, die durch Nager- und Insektenvektoren verbreitet werden, wie Pest, Gelb- und Denguefieber. Die Verantwortlichen erkannten jedoch, dass dies in einer Ära wachsender Globalisierung auch für andere Zoonosen galt, die nicht annähernd so mobil waren – AIDS hätte wohl nicht aus Afrika entkommen können, wenn Menschen nicht die Regeln des »viralen Verkehrs« geändert hätten.[83] Dem Virologen Stephen S. Morse zufolge, der diesen Ausdruck schuf, gehörten dazu nicht nur umweltbedingte und soziale Veränderungen, die dem äffischen Vorläufer von HIV neue Gelegenheiten für ein Überspringen der Artgrenze und eine Vermehrung in menschlichen Populationen bot, sondern auch Faktoren wie bessere Straßen und Bahnverbindungen sowie der internationale Flugverkehr. Andere Wissenschaftler teilten Morses Sorgen, darunter auch Joshua Lederberg, Bakteriengenetiker und Leiter der Rockefeller University. Im Jahr 1989 organisierten Lederberg und Morse eine Konferenz in Washington, D. C., auf die 1991 ein wissenschaftlicher Bericht folgte, der sich mit der Bedrohung durch EIDs beschäftigte. Wie im Bericht des Institute of Medicine definiert, umfassen EIDs Krankheiten wie AIDS und Ebola, die zuvor als Humankrankheiten unbekannt waren und deren »Auftauchen auf die Einführung eines neuen Agens, das Erkennen einer existierenden Krankheit, die bislang unentdeckt geblieben ist, oder auf eine Veränderung der Umwelt zurückgeht, die eine epidemiologische ›Brücke‹ schafft«.[84] Damit griff Lederberg ein Thema auf, mit dem sich schon René Dubos beschäftigt hatte, und argumentierte, in einer Ära zunehmender Globalisierung, vermehrter Flugreisen und rascher Massenbewegungen von Gütern und Menschen von einem Winkel der Erde zum anderen habe sich das Gleichgewicht zugunsten der Mikroorganismen verschoben, was uns »als eine

symbiotische Beziehung, bei der eine Art, der Parasit, auf Kosten einer anderen Art, die gewöhnlich als Wirt bezeichnet wird, lebt und diesen Wirt schädigt.

völlig andere Art als die, die wir vor hundert Jahren waren«, definiere. Das führe dazu, so Lederberg, dass die Menschheit trotz medizinischer Fortschritte und einer breiteren Verfügbarkeit von Impfstoffen und Antibiotika »tatsächlich verwundbarer ist als zuvor«.[85]

Lederbergs Warnung traf bei der Journalistin und Wissenschaftsautorin Laurie Garrett, die das Wüten von AIDS in Zaire aus erster Hand miterlebt hatte, auf offene Ohren. In ihrem Bestseller von 1994, *Die kommenden Plagen,* erläutert Garrett, dass aufgrund der Globalisierung »nur wenige Lebensräume auf der Erde wirklich isoliert oder unberührt« bleiben und aufgrund des raschen internationalen Flugverkehrs »jemand, der eine lebensgefährliche Mikrobe in sich trägt, einfach ins Flugzeug steigen und sich schon auf einem anderen Kontinent befinden kann, wenn die Symptome der Krankheit ausbrechen«. AIDS, so ihre düstere Folgerung, »ist kein Einzelfall«, sondern ein Vorbote zukünftiger Epidemien und Pandemien.[86]

7

SARS und der
»Superspreader«

»Die Insel Hongkong ist nicht nur der ungesündeste Fleck in ganz China,
... der Standort, der für Victoria ausgewählt wurde, die wichtigste Stadt
und Sitz der Regierung, ist obendrein die ungesündeste Stelle auf der
ganzen Insel, denn sie liegt neben einem verbrannten Felsen, der die
Strahlen einer tropisch heißen Sonne in schrecklicher Weise reflektiert.«
Sir Henry Charles Sirr, britischer Anwalt, Diplomat und Autor, *China and*
the Chinese, 1849

Man kann sich kaum einen weniger verheißungsvollen Standort für eine internationale Metropole vorstellen als Hongkong, noch viel weniger für eine, die sieben Millionen Seelen beherbergt. Am südlichen Rand des chinesischen Festlands, rund 60 Kilometer östlich von Macau gelegen, erstreckt sich die Sonderverwaltungszone, wie die ehemalige britische Kronkolonie Hongkong seit der Rückgabe an die Volksrepublik China 1997 genannt wird, über eine Fläche von etwa 1100 Quadratkilometern. Der größte Teil davon besteht jedoch aus verstreuten Inseln und zerklüfteten Felsen, die steil aus dem schmalen Küstenstreifen emporsteigen; daher drängt sich die überwiegende Mehrheit der Bevölkerung auf einem Streifen Land im Norden von Hong Kong Island sowie der Halbinsel Kowloon und den sich anschließenden New Territories zusammen. Das Ergebnis ist eine der am dichtesten besiedelten Städte der Welt und ein urbanes Wunder.

Ob man mit einem Kreuzfahrtschiff anlandet oder in einer Boeing 747 durch die Wolken taucht, der erste Anblick von Hongkong ist einfach atemberaubend. Es ist nicht nur, dass Hongkong mehr Hochhäuser aufweist als jede andere Stadt der Welt oder dass seine typischen Wolkenkratzer, wie der Bank of China Tower, einst das höchste Bürogebäude Asiens, der Schwerkraft zu trotzen scheinen; es ist das Nebeneinander von all diesem blitzenden, scharfkantigen Glas und Stahl und dem frischen Grün der welligen Hügellandschaft rundum. Ganz gleich, wie tief eine Bank in die Tasche greifen kann oder wie einfallsreich ihre Architekten sind, kein menschliches Bauwerk kann an die Majestät des Victoria Peak heranreichen, geschweige denn an den Blick vom Tai Mo Shan, der mit fast 1000 Meter über dem Meeresspiegel den höchsten Punkt der Insel markiert. Selbst der blasierteste Börsenmakler wird, wenn er morgens vom Börsenparkett einen Blick nach draußen wirft oder spätabends in einem luxuriösen Penthouse einen Cocktail schlürft, ein Gefühl der Staunens verspüren und über die Grenzen nachsinnen, die die Natur dem menschlichen Ehrgeiz setzt.

Es sind nicht nur die schwierigen natürlichen Gegebenheiten Hongkongs, die eine Besiedlung zu einer Herausforderung werden ließen. Die ungewöhnliche Topografie und das subtropische Klima machen die Insel auch zu einer idealen Brutstätte für Malaria und andere von Stechmücken übertragene Krankheiten, vor allem während der sommerlichen Monsune oder der Taifune, die Hongkong im Herbst heimsuchen. Die Insel galt als derart ungesund, dass die ersten britischen Kolonisten vorzogen, an Bord ihrer Schiffe im Victoria Harbour zu übernachten, statt an Land einen Anfall von »Hongkong-Fieber« zu riskieren. In einer Zeit, als man solche Fieberanfälle giftigen Ausdünstungen zuschrieb, die aus Boden und Gestein drangen, ergaben solche Vorsichtsmaßnahmen durchaus Sinn. »Die geologische Formation von Hongkong«, schrieb der zweite Kolonialgouverneur Sir Henry Pottinger 1843, »besteht aus Strata, die rasch jede Menge an Regen absorbieren, der anschließend in Form eines pestilenzartigen Mineralgases an die Oberfläche zurückkehrt. Die Lage der Stadt verhindert die Auflösung dieses Gases, während die geologische Formation den Rückhalt dieses krank machenden Giftes an der Oberfläche begünstigt.« Andere Experten stimmten ihm zu und erklärten: »Zwischen den Regenfällen bewirkt eine fast senkrecht einfallende Sonnenstrahlung eine intensive Verdunstung, sodass giftige Dämpfe aus dem stinkenden Boden steigen und ein Gas von höchst krankheitserregender und schädlicher Natur hervorbringen.« Dieses Gas, fuhr der Autor fort, »hat eine deprimierende Wirkung auf Körper und Geist, die auf Dauer die stärkste Konstitution unterminiert und zerstört«.[1]

Zu den besonders gefürchteten Bezirken gehörten der Hafen und das vorwiegend von Chinesen bewohnte Tai-Ping-Shan-Viertel, ein Gewirr aus zusammengeschusterten Holzhütten mit primitiven Abwasserkanälen, wo Menschen, Schweine und Ratten auf engem Raum zusammenlebten. Schon bevor die Beulenpest die Behörden 1894 zwang, Tai Ping Shan abzureißen, stand das Viertel im Ruf, eine Brutstätte für Krankheiten zu sein: Cholera, Typhus und Pocken waren weit verbreitet. Um den sukzessiven Infektionswellen zu entgehen, wohnten Hongkongs reichere Bewohner so weit von den Kais entfernt wie möglich, und ihre Häuser zogen sich die Hänge des Mount Victoria bis etwa zur halben Höhe des Berges empor. Einer der ersten Bewohner der Mid-Levels, wie die Region später heißen sollte, war George Bonham, Gouverneur von Hongkong von 1848 bis 1854. Seine umzäunte Villa wurde zum Vorbild, und bald gesellten sich weitere Villen mit Namen wie »Rose Hill«, »Cringleford« und »Idlewild« hinzu (eine Bewohnerin war Sara Roosevelt, Mutter von Franklin D. Roosevelt, die während des Amerikanischen Bürgerkriegs hier mit ihrer Familie lebte).

Natürlich konnten sich bei Weitem nicht alle Hongkonger einen solchen Blick oder eine derart geräumige Unterkunft leisten. Als Anfang der 1980er-Jahre viele Chinesen, angelockt von der boomenden Wirtschaft und dem liberalen politischen Klima der Stadt, vom Festland nach Hongkong strömten, entwickelten Architekten immer fantasievollere Lösungen für die rasch wachsende Bevölkerung der Stadt. Bei diesen öffentlichen Wohnprojekten handelte es sich oft um Wohntürme mit Mehrfachbelegung, die sich 40 Stockwerke oder mehr in den Himmel erhoben. Mit über 20 Wohnungen pro Etage und bis zu zehn Blocks, die nur eine Fläche von zwei Hektar oder weniger einnahmen, waren diese Wohnkomplexe eigentlich selbst kleine Städte. In der Regel drängten sich ganze Familien in einer einzigen solchen Wohnung, sodass die Wohnfläche eines Erwachsenen in Hongkong unter zwei Quadratmeter sank.[2]

Ohne Klimaanlage waren die Wohnungen im Sommer erstickend heiß; man konnte nur ein Fenster aufreißen und eine Lunge voll Smog aus den völlig verstopften Straßen riskieren oder neben den Lichtschächten im Zentrum der Blocks leistungsstarke Ventilatoren anbringen. Die meisten Familien, die es sich leisten konnten, entschieden sich für Ventilatoren, aber man konnte nur wenig gegen die knarzenden Wasserleitungen tun, und bei so vielen Menschen, die zur gleichen Zeit duschten und die Toilette spülten, kam es häufig zu Engpässen und Pannen.

Kein Wunder, dass am Wochenende viele Menschen frische Luft und ein wenig Natur im Shek O Country Park oder auf den gepflasterten Wegen und Pfaden rund um den Victoria Peak suchten. Aber selbst hier, oberhalb der Moskitogrenze, war Komfort nicht garantiert und die Insel immer noch für eine Überraschung gut. Menschen, die schon lange dort wohnen, wissen natürlich, dass sich Hongkong zwar seines U-Bahn-Systems rühmt, aber eigentlich immer noch ein Dschungel ist. So wimmelt es in diesen einladenden Hügeln beispielsweise von Wildschweinen und Giftschlangen, und Wanderer werden aufgefordert, das Unterholz im Auge zu behalten und auf hungrige Pythons zu achten.

Es sind jedoch nicht Pythons, die die Hauptgefahr für die Bewohner Hongkongs darstellen. Und es sind auch nicht Stechmücken: Malaria und Denguefieber sind in Hongkong nicht mehr endemisch, auch wenn Ärzte gelegentlich importierte Fälle zu Gesicht bekommen. Die größte ökologische Gefahr geht von Hongkongs riesigem Nachbarn im Norden und den modernisierenden und urbanisierenden Prozessen aus, die den mikrobiellen Austausch zwischen Mensch und Tier verstärkt haben. Von Kowloon auf der anderen Seite des Victoria Harbour sind es mit dem Zug nur 90 Minuten nach Shenzhen, dem Tor nach Guangdong, der mit über 110 Millionen Einwohnern bevölkerungsreichsten Provinz Chinas. Seit den Marktliberalisierungsmaßnahmen, die Ende der 1970er-Jahre von Chinas Führung eingeläutet wurden, haben Shenzhen und die Hauptstadt der Provinz, Guangzhou, ein erstaunliches wirtschaftliches Wachstum erlebt. Befeuert durch die Produktion von Sportschuhen, billigem Spielzeug und Elektronikartikeln, wuchs Guangzhous Bruttoinlandsprodukt zwischen 1978 und 2002 jährlich im Schnitt um 13,4 Prozent;

gleichzeitig wuchs die städtische Bevölkerung im Perlflussdelta, in dem auch Guangzhou liegt, so stark, dass sie heute 70 Prozent der Gesamtbevölkerung der Provinz ausmacht. Dieser wirtschaftliche Aufschwung hatte zwei besonders wichtige ökologische Auswirkungen. Um das Heer der Fabrikarbeiter zu ernähren, züchtet Guangdong in industriell betriebenen Geflügelfarmen Millionen Hühner (1997 gab es Schätzungen zufolge 700 Millionen Hühner in der Provinz, und 2008 wurden dort bereits eine Milliarde »qualitativ hochwertiger« Masthähnchen pro Jahr produziert).[3] Gleichzeitig mästen Reisbauern und kleinere Tierzüchter Hühner und Enten in ihren Hinterhöfen, um sie, sobald sie schlachtreif sind, auf sogenannten Wet Markets* (Frischmärkten) am Rand der Stadt zu verhökern. Dem Soziologen und Stadthistoriker Mike Davis zufolge ist das Ergebnis »ein fraktales Muster von Kleingärten neben Wohnheimen und Fabrikanlagen, das urbane Bevölkerung und Nutztiere in engeren Kontakt gebracht hat«. Da viele Kleinbauern in der Nähe von Hühnerställen zudem Schweine halten, erhöht sich das Risiko, dass Hühnerbakterien und -viren über den Kot der Hühner mit Schweinen in Kontakt kommen und Schweine diese Pathogene an Menschen weitergeben. Kurz gesagt, Guangdong ist zur potenziellen Quelle eines viralen Armageddon geworden oder zum ökologischen »Monster vor unserer Tür«, wie Davis es nennt.[4]

Um Guangdongs neureiche Unternehmerklasse kulinarisch zu versorgen, begannen Köche Anfang der 2000er-Jahre, auch exotischere Gaumenfreuden auf die Speisekarten ihrer Restaurants zu setzen, darunter Wildtiere, die zuvor als seltene saisonale Delikatessen gegolten hatten. Tierhändler reagierten auf die erhöhte Nachfrage, indem sie exotische Wildtiere aus Nachbarländern wie Laos und Vietnam beschafften oder auf kleinen, unregulier-

---

* Der Begriff *wet market* stammt aus dem in Hongkong und Singapur gesprochenen Englisch. Er wird verwendet, um Märkte, auf denen frisches Fleisch und frische Produkte angeboten werden, von »trockenen« Märkten zu unterscheiden, wo abgepackte und haltbare Waren wie Kleidung zum Verkauf stehen. Auf chinesischen Wet Markets werden üblicherweise Fleisch, Fisch und Meeresfrüchte frisch (und zum Teil noch lebend oder vor Ort geschlachtet) verkauft.

ten Farmen züchteten, um die Tiere in Guangzhou und Shenzhen zu verkaufen. Daher kamen auf den Wet Markets eine Vielzahl von Arten zusammen, die einander in freier Natur kaum oder gar nicht begegnet wären – und wenn, dann sicherlich nicht unter so beengten Verhältnissen.

Zum Glück besitzt Hongkong im Gegensatz zu Guangzhou und anderen kleineren und größeren Provinzstädten in Guangdong erstklassige medizinische Einrichtungen und Lehrkrankenhäuser, die mit modernster diagnostischer Technik ausgestattet sind. Wegen der größeren politischen Freiheit unter Chinas »Ein Land, zwei Systeme«-Prinzip hat Hongkong zudem nicht unter der Regulierungswut und Autoritätsfurcht zu leiden, die potenziell peinliche Enthüllungen zu einem Gräuel für die Behörden auf dem chinesischen Festland machen. Vielmehr versuchen die Gesundheitsbeamten in Hongkong, von denen viele in Amerika und Europa ausgebildet wurden, dieselben Standards in den Kliniken und im öffentlichen Gesundheitswesen einzuhalten, wie sie überall auf der Welt gelten. Dieser hervorragende medizinische Ruf Hongkongs macht die Stadt in Kombination mit ihrer einzigartigen politischen und geografischen Situation zu so etwas wie einem »Wachposten« für die Gesundheit im Rest der Welt. Kurzum, wenn irgendwo in China ein neues Epidemie- oder Pandemievirus auftaucht, ist es wahrscheinlich Hongkong, wo die Alarmglocken als Erstes schrillen.

***

Aus seinem Büro im sechsten Stock der School of Public Health der University of Hong Kong hat Malik Peiris einen perfekten Blick auf den Pok Fu Lam Country Park und das Queen Mary Hospital. Für den leise sprechenden Mikrobiologen mit einer Leidenschaft für Epidemiologie und Viren, die Artengrenzen überspringen, ist das der perfekte Arbeitsplatz. Im Winter ziehen Gänse, Krickenten und andere wilde Zugvögel auf dem Weg ins Mai-Po-Naturreservat, ein geschütztes Feuchtgebiet am Rand der Inner Deep Bay und eine wichtige Zwischenstation für Vögel, die im Nordwinter von Sibirien südwärts nach Neuseeland wandern, an seinem Fenster vorbei. Und wenn in der Notaufnahme des Queen Mary Hospital ein Fall mit ungewöhnlichen Atemwegssymptomen auftaucht, ist Peiris' Labor gleich in der Nähe, um einen Virentest durchzuführen. Als Gesundheitsbeamten im November 2002 erste Gerüchte über einen Ausbruch einer ungewöhnlichen Atemwegserkrankung in Guangzhou zu Ohren kamen, war es daher nur natürlich, dass Peiris' Labor in Alarmbereitschaft versetzt wurde, denn es war zu erwarten, dass ähnliche Fälle bald im Queen Mary und anderen öffentlichen Krankenhäusern in Hongkong auftauchen würden.

Peiris' Interesse an viraler Ökologie geht auf das Jahr 1987 zurück, als er – ein frisch promovierter Mikrobiologe der University of Oxford – aufgefordert wurde, einen Ausbruch Japanischer Enzephalitis in seinem Geburtsland Sri Lanka zu untersuchen. Diese Viruserkrankung wird von Stechmücken verbreitet, die in den Reisfeldern brüten, und war in Anuradhapura ausgebrochen, einer historischen Stadt im nördlichen Sri Lanka, die berühmt ist für ihre Ruinen. Rund 360 Leute waren erkrankt, die meisten von ihnen Reisbauern. Das war verwunderlich, denn obwohl das Virus Menschen infizieren kann, zirkuliert es gewöhnlich zwischen Vögeln, Stechmücken und Schweinen. Und auch wenn Ausbrüche Japanischer Enzephalitis beim Menschen in Japan und anderen asiatischen Ländern dokumentiert worden waren, war es in Sri Lanka zuvor noch nie zu großen Ausbrüchen gekommen. Zweifellos hatte sich irgendetwas geändert – aber was?

Zunächst spekulierten Peiris und seine Kollegen, der Ausbruch könnte durch eine plötzliche Veränderung in der Virulenz des Virus hervorgerufen worden sein, doch als sie sich das Virus im Labor anschauten, stellten sie fest, dass es nicht mutiert war. Als Nächstes fingen sie Stechmücken auf den Feldern der Bauern und ringsherum, um festzustellen, ob sich die Übertragungsdynamik der Krankheit verändert hatte. Vielleicht war *Culex*, der übliche Vektor, nicht die einzige Mückengattung, die das Virus übertrug, oder die Zahl der Stechmücken hatte plötzlich zugenommen. Aber wiederum war die Antwort in beiden Fällen negativ. Dann nahmen sie sich die Schweine vor. Um die landwirtschaftliche Basis auf eine breitere Grundlage zu stellen und das Einkommen der Bauern aufzustocken, hatten die Provinzbehörden des Landes jedem Bauern zwanzig Schweine geschenkt. Diese Schweine wühlten nun frei in den Höfen der Bauern neben den

Reisfeldern. Dadurch versorgten die Schweine die Stechmücken nicht nur mit jederzeit zugänglichen, leicht verfügbaren Blutmahlzeiten, stellte Peiris fest, sondern erhöhten ganz allgemein das Risiko einer Übertragung der Japanischen Enzephalitis auf Menschen. »Es war, als hielte man ein Streichholz an eine Stange Dynamit«, meinte er. »Schweine stellten sich als perfekte Verstärker heraus. Mit den besten Absichten brachte jemand sie ins Spiel, und – bumm! – hat man diese große Explosion.« Diese Untersuchung weckte Peiris' Interesse an Veterinär-Epidemiologie und der Schnittstelle zwischen Tier- und Menschenkrankheiten und ließ ihn über andere menschliche Eingriffe nachdenken, die das Gleichgewicht mikrobieller Ökologien verändern konnten.

Peiris' nächste große Gelegenheit kam 1997, kurz nachdem er an der Medizinischen Fakultät der University of Hong Kong eine Stelle als Hochschuldozent für Mikrobiologie angetreten hatte. Seine Ernennung fiel mit der ersten dokumentierten Übertragung der aviären Influenza von Vögeln auf Menschen zusammen. Das Influenzavirus H5N1 war aus der Rachenspülung eines dreijährigen Jungen isoliert worden. Er war Anfang Mai mit einer Atemwegserkrankung, die aus dem Ruder zu laufen schien, ins Queen Elizabeth Hospital in Kowloon eingeliefert worden.[5] Anfangs erhielt der Junge Aspirin, um sein Fieber zu senken und seine Halsschmerzen zu lindern, doch innerhalb weniger Tage verschlechterte sich sein Zustand, und er kam auf die Intensivstation. Schon bald zeigte sein kleiner Körper ein ungewöhnliches Cluster von Erkrankungen, darunter virale Pneumonie, Akutes Lungenversagen (ARDS) und Reye-Syndrom. Er starb schließlich am 21. Mai an multiplem Organversagen, wie es dokumentiert wurde.[6]

H5-Influenzaviren waren der Forschung im Jahr 1997 nicht unbekannt. Das Virus war fast vier Jahrzehnte zuvor in Schottland isoliert worden, seit damals waren Veterinärvirologen jedoch nur bei zwei Gelegenheiten noch einmal darauf gestoßen: 1984 bei einem verheerenden Ausbruch von »Geflügelpest« in Pennsylvania, die zur Tötung von 20 Millionen Hühnern führte, und auf einer englischen Truthahnfarm 1991.[7] Tatsache ist, dass sich bis 1997 niemand hätte vorstellen können, dass H5N1 oder irgendein anderes Vogelgrippevirus in der Lage sein könnte, die Artgrenze zum Menschen zu überschreiten und Menschen krank zu machen, geschweige denn zu töten.

Ein Team der CDC unter Leitung von Keiji Fukuda, einem japanisch-amerikanischen klinischen Epidemiologen und zukünftigen Koordinator des Global Influenza Program der WHO, verfolgte die Spur zurück und erfuhr, dass Hühner auf Höfen in der Nähe von Yuen Long, im ländlichen Nordwesten von Hongkong, und in den Mai-Po-Sümpfen nahe Kowloon ein paar Monate zuvor von einer rätselhaften Seuche heimgesucht worden waren. Der Schuldige schien ebenfalls H5N1 gewesen zu sein. Alarmierend war, dass einer der Bauernhöfe nur knapp 25 Kilometer vom Wohnort des Jungen entfernt lag. Und nicht nur das: Einige Wochen bevor der Junge erkrankte, hatten Erzieher seines Kindergartens drei Hühner- und zwei Entenküken zum Spielen mitgebracht. Als Fukuda den Kindergarten im August aufsuchte, waren beide Entenküken und zwei der drei Hühnerküken bereits gestorben.[8]

Für Influenza-Ökologen war Letzteres besonders beunruhigend. Enten gelten als »stummes Reservoir« für Vogelgrippeviren – stumm, weil sie das Virus beherbergen und ausscheiden, ohne selbst Krankheitssymptome oder andere offensichtliche Zeichen einer Infektion zu zeigen. Ganz anders als Hühner, die höchst anfällig sind. Wenn sie mit infizierten Enten in Kontakt kommen und zum ersten Mal dem Virus ausgesetzt sind – gewöhnlich durch ausgeschiedenen Kot –, erkranken sie schwer. Den einen Moment gackern sie noch zufrieden, im nächsten Moment schwanken sie von einer Seite zur anderen, während aus Gehirn, Magen, Lunge und Augen bluthaltige Flüssigkeit sickert. Daher bezeichnen Geflügelfarmen solche Infektionen als »Pest«, und Robert Webster, der weltweit führende Vogelgrippe-Experte, bezeichnete Stock- und Krickenten als »Trojanische Enten«.[9]

Hühner wie auch Enten können die Vogelgrippe auch auf Schweine übertragen, und da Schweine unter Umständen gleichzeitig mit menschlichen Influenzastämmen infiziert sind, macht sie das zu perfekten Mischgefäßen für das Reassortment von aviären und humanen Influenzaviren. Wenn diese aviären und humanen Influenzastämme Gene austauschen, ihre Oberflächenproteine rekonfigurieren und ein neues hybrides Virus generieren, dann, so die Hypothese, entstehen Pandemien. Vermutlich war dies der Fall bei der Asiatische-Grippe-Pandemie 1957 und der Hongkong-Grippe-Pandemie 1968, die von H2N2- beziehungsweise H3N2-Hypbridviren ausgelöst wurden, die sowohl Vogel- als auch Säuger-Influenzagene enthielten.

Überdies vermuteten Wissenschaftler, dass Pandemien auch von spontanen Mutationen der Vogelgrippeviren hervorgerufen werden können. Bei der Vermehrung von Viren kommt es ständig zu Kopierfehlern, und Vogelviren bilden da keine Ausnahme. Einige dieser Mutationen können der Theorie zufolge zu subtilen Veränderungen der Moleküle auf der Oberfläche des Virus führen und ihm erlauben, tiefer im menschlichen Atemtrakt zu binden. Sollte ein solches Virus einmal die Möglichkeit gefunden haben, effektiv auf Menschen überzuspringen, so die Theorie weiter, ließe es sich kaum stoppen, denn unser Immunsystem wäre nicht zu einer Antikörperreaktion in der Lage, da Menschen sich gewöhnlich nicht mit Vogelgrippe infizieren. Stattdessen könnte die Infektion eine katastrophale Kettenreaktion auslösen, ähnlich dem Syndrom, das den dreijährigen Jungen in Hongkong umbrachte. Als sich Wissenschaftler das Genom von H5N1 genauer anschauten, entdeckten sie, dass dessen Oberflächenproteine in der Lage waren, an aviäre Andockstellen wie auch an menschliche Zellen tief in der Lunge zu binden. Diese Entdeckung weckte neues Interesse an der Naturgeschichte der Influenza und den ökologischen Bedingungen, die die Anpassungen der in Wasservogelpopulationen zirkulierenden »wilden« Viren vorantrieben. Sie führte auch zu der Spekulation, dass ähnliche Prozesse das Auftauchen der Spanischen Grippe 1918 ausgelöst haben könnten – der Auslöser dieser Pandemie wurde von einem führenden Influenza-Experten als »das vogelähnlichste aller Säuger-Influenzaviren« bezeichnet, das mit einer ähnlich ungewöhnlichen Pathologie für junge Erwachsene einherging.[10]

Als der Frühling in den Sommer überging, hielt Hongkong den Atem an. Inzwischen hatten Krickenten und andere wasserbewohnende Zugvögel begonnen, sich auf dem Weg von ihren sibirischen Brutgründen in der Inner Deep Bay und den Mai-Po-Sümpfen der Stadt zu versammeln, und die Gesundheitsbehörden befürchteten, die Zugvögel könnten H5N1 an heimische Hühner und Enten weitergeben. Dann, im November, erkrankten zwei weitere Menschen, und im Dezember kamen noch mehr Fälle hinzu. In Panik schlossen die Hongkonger Behörden die Wet Markets und ordneten die Keulung von 1,5 Millionen Hühnern an. Das schien zu funktionieren. Obgleich sich das Virus in Proben von Wildvögeln immer wieder einmal nachweisen ließ, gab es keine Fälle mehr unter Hausgeflügel. Als der Ausbruch 1998 endete, hatten sich jedoch 18 Menschen infiziert, sechs waren gestorben, darunter fünf Erwachsene.

Für Peiris war der Ausbruch ein Weckruf. Zusammen mit seinen Kollegen von der University of Hong Kong, Yi Guan und Ken Shortridge, warnte er, das H5N1-Virus sei »möglicherweise nur ein bis zwei Mutationen davon entfernt gewesen, eine Pandemie auszulösen«. Die gute Nachricht war, dass Hongkong aufgrund seiner geografischen Lage und der Konzentration von mikrobiologischer Expertise gute Voraussetzungen hatte, als »Influenza-Wachposten« zu fungieren – ein Frühwarnsystem für Vogelgrippeviren, die plötzlich aus ihrem aquatischen Reservoir auftauchten.[11] Ab 2002 gehörte dazu nicht nur H5N1, sondern auch ein anderes Vogelvirus, H9N2, das unter Tauben, Fasanen, Wachteln und Perlhühnern in Südchina weit verbreitet war.[12] Noch alarmierender war die Tatsache, dass das H9N2-Virus zwei Kinder in Hongkong infiziert hatte, wenn auch ohne sie krank zu machen, und mehrere Proteine mit H5N1 teilte. Je genauer sich Peiris, Guan und Shortridge die Spannbreite der Viren anschauten, die in dem Geflügel zirkulierten, das auf den Märkten angeboten wurde, desto klarer wurde ihnen, dass es in freier Natur regelmäßig zu Reassortments kam und Vogelgrippeviren in Wassergeflügel keineswegs evolutionär stillstanden, sondern ständig zwischen Enten und Hausgeflügel hin- und herpendelten, sodass »mehrfache Reassortanten« entstanden.[13]

Als im Dezember 2002 Enten, Gänse, Flamingos, Schwäne und Reiher in zwei beliebten Hongkonger Parks zu sterben begannen und Peiris kurz darauf von Gerüchten über einen ungewöhnlichen Ausbruch von Atemwegserkrankungen in Guangzhou hörte, nahm er natürlich an, die Vogelgrippe sei in virulenterer Form zurückgekehrt. Zwei Monate später, Anfang Februar 2003, stieß die WHO mithilfe einer speziellen Software, die das Internet

nach Berichten über ungewöhnliche Ausbrüche von Atemwegserkrankungen durchsuchte, auf einen Ausbruch »atypischer Pneumonie« in drei Krankenhäusern in Guangzhou. Wenig später fing
die WHO Textnachrichten ab, die besagten, es sei zudem zu einem
größeren Ausbruch in einem vierten Krankenhaus in Guangzhou
gekommen und es gebe Panikkäufe von Gazemasken, Antibiotika
und weißem Essig, einem traditionellen chinesischen Heilmitteln
zur Bekämpfung von Atemwegserkrankungen. Darauf folgte eine
Werbeanzeige der chinesischen Tochtergesellschaft des Schweizer
Pharmaunternehmens Hoffmann-La Roche, in der es hieß, sein
antivirales Medikament Tamiflu wirke gegen die Vogelgrippe.
Klaus Stöhr, dem Leiter des Influenza-Impfprogramms der WHO,
zufolge »brachte das die Leute auf die Idee, eine Vogelgrippe-Epi-
demie sei ausgebrochen«.[14] Der entscheidende Beweis war jedoch,
dass ein 17-jähriges Mädchen aus Hongkong beim Besuch seiner
Familie in Fujian plötzlich an einer Atemwegserkrankung starb.
Zwar wurde sie begraben, ohne dass die Todesursache geklärt
worden wäre, doch neun Tage später erkrankte ihr Vater offenbar
an derselben Krankheit und starb Mitte Februar in Hongkong.
Auch sein Sohn entwickelte Symptome einer Atemwegserkrankung, erholte sich jedoch wieder. Wie Labortests anschließend
zeigten, hatten sich beide mit demselben Stamm von H5N1 infiziert, der Enten und andere Vögel in den Parks von Hongkong
getötet hatte.

Inzwischen war Peiris überzeugt, dass Hongkong am Beginn
eines neuen Vogelgrippe-Ausbruchs stand – diesmal möglicherweise viel größer als die Epidemie, die die Stadt 1997 durchgemacht hatte. Er traute den offiziellen Verlautbarungen der kommunistischen Behörden in Guangdong nicht, dass der Ausbruch
von Atemwegserkrankungen auf Chlamydien zurückgehe; daher
bat er zwei chinesische Kollegen, die zuvor am Institute of Respiratory Diseases in Guangzhou gearbeitet hatten, diskret Erkundigungen einzuziehen. Die beiden Mediziner ignorierten die
üblichen diplomatischen Gepflogenheiten, reisten nach Guangzhou und kehrten mit den Rachenspülungen von 20 chinesischen
Patienten mit Atemwegsproblemen zurück. Peiris und Guan hatten erwartet, die Spülungen würden aufleuchten, wenn sie die
Proben in mit H5N1 infizierte Seren gaben, doch zu ihrer Über-

raschung geschah nichts. Als Nächstes hielten sie nach Reaktionen auf andere häufige Atemwegsviren Ausschau, doch wieder waren die serologischen Tests negativ, daher begannen sie, die Spülflüssigkeiten auf exotischere Viren wie das Hantavirus zu testen. Schließlich gaben Peiris und Guan die Spülflüssigkeit zu verschiedenen serienmäßig produzierten Kulturen, um zu sehen, ob dort irgendetwas wachsen würde. Aber was auch immer in den Rachenspülungen lauerte, es vermehrte sich nicht in den üblichen Labormedien. Alles, was sie mit Sicherheit sagen konnten, war, dass es sich nicht um einen Vogelgrippe-Erreger oder einen der anderen bekannten Auslöser von Atemwegserkrankungen handelte.

***

Wie andere Hongkonger Straßen, die an wichtige Ereignisse in der britischen Geschichte erinnern, scheint die Waterloo Road in eine vergangene Zeit zu gehören. Benannt nach dem belgischen Schlachtfeld, auf dem der Duke of Wellington den französischen Kaiser Napoleon Bonaparte schlug, ist die Straße eine von Kowloons wichtigsten Durchgangsstraßen, die im Süden Ferry Street und Nathan Road kreuzt, bevor sie scharf nach Norden in Richtung Lion Rock abbiegt. Es ist keine besonders schöne Straße. Eingeschlossen von hässlichen Hochhäusern und stets vom Verkehr verstopft, lädt sie nicht zum Verweilen ein. Wären da nicht das Kwong Wah Hospital am einen Ende und das Metropark Kowloon – ein Mittelklassehotel, das früher als Metropole bekannt war – mit 487 Zimmern am anderen Ende der Straße, gäbe es kaum einen Grund, hier anzuhalten.

Am 21. Februar checkte Liu Jianlun, ein 64-jähriger Professor für Nephrologie, in Zimmer 911 auf der neunten Etage des Metropole ein. Jianlun, Arzt am Second Affiliated Hospital der Zhongshan Medical University in Guangzhou, fühlte sich nicht besonders wohl. Ein paar Wochen zuvor war ein Guangdonger Meeresfrüchtehändler mit seltsamen Atemwegssymptomen in sein Krankenhaus eingeliefert worden. Obwohl der Händler nur 18 Stunden in der Notaufnahme verbrachte, infizierte er in dieser Zeitspanne 28 Mitarbeiter des Krankenhauses. Er wurde dann ins Third Affiliated Hospital verlegt, wo er unter den Angestellten weitere Cluster mit Atemwegsproblemen hinterließ und sich den Spitznamen »Giftkönig« erwarb.[15] Am 15. Februar hatte Jianlun ähnliche Atemwegssymptome entwickelt. Aber nachdem er sich selbst mit Antibiotika behandelt hatte, fühlte er sich fit genug zum Reisen und bestieg in Guangzhou einen Bus, der ihn innerhalb von drei Stunden nach Kowloon brachte. Nachdem er im Metropole ein Zimmer genommen hatte, ging Jianlun einkaufen, doch am nächsten Morgen wachte er mit hohem Fieber auf. Statt an der Hochzeit seines Neffen teilzunehmen, begab er sich vom Hotel direkt ins Kwong Wah Hospital. Dort bat Jianlun um Aufnahme und informierte das medizinische Personal, dass es in Guangzhou viele Patienten mit atypischer Pneumonie gebe und es sich um eine »sehr virulente Krankheit« handele.[16] Er erklärte zudem, er habe einige Patienten in der Ambulanz des Krankenhauses behandelt, doch da er Maske und Handschuhe getragen hatte, war er sicher, sich nicht infiziert zu haben. Er irrte sich.[17]

Am 4. März starb Liu Jianlun an einer Infektion, die später als SARS bezeichnet werden sollte – kurz für Schweres Akutes Respiratorisches Syndrom. Aber nicht nur das: Während seines Aufenthalts im Metropole infizierte Jianlun auf ungeklärte Weise 16 weitere Gäste auf derselben Etage sowie einen Besucher des Hotels, wenn auch, was einem Wunder gleichkam, niemanden vom Personal. Innerhalb von 72 Stunden hatten diese 16 Gäste, zu denen auch Besatzungsmitglieder von Fluglinien gehörten, die Krankheit in sieben weitere Länder verschleppt, darunter Vietnam, Singapur und Kanada, sodass es in Krankenhäusern in Hanoi und Toronto zu ähnlichen Ausbrüchen von Atemwegserkrankungen kam. Zu diesem Zeitpunkt verband niemand diese Ausbrüche mit Jianlun oder mit Zimmer 911 im Metropole – das sollte erst später kommen. Vielmehr gab die WHO, die überzeugt war, es handele sich um den Beginn der lange befürchteten Vogelgrippe-Pandemie, am 12. März eine allgemeine Reisewarnung heraus. Als sich die Bilder von nervösen, maskentragenden Hongkonger Pendlern rund um den Globus verbreiteten, wurde der Flugreiseverkehr nach Südostasien weitgehend eingestellt, und die Börsenkurse brachen ein. Auf einem China-Airlines-Flug von Hongkong nach Peking war ein 72-jähriger Passagier an Bord, der sich, ohne es zu wissen, bei einem Besuch in Hongkong mit SARS angesteckt hatte, und er übertrug den Erreger auf 22 weitere Passagiere und zwei Besatzungsmitglieder. Unterdessen forderte der geheimnisvolle Erreger Ende März in Thailand das Leben eines der angesehensten Ärzte in ganz Asien, Carlo Urbani. Der italienische Parasitologe und Kliniker, Leiter der Abteilung Infektionskrankheiten der WHO in Vietnam, hatte sich bei der Behandlung eines jungen chinesisch-amerikanischen Geschäftsmannes infiziert, der am 26. Februar mit schweren Atemwegssymptomen das Französische Hospital in Hanoi aufsuchte. Einige Tage zuvor hatte der Geschäftsmann, Johnny Chen, in einem Zimmer auf der neunten Etage des Metropole übernachtet, doch die Bedeutung dieser Tatsache sollte erst später deutlich werden.

Urbani, der stark mit Morphium sediert und in einem rasch provisorisch eingerichteten Isolierzimmer an ein Beatmungsgerät angeschlossen wurde, starb mit 46 Jahren in einem Bangkoker Krankenhaus (nach Chens Behandlung war Urbani, ohne von seiner Infektion zu wissen, in die thailändische Hauptstadt geflogen). Sein Tod sandte Schockwellen durch Südostasiens medizinische Auslandsgemeinde: Wie war es möglich, dass zu Beginn des 21. Jahrhunderts ein Arzt, der mit den Maßnahmen zur Behandlung hoch infektiöser Patienten bestens vertraut war, sich eine derart schwere Atemwegserkrankung zugezogen hatte? Und warum hatte die Lungenentzündung weder auf Antibiotika noch auf antivirale Medikamente reagiert? Und wieder wurde die Frage gestellt: Handelte es sich um H5N1 oder um einen anderen aviären Influenzastamm?

Im März 2003 kannte niemand die Antwort auf diese Fragen, und abgesehen von Peiris und anderen Spezialisten in viraler Ökologie konnten nur wenige Menschen die Bedrohung durch SARS richtig einschätzen. Da sich die Aufmerksamkeit der Welt gerade auf den Nahen Osten konzentrierte, wo sich amerikanische und britische Truppen an der irakischen Grenze auf einen Einmarsch vorbereiteten, weil der irakische Diktator Saddam Hussein nach Geheimdienstinformationen Massenvernichtungswaffen hortete – ein Bruch der Resolutionen des UN-Sicherheitsrates –, war das durchaus verständlich. Es war noch keine zwei Jahre her, dass islamische Terroristen vier Verkehrsflugzeuge unter ihre Kontrolle gebracht und drei von ihnen in einem schockierenden Akt internationalen Terrorismus in die beiden Türme des World Trade Center und ins Pentagon gesteuert hatten. Die Bush-Administration verlangte nach Rache und war zu dem Schluss gekommen, der Irak sei der richtige Ort dafür. Tatsächlich gab es keinerlei Beweise für eine Beteiligung Saddams an 9/11, und wie sich später herausstellte, hatte der irakische Diktator sein tödliches Waffenarsenal bereits Jahre zuvor vernichtet. Stattdessen war die wirkliche Massenvernichtungswaffe gerade in Guangdong ausgebrütet worden und nun anscheinend dabei, sich ganz einfach durch Bus-, Bahn- und Flugreisen weltweit zu verbreiten.

Um das Rätsel von SARS zu lösen, wurden Hunderte von Wissenschaftlern und Laboren in aller Welt mobilisiert. Zudem sahen sich Mikrobiologen gezwungen, ihre Annahmen über einen Erreger zu ändern, der lange als uninteressant und als »Aschenputtel« der mikrobiellen Welt gegolten hatte. Wie beim Ausbruch der Legionärskrankheit rund 30 Jahre zuvor hing die Lösung des Rätsels von einer intensiven Zusammenarbeit zwischen Epidemiologen und Mikrobiologen ab, und diese Zusammenarbeit sollte zu einem tieferen Verständnis für die Bedeutung von urbaner Ökologie, medizinischen Verfahren und menschengemachten Umgebungen – vor allem Hotels, Krankenhäuser und Wohnblocks – bei der Ausbreitung von Atemwegserkrankungen führen. Doch am 12. März, als die WHO ihre Reisewarnung ausgab und Peiris mit einer weiteren Zellkultur versuchte, das Virus – oder welcher Mikroorganismus auch immer in den Rachenspülungen lauerte – zum Wachsen zu bringen, war all das noch Zukunftsmusik. Inzwischen hatte Peiris mithilfe von Wilina Lim, Chefvirologin der Hongkonger Gesundheitsbehörde und Leiterin des Public-Health-Labors am Queen Mary Hospital, ein Überwachungssystem für Menschen eingerichtet, die mit atypischen Lungenentzündungen Ambulanzen in Hongkong aufsuchten, und sein Labor wurde mit Proben beliefert (Peiris hätte gern kürzlich erfolgte Reisen nach Guangdong in die Falldefinition aufgenommen, doch seine Forderung wurde überstimmt, weil man befürchtete, die chinesischen Behörden könnten Anstoß nehmen).

Was sie dringend brauchten, war ein zuverlässiger Test, um echte SARS-Fälle von aus dem Ruder gelaufenen gewöhnlichen Lungenentzündungen zu unterscheiden; das machten Peiris die Horrorstorys klar, die ihn von Klinikern und dem Gesundheitspersonal an der Frontlinie erreichten. Im Prince of Wales Hospital in Sha Tin in den New Territories hatten sich offenbar rund 50 Ärzte, Krankenschwestern und weiteres medizinisches Personal mit der Krankheit angesteckt, was die Krankenhausverwaltung veranlasst hatte, die Betroffenen in einem speziellen Isolationsraum mit eigener Lüftung unter Quarantäne zu stellen. Die Maßnahmen blieben jedoch wirkungslos. Im Lauf der folgenden Tage erkrankten fast 100 weitere Krankenhausmitarbeiter und Patienten, gefolgt von Freunden und Verwandten, die sie im Krankenhaus besucht hatten. Am Second Affiliated Hospital in Guangzhou hatte der Ausbruch offenbar mit einem einzigen Fall begonnen – später sollte man von einem »Superspreader«-Ereignis sprechen.[18]

***

Am 4. März stellte sich ein 26-jähriger Flughafenmitarbeiter, der lediglich als »Mr. CT« verzeichnet wurde, im Prince of Wales Hospital vor und klagte über Fieber, Gliederschmerzen und Atemnot – typische Symptome einer ambulant erworbenen Pneumonie. Daher wurde er auf die medizinische Station im achten Stock verlegt und mit Antibiotika behandelt. Die Medikamente schienen zu helfen, und in den nächsten Tagen sank sein Fieber, und die Schatten auf seiner Lunge verschwanden. Das Kratzen in seinem Hals ließ jedoch nicht nach, und er hustete unaufhörlich. Da seine Atemwege völlig verschleimt waren, entschieden die Ärzte, er brauche einen Nebulisator – ein Gerät, das Medikamente in Form eines feinen Nebels in die Lunge einbringt. Das war ein großer Fehler. Ein Nebulisator ist ein ausgezeichnetes Gerät, um Medikamente in die Lunge einzubringen, doch leider bietet die Behandlung auch Viren und Bakterien, die im Atmungstrakt lauern, beste Chancen, sich weiter auszubreiten, denn auf jedes Einatmen folgt ein Ausatmen. Im Fall von Mr. CT hatte der Nebulisator vermutlich die virenbeladenen Tröpfchen in seinem Atem in ein Aerosol verwandelt, das sich auf der ganzen medizinischen Station des Prince of Wales Hospital verteilte. Sieben Tage in Folge saugte Mr. CT viermal pro Tag an dem Nebulisator und atmete anschließend einen feinen Nebel aus Viruspartikeln wieder aus, der über die Betten der anderen Patienten driftete und vorbeikommendes Klinikpersonal ansteckte. Zwar wurde Mr. CT schließlich in einem Einzelzimmer mit Unterdruckventilation isoliert, und das medizinische Personal wurde angewiesen, Einmalhandschuhe und N95-Masken zu tragen, doch diese Maßnahmen kamen zu spät. Das Ergebnis war eine Mini-Epidemie, die beinahe zur Schließung der Klinik geführt hätte.[19]

Ab der zweiten Märzwoche kursierten bereits mehrere Berichte über Fälle außerhalb des Krankenhauses, was Gerüchte anfachte, der Erreger breite sich ungehindert in der Bevölkerung aus und niemand sei mehr sicher. Zunächst versuchte Yeoh Eng-kiong, Hongkongs Sekretär für Gesundheit, Wohlfahrt und Ernährung, die Sache auf die leichte Schulter zu nehmen, doch am 18. März war er gezwungen einzugestehen, dass die Gerüchte zutrafen, und berief im Hauptquartier des Gesundheitsamtes in der Queen's Road East einen »Kriegsrat« ein. Dort diskutierten Yeoh Eng-kiong und seine Gesundheitsdirektorin Margaret Chan, die zukünftige Generaldirektorin der WHO, über die neuesten Berichte und versuchten, den nächsten Zug des Erregers vorherzusehen. »Jeden Tag fragten wir uns: ›Womit haben wir es zu tun? Was wissen wir?‹«, erinnerte sich Chan.[20]

In einem Büro im 18. Stockwerk desselben Gebäudes stellte sich Thomas Tsang Ho-fai, ein Consultant der Einheit für übertragbare Krankheiten, ganz ähnliche Fragen. Tsang, ein eher zierlicher Mann, war Absolvent der CDC-Eliteeinheit Epidemic Intelligence Service. Zu Höherem auserkoren (er sollte schließlich zum Kontrolleur des Hongkonger Centre for Health Protection aufsteigen), war Tsang einer breiteren Öffentlichkeit erstmals im Rahmen der Vogelgrippe von 1997 bekannt geworden, doch erst während der SARS-Epidemie bekam er Gelegenheit, seine detektivischen Fähigkeiten unter Beweis zu stellen, und erhielt in den Hongkonger Medien bald den Spitznamen »Detektiv Fai«. Seit der ersten Märzwoche hatte Tsang rund um die Uhr gearbeitet und SARS-Patienten und ihre Kontakte verfolgt. Am 26. März fiel ihm auf, dass ein Krankenhaus 15 SARS-Fälle an einem einzigen Tag gemeldet hatte und alle Patienten als Adresse Amoy Gardens angegeben hatten, eine nahe gelegene Wohnanlage, die Kowloon Bay überblickte. Das war ungewöhnlich, daher entschloss sich Tsang, einen näheren Blick auf die Sache zu werfen.

Als er bei der Wohnanlage eintraf, stellte er fest, dass die Fallzahlen alarmierend rasch stiegen: 43 Menschen kamen am 28. März ins Krankenhaus, 36 weitere am Folgetag und 64 weitere am 31. März. Da der Ausbruch das öffentliche Krankenhauswesen zu überfordern drohte und seine Vorgesetzten über Quarantänemaßnahmen nachdachten, stand Tsang unter starkem Druck, die Quelle des Ausbruchs so rasch wie möglich zu finden. Das Problem war nur, wie. Ohne zu wissen, ob SARS ein Virus oder ein Bakterium war und ob es sich um eine Aerosol- oder um eine Tröpfcheninfektion handelte, ließ sich nur schwer entscheiden, wie der Erreger übertragen wurde und wie sich seine Ausbreitung am besten stoppen ließ. Da die meisten SARS-Fälle jedoch aus Block E von Amoy Gardens stammten, argumentierte Tsang, war dies der logische Startpunkt.[21]

Amoy Gardens, errichtet 1981, ist typisch für die vielen Wohnanlagen für Menschen mittleren Einkommens, die Hongkong verschandeln. Der Komplex besteht aus 14 kreuzförmig angeordneten, hässlichen beigefarbenen Hochhäusern. Jedes Hochhaus hat 33 Etagen, und jede Etage verfügt über acht paarweise angeordnete Wohneinheiten. Insgesamt bietet die Wohnanlage Unterkunftsmöglichkeiten für rund 19 000 Menschen. Als Lösung für Hongkongs Wohnungsproblem muss Amoy Gardens damals wie eine elegante Lösung erschienen sein. Leider stellte die Anlage auch eine ideale Umgebung für die Ausbreitung von SARS da.

Tsang bemerkte, dass die meisten Bewohner, die erkrankt waren, in den Eckeinheiten lebten, Nummer 8 und 9 auf jeder Etage. Das sprach dafür, dass die Ausbreitung zwischen den Etagen vertikal erfolgt war.[22] Außerdem fiel Tsang auf, dass es zwar auch Fälle in anderen Blocks gegeben hatte, doch die Bewohner von Block E waren rund drei Tage früher erkrankt. Das sprach dafür, dass hier wahrscheinlich der Herd des Ausbruchs war. Aber was war der Mechanismus? War es eine Kontamination der Wassertanks, wie beim Ausbruch der Legionärskrankheit? Oder konnte es etwas mit den leistungsstarken Abluftventilatoren zu tun haben, die viele Bewohner in ihrem Badezimmer installiert hatten? Tsang führte eine klassische epidemiologische Studie durch und verglich Infektionsraten zwischen Bewohnern, die solche Ventilatoren besaßen, und denjenigen, bei denen das nicht der Fall war. Wie sich zeigte, hatten diejenigen, die beim Duschen Abluftventilatoren benutzten, ein fünffach erhöhtes Risiko, ans SARS zu erkranken; das sprach dafür, dass der Erreger möglicherweise über das leckende Abwassersystem in ihre Badezimmer gelangt war. Also nahm Tsang Proben aus den Abwasserrohren und den Wassertanks des Gebäudes, doch die Tests waren negativ. Als Nächstes inspizierte er den Müll nach Hinweisen auf Schaben und Nager. Ebenfalls negativ. Und schließlich überlegte er, ob die Bewohner von Amoy Gardens vielleicht absichtlich von einer fremden Macht oder einer Terrororganisation ins Visier genommen worden waren – ob vielleicht ähnlich wie nach den 9/11-Terrorattacken in den Vereinigten Staaten Briefe mit Anthrax verschickt worden waren.[23] »Wir dachten, es könnte sich wegen der vertikalen Anordnung der Fälle um einen biologischen Angriff handeln«, erklärte Tsang.[24] Aber auch diese Theorie musste bald ausgeschlossen werden.

Amoy Gardens war nicht die einzige Wohnanlage, die Tsangs Aufmerksamkeit weckte. Inzwischen nahmen Epidemiologen des Gesundheitsamts auch das Metropole unter die Lupe. Der erste Hinweis, dass das Hotel in den Ausbruch verwickelt sein könnte, kam am 12. März aus Singapur: Die dortigen Behörden meldeten dem Hongkonger Gesundheitsamt, drei junge, an SARS erkrankte Frauen, die kürzlich in einem Singapurer Krankenhaus behandelt worden seien, hätten im Metropole logiert. In der Folgezeit stellte sich heraus, dass eine der Frauen, Esther Mok, eine 23-jährige frühere Flugbegleiterin, die in Hongkong auf Einkaufstour gewesen war, in einem Zimmer im selben Stockwerk wie Jianlun gewohnt hatte. Am 28. Februar war sie ins Singapurer Tan Tock Seng Hospital eingeliefert worden und hatte einen Ausbruch hervorgerufen, bei dem sich 21 medizinische Kräfte des Krankenhauses ansteckten. Einer der Männer, den sie infizierte, war ein bekannter Spezialist für Infektionskrankheiten, Leong Hoe Nam; er musste daraufhin von seinem Weiterflug abgehalten werden, der ihn von New York, wo er an einer Konferenz teilgenommen hatte, nach Singapur zurückbringen sollte. Der Arzt, der mit seiner schwangeren Frau und seiner Schwiegermutter unterwegs war, war gezwungen, das Flugzeug auf dem Frankfurter Flughafen zu verlassen, und wurde so Europas erster offizieller SARS-Patient.[25]

Bis zum 18. März hatte Tsang von zwei weiteren Fällen erfahren, bei denen die Patienten Gast im Metropole gewesen waren: ein 72-jähriger kanadischer Geschäftsmann, der in Vancouver ins Krankenhaus gekommen war, und eine 78-jährige chinesisch-kanadische Frau, Kwan Sui-Chu. Frau Kwan und ihr Mann hatten über Neujahr ihre Söhne in Hongkong besucht und im Rahmen ihres Pauschalflugs im Metropole eingecheckt – und ihr Aufenthalt überschnitt sich mit dem von Jianlun. Zwei Tage nach ihrer Rückkehr nach Toronto fühlte sie sich krank, und am 5. März starb sie. In der Zwischenzeit gab sie ihre SARS-Infektion an vier Familienmitglieder weiter, darunter auch an ihren 44-jährigen Sohn, der seinerseits SARS in das Scarborough Grace Hospital in Toronto einschleppte und den schlimmsten Ausbruch in der Geschichte des Krankenhauses auslöste.[26]

Diese Informationen veranlassten die Hongkonger Gesundheitsbehörde, sämtliche Unterlagen über schwere ambulant erworbene Pneumonien noch einmal durchzusehen, und bis zum 19. März wusste Tsang schließlich von sieben SARS-Fällen, die mit dem neunten Stock des Metropole in Verbindung standen; darunter war auch Johnny Chen, der Geschäftsmann, der SARS nach Hanoi eingeschleppt und Carlo Urbani infiziert hatte. Tsang und seine Kollegen durchforsteten das Metropole nach Hinweisen und nahmen Proben von Teppichen und Möbeln, aus Aufzügen, Luftschächten und Toiletten. Vielleicht hatte Jianlun Chen angeniest, als er auf dem Korridor der neunten Etage an ihm vorbeigegangen war, oder Chen hatte sich infiziert, als die beiden im Aufzug fuhren. Oder der Erreger hatte Chen und andere Hotelgäste über die Klimaanlage infiziert, wie es bei der Legionärskrankheit im Bellevue-Stratford in Philadelphia der Fall gewesen war. Das waren alles plausible Hypothesen, aber ohne zu wissen, was sie suchten und wie sie auf den Erreger testen sollten, konnten Tsang und sein Team kaum Fortschritte erzielen.

***

Die Entdeckung, dass das Metropole der gemeinsame Nenner bei der Verschleppung von SARS in andere Länder war, schockierte führende WHO-Funktionäre. Im Gegensatz zu 9/11, als sich das Pentagon nicht hatte vorstellen können, dass Terroristen

Verkehrsflugzeuge als Waffen verwenden könnten, und Amerikas Sicherheitsapparat völlig überrascht worden war, war sich die WHO 2002 sicher, über ein System zu verfügen, das neue biologische Bedrohungen entdeckte, bevor sie weitverbreitete Epidemien oder Pandemien auslösen konnten. Das System trug den Namen GOARN, die Kurzform von Global Outbreak Alert and Response Network. GOARN, das auf die Initiative von David Heymann zurückging, den Direktor für Emerging and other Communicable Diseases bei der WHO und ehemaligen CDC-Epidemiologen, durchsuchte das Internet routinemäßig nach elektronischem »Geplapper« über Ausbrüche in entlegenen Regionen der Welt. Dabei verwendete das Netzwerk Systeme, die vom kanadischen Global Public Health Intelligence Network (GPHIN) und dem Program for Monitoring Emerging Diseases (ProMED) entwickelt worden waren. Die Idee war, dass die WHO-Funktionäre, einmal auf ein verdächtiges Ereignis aufmerksam geworden, diskret Erkundigungen bei den relevanten Gesundheitsbehörden einziehen und ein Ermittlungsteam losschicken konnten. Im Wesentlichen war das elektronische Lauschsystem die Notrufversion der WHO und GOARN ihre Feuerwehr und Notfallambulanz in einem. Tatsächlich hatte ein im November 2002 abgefangener Bericht über einen ungewöhnlichen Ausbruch an Atemwegserkrankungen in Guangdong die WHO veranlasst, Untersuchungen einzuleiten. Bei dem Erreger, an den die WHO 2002 dachte, handelte es sich aber natürlich um das Vogelgrippevirus. Als WHO-Mitarbeiter die Chinesen schließlich davon überzeugten, Proben aus Guangdong an ein WHO-Labor zur Testung zu schicken, und sich herausstellte, dass die Proben nur bekannte Influenzastämme enthielten, dachte daher niemand daran, nach anderen Pathogenen zu suchen, und die Proben wurden entsorgt.

Anfangs hatte Peiris ebenfalls angenommen, dass die Ausbrüche von Atemwegserkrankungen in Guangdong und Hongkong auf einen mutierten Vogelgrippestamm zurückgingen. »Es war zu diesem Zeitpunkt keineswegs klar, dass wir nach etwas Unbekanntem suchten«, meinte er. »Das einzige Ungewöhnliche an der Krankheit war, dass Ärzte und Pflegekräfte offenbar überproportional häufig betroffen waren, doch es war denkbar, dass eine besonders schwere Influenza denselben Effekt haben könnte.«[27] Zwei Proben, die in der zweiten Märzwoche in seinem Labor eintrafen, sollten Peiris' Meinung schließlich ändern und die irrigen Annahmen hinwegfegen, die den Blick der Experten auf den SARS-Ausbruch verstellt hatten. Zufälligerweise stammte die eine Probe von Jianluns Schwager, Chan Ying-pui, der ebenfalls in Hongkong im Krankenhaus gelegen hatte und kurz nach dem 64-jährigen Nephrologieprofessor gestorben war. Im Gegensatz zu anderen in seinem Labor eintreffenden Proben, von denen viele nur im weitesten Sinne der Falldefinition der WHO genügten und vielleicht keine echten SARS-Fälle waren, war Chan ein eindeutiger SARS-Fall.[28] Da die Biopsie zu seinen Lebzeiten stattgefunden hatte, bestand zudem eine gute Chance, dass das Virus noch im Gewebe präsent war.

Erneut wies Peiris Techniker in seinem Labor und im Queen Mary Hospital an, Tests mit den üblichen Zellkulturen für wachsende Atemwegsviren durchzuführen. Erst als diese Tests wie zuvor fehlschlugen, riet Peiris, andere Zelllinien zu verwenden, darunter auch fötale Nierenzellen von Rhesusaffen, die sich als nützlich erwiesen hatten, um Hepatitisviren und humane Metapneumoviren zu züchten, einen häufigen Auslöser schwerer Bronchitis bei Kindern. Daher gab Chan Kwok Hung, der leitende Wissenschaftler am mikrobiologischen Labor des Queen Mary Hospital, Zellen aus Chans Lungenbiopsie in eine Affenzellkultur. Als er die Kultur zwei Tage später im Mikroskop untersuchte, entdeckte er eine Lage Zellen, die ihm glänzender und runder als die anderen Zellen erschien. Die Veränderung in der Kultur war jedoch äußerst geringfügig, daher bat er Peiris um eine zweite Meinung. Peiris erschien die Kultur ebenfalls »etwas ungewöhnlich«, doch zwei Tage später hatte es keine weiteren Veränderungen gegeben, wie man sie erwarten würde, wenn dort ein Virus wüchse. Daher schlug Peiris vor, ein wenig Material abzukratzen und auf eine frische Zelllinie zu übertragen.[29] Diesmal konnten sie mehr rundliche Körper erkennen, was dafür sprach, dass tatsächlich irgendetwas in den Affenzellen wuchs. Derselbe Effekt konnte jedoch auch durch einen Kontaminanten wie Mycoplasma oder ein Medikament hervorgerufen werden, das dem Patienten im Krankenhaus verabreicht worden war. Um sicherzugehen, bat

Peiris einen Kollegen aus der Pathologie, John Nicholls, sich die Zellen in einem leistungsstarken Elektronenmikroskop anzuschauen. Als sie sich in der pathologischen Abteilung des Hospitals trafen, konnten Nicholls und Peiris die Partikel klar erkennen. Peiris hatte nun keinen Zweifel mehr, dass ein Virus in der Zellkultur wuchs. Aber um welche Art von Virus handelte es sich, und wie konnte er sicher sein, dass es der Auslöser von SARS war?

Mikrobiologen sind in der Regel vorsichtige Leute, und Peiris war da keine Ausnahme. Um sicherzugehen, hatte er das SARS-Agens isoliert, das er brauchte, um zu bestätigen, dass das Virus auch in anderen SARS-Fällen präsent war. Die einfachste Methode, das zu tun, war ein serologischer Test – derselbe Test, den McDade verwendet hatte, um zu zeigen, dass Legionellen die Ursache der Legionärskrankheit von 1977 waren. Wenn das Virus, das sie isoliert hatten, der SARS-Erreger war, dann sollte das Serum von SARS-Patienten Antikörper enthalten, die mit dem isolierten Virus reagierten. Der beste Beleg für ihre Vermutung wäre, wenn das Virus mit Serum von Patienten in einem fortgeschrittenen Stadium der Infektion reagierte. Um den Test daher so streng und überzeugend wie möglich zu machen, bat Peiris Wilina Lim am Public-Health-Labor, ihm »gepaarte« Serumproben von Patienten mit SARS-Verdacht zu schicken, das heißt Proben, die einem Patienten im Früh- und im Spätstadium der Infektion entnommen worden waren. Zusätzlich bat er um Serum von Patienten, die nicht an SARS erkrankt waren, und Lim darum, ihm nicht zu sagen, welche Proben welche waren. Als sie die Serumproben zu dem Virus gaben, kam es zu einer ausgeprägten Antikörperreaktion. Die Seren von Patienten ohne SARS riefen hingegen keine Reaktion hervor. Mithilfe einer indirekten Immunfluoreszenz-Untersuchung zum Nachweis einer Serokonversion konnten sie zudem zeigen, dass die Reaktion bei den späteren Serumproben stärker ausfiel – ein starker Indikator für einen steigenden Antikörperspiegel bei SARS-Patienten.

Peiris war nun überzeugt, das SARS-Virus gefunden zu haben, und am 21. März informierte er Klaus Stöhr bei der WHO per E-Mail über die Neuigkeit. Da Peiris jedoch immer noch nicht wusste, wie das Virus systematisch einzuordnen war, bat er Stöhr, den Befund vertraulich zu behandeln, damit er Zeit hatte, die

Identifizierung abzuschließen. Zu seinem Pech liefen zu dieser Zeit bei der WHO zahlreiche Berichte über Verdachtsfälle in Kanada, Hongkong, Vietnam und Singapur ein, viele davon unter Ärzten und Pflegekräften, und die WHO war verzweifelt auf der Suche nach positiven Nachrichten. Auf irgendeinem Weg sickerte die Neuigkeit jedenfalls durch, und Peiris war gezwungen, seine Erkenntnisse am 22. März öffentlich zu machen.

Inzwischen behaupteten Forscher an mehreren Laboren, die mit der WHO kooperierten, ebenfalls, sie hätten den SARS-Erreger isoliert und er ähnele einem Paramyxovirus, demselben Virustyp, der Masern und Mumps hervorruft. Keiner dieser Forscher hatte das Virus jedoch in Zellkultur gezüchtet oder es gegen Serum von bekannten SARS-Patienten getestet; daher waren ihre Behauptungen voreilig. Um herauszufinden, um welche Art Virus es sich handelte, musste Peiris es mit Sequenzen bei GenBank vergleichen, einer Datenbasis, die vom NIH verwaltet wird und ein Depot aller bekannten Viren enthält. »Aber das lässt sich nur machen, wenn man die Sequenz des Virus kennt, nach dem man sucht, und in diesem Fall kannten wir sie nicht«, erklärte Peiris.[30]

Das ließ ihnen nur eine Möglichkeit: Sie mussten mithilfe eines Zufallsprimers Teile des viralen Genoms aus infizierten Zellen herausfischen. Peiris hatte seinen Kollegen Leo Poon gebeten, Proben anhand dieser Technik direkt zu testen. Nun wandte Poon die Technik auf virusinfizierte Zellen an, in der Hoffnung, eine Übereinstimmung mit Sequenzen bei GenBank zu finden. 35 Mal erhielt Poon Fragmente genetischer Information, aber jedes Mal kam das Resultat als Rhesusaffen-DNA oder anderer »Abfall« zurück. Beim 38. Versuch war Poon kurz davor, die Hoffnung aufzugeben. Dann, beim 39. Versuch, gab es eine teilweise Übereinstimmung. »Es war nicht perfekt, aber es sah nach einem Coronavirus aus«, meinte Peiris. Wenn das stimmte, dann waren das erstaunliche Neuigkeiten. Coronaviren waren typischerweise eine Sache für Veterinäre. Erstmals 1937 isoliert, hatte man Coronaviren lange mit tödlichen Darm- und Atemwegserkrankungen bei Schweinen, Nagern, Hühnern und anderen Tieren in Zusammenhang gebracht. Bei Menschen lösten sie in der Regel nicht mehr als ein Schniefen und leichte Atemwegsbeschwerden aus. Kurz gesagt, Coronaviren galten als die »Aschenputtel« der Virenwelt:

schön anzusehen, wenn man Muße hatte, aber zu unbedeutend, um sich als Mikrobiologen während der Arbeitszeit mit ihnen zu beschäftigen.

Um sicherzugehen, dass es sich nicht um einen Irrtum handelte, schleuderte Peiris die virushaltige Flüssigkeit in einer Ultrazentrifuge und bat Lim, sich die konzentrierten Viruspartikel im Elektronenmikroskop anzuschauen. Jedes Virusteilchen war von einem Hof winziger Stacheln umgeben, als trage es eine Krone – auch das sprach stark für ein Coronavirus. Peiris war nun überzeugt, dass das SARS-Virus tatsächlich ein Coronavirus war. Dass die Übereinstimmung nicht perfekt war, führte er darauf zurück, dass es sich höchstwahrscheinlich um ein Coronavirus neuen Typs handelte, das erst kürzlich aus einem Tierreservoir aufgetaucht war und deshalb bei GenBank noch nicht typisiert worden war.[31] Anhand der partiellen Gensequenz des Virus entwickelten Peiris und seine Kollegen einen PCR-Test, um das Virus nachzuweisen, und stellten diesen Test am 28. März Krankenhäusern in Hongkong und der WHO zur Verfügung. »So wären wir normalerweise nicht vorgegangen, doch die Zeit spielte in diesem Fall eine entscheidende Rolle«, erklärte er.[32]

Nun überschlugen sich die Ereignisse. Innerhalb von drei Tagen nach Eingang der Information bei der WHO berichteten zwei weitere Labore über den Fund des Coronavirus, und am 25. März hatten die CDC Bilder des Virus auf einer sicheren WHO-Webseite hochgeladen, was Peiris' Gruppe veranlasste, dasselbe zu tun. Dennoch beharrten einige Forscher darauf, dass SARS von einem Paramyxovirus oder dem Humanen Metapneumovirus ausgelöst werde. Das führte zu Spekulationen, dass die Viren synergetisch wirkten, wobei das Coronavirus das Immunsystem schwächte und die anderen Viren die Atemwege besiedelten, was dann die typische SARS-Pathologie auslöste. Die SARS-Patienten, die Peiris untersucht hatte, zeigten jedoch keinerlei Hinweise auf eine Infektion mit Metapneumoviren, sondern ausschließlich mit Coronaviren. Und man fand auch keine Coronaviren oder Antikörper auf Coronaviren bei anderen Patienten, die nicht an SARS erkrankt waren. Peiris war sich daher sicher, dass er mit dem neuen Coronavirus den Erreger von SARS gefunden hatte und dass dieses Virus erst kürzlich auf den Menschen übergesprungen war, und reichte einen Artikel mit seinen Erkenntnissen bei dem britischen Fachjournal *The Lancet* ein.[33] Forscher an der Erasmus-Universität in Amsterdam legten den Disput schließlich bei, indem sie ein Experiment mit Makaken durchführten und eine Gruppe mit dem Coronavirus, eine zweite Gruppe mit dem Humanen Metapneumovirus und eine dritten Gruppe mit beiden Virentypen infizierten. Nur die mit dem Coronavirus infizierte Gruppe entwickelte ein SARS-Vollbild. Die Infektion mit dem Humanen Metapneumovirus löste nur eine leichte Rhinitis aus, während mit beiden Virentypen infizierte Affen keine schlimmeren Symptome als die erste Gruppe zeigten. Daher war eine Infektion mit dem Coronavirus sowohl notwendig als auch hinreichend, um SARS auszulösen.[34]

Wissenschaftler hatten mehr als zwei Jahre gebraucht, um die Ursache von AIDS zu entdecken und einen diagnostischen Test für das HI-Virus zu entwickeln, und fünf Monate, um zu zeigen, dass die Legionärskrankheit von Legionellen ausgelöst wurde. Da es Peiris und seinen Kollegen so schnell gelungen war, das SARS-Virus zu identifizieren und zudem rasch einen provisorischen Test vorzulegen, konnten er und andere Mikrobiologen nun feststellen, wer an SARS erkrankt war und wer nicht, und damit auch, wer eine Gefahr für die Gemeinschaft darstellte und isoliert werden musste, um eine weitere Ausbreitung der Infektion zu verhindern.* In einer Zeit wachsender Panik in Hongkong war dies eine große Leistung, denn sie half den Behörden, die Unterstützung der Öffentlichkeit für Quarantänemaßnahmen und andere Einschränkungen des öffentlichen Lebens zu gewinnen. Bei den vielen Hundert Proben, die jeden Tag in Peiris' Labor eintrafen, hatte er jedoch nicht genug Mitarbeiter, um die Tests durchzuführen, und als er Anzeigen schaltete, um weitere Labortechniker einzustellen, gab es kaum Resonanz. »Die Leute fürchteten sich, mit SARS zu arbeiten, weil sie Angst vor einer versehentlichen Kontamination hatten. Es war wie in einem Albtraum. Alles, was wir tun konnten, war, unseren Kopf über Wasser zu halten.«[35]

---

* Eine der ersten Proben, die Peiris testete, stammte aus Amoy Gardens; sie war positiv für Antikörper auf das Coronavirus und bestätigte somit, dass der Ausbruch in der Wohnanlage auf SARS zurückging.

Nicht nur Labortechniker fürchteten sich vor dem Virus, sondern auch anderes medizinisches Personal. Nirgendwo war die Gefahr einer SARS-Infektion so hoch wie im Scarborough Grace Hospital in Toronto. Nach seiner Ankunft im Krankenhaus am 7. März hatte Frau Kwans Sohn zwanzig Stunden in der Notaufnahme gewartet, wobei ihn nur ein dünner Vorhang von anderen Patienten getrennt hatte. Als er am nächsten Tag schließlich aufgenommen wurde, war er so krank, dass er schleunigst zum Intubieren auf die Intensivstation verlegt werden musste. Da man Tuberkulose vermutete, isolierte ihn der zuständige Arzt. Leider hatte er während seines Aufenthalts in der Notaufnahme Sauerstoff und Medikamente zum Inhalieren erhalten. Das führte dazu, dass ein Patient, der in einem Bett ganz in der Nähe gelegen hatte, eine Woche später ins Scarborough Grace zurückkehrte und über ähnliche Symptome klagte. Der Patient wurde sofort isoliert und auf die Intensivstation verlegt, wo er von einem Arzt mit chirurgischer Maske, Augenschutz, Kittel und Handschuhen intubiert wurde. Doch die Infektionsschutzmaßnahmen schlugen fehl, und ein paar Tage später entwickelte der Arzt ein SARS-Vollbild, gefolgt von drei Krankenschwestern, die im Raum gewesen waren, als der Arzt den Tubus in die Luftröhre des Mannes eingeführt hatte. Schlimmer noch, die Frau des Erkrankten war nicht nach ihrem Expositionsrisiko gefragt worden und hatte sich ungehindert durch die Gänge des Krankenhauses bewegen können, obwohl sie die Krankheit gerade ausbrütete und bald ebenfalls erkranken sollte. Bei ihrem Besuch im Scarborough Grace infizierte sie sechs Krankenhausmitarbeiter, zwei Patienten, zwei Sanitäter, einen Feuerwehrmann und einen Hausmeister.

Unterdessen wurde Mitte März ein weiterer Patient, der Kontakt mit ihrem Mann gehabt hatte und später Symptome eines Herzinfarkts samt leichtem Fieber zeigte, ins York Central Hospital in Richmond Hill, Ontario, eingeliefert, wo er zur Quelle eines weiteren SARS-Clusters wurde. Rund 50 Personen infizierten sich und zwangen die Behörden, das Krankenhaus zu schließen. Am 23. März folgte das Scarborough Grace, und jeder, der das Krankenhaus nach dem 16. März betreten hatte, wurde aufgefordert, eine zehntägige häusliche Quarantäne einzuhalten. Inzwischen hatte man Wachen vor dem Krankenhaus aufgestellt, und der Stadt gingen die Unterdruckräume aus. Um Patienten sicher unterzubringen, nahm das West Park Hospital 25 Betten in einem Flügel wieder in Betrieb, in dem zuvor Tuberkulosepatienten untergebracht worden waren. Da man von einer Übertragung des SARS-Erregers durch Tröpfcheninfektion ausging, wurde das medizinische Personal angewiesen, alle Vorkehrungen zum Infektionsschutz zu beachten, zum Beispiel Händewaschen und Tragen angemessener Schutzkleidung wie Handschuhe, Kittel und N95-Masken. Trotz dieser Vorsichtsmaßnahmen lagen am 26. März 48 Personen in Ontario mit »Verdacht auf SARS« im Krankenhaus; bei 18 weiteren hatte sich der Verdacht bestätigt. Das führte zur Quarantäne von Krankenhäusern in der ganzen Provinz und dem Ausrufen eines »Code Orange«-Notfalls. In Toronto wurden alle bis auf die wichtigsten Dienstleistungen in Krankenhäusern eingestellt.[36]

Inzwischen dominierte SARS die Nachrichten, und Presse und Fernsehen wetteiferten darum, über jeden Aspekt des Ausbruchs zu berichten. In Toronto herrschte Hysterie. Produzenten, die sich um ihre Gesundheit und die Kosten sorgten, die die Pflege kranker Crewmitglieder mit sich brächte, sollten sie sich mit SARS infizieren, gerieten in Panik und sagten Film- und Fernsehaufnahmen ab. Chinatown wurde zur Geisterstadt, denn potenzielle Gäste, abgeschreckt von Gerüchten über den chinesischen Ursprung der Krankheit, mieden Dim-Sum-Restaurants und Nudelküchen. Jeder mit verdächtigen Atemwegssymptomen erhielt den Rat, sich in häusliche Quarantäne zu begeben, und als die Tochter einer Krankenschwester vom Scarborough Grace SARS-Symptome entwickelte, schloss ihre Schule die Pforten, um jedes Risiko für ihre Mitschüler auszuschließen. Dennoch breitete sich SARS immer weiter aus.

Public-Health-Beamte mussten vom Schlimmsten auszugehen. Wie sich James Young, Coroner der Provinz Ontario und Beauftragter für die öffentliche Sicherheit, erinnerte: »Wir wussten nicht, wie lang die Inkubationszeit war. Wir wussten nicht, ob der Erreger sich durch Tröpfchen oder durch Luft verbreitete. Wir hatten keinen zuverlässigen diagnostischen Test, keinen Impfstoff, keine Behandlung.« Während Young durch Toronto ging, fühlte er sich an einen »Bioterrorangriff« erinnert, mit dem Unterschied, dass man bei der Detonation einer Bombe das Blutbad auf der Straße sah, während es bei SARS keine »offensichtliche Zerstörung« gab. Andere Kollegen fürchteten, es könnte sich um den Vorboten einer Pandemie handeln, doch »wir erkannten, dass wir einfach nicht genug über SARS wussten, um zu sagen, ob dies ›the Big One‹ war«.[37] Trotz aller medizinischen Fortschritte seit 1918 griffen die Behörden auf Quarantänemaßnahmen zurück, die sich bei der Bekämpfung von Infektionskrankheiten im 18. und 19. Jahrhundert als effektiv erwiesen hatten.

Im April hofften die Gesundheitsbehörden dann, die Krise sei vorbei, aber kurz vor Ostern tauchte in einer katholischen Sekte in Toronto ein neues Cluster auf. Ontarios Gesundheitsbehörde forderte Geistliche auf, Hostien in die Hände der Gläubigen statt in deren Mund zu legen, und riet Priestern von der Ohrenbeichte im Beichtstuhl ab. Dann, am Osterwochenende, infizierten sich Mitglieder des medizinischen Personals am Sunnybrook Hospital beim Intubieren eines Patienten mit SARS. Drei Tage später gab die WHO eine zweite Reisewarnung heraus, die Touristen vor dem Besuch von Toronto warnte. Ontarios Gesundheitsminister war empört und flog eilends nach Genf, um die WHO-Funktionäre umzustimmen, doch vergeblich. Zwar hob die WHO die Reisewarnung schließlich Ende April wieder auf, erneuerte sie aber im Mai, als in vier Krankenhäusern in Toronto plötzlich 26 neue Fälle auftauchten. Erst am 3. Juli wurde die Reisewarnung endgültig aufgehoben. Alles in allem hatte SARS in Toronto und Vancouver zu 250 Infektionen und 44 Todesfällen geführt. Das war im Vergleich zu den Todesraten, die Krebs und chronische Lungeninfektionen jährlich fordern, nicht besonders viel. In psychologischer und ökonomischer Hinsicht waren die Auswirkungen jedoch dramatisch. Auf dem Höhepunkt der Krise, erinnerte sich ein Mitglied des SARS-Beratergremiums von Ontario, sei er nachts in Schweiß gebadet aufgewacht, überzeugt, dass »Toronto und Kingston von SARS verschlungen worden waren und nun völlig verlassen dalagen«.[38] In den Hotels kam es zu einem Rückgang der Reservierungen um 14 Prozent. Torontos Filmindustrie, die 2001 ein Rekordjahr erlebt und fast eine Milliarde Kanadische Dollar allein an Produktionsgeldern eingenommen hatte, erlitt einen ähnlichen Einbruch. Erst 2010 sollte Torontos Filmindustrie dank dem Remake des Arnold-Schwarzenegger-Films *Total Recall* und dem zwischenzeitlichen Wertverlust des Kanadischen Dollars wieder das Niveau von 2001 erreichen.[39]

Wenn SARS für Toronto ein Unglück war, so war es für Hongkong eine Katastrophe. Die Beunruhigung in der Öffentlichkeit war seit Ende März, als sich Regierungsbeamte Amoy Gardens vornahmen, ständig gewachsen. Während Beamte die Wohnanlage mit Metallbarrikaden und Absperrband sicherten, sahen Fernsehzuschauer Bilder von Mitarbeitern der Gesundheitsbehörde in Schutzanzügen, die die Eingänge zu den Hochhäusern bewachten, und Gesundheitsbeamte, die von Tür zu Tür gingen und die Bewohner informierten, dass Amoy Gardens unter Quarantäne stand und sie ihre Wohnung die nächsten zehn Tage nicht verlassen durften. Durch diese unheimlichen Bilder, die rund um die Welt gingen, erfuhren viele Menschen zum ersten Mal von SARS. Am nächsten Tag, dem 1. April, kam ein 14-jähriger Junge auf die Idee, einen Aprilscherz in Umlauf zu bringen und auf der Webseite einer Lokalzeitung eine Falschmeldung zu posten. In der Meldung hieß es, Hongkong stehe kurz davor, zum »infizierten Hafen« erklärt zu werden, der Hang Seng Index sei zusammengebrochen und der Geschäftsführer der Hongkonger Aktienbörse sei zurückgetreten. In Panik stürmten die Menschen die Lebensmittelgeschäfte, um sich mit Reis und anderem Lebensnotwendigen einzudecken, verriegelten anschließend ihre Türen und telefonierten oder versandten Textnachrichten, um diejenigen zu informieren, die die »Nachricht« noch nicht gehört hatten. An diesem Nachmittag berief Margaret Chan eine Notfall-Pressekonferenz ein und versuchte, die Öffentlichkeit zu beruhigen, doch am nächsten Tag wurden all ihre Bemühungen zunichtegemacht, denn die WHO gab bekannt, gerade eine Reisewarnung für Hongkong herausgegeben zu haben. Vor dem 2. April war der Flughafen von Hongkong einer der geschäftigsten auf der ganzen Welt; dort landeten pro Tag fast 100 000 Passagiere. Innerhalb weniger Wochen fielen die Passagierzahlen um zwei Drittel, und am Ende des Monats waren es pro Tag nur noch rund 15 000 Besucher. »Die Stadt Hongkong ist von Furcht ergriffen«, berichtete der Nachrichtensender CNN. »Ein Ort, der sich selbst als ›Stadt des Lebens‹ vermarktet und für den Reisen, Handel und internationales Geschäft ein Lebenselixier sind, gerät in den Ruf, ein Ort der Krankheit zu sein.«[40]

Die Auswirkungen dieser Furcht waren weitreichend. In Großbritannien wurden Hongkonger Kinder, die ein Internat auf der Isle of Wight besuchten, informiert, dass sie bei ihrer Rückkehr aus den Osterferien auf der Insel unter Quarantäne gestellt werden würden. An der University of California in Berkeley wurden Studenten aus Hongkong und ihre Familien aufgefordert, Abschlussfeiern fernzubleiben. Unterdessen hatten Schweizer Gesundheitsbeamte eine Anordnung erlassen, die allen Personen, die seit dem 1. März in Hongkong, Singapur, China oder Vietnam gewesen waren, die Teilnahme an internationalen Schmuck- und Uhrenmessen in Basel und Zürich untersagte. Hongkong, das gewöhnlich nach der Schweiz die zweitstärkste Delegation stellte, drohte mit Klage, doch die Schweizer gaben nicht nach, was ein Hongkonger Unternehmen dazu veranlasste, ein Schild über seinen leeren Stand zu hängen, auf dem es hieß: »Da wir uns vor dem *Swiss Aggravated Respiratory Syndrome* [dem Sinn nach: Verstärktes Schweizer Respiratorisches Syndrom] fürchten, fahren wir nach Hause.«[41]

Aus ökonomischer Sicht hätte SARS für Hongkong zu keinem schlechteren Zeitpunkt kommen können, denn das Hoheitsgebiet begann sich gerade erst von der asiatischen Finanzkrise 1998 zu erholen. Im Vorjahr war das reale Bruttoinlandsprodukt in Hongkong um 2 Prozent gewachsen, und für 2003 hatte die Regierung 3 Prozent Wachstum vorhergesagt. Innerhalb weniger Wochen nach der Reisewarnung der WHO wurden diese Vorhersagen nach unten korrigiert, denn die Unternehmen berichteten über eine Halbierung der Umsätze im Einzelhandel, und in den Hotels sank die Belegungsrate um 60 Prozent.[42] Als sich die Einkaufszentren leerten und Banken wie die HSBC ihre Wertpapierhändler nach Hause schickten, waren die Einzigen, die in den zuvor so vollen Straßen gute Geschäfte machten, Verkäufer von N95-Masken. Das Gefühl der Panik war überall spürbar. Wie sich ein Anwalt und Filmproduzent, der kurz zuvor in Hongkong angekommen war, erinnerte: »Es war nicht länger eine Tiergrippe, sondern das ›Schwere Akute Respiratorische Syndrom‹ – ein alles in allem deutlich urbaner klingendes Virus.«[43]

Inzwischen gab es kaum noch Zweifel, dass SARS sich per Tröpfcheninfektion verbreitete, aber konnte der Erreger auch auf andere Weise weitergegeben werden, beispielsweise durch kontaminierte Exkremente? Und wenn die Krankheit so ansteckend war, warum war das Personal im Metropole verschont geblieben? Diese Fragen erinnerten an das epidemiologische Rätsel, vor dem die CDC-Ermittler im Bellevue-Stratford in Philadelphia fast 30 Jahre zuvor gestanden hatten. Bis Peiris das Coronavirus identifizierte und diagnostische Tests verfügbar wurden, hatten die Ermittler keine Möglichkeit, diesen Fragen nachzugehen. Nun konnten sie Proben an verschiedenen Stellen im Metropole und in Amoy Gardens nehmen und sie in Peiris' Labor analysieren lassen. Ende April traf ein Team des kanadischen Gesundheitsministeriums mit Experten für Umweltgesundheit in Hongkong ein, um die Hongkonger Gesundheitsbehörden bei ihrer Arbeit zu unterstützen, und am 16. Mai berichteten die Kanadier, was sie herausgefunden hatten. Sie hatten sich auf das neunte Stockwerk des Metropole konzentriert, denn dort hatten die meisten Gäste gewohnt, die sich angesteckt hatten. Insgesamt war in 8 von 154 Proben genetisches Material des SARS-Virus gefunden worden. Im Inneren von Jianluns Zimmer 911 hatte es keine Spuren des Virus gegeben. Vier positive Proben waren jedoch vom Teppich und den Türschwellen außerhalb seines Zimmers und der Nachbarzimmer auf beiden Seiten gesammelt worden, was dafür sprach, dass er sich vielleicht übergeben hatte, als er sein Zimmer verlassen hatte, oder das Virus verbreitet hatte, als er auf dem Gang gehustet hatte. Überdies waren vier Proben vom Ventilator im Aufzug positiv, der den neunten Stock versorgte. Das ließ vermuten, dass Jianluns Speichel aerosolisiert worden war, als er den Aufzug betreten hatte, und bedeutete, dass jeder, der kurz nach ihm den Aufzug benutzt hatte, dem Virus ausgesetzt gewesen war. Die Ermittler verwarfen jedoch die Theorie, dass das Virus über Kontakt mit Aufzugknöpfen, Türgriffen oder Handläufen weitergegeben werden könne, und verwiesen darauf, dass sich in diesem Fall auch andere Gäste des Hotels sowie das Personal infiziert haben müssten.

Enttäuschenderweise konnten die Ermittler in den 143 Proben, die sie in Amoy Gardens gesammelt hatten, kein genetisches

Material des SARS-Virus nachweisen. Sie stellten jedoch fest, dass der Ausbruch begonnen hatte, nachdem ein Nierenpatient, der zur Dialyse im Prince of Wales Hospital gewesen war und später vermeintliche Influenzasymptome entwickelt hatte, entlassen worden war und mehrere Nächte in der Wohnung seines Schwagers in Amoy Gardens verbracht hatte. Neben Fieber und Husten litt der Mann auch unter Diarrhoe, ein Symptom, das, wie Peiris' Gruppe später feststellen sollte, bei rund 10 Prozent aller SARS-Patienten auftritt. Da sich das Virus, wie man festgestellt hatte, mindestens zwei Tage lang im Stuhl nachweisen ließ und die Ermittler annahmen, dass der Mann eine hohe Virenlast gehabt hatte, vermuteten sie, sein Stuhl könnte die Ursache des Ausbruchs gewesen sein. Den Ermittlern fiel auf, dass viele der Ablasshähne in den Badezimmern ausgetrocknet oder entfernt worden waren und viele Bewohner Ventilatoren installiert hatten, die sechs- bis zehnmal stärker waren, als es für einen so kleinen Raum nötig gewesen wäre. Und sie vermuteten, dass beim Duschen kontaminiertes Fäkalmaterial über das Abwassersystem in die Badezimmer gesaugt worden war. Alternativ bestand auch die Möglichkeit, dass kontaminierte Luft aus nahe gelegenen Badezimmerlüftungen Tröpfchen aus benachbarten Badezimmern via Lichtschacht weitergetragen und Kontaminanten durch die offenen Fenster der Wohnungen darüber und darunter verbreitet hatte. Ein weiterer Faktor, der zur Verbreitung des Virus beigetragen haben könnte, war eine 16-stündige Unterbrechung der Wasserversorgung in Block E am 21. März, um eine geborstene Wasserleitung zu reparieren. In diesem Zeitraum spülten viele Bewohner ihre Toiletten mit Wasser aus Eimern, was zu verstärktem Wasserspritzen geführt und damit das Kontaminationsrisiko erhöht haben könnte.[44]

Insgesamt sprach die epidemiologische Beweislage dafür, dass SARS primär eine Tröpfcheninfektion und das Ansteckungsrisiko am größten war, wenn ein Infizierter hustete oder nieste und infektiöse Partikel über eine Distanz von rund einem Meter verteilte. In vieler Hinsicht war das eine gute Nachricht, denn es bedeutete, dass SARS-Erreger anders als Influenza-Erreger nicht längere Zeit in der Luft verweilten, was sie zu einem unwahrscheinlichen Vehikel für eine Pandemie machte. Und trotz der

Ängste, die von Berichten über »Superspreader« in Krankenhäusern hervorgerufen wurden, war es überdies kein effektives Aerosol, also auch keine geeignete Waffe für Terroristen. Andererseits: Sobald Patienten Symptome entwickeln – in der Regel zwei bis sieben Tage nach der Infektion –, sind sie hoch infektiös, und eine Person kann im Durchschnitt bis zu drei andere Personen anstecken, möglicherweise sogar noch mehr, wenn die Infektionskontrollen unzureichend sind und es, wie in Krankenhäusern, häufige Kontakte zwischen Patienten und Krankenschwestern gibt. Und nicht nur das: SARS hatte sich auch effizient in großen Gebäuden ausgebreitet, wie im Metropole oder in Amoy Gardens. Das Virus war zweifellos eine besondere Bedrohung in einem urbanen Umfeld.

***

Nachdem Wissenschaftler den genetischen Code des SARS-Erregers geknackt und festgestellt hatten, dass es sich um ein Coronavirus handelte, war die nächste offensichtliche Frage, die es zu klären galt, woher es stammte. Die beiden Coronavirentypen, von denen man wusste, dass sie Menschen infizieren, gehören zu Gruppen, die in der Regel bei Säugern und Vögeln zirkulieren. Das SARS-Virus gehörte jedoch offenbar zu keiner dieser beiden Gruppen. Dennoch stammte der Erreger höchstwahrscheinlich von Tieren, und seine tierischen Wirte waren in Guangdong zu finden, wo die ersten Fälle aufgetreten waren. Da sich viele dieser Fälle zu Köchen und Meeresfrüchtehändlern zurückverfolgen ließen, lag es nahe, sich auf den Märkten umzuschauen, wo Restaurants exotische Tiere für ihre Klientel einkauften.

Im Mai 2003 packte Peiris' Kollege Yi Guan eine Tasche mit Spritzen, Tupfern und Probenröhrchen und machte sich mit dem Zug zum Dongmen-Markt nach Shenzhen auf. Zusammen mit den Shenzhen Centers for Disease Control wandte sich Guan an Tierhändler und bat darum, Nasal- und Fäkalproben von ihren Tieren nehmen zu dürfen. Diejenigen Händler, die zögerten, erhielten die Versicherung, dass sie im Fall des Todes eines ihrer Tiere 10 000 Hongkong-Dollar (rund 1250 Euro) erhalten würden, doch in den meisten Fällen konnte Guan die Tiere problemlos betäuben und vor Ort Proben nehmen. Wie zu erwarten, wurde auf dem Markt eine bunte Vielfalt von Säugetieren zum Kauf angeboten: Marderhunde, Chinesische Sonnendachse, Biber, Chinesische Hasen und Larvenroller. Nach zwei Tagen hatte Guan 25 Proben genommen. Sie zeigten, dass vier von sechs Larvenrollern (eine Schleichkatzenart) ein Coronavirus trugen, das zu 99,8 Prozent genetisch identisch mit dem humanen Coronavirus war. Überdies trug einer der Marderhunde dasselbe Virus wie die Larvenroller, während ein Sonnendachs Antikörper gegen das Virus aufwies. Als die tierischen Viren sequenziert wurden, stellte sich heraus, dass sie eine kurze Sequenz von 28 Nukleotiden enthielten, die dem Humanvirus fehlte. Das ließ Guan und seine Kollegen vermuten, dass es das Fehlen dieser Sequenz oder vielleicht eine Zufallsmutation gewesen war, die dem Virus ermöglicht hatte, leicht von Mensch zu Mensch zu springen. Zudem wiesen 40 Prozent der Tierhändler, deren Blut getestet wurde, und 20 Prozent derjenigen Personen, die die Tiere schlachteten, Antikörper gegen das in den Schleichkatzen gefundene Virus auf, was dafür sprach, dass das Virus wahrscheinlich schon seit einiger Zeit zwischen Wildtieren und Markthändlern zirkulierte, ohne Krankheiten auszulösen. Auch wenn andere Forscher Guans Ergebnisse nicht sofort bestätigen konnten, untersagten die chinesischen Behörden daraufhin den Verkauf von 45 Wildtierarten, während auf anderen Märkten weitere Tests durchgeführt wurden. Auch diese Tests fanden Hinweise auf SARS-Antikörper bei Händlern, die mit Larvenrollern handelten, was vermuten ließ, dass das Virus in Südchina regelmäßig von diesen Tieren auf Menschen übersprang. Das beantwortete jedoch nicht die Frage, wo das Virus in freier Natur gewöhnlich sein Reservoir hatte. Und es erklärte auch nicht, warum sich die SARS-Viren, die einige der Larvenroller auf dem Markt in Shenzhen trugen, subtil von den menschlichen Varianten unterschieden. Eine Möglichkeit war, dass sich die Larvenroller an irgendeinem anderen Wildtier in freier Natur oder auf der Farm, auf der sie gezüchtet wurden, infiziert hatten. »Es ist vorstellbar, dass sich Larvenroller, Marderhunde und Sonnendachse alle an einer anderen, noch unbekannten tierischen Quelle angesteckt haben, die tatsächlich das wahre natürliche Reservoir darstellt«, schrieben Guan und seine Kollegen. Mit anderen Worten: Larvenroller und andere auf chinesischen Märkten beliebte Wildtiere waren möglicherweise »Zwischenwirte, die die Gelegenheit für eine Übertragung der Infektion auf Menschen erhöhen«.[45]

Seitdem haben sich weitere Indizien angesammelt, die für diese Hypothese sprechen. Im Jahr 2005 stellte sich heraus, dass eine in China heimische Fledermaus aus der Gattung der Hufeisennasen *(Rhinolophus sinicus)* SARS-Viren beherbergte, die zu 88 bis 92 Prozent identisch mit Isolaten vom Menschen waren. Diesen Viren fehlte jedoch ein entscheidendes Protein, das an einen Rezeptor auf der Oberfläche menschlicher Zellen bindet, was bedeutete, dass diese Fledermausviren Menschen nicht direkt infizieren konnten – sie mussten zunächst den Weg durch einen tierischen Zwischenwirt nehmen. 2013 entdeckten Wissenschaftler aus China, Australien und den Vereinigten Staaten dann in einer Hufeisennasenhöhle im südchinesischen Kunming zwei weitere Coronavirusstämme. Im Gegensatz zu den zuvor aus Fledermäusen isolierten Stämmen enthielten diese Viren das entscheidende Protein, das ihnen erlaubte, Säugerzellen wie das menschliche Lungenepithel zu infizieren.[46] Auch wenn diese Entdeckung noch kein definitiver Beweis war, dass der SARS-Erreger direkt von Fledermäusen auf Menschen überspringen konnte, ließ sie vermuten, dass das Virus ebenso wie andere humanpathogene Fledermausviren, beispielsweise das Hendra- und das Nipahvirus, das Potenzial dazu hatte. »Meiner Meinung nach sollten die Leute aufhören, Fledermäuse zu jagen und Fledermäuse zu essen«, meinte einer der Autoren des Berichts, Peter Daszak, Präsident von EcoHealth Alliance, einer New Yorker NGO.[47]

Sie sollten wahrscheinlich auch damit aufhören, Schleichkatzen zu essen. Zugunsten der Chinesen sei gesagt, dass Schleichkatzen nach der Identifizierung von SARS-infizierten Exemplaren von den Wet Markets verbannt wurden und auch auf den Schleichkatzenfarmen strenge Infektionskontrollen eingeführt wurden. Aber offenbar konnte nichts den Appetit der Chinesen auf exotische Säuger stillen, und bald hatte die hohe Nachfrage den Preis für Schleichkatzen auf rund 180 Euro getrieben, sodass diese Tiere wohl auch weiterhin ihren Weg auf die Speisekarte von Restaurants finden werden, ganz gleich was die Behörden unternehmen.[48] Der Grund? Am Stück gebraten, geschmort oder als Einlage in Suppen, gelten diese Schleichkatzen in China als Delikatesse. Sie stecken angeblich voller *yang*, einer wärmespendenden Energie, die traditionellen Überzeugungen zufolge ihren Konsumenten durch kalte Jahreszeiten hilft.

***

Wenn AIDS der Welt einen Vorgeschmack darauf gegeben hatte, wie der Verzehr von Bushmeat und schnellere internationale Verkehrsverbindungen tierischen Pathogenen neue Möglichkeiten eröffnen, Menschen zu infizieren und sich rund um den Globus auszubreiten, dann unterstrich SARS die Risiken, die die Nachfrage nach exotischen Proteinquellen und der raschere internationale Flugverkehr im 21. Jahrhundert darstellten. Die »erste Jetset-Krankheit des Jahrtausends«, wie SARS getauft wurde, verbreitete sich in 30 Ländern rund um die Welt, indem sie sich an Bord von Flugzeugen schmuggelte.[49] Dazu bedurfte es nichts weiter als ein paar ahnungsloser Überträger, die Flüge nach Singapur, Hanoi, Toronto und zu anderen internationalen Zielen gebucht hatten. Dass der Erreger diese menschlichen Transportgefäße im Metropole fand, war Pech für die Besitzer des Hotels, doch es hätte auch jedes andere Hongkonger Hotel treffen können, in dem internationale Geschäftsleute und Rucksacktouristen abstiegen. Nachdem das Virus erst einmal in der Luft war, wickelte es den Globus in ein Netz sich kreuzender Linien ein, wie eine um das Zehnfache erweiterte Lufthansakarte. Das war neu und furchterregend und erinnerte daran, dass der internationale Luftraum anders als die physischen Grenzen zwischen Ländern höchst durchlässig für Menschen und Viren und daher leicht verwundbar ist. Im Kielwasser von 9/11 und den Anthrax-Briefen erinnerte SARS auch daran, dass »die Natur die größte bioterroristische Bedrohung bleibt«, wie Peiris und Guan meinten.[50]

Aus der SARS-Pandemie ließen sich noch weitere Lehren ziehen; die wichtigste war vielleicht diese: Obwohl das Internet und Algorithmen zum Durchsuchen des Netzes der WHO die Möglichkeit gegeben hatten, Infektionsausbrüche zu registrieren, die sich fern von den neugierigen Augen internationaler Gesundheitsbeamter abspielten, stand es weitgehend in der Macht von Regierungen, Ausbrüche zu verheimlichen und innerhalb ihrer eigenen Grenzen Desinformationen zu verbreiten, insbesondere wenn sie fürchteten, Transparenz könnte ihrer Wirtschaft und ihren politischen Interessen schaden. Erst Mitte April, als ein chinesischer Whistleblower die wahre Zahl der SARS-Fälle in Peking enthüllte, gestanden die Behörden das wahre Ausmaß des Ausbruchs ein und mobilisierten die nötigen Ressourcen, um ihn zu ersticken. Zuvor hatte die Kommunistische Partei darauf beharrt, in Chinas Hauptstadt gebe es nicht mehr als 37 Fälle. Tatsächlich hatte Peking bereits am 19. April 339 Fälle gezählt, darunter 18 Tote, und SARS hatte sich zudem bis in die Provinz Shanxi, die Innere Mongolei, Guangxi und Fujian ausgebreitet. Dank der Verhängung von Massenquarantänen und des Baus neuer Behandlungszentren – die die Chinesen praktisch über Nacht aus dem Boden stampften – wurde eine Katastrophe verhindert, aber es war knapp. Insgesamt berichtete China von 5327 SARS-Fällen, mehr als jedes andere Land. Zum Glück beschränkten sich die meisten Fälle auf Peking und Guangzhou. Wäre das Virus jedoch in ärmeren, ländlicher geprägten Gebieten ohne Zugang zu einer hoch technisierten Krankenversorgung ausgebrochen, hätte die Angelegenheit ganz anders ausgehen können.[51]

Die chinesische Geheimniskrämerei in den ersten drei Monaten des Ausbruchs, als sich SARS in Guangdong ausbreitete, hatte für beträchtliche Verwirrung gesorgt. Die Funktionäre der WHO nahmen aufgrund irreführender und unvollständiger Informationen aus China an, es handele sich um einen Ausbruch von Vogelgrippe. Sobald die WHO jedoch einen internationalen Alarm auslöste und SARS als den Schuldigen benannte, reichten Screening-Maßnahmen an den Flughäfen aus, um eine weitere Ausbreitung der Krankheit zu verhindern. Und nachdem man das Risiko von »Superspreadern« erkannt und rigorose Maßnahmen zur Kontrolle der Infektion ergriffen hatte, gelang es auch den Krankenhäusern, SARS weitgehend in den Griff zu bekommen. Weltweit kam es zwar zu 8422 SARS-Infektionen und 916 Todesfällen, doch es gelang, die Krankheit ohne Impfstoffe oder spezielle Therapien einzudämmen. Das galt jedoch leider nicht für die Angst, die von dem WHO-Alarm ausgelöst worden war. In einer Ära globaler Nachrichten und des Internets verbreiteten sich Neuigkeiten über SARS weitaus schneller als das Virus selbst und verstärkten die Angst vor dem Ausbruch. Als die Flughäfen schlossen und sich Bilder nervöser Hongkonger Pendler rund um den Globus verbreiteten, erlitten Tourismus, Flugverkehr und Dienstleistungssektor starke finanzielle Einbußen, was Schätzungen zufolge zu einem Verlust von 50 Milliarden Dollar für die Weltwirtschaft geführt hat.[52]

Andererseits konnte die WHO sich dadurch ermutigt fühlen, dass GOARN funktioniert hatte. SARS war die erste Gelegenheit gewesen zu testen, ob Wissenschaftler und Kliniker akademische Rivalitäten beiseiteschieben und zum Nutzen aller zusammenarbeiten konnten, indem sie Informationen über das Virus und die effizientesten Behandlungsmöglichkeiten teilten. Innerhalb eines Monats nach Einrichtung eines internationalen Labornetzwerks hatten Wissenschaftler ein Coronavirus als den Urheber von SARS identifiziert. Nicht lange danach entschlüsselten sie die DNA-Sequenz des Virus und bemühten sich, sein Tierreservoir aufzuspüren. SARS, so Heymann, war »ein Beweis für die Effektivität von GOARN«. Gleichzeitig gab er auch zu, die WHO habe Glück gehabt, dass SARS in Hongkong ausgebrochen war. »Hätte SARS in Ländern mit weniger gut entwickelten Gesundheitssystemen Fuß gefasst, gäbe es vielleicht noch immer neue Fälle«, meinte er, »und eine globale Eindämmung wäre sehr viel schwieriger, wenn nicht gar unmöglich gewesen.«[53]

***

Bei einer Rückschau in der Londoner Royal Society war Roy Anderson, Rektor des Imperial College und ein international anerkannter Epidemiologe, ähnlich vorsichtig. Auch wenn die Handhabung der SARS-Krise das Vertrauen in die UN gestärkt habe, habe die Welt »sehr viel Glück« gehabt, schrieb er. Nur dank der geringen Übertragbarkeit der Infektion und der Tatsache, dass China und andere asiatische Länder »ziemlich drakonische Maßnahmen« wie häusliche Isolation und Massenquarantänen ergriffen hatten, habe eine Katastrophe vermieden werden können. Er sagte voraus, dass solche Maßnahmen in Nordamerika, wo die Leute tendenziell eher vor Gericht gingen, und in geringerem Maße auch in Westeuropa auf größeren Widerstand gestoßen wären. Die Persistenz von SARS in Tierreservoiren hieß, dass weitere Ausbrüche unvermeidlich waren. In der Zwischenzeit ging die wirklich globale Bedrohung von einem antigenisch neuartigen Influenzavirus aus. »Eine der größten Gefahren, die von der effizienten Kontrolle von SARS ausgehen, ist Selbstzufriedenheit«, schlussfolgerte Anderson. »Zu meinen, ›wir sind einmal erfolgreich gewesen – wir werden es auch beim nächsten Mal sein‹, könnte uns in falscher Sicherheit wiegen.«[54]

8
Ebola an den Grenzen

*»Der Ausbruch ... sorgte für einige schreckliche Schocks und Über-
raschungen. Die Welt, einschließlich der WHO, begriff nicht schnell
genug, was sich vor unseren Augen abspielte.«*
Margaret Chan, auf einer Ebola-Sondersitzung des Exekutivrats
der WHO in Genf, 25. Januar 2015

Im Dezember 2013 traf sich eine Gruppe von Kindern in
Méliandou, einem Dorf im Südosten Guineas, an einem abgestor-
benen, hohlen Baum; sie begannen, mit einem Stock in der Höhle
herumzustochern. Alle wussten, dass der Baum ein Schlafplatz
für »Lolibelos« war – eine insektenfressende Fledermausart –,
und die Kinder hatten einen Heidenspaß daran, die winzigen
grauen Säugetiere aus ihren Verstecken zu scheuchen. Aber es war
mehr als nur Spaß. In einer Gegend, wo Schimpansen und anderes Bushmeat rar sind, ist die Angola-Bulldoggfledermaus *Mops
condylurus* eine wichtige Eiweißquelle. In der Tat hatte der hohle
Baum am Weg zur Wasserstelle für die Kinder von Méliandou
etwa die gleiche Bedeutung wie ein Fast-Food-Restaurant, und
Mops condylurus war so etwas wie der Big Mac.[1]
Wie viele Fledermäuse die Kinder an diesem Morgen fingen
und kochten, ist nicht bekannt. In den Jahren davor waren immer
mehr Waldflächen in der Nähe des Dorfes für den Anbau von
Palmen für die Palmölgewinnung gerodet worden; seitdem hatten die Lolibelos angefangen, unter den Dächern der einfachen
Lehmhütten der Dörfler Quartier zu beziehen, und waren mittlerweile ein vertrauter Anblick. Sicher wissen wir nur, dass ein zwei-
jähriger Junge namens Emile Ouamouno, schon bald nachdem die
Kinder an dem hohlen Baum gewesen waren, hohes Fieber bekam,

begleitet von Erbrechen und blutigem Stuhl. Sein Vater gab ihm Suppe, in der Hoffnung, dass sich sein Magen dadurch beruhigen würde, aber das konnte die Krankheit nicht stoppen, und am 6. Dezember starb Emile. Kurze Zeit später erkrankte Emiles Mutter, die im siebten Monat schwanger war, und dann auch Emiles dreijährige Schwester. Dieses Mal waren die Blutungen sogar noch stärker. Am 13. Dezember starb Emiles Mutter zusammen mit dem ungeborenen Kind, gefolgt von Emiles Schwester.[2]

Wie andere Dörfer im waldreichen Südosten Guineas ist Méliandou ein Endemiegebiet für Malaria und Lassafieber; Letzteres ist eine hämorrhagische Infektion, die von Ratten verbreitet wird. Die Symptome, die Emile, seine Mutter und seine Schwester zeigten, wiesen Ähnlichkeiten mit denen dieser beiden Krankheiten auf, sodass zu diesem Zeitpunkt niemand auf die Idee kam, dass man es mit einem neuen Erreger zu tun haben könnte, geschweige denn, dass die Lolibelos dabei eine Rolle spielten. Hätte Méliandou tief verborgen im Wald gelegen, wäre die Angelegenheit damit vielleicht erledigt gewesen. Aber das Dorf ist nur knapp zehn Kilometer Feldweg von Guéckédou entfernt, einer geschäftigen Stadt und einem wichtigen Handelsplatz unweit der Grenzen zu Sierra Leone und Liberia. Von Guéckédou verläuft eine schlecht befestigte Straße nordwärts nach Kissidougou und mündet später in die Nationalstraße N1, die nach Conakry führt, Guineas an der Küste gelegene Hauptstadt.

Die größten ethnischen Gruppen in dieser Region, die Kissi und die Gola, sind mit Leib und Seele Händler. Tatsächlich soll sich das Wort »Gola« von einem Wort für eine Nuss herleiten, die als Kolanuss bekannt ist und wegen ihrer anregenden Eigenschaften in ganz Westafrika hoch geschätzt wird. Man nimmt an, dass sich die beiden Volksgruppen etwa im 14. Jahrhundert im Regenwald von Guinea ansiedelten, nachdem sie aus dem heutigen Staat Côte d'Ivoire (Elfenbeinküste) westwärts abgewandert waren. Die Kissi sind mit etwa 200 000 Menschen die größere Gruppe. Da sie von der muslimischen Mehrheit in Conakry abgeschnitten sind, ist es schwierig, genaue Zahlen zu bekommen, aber geschätzt leben etwa 80 000 von ihnen auf der guineischen Seite der Grenze und weitere 140 000 in Liberia und Sierra Leone. Die Gola dagegen konzentrieren sich im Westen von Liberia. Aufgrund der Blutsbande, Verwandtschaftsbeziehungen, Traditionen und ihrer gemeinsamen Sprache kümmern sich die Kissi wenig um die in der Kolonialzeit gezogenen Grenzen, die die heutigen Staaten voneinander trennen. Und so reisen Großfamilien problemlos von einer Seite auf die andere, mit dem Motorrad über unbefestigte Straßen oder mindestens genauso oft mit Einbäumen auf dem Mano-Fluss, der eine natürliche Grenze zwischen Liberia und Sierra Leone darstellt.[3] Darum überrascht es wenig, dass sich die mysteriöse Krankheit, schon wenige Wochen nachdem sie in Guéckédou aufgetaucht war, über die Stadtgrenzen hinaus ausgebreitet hatte: nach Macenta im Osten, nach Kissidougou im Norden und südwärts ins liberianische Foya.

Die erste Person außerhalb von Emiles Familie, die daran erkrankte, war die Hebamme, die seine Großmutter gerufen hatte, um ihre schwangere Schwiegertochter und das Ungeborene zu retten. Die Hebamme wurde am 25. Januar in ein Krankenhaus in Guéckédou eingeliefert und starb acht Tage später, am 2. Februar. Leider hatte sie, bevor sie ins Krankenhaus gekommen war, noch eine Verwandte angesteckt und in der Grenzstadt eine neue Infektionskette in Gang gesetzt. Inzwischen war auch Emiles Großmutter gestorben, und bei ihrem Begräbnis hatten sich ihre Schwester und mehrere Trauernde infiziert, wahrscheinlich als sie den Leichnam gemäß der dortigen Tradition für die Bestattung vorbereitet hatten. Am 10. Februar kam es in einem Krankenhaus in Macenta zu einem Ausbruch. Ein Gesundheitshelfer hatte die Krankheit aus Guéckédou mitgebracht, 15 weitere Tote waren die Folge, darunter auch ein Arzt. Das veranlasste das guineische Gesundheitsministerium, am 10. März Alarm zu schlagen.[4]

Unter den Ersten, die darauf reagierten, war die private Hilfsorganisation Médecins Sans Frontières (MSF, deutsch: Ärzte ohne Grenzen). Im Jahr 2010 hatten die MFS in Guéckédou eine Frühwarnstation eingerichtet, um das Auftreten von Malaria zu dokumentieren; es war nur zu verständlich, dass sie annahmen, es handle sich um das oft tödliche, von Stechmücken übertragene Wechselfieber. Doch als die MSF-Mitarbeiter Gesundheitshelfer zu dem Ausbruch befragten, stellten sie fest, dass viele der Opfer zwar tatsächlich Symptome gezeigt hatten, die für Malaria typisch sind, wie heftige Kopf-, Muskel- und Gelenkschmerzen, andererseits hatten sie aber auch über starke Blutungen, Erbrechen und extreme Durchfälle berichtet, die für Malaria überhaupt nicht typisch sind. Außerdem klagten viele über Schluckauf. Die Ärzte von Médecins Sans Frontières tippten zunächst auf Lassafieber, doch als sie ihren Bericht an Michel Van Herp übermittelten, den Experten für hämorrhagische Fieber viralen Ursprungs im Brüsseler Hauptquartier der Organisation, war es genau dieses Symptom, der Schluckauf, das seine Aufmerksamkeit erregte. Es erinnerte ihn an einen Patienten mit denselben Symptomen, den er früher einmal gesehen hatte. Dieser Patient hatte Ebola gehabt.[5]

***

Das hämorrhagische Ebolafieber gehört zu den ansteckendsten Krankheiten, die wir kennen. Und zu den schrecklichsten. Als Erstes klagen die Opfer über Fieber, Kopfschmerzen und einen rauen Hals, und im nächsten Moment krümmen sie sich aufgrund von Bauchschmerzen, Erbrechen und Durchfall. Wenn sich die Symptome verschlimmern, bekommen sie manchmal einen benebelten, glasigen Gesichtsausdruck und entwickeln einen blutroten Hautausschlag, außerdem Schluckauf – der wahrscheinlich von einer Reizung der Nerven herrührt, die das Zwerchfell steuern. Die beunruhigendsten Symptome sind einige Tage nach Ausbruch der Krankheit zu beobachten, wenn sich von Ebolaviren befallene Zellen auf den Innenseiten der Blutgefäße voneinander lösen, sodass Blut ins Gewebe gelangen kann; in der Folge treten blutige Flüssigkeiten aus Mund, Nase, After und Vagina aus, manchmal sogar aus den Augen. Besonders großen Schaden richtet das Ebolavirus in der Leber an, wo es die Zellen zerstört, die die Gerinnungsfaktoren und andere wichtige Bestandteile des Blutplasmas herstellen. Irgendwann haben die Schäden ein irreparables Ausmaß erreicht, der Blutdruck des Patienten fällt dramatisch ab, es kommt zum Schock und zu multiplem Organversagen.[6] Kein Wunder, dass ein Autor schreibt: »Das Ebolavirus … ist der perfekte Parasit, denn es macht aus dem ganzen Körper einen aufgelösten Schleim aus Virusteilchen.«[7]

Die vielleicht einzige Krankheit, die sich von ihrem schockierenden Anblick her mit Ebola vergleichen lässt, ist das Gelbfieber, das in akuten Fällen ebenfalls mit Blutungen aus Mund, Augen,

Darmschleimhäuten und dem Erbrechen einer zähen schwarzen Masse einhergeht. Dennoch, selbst wenn Ebola manchmal grässlich anzuschauen ist, die Blutungen treten nur in etwa der Hälfte aller Fälle auf; die Durchfälle sind das wesentlich häufigere Symptom. Verglichen mit dem HI-Virus und dem SARS-Erreger ist das Ebolavirus auch nicht so ansteckend. Ebolapatienten werden erst infektiös, wenn sie Symptome entwickeln – typischerweise zwischen 2 und 21 Tagen nachdem sie mit dem Virus in Kontakt gekommen sind –, und ein Ebolapatient steckt im Schnitt nur zwei weitere Menschen an. Für das HI- und das SARS-Virus liegt die Reproduktionsrate bei vier, und bei hoch ansteckenden Krankheiten wie den Masern steigt sie auf 18.

Nichtsdestoweniger wusste Van Herp von früheren Ebola-Ausbrüchen in der Demokratischen Republik Kongo und anderen zentralafrikanischen Staaten, dass die Sterblichkeitsrate bis zu 90 Prozent betragen kann. Damals, wie auch im Jahr 2014, gab es weder einen Impfstoff noch irgendwelche zur Behandlung zugelassenen Medikamente. Das Einzige, was die Ärzte machen konnten, war, die Patienten an einen Tropf zu hängen und sie mit Flüssigkeit zu versorgen, bis ihr Immunsystem mit dem Virus fertiggeworden war. Das Problem ist, dass Ebola zwar nicht so leicht übertragbar, aber dennoch hoch ansteckend ist: Ein Kubikzentimeter Blut enthält eine Milliarde Kopien des Virus. Und wenn man jemandem eine Infusion legt, kann es zu unkontrollierten Blutungen an der Einstichstelle kommen. Wenn es sich bei dem Ausbruch in Waldguinea um Ebola handelte – und der Schluckauf war für Van Herp ein deutlicher Hinweis darauf –, dann war sofortiges Handeln angesagt: Alle Patienten und ihre Kontaktpersonen sowie alle, die mit den infektiösen Leichen zu tun gehabt hatten, mussten isoliert werden, und in den Krankenhäusern musste man Isolationseinheiten mit Schutzausrüstungen für alle, die dort arbeiteten, einrichten. Das Problem war, dass, sobald bekannt würde, dass die Médecins Sans Frontières Ebola vermuteten, überall in der Region Panik ausbräche, nicht zuletzt unter den Angestellten der Organisation in Guéckédou, von denen niemand Erfahrung mit dem Erreger hatte. Andererseits wusste Van Herp, dass – mit Ausnahme eines Falles 1994 in Côte d'Ivoire, von dem eine Schweizer Zoologin betroffen war – Ebola in Westafrika bislang nicht nachgewiesen werden konnte. Da es zu dieser Zeit noch keine diagnostischen Tests gab, hielt Van Herp es für das Beste, Vorsicht walten zu lassen. »Nach reiflicher Überlegung sagte ich zu meinen Kollegen: ›Wir haben es definitiv mit einem von Viren verursachten hämorrhagischen Fieber zu tun, und wir sollten auf Ebola vorbereitet sein, selbst wenn wir es hier in dieser Region noch nie gesehen haben.‹«[8]

Van Herp hatte recht mit seiner Bemerkung, Ebola war in Guinea bislang nicht beobachtet worden, aber es war falsch zu glauben, niemand habe das Virus je dort vermutet. Im Jahr 1982 untersuchten deutsche Wissenschaftler das Blut von Hunderten Menschen aus ländlichen Regionen Liberias, in denen das Lassafieber endemisch vorkommt. Aber sie testeten nicht einfach nur auf Lassaviren, sondern sie hielten auch Ausschau nach Ebola- und einem verwandten Filovirus, das nach der Stadt Marburg benannt ist, wo man es 1967 erstmals isoliert hatte.* Für ihre Untersuchungen verwendeten sie einen schnellen und kostengünstigen mikroskopischen Test, die indirekte Immunfluoreszenz. Sie fanden Antikörper gegen Ebolaviren in 6 Prozent ihrer Proben. Ähnlich fielen die Ergebnisse mit Proben aus Guinea und Sierra Leone aus. Da die Interpretation der Tests jedoch viel Geschick erfordert und es manchmal zu falsch positiven Ergebnissen kommt, wurden diese Befunde nur von wenigen Experten beachtet.[9] Dann kam es 1994 zu der Infektion bei der Schweizer Zoologin. Diese hatte sich das Virus vermutlich zugezogen, als sie einen Schimpansen, den man tot im Taï-Nationalpark nahe der Grenze zwischen Côte d'Ivoire und Liberia gefunden hatte, sezierte. Doch es fand keine weitere Übertragung statt, und die Frau erholte sich, nachdem man sie zur Behandlung in die Schweiz ausgeflogen hatte. Dann machte eine medizinische Forschergruppe 2006 eine aufregende Entdeckung am Kenema Government Hospital im Osten von Sierra Leone, nicht weit von der guineischen Landesgrenze. Wie in Liberia hatten sich die Forscher entschieden, mit Blut von Patienten, die wegen eines

---

* Die Filoviren gehören zur Familie der Filoviridae; ihr Name (von lateinisch *filum*, Faden) bezieht sich auf ihre längliche bis fadenförmige Gestalt.

Verdachts auf Lassafieber ins Krankenhaus gekommen waren, einen schnellen Antikörpertest durchzuführen. Zuvor waren die Tests auf Lassafieber bei einem Drittel der Patienten negativ ausgefallen, was die Forscher vermuten ließ, sie könnten mit einem anderen Erreger von hämorrhagischem Fieber oder einem von Stechmücken übertragenen Virus infiziert sein, etwa dem Dengue- oder dem Gelbfiebervirus. Zu ihrer Überraschung wurden von 400 Blutproben, die sie zwischen 2006 und 2008 untersuchten, fast 9 Prozent positiv auf Ebola getestet. Aber nicht nur das, mit einer feineren Untersuchungsmethode stellten die Forscher fest, dass es sich bei den meisten Antikörpern um Antikörper gegen das Zaire-Ebolavirus handelte, die gefährlichste der fünf (bekannten) Ebolavirusarten. Das Zaire-Ebolavirus war vorher nur in drei Ländern nachgewiesen worden: der Demokratischen Republik Kongo (ehemals Zaire), der Republik Kongo und Gabun. Wie der Stamm aus Zaire nach Sierra Leone gekommen war, 4800 Kilometer nordwestlich seines ursprünglichen, endemischen Verbreitungsgebiets, blieb rätselhaft. Nichtsdestoweniger hielten die Forscher ihre Befunde für veröffentlichungswürdig und reichten im August 2013 einen Artikel bei *Emerging Infectious Diseases* ein, einer Zeitschrift der CDC. Da es sich um eine gemeinsame Arbeit der USAMRIID (einer Forschungseinrichtung der US-Armee für Infektionskrankheiten) und der Tulane University handelte, war sich der leitende Wissenschaftler, Randal J. Schoepp, ziemlich sicher, dass der Artikel akzeptiert werden würde. Doch nachdem er fast ein Jahr auf eine Rückmeldung gewartet hatte, erfuhr er, dass der Artikel abgelehnt wurde. Der letzte Gutachter teilte Schoepp mit, er glaube nicht, dass das Ebolavirus in Westafrika vorkomme.[10]

Mitte März war die Führungsriege der MSF in Genf so beunruhigt über die Berichte aus Guéckédou, dass sie drei medizinische Teams in die Region entsandte. Eines kam aus Sierra Leone und hatte Erfahrung mit der Eindämmung von hämorrhagischen Fiebern viralen Ursprungs. Es traf am 18. März in Guéckédou ein und fing sofort an, die Gegend abzuriegeln. Van Herp stieß kurz darauf zu ihm und begann, die umliegenden Gemeinden aufzusuchen, um die Infektion zurückzuverfolgen und vor Ort ein Bewusstsein dafür zu schaffen. Leider gab es in Guinea kein Labor, das für Arbeiten mit Eboaviren ausgerüstet war, noch weniger eines, das die komplizierten Tests zur Entdeckung von Filoviren durchführen konnte, weshalb Blutproben ins Institut Pasteur in Lyon geschickt wurden. Dort, in einem Labor der biologischen Sicherheitsstufe 4, führte Sylvain Baize, ein Spezialist für hämorrhagische Fieber, der zuvor bereits in Afrika gearbeitet hatte, die entscheidenden Tests durch und bestätigte am 21. März, dass in einigen der Blutproben Eboaviren vorhanden waren. Es war noch zu früh zu sagen, um welche der fünf Ebolavirusarten es sich handelte – dafür brauchte es feinere, spezifische Testmethoden für jede der fünf Spezies –, aber die Befunde im Institut Pasteur reichten aus, um die guineische Regierung davon zu überzeugen, dass sie ein Problem hatte.[11] Am 22. März machte das Gesundheitsministerium die Information publik, und am nächsten Tag folgte die WHO und verkündete, dass man »einen sich rasch ausbreitenden Ausbruch des Ebolafiebers in den waldreichen Regionen Südostguineas« festgestellt habe.[12]

Die Nachricht hätte für die WHO zu keinem schlechteren Zeitpunkt kommen können. Nach dem erfolgreichen Eindämmen der SARS-Epidemie hatte die UN-Organisation wegen der weltweiten Rezession, die im Jahr 2008 begann, tiefe Einschnitte in ihrem Budget verkraften müssen. Folge war, dass bis 2014 rund 130 GOARN-Mitglieder entlassen worden waren und der WHO nur noch eine Rumpfmannschaft für den Notfall zur Verfügung stand. Die WHO hatte zu der Zeit bereits mit der Überwachung der Ausbrüche von Vogelgrippe in China, von MERS in Saudi-Arabien und von Polio im vom Krieg zerrissenen Syrien zu tun. Darüber hinaus waren da die anhaltenden militärischen und humanitären Krisen am Horn von Afrika und in der Sahelregion. Dagegen kam den Genfer Beamten ein Ebola-Ausbruch in einem entlegenen Waldgebiet in Guinea, der bis dato 23 Todesopfer gefordert hatte, geradezu lächerlich vor. Oder wie der WHO-Pressesprecher Gregory Hartl am 23. März tweetete: »Ebola-Ausbrüche hatten bislang nie mehr als ein paar Hundert Opfer.« Zwei Tage später ging er noch weiter und beharrte darauf, dass »Ebola immer ein lokal begrenztes Geschehen war«.[13]

Nicht alle legten dieselbe Selbstgefälligkeit an den Tag wie

Hartl. Am nächsten Tag fand eine Notfall-Telefonkonferenz statt, an der Beamte aus dem afrikanischen Regionalbüro der WHO (AFRO) und das Notfallkomitee im Genfer Hauptquartier der WHO teilnahmen; WHO-Mitarbeiter warnten, dass sich der Ausbruch in Waldguinea schneller ausbreite, als sich irgendjemand habe vorstellen können, und dass die Wahrscheinlichkeit für eine »Übertragung über die Grenzen hinweg sehr hoch« sei. Besorgt wegen des Todes von Krankenhausmitarbeitern – ein Zeichen dafür, dass die Isolations- und Selbstschutzmaßnahmen nicht ausreichten und das Risiko bestand, dass sich der Ausbruch massiv verstärkte –, empfahlen die Beamten, die WHO-Alarmstufe auf 2 anzuheben, die zweithöchste Stufe. Doch die leitenden Beamten in Genf entschieden, den Alarm auf Stufe 1 zu belassen und ein 38-köpfiges multidisziplinäres Team nach Guinea zu schicken, um die Maßnahmen zur Infektionskontrolle zu überprüfen und bei der Überwachung und der Rückverfolgung der Infektionsfälle zu helfen. Zu dem Zeitpunkt hörten die Médecins Sans Frontières von Verdachtsfällen auf der anderen Seite der Grenze, in Foya, im Norden Liberias. Dann gab es Berichte über einen Fall in Conakry. Für Van Herp war das Auftauchen von Ebola in Guineas Hauptstadt, 640 Autobahnkilometer westlich von Guéckédou, der klare Beweis für die »noch nie da gewesene« geografische Ausbreitung des Virus.[14] Seine Aussage brachte den Gesundheitsminister von Guinea, Colonel Rémy Lamah, so in Rage, dass er seine Behörde anwies, nur von Laboren bestätigte Krankheitsfälle zu registrieren, wodurch Verdachtsfälle und Kontakte von Verdachtsfällen unberücksichtigt blieben. Diese Maßnahme sollte der WHO später noch zu schaffen machen, als die offiziellen Fallzahlen in Guinea für die letzte Aprilwoche einen Rückgang zeigten, was Beobachter zu der Annahme verleitete, das Schlimmste sei überstanden.*

***

---

* Im Gegenteil, wie sich sehr schnell zeigen sollte, hatte das Ebolavirus die Grenzen nach Liberia und Sierra Leone bereits überschritten und breitete sich – unterstützt von Familienmitgliedern, die es in sich trugen und über die durchlässigen Landesgrenzen der Region brachten – auf mehreren Übertragungswegen aus.

Niemand kann mit Sicherheit sagen, ob Fledertiere die natürlichen Reservoire für Ebolaviren darstellen. Bis heute wurde erst ein Mal ein lebendes Filovirus, das Marburgvirus, aus einem Fledertier gewonnen. Doch in Untersuchungen, die in den von Ebola betroffenen Regionen in Gabun und der Republik Kongo durchgeführt wurden, entdeckte man Antikörper gegen Ebolaviren und RNA-Fragmente von ihnen in drei verschiedenen Flughundarten. Eine dieser Arten, der Hammerkopf *(Hypsignathus monstrosus)*, wird als Proteinlieferant regelmäßig gejagt. Und nachdem das Marburgvirus aus dem Nilflughund *(Rousettus aegyptiacus)* isoliert wurde, unterstützte das die Theorie, dass Fledertiere die natürlichen Reservoire der Viren sind und damit die Hauptquelle für Infektionen des Menschen. Allerdings infizieren sich bekanntermaßen auch Gorillas und Schimpansen gelegentlich mit Ebola- und Marburgviren, und manchmal kommt es sogar zu dramatischen Massensterben bei diesen Tieren; daher wäre es denkbar, dass auch sie die Viren auf Menschen übertragen. In einer Lieferung Äthiopischer Grünmeerkatzen *(Chlorocebus aethiops)*, die 1967 von Uganda an Forschungseinrichtungen für die Impfstoffentwicklung in Deutschland und im früheren Jugoslawien geschickt wurden, kam es zu einem Ausbruch von Marburgfieber; 37 Labormitarbeiter steckten sich an, und sieben starben daran. Die bereits erwähnte Schweizer Zoologin zog sich das Ebolafieber 1994 mit ziemlicher Sicherheit an einem Affen zu, der tot im Urwald gelegen hatte. Und 1996 schließlich infizierten sich 19 Menschen in Mayibout, Gabun, nachdem sie einen Schimpansen zerlegt und gegessen hatten, den sie tot auf dem Waldboden gefunden hatten. Ähnliche Krankheitsausbrüche bei Menschen – nachdem sie zahlreiche tote Schimpansen und Gorillas gefunden hatten – wurden aus der Republik Kongo berichtet. Andererseits weist die hohe Todesrate bei Menschenaffen zusammen mit ihrer abnehmenden geografischen Verbreitung darauf hin, dass sie vermutlich eine Sackgasse für Ebolaviren darstellen und deshalb nicht ihr ursprüngliches Reservoir sein können.

Bis heute hat man fünf Ebolavirusarten identifiziert und nach den Orten benannt, wo sie zuerst isoliert wurden. Die ersten beiden Arten, das Zaire-Ebolavirus und das Sudan-Ebolavirus, wurden 1976 bei zwei fast gleichzeitigen Ausbrüchen in Yambuku beziehungsweise im Sudan entdeckt. Während sich der Ausbruch im Sudan bis zu einem Arbeiter in einer Baumwollfabrik zurückverfolgen ließ, handelte es sich bei dem Indexfall in Yambuku um einen Lehrer an einer katholischen belgischen Missionsschule, der auf seinem Weg zum Dorf frisches Antilopen- und Affenfleisch mitgebracht hatte; darum kann man hier wohl von einem tierischen Ursprung ausgehen. Im darauffolgenden Jahr starb ein neunjähriges Mädchen im Missionskrankenhaus von Tandala, Zaire, an Ebolafieber, doch niemand in seiner Familie steckte sich an, und das Virus verbreitete sich nicht weiter. Im Jahr 1989 wurde eine dritte Art, das Reston-Ebolavirus, isoliert, als es in einer Quarantänestation für Primaten in Reston, Virginia, zu einem Ausbruch kam. Diesen Ausbruch konnte man auf eine Schiffsladung wilder Affen – Javaneraffen *(Macaca fascicularis philippensis)* – zurückführen, die für Tierversuche von den Philippinen in die Vereinigten Staaten importiert worden waren. Doch obwohl der Ausbruch bei vier Laborangestellten zu subklinischen Infektionen führte, starben keine Menschen, was nahelegt, dass das Reston-Ebolavirus für Menschen kein Krankheitsrisiko darstellt. Die vierte Art – damals als Côte-d'Ivoire-Ebolavirus bezeichnet und inzwischen in Taï-Forest-Ebolavirus umbenannt – wurde aus der Schweizer Zoologin isoliert. Die fünfte und letzte Art, das Bundibugyo-Ebolavirus, erhielt seinen Namen nach einem kleinen Ausbruch 2007 im Distrikt Bundibugyo im Westen Ugandas; dort starben gerade einmal 30 Menschen (im Gegensatz zu einem Ausbruch mit dem Zaire-Ebolavirus sieben Jahre zuvor in Gulu, Uganda, mit 425 Krankheitsfällen und 224 Toten). Und dann hatte es 1995 noch einen weiteren Ausbruch mit dem Zaire-Ebolavirus in Kikwit gegeben, einer Stadt mit 400 000 Einwohnern in der Demokratischen Republik Kongo.[15]

Das sporadische Auftreten von Ebola stellt zusammen mit den verschiedenen genetischen Varianten des Virus für ökologisch arbeitende Virologen ein Rätsel und eine Herausforderung gleichermaßen dar. Die Genome der verschiedenen Arten weisen eine Divergenz von 30 bis 40 Prozent auf, das legt die Vermutung nahe, dass sie sich in unterschiedlichen tierischen Reservoiren entwickelt haben oder unterschiedliche ökologische Nischen besetzen. Da außerdem niemand weiß, wo sich das Virus zwischen den Ausbrüchen aufhält oder wie die Evolution der einzelnen Arten abgelaufen ist, kann man auch nicht erklären, weshalb manche, etwa das Zaire-Ebolavirus, für Menschen besonders gefährlich sind, während andere, etwa das Bundibugyo-Ebolavirus, mit wesentlich niedrigeren Sterberaten einhergehen. Der Umstand, dass bei Ebola immer noch so vieles im Dunkeln liegt, unterstreicht, wie wichtig es ist, Faktoren im Auge zu behalten, von denen wir wissen, dass sie das Infektionsrisiko erhöhen, und die wir beeinflussen können. Einer dieser Faktoren ist der Verzehr von Bushmeat. Der andere sind Traditionen, Sitten und Gebräuche. Gerade in Westafrika gibt es vermutlich keine bedeutsameren Rituale als diejenigen, die mit Tod, Trauer und Bestattung zu tun haben. Diese Rituale entspringen zum Teil christlichen und muslimischen Glaubensvorstellungen, zum Teil aber auch der Zugehörigkeit der Menschen zu Bruderschaften und Geheimbünden. Obwohl bislang nur wenige Außenstehende Zugang zu diesen Gemeinschaften hatten, weiß man, dass ihre Anhänger uralte Buschgeister verehren, die im Urwald hausen sollen und die üblicherweise durch eine maskierte Figurine dargestellt werden, die halb Mensch, halb Krokodil ist. Für die Initiation in die traditionelle Gemeinschaft der Männer (Poro) beispielsweise werden die Jungen in den Wald geleitet, wo sie der maskierte Buschgeist »auffrisst« und sie die Beschneidung und eine rituelle Skarifizierung (Narbenverzierung) erhalten. Mädchen, die in die Gemeinschaft der Frauen (Sande) aufgenommen werden, werden einer ähnlichen rituellen Skarifizierung unterzogen und gelegentlich auch einer Beschneidung.[16]

Doch die Zugehörigkeit zu solchen Gemeinschaften ist vermutlich weniger bedeutsam als das Konglomerat religiöser Glaubensvorstellungen und Gebräuche, einschließlich der Praktiken rund um die Bestattung, die sicherstellen sollen, dass die Verstorbenen im Jenseits mit ihren Vorfahren vereint sind. Für die Kissi und andere ethnische Gruppen in der Region, wie die Mende und die Kono, hat das »Dorf der Vorfahren«, wie sie es nennen, nichts mit der christlichen Vorstellung von Himmel oder Hölle zu tun – welchen Lebenswandel die Menschen in ihrem irdischen Dasein pflegten, hat keinen Einfluss darauf, wie es ihnen im Jenseits ergeht. Das hängt vielmehr davon ab, dass die Lebenden bestimmte Begräbnisrituale ausführen, die man den Toten schuldig ist. Dazu gehört beispielsweise, dass man den Leichnam wäscht und kleidet, und zwar zwei Mal – beim ersten Mal wird der Tote in feines Tuch gekleidet oder gewickelt, beim zweiten Mal wird er für das Begräbnis hergerichtet (üblicherweise in einem weniger teuren Material). Unter Umständen gehören zu den Ritualen auch Handlungen oder Opfer, die böse Geister vertreiben oder eventuelle Zauber unschädlich machen sollen. Solche Rituale erhalten umso größere Bedeutung, wenn ein Ebolapatient in einer entlegenen ländlichen Region zusammenbricht und zu einem weit von seinem Heimatdorf entfernten Ebola-Behandlungszentrum (Ebola Treatment Unit, ETU) gebracht wird. Wenn die Rituale nicht in der vorgeschriebenen Art und Weise durchgeführt oder wesentliche Schritte ausgelassen werden, dann – so glauben die Menschen – wird der Verstorbene dazu verdammt sein, auf ewig zwischen den Welten zu wandern. In diesem Zustand sucht er seine Familie und seine Gemeinschaft mit Flüchen heim – etwas, das die Überlebenden mehr fürchten als Ebola selbst.[17]

Schließlich ist es bei den Einheimischen üblich, eine traditionelle Heilerin (Zoe) zu rufen, wenn jemand erkrankt. Manchmal behandelt diese die Patienten mit Heilkräutern, manchmal berührt sie sie auch und stimmt magische Gesänge an, um so böse Geister zu vertreiben, von denen man glaubt, sie hätten die Krankheit verursacht. Im Fall einer Ebola-Erkrankung stellen derartige Praktiken natürlich ein erhebliches Infektionsrisiko dar. Die Leichen von Menschen, die an Ebola gestorben sind, zu waschen und zu berühren, birgt ein ähnlich hohes Risiko: Wie Studien gezeigt haben, können Ebolaviren noch bis zu sieben Tage nach dem Tod in Blut und Organen überdauern.[18]

***

Vermutlich weiß niemand mehr über die Bedeutung dieser Traditionen und die Herausforderung, die sie für das Ebola-Management im ländlichen Afrika darstellen, als Jean-Jacques Muyembe-Tamfum. Muyembe, ein lebhafter, gedrungener Mann, der jederzeit zu einem breiten Grinsen bereit zu sein scheint, ist der Direktor des Institut National de la Recherche Biomédicale (INRB) in Kinshasa. Er hat mehr Orte mit Ebola-Ausbrüchen aufgesucht als jeder andere lebende Wissenschaftler und ist in seinem Heimatland als »Dr. Ebola« bekannt. Muyembe erklärt, dass Bushmeat in Afrika traditionell zur Ernährung gehört und dass es deshalb wenig Sinn hat, seinen Verzehr verbieten zu wollen; stattdessen unterstützt er die Bemühungen in der Demokratischen Republik Kongo, Jägern zu vermitteln, wie man Beutetiere sicher tötet und zerlegt. Er steht Maßnahmen zur Ebola-Kontrolle, wie dem verpflichtenden Verbrennen von Leichen und dem Verbot von Bestattungsritualen, kritisch gegenüber. »Wenn wir ihre Leichen beschlagnahmen, verletzen wir die Geister der Toten«, erklärte er.[19]

Muyembes erste Begegnung mit Ebola fand 1976 statt, während des Ausbruchs in Yambuku, obwohl er wie alle anderen, die in die Maßnahmen gegen die mysteriöse Krankheit am belgischen Missionskrankenhaus eingebunden waren, zu dem Zeitpunkt nicht den Hauch einer Idee hatte, dass er es mit einem neuen Filovirus zu tun bekam. »Wir hörten, dass viele Menschen starben, sogar die katholischen Schwestern«, sagte er. »Der Gesundheitsminister beorderte mich dorthin, um die Lage einzuschätzen.« Damals wurde Zaire von Diktator Joseph Mobutu regiert, und als Muyembe, ein junger Mikrobiologieprofessor an der Kinshasa Medical School, erfuhr, dass Mobutu angeboten hatte, seinen Privatjet zu nutzen, war ihm klar, dass er keine andere Wahl hatte. Nach einer strapaziösen vierstündigen Fahrt im Jeep von der nächstgelegenen Landepiste kam er spätnachts in der Mission an und stellte fest, dass alle Angestellten geflohen und sämtliche Stationen verlassen waren, wegen eines einzigen kranken Kindes. »Die Mutter sagte, es sei Malaria, aber ich denke, es war Ebola, denn das Kind starb in der Nacht.« Als er am nächsten Tag erwachte, war das Krankenhaus voll von verängstigten Dorfbewohnern, von denen viele ebenfalls Fieber hatten.

> Es hatte sich herumgesprochen, dass wir mit Medizin aus Kinshasa gekommen seien. Ich dachte, es sei Typhus, und so ließ ich sie sich in einer Reihe aufstellen und nahm Blutproben. Was mir sofort auffiel, war, dass es heftig zu bluten begann, sobald ich die Injektionsnadel aus der Einstichstelle zog. Meine Finger, meine Hände waren voller Blut. Zum Reinigen nahm ich nur Wasser und Seife.

Der nächste Ausbruch, zu dem Muyembe gerufen wurde, ereignete sich 1995, nachdem fast 20 Jahre Ruhe geherrscht hatte; dann tauchte das Zaire-Ebolavirus in der kongolesischen Stadt Kikwit wieder auf. Höchstwahrscheinlich hatte der Ausbruch im Januar in einer Waldregion in der Nähe der Stadt begonnen, aber man hatte ihn anfangs irrtümlich für Typhus gehalten. Erst als im März ein Operationsteam im Kikwit General Hospital erkrankte, nachdem es bei einem Labormitarbeiter eine riskante Operation durchgeführt hatte, wurde Muyembe zur Untersuchung hingeschickt, und er erkannte, dass es wahrscheinlich Ebola war.[20] Er sandte Blutproben zum Testen an die CDC nach Atlanta. Bei dem Ausbruch in Kikwit erkrankten insgesamt 315 Menschen, und 254 starben; wenn die Regierung die Straße nach Kinshasa nicht geschlossen hätte, wäre es womöglich noch viel schlimmer geworden.*

Während dieses Ebola-Ausbruchs erneuerte Muyembe seine Freundschaft mit David Heymann. Die beiden hatten sich in Yambuku kennengelernt, wo der junge Heymann für den EIS gearbeitet hatte. Mittlerweile war er jedoch zum Direktor der Abteilung Emerging and other Communicable Diseases bei der WHO aufgestiegen und hatte die Aufgabe, die internationale Hilfe in Kikwit zu organisieren. Während Heymann mit Regierungsvertretern der Demokratischen Republik Kongo verhandelte und sich mit der Weltpresse auseinandersetzte, traf sich Muyembe mit lokalen Stammesführern und versuchte, die Gemeinschaften zur Mitarbeit zu gewinnen. »Er sagt ihnen, die Infizierten seien voller böser Geister, die die Krankheit verursachten, wenn sie versuchten zu entkommen«, erklärte Heymann. »Er spricht mit ihnen auch über die Gründe dafür, dass er von Fremden begleitet wird – weil diese Geister stärker sind als sonst, und dass er die fremde Hilfe benötigt. Der Ausbruch wäre dann schnell beendet.«[21]

---

* Leider schloss die Anordnung den Flughafen nicht mit ein, was dazu führte, dass eine 31-jährige Patientin ein Flugzeug in die kongolesische Hauptstadt bestieg. Dort angekommen, war es allein ihrer raschen Isolierung in einer Privatklinik und strengen Überwachungsmaßnahmen zu verdanken, dass sich das Virus nicht auf andere Teile Kinshasas ausbreitete.

Leider schien sich in den kritischen ersten Wochen der westafrikanischen Epidemie niemand an diese Erklärungen zu erinnern. Stattdessen löste die Ankunft von Medizinteams in Waldguinea gewaltsame Übergriffe aus, weil die Dorfgemeinschaften den in weiße Schutzanzüge gekleideten Fremden misstrauten. Im April beispielsweise gab es Gerüchte, dass Ebola mit Absicht nach Guinea gebracht worden sei, worauf eine wütende Menge die Einrichtung der Médecins Sans Frontières in Macenta stürmte und ausländische Helfer mit Steinen bewarf. Die MSF waren gezwungen, ihre Mitarbeiter zu evakuieren und die Einrichtung für eine Woche zu schließen. Die Wut auf Ebola wurde immer heftiger, und im Juli rissen die Einwohner von Kissi-Dörfern Brücken ein und fällten Bäume, um den medizinischen Einsatzkräften, die ihnen helfen wollten, den Weg zu versperren. Einheimische, die die Fremden unterstützten, wurden als »Verräter« beschimpft und verprügelt. Auch Bestattungsteams des Roten Kreuzes wurden zur Zielscheibe; die Organisation berichtete über durchschnittlich zehn Angriffe pro Monat im ganzen Land. Besonders groß war der Widerstand in Forécariah, wo Einheimische verhinderten, dass die Bestattungsteams Blutproben zum Testen mitnahmen. Auch das Versprühen von Chlor zur Desinfektion wurde missinterpretiert, so ging das Gerücht, dass mit dem Spray Ebola nicht bekämpft, sondern verbreitet werde. Der schlimmste Vorfall ereignete sich in Womey in der Präfektur Nzérékoré, wo ein wütender Mob auf eine Delegation aus medizinischem Personal und Regierungsbeamten losging. Acht Mitglieder der Delegation wurden getötet und ihre Leichen in einer Latrine versenkt.[22]

Der Widerstand beschränkte sich nicht auf Guinea; er erstreckte sich über alle von Ebola betroffenen Regionen in Westafrika. Zu den häufigsten Gerüchten gehörte, das Virus sei in einer Einrichtung des US-Militärs hergestellt worden oder es handle sich um eine Aktion der Regierung, um Entwicklungshilfegelder in die Region zu bekommen. Besonders misstrauisch waren die Menschen gegenüber den Ebola-Behandlungszentren – kein Wunder, denn die meisten, die da hineingingen, wurden nie wieder gesehen –, sie befürchteten, in den in Zelten untergebrachten Einrichtungen würden Organe entnommen oder Blut gestohlen. In einigen dieser Gerüchte spiegelten sich zweifellos das Verhältnis der Menschen zu ihrer Regierung und Erfahrungen mit Medizinprogrammen allgemein wider. Andere fühlten sich an Sklavenhandel und die Kolonialgeschichte mit ihren verschiedenen Formen der Ausbeutung erinnert. Viele Straßen, die die ausländischen Hilfsteams benutzten, waren die gleichen, auf denen die Sklavenjäger im 17. und 18. Jahrhundert unterwegs gewesen waren. Im 19. Jahrhundert drangen die Kolonialverwaltungen auf ihnen in die Wälder vor, um Gummi zu ernten. Und während der blutigen Bürgerkriege, die Liberia und Sierra Leone in den 1990er- und frühen 2000er-Jahren quälten, nutzten rivalisierende Milizen die gleichen Wege, um Diamanten in die eine und Waffen in die andere Richtung zu transportieren. In den letzten Jahren führte die Nachfrage nach natürlichen Ressourcen zu neuen Formen der Ausbeutung, wenn etwa große Waldgebiete zur Holzgewinnung oder für den Anbau von gewinnbringenden Feldfrüchten wie Maniok gefällt werden. Diese Maßnahmen treffen die Armen in den ländlichen Regionen besonders hart, vor allem in Guinea, wo sich die Bewohner der Waldgebiete lange der Assimilation an die muslimische Mehrheitsgesellschaft des Landes widersetzten. Doch es trifft auch auf Kenema im Osten von Sierra Leone zu und auf Lofa County in Liberia, dort misstrauen die Einheimischen den politischen Eliten aus den Städten ebenfalls und hören mehr auf ihre Dorfältesten als auf Anzugträger aus Freetown oder Monrovia.

Der feindselige Empfang für die Médecins Sans Frontières in Guinea war möglicherweise der Grund, dass sie als Erste vor den Gefahren warnten, die sich aus dem Misstrauen gegenüber medizinischen Helfern für die Eindämmung des Virus ergaben. Auf einer Konferenz von Experten für Krankheitsmanagement im Mai 2014 in London hielt Armand Sprecher, ein Notfallmediziner der MSF, der gerade von einer Dienstreise nach Conakry zurückgekehrt war, einen Vortrag und warnte, die internationalen Gesundheitsorganisationen hätten »ein Marketingproblem«:

Am besten reagieren wir darauf, ... indem wir uns gute Fürsprecher verschaffen, Überlebende, die sagen und bezeugen können, was in diesen Behandlungszentren vor sich geht, die allen erzählen, dass wir nur ihr Bestes im Sinn haben, dass wir versuchen, Menschenleben zu retten. Das Problem ist: Um Überlebende zu bekommen, brauchen wir Patienten. Um Patienten zu bekommen, brauchen wir Überlebende. Wir stecken leider in einer Zwickmühle.[23]

Eine Folge dieser Angst vor den Ebola-Behandlungszentren war, dass die Fallzahlen sanken. Offizielle Zahlen auf Grundlage von Menschen, die in die Behandlungszentren in Conakry gekommen waren und bei denen entweder sicher oder wahrscheinlich Ebola festgestellt wurde, erreichten Mitte April einen neuen Tiefstand, was viele Experten dazu verleitete zu glauben, die Welt sei gerade noch mal davongekommen. Doch genau zu dem Zeitpunkt, als die Fallzahlen in Conakry sanken, beobachteten die MSF in Guéckédou einen dramatischen Anstieg der Sterblichkeitsrate. »Mit einem Mal haben wir Patienten, die kommen müssen, die ihre Krankheit nicht verbergen können, sie sind so offensichtlich todkrank, dass sie sich in ihren Gemeinschaften nicht mehr vor uns verstecken können«, sagte Sprecher. »Das Ende eines Ausbruchs sieht anders aus.« Später bezeichnete Sprecher den Rückgang der Fallzahlen in Conakry im April und Mai als »den Hund, der nicht bellte«.[24]

Guinea war nicht das einzige Land mit einem wachsenden unsichtbaren Problem. Anfang März hatte eine junge Frau namens Luisey Kamano einen Fischer an der Grenze zwischen Guinea und Sierra Leone angesprochen und ihn gebeten, sie über den Fluss zu setzen. Kamano hatte gerade gesehen, wie ihre Mutter, ihre Großmutter und zwei ihrer Tanten an Ebola gestorben waren, und hatte panische Angst, weil sie zwangsweise in ein Ebola-Behandlungszentrum gebracht werden sollte. »Ich hatte gehört, dass Weiße nach mir fragen, dass sie mich nach Guéckédou mitnehmen wollen«, sagte sie. »Man hat mir gesagt, sie würden mich mit einer Spritze töten. Da bin ich weggelaufen.«[25]

In Sierra Leone angekommen, entwischte Kamano ohne Probleme den Behörden, die von WHO-Mitarbeitern alarmiert worden waren, dass sie möglicherweise das Virus in sich trug. Und sie war nicht die Einzige. Ende März flohen noch andere über die Grenze, die zuvor kranke Angehörige gepflegt hatten. Viele von ihnen gingen nach Koindu, eine Kleinstadt tief drinnen in den

Hügeln und Diamantminen des Distrikts Kailahun. Dort suchten sie eine traditionelle Heilerin namens Finda Mendinor auf, in dem festen Glauben, diese habe die Macht, die bösen Geister zu vertreiben, die ihr Leiden verursachten. Wie viele Menschen Mendinor behandelte und auf welche Weise, ist nicht bekannt; sehr wahrscheinlich verabreichte sie ihnen Kräutermedizin und sang dazu Heilgesänge, während sie ihre Stirn und andere Körperteile berührte. Eins ist gewiss: Ihre Dienste boten keinen Schutz gegen Ebola, und schon bald hatte sie sich selbst angesteckt. Ihr Tod Ende April löste eine einwöchige Trauerzeit aus, während der massenhaft Menschen nach Koindu strömten, um an ihrem Begräbnis teilzunehmen. Die Frauen des Dorfes wuschen und kleideten die Tote, um sie für das Begräbnis vorzubereiten, während andere sich um ihren Leichnam versammelten und ihn mit Küssen bedeckten. Das führte dazu, dass die Behörden innerhalb eines Monats nach Mendinors Tod von 35 laborbestätigten Ebolafällen in Sierra Leone und mindesten fünf aktiven Infektionsketten berichteten. Nirgendwo waren die Auswirkungen dieser neuen Phase des Ausbruchs deutlicher zu spüren als am Kenema Government Hospital – dem Krankenhaus, in dem Forscher Antikörper gegen Ebola in Serumproben entdeckt hatten, die im Jahr zuvor Lassa-Patienten entnommen worden waren.

***

Kenema liegt inmitten von Diamantenfeldern und hat die Anmutung einer Grenzstadt, wenn man sich ihr auf dem neuen, von Chinesen gebauten Highway nähert, der sich gleich hinter der Stadtgrenze abrupt in eine rote Staubpiste verwandelt. Die Stadt ist ein Magnet für Prospektoren auf dem Weg in die reichen alluvialen Diamantvorkommen, die überall in den umliegenden Hügeln und Tälern verteilt sind. Zu Boomzeiten wimmelt es auf dem zentralen Platz nur so von Händlern, die bereit sind, bares Geld für den richtigen Stein hinzublättern, aber die Stadt hat auch schon Terror erlebt, und das nicht zu knapp. In den frühen 1990er-Jahren wurde Kenema von der Revolutionary United Front (RUF) überrannt, einer Rebellenmiliz unter der Führung von Foday Sankoh, einem früheren Korporal der sierra-leonischen Armee, der sich auf Amputationen und die Entführung von Kindersoldaten

spezialisierte. Wegen des Handels mit Diamanten rückte Sankoh bis Freetown vor, er besetzte die Hauptstadt mehrmals im
Laufe mehrerer Jahre, ehe er 2002 von einer UN-Friedensmission,
verstärkt durch britische Streitkräfte, endgültig zurückgeschla-
gen wurde. Nach dem Ende des Bürgerkriegs verzehnfachte sich
die Diamantenproduktion, und die guten Zeiten kehrten nach
Kenema zurück. Aber der Konflikt hatte im Gesundheitssystem
von Sierra Leone tiefe Spuren hinterlassen, viele Ärzte waren aus
dem Land geflohen. Einer der wenigen, die zurückkamen, war
Sheik Humarr Khan.

Khan wurde 1975 als jüngstes von zehn Kindern einer bitter-
armen Familie in Lungi geboren, einer kleinen Stadt auf der
anderen Seite der Bucht von Freetown, wo zufälligerweise auch
der internationale Flughafen des Landes liegt. Trotz seines nicht
gerade verheißungsvollen Starts ins Leben schloss Khan seine
Schullaufbahn 1993 als Klassenbester ab und bekam einen Platz
am angesehenen College of Medicine and Allied Health Sciences
in Freetown. Er hoffte, ein Spezialist für Lassafieber zu werden,
doch 1997, als die RUF auf Freetown vorrückte, musste er nach
Conakry fliehen. Seine Familie drängte ihn, sich um ein Visum
für die Vereinigten Staaten zu bemühen, wo sich bereits mehrere
seiner Geschwister niedergelassen hatten. Doch 2004 erfuhr Khan,
dass Aniru Conteh, der Direktor des Lassafieber-Programms in
Kenema, gestorben war, nachdem er sich versehentlich mit einer
Injektionsnadel gestochen hatte, und Khan beschloss, sich auf dessen Stelle zu bewerben. Er wurde genommen.

Damals gab es noch keinen chinesischen Highway, und es
dauerte acht Stunden, von Freetown nach Kenema zu gelangen,
eine äußerst strapaziöse Fahrt auf ungeteerten Straßen. Dort
angekommen, stellte Khan erfreut fest, dass das staatliche Krankenhaus wissenschaftlich auf einem recht hohen Niveau arbeitete, auch weil es dank einer Partnerschaft mit der Tulane University in New Orleans über ein hochmodernes Labor verfügte.
Forscher konnten Patienten nun auf Lassaviren testen und an Ort
und Stelle behandeln. Indem er seine Arbeitszeit auf Labor und
Geburtshilfestation verteilte, gewann Khan schnell den Respekt
der Pflegerinnen und Pfleger, aber er war bald auch schon in der
Stadt bekannt: Vor allem an Abenden, wenn sein Lieblingsklub,

der AC Mailand, in der Champions League spielte, konnte man von seinem Stammplatz in einer Bar laute Anfeuerungsrufe hören. Als Khan von dem Ebola-Ausbruch in Guinea erfuhr, warnte er seine Pflegekräfte, sie sollten sich vorbereiten für den Fall, dass die Krankheit auch nach Kenema käme. Zumindest bestand durchaus die Möglichkeit, dass verdächtige Blutproben an ihr Krankenhaus geschickt würden, da das Tulane-Labor das einzige im Land war, das eine Ausstattung für die Durchführung von Tests besaß, die auf der Polymerase-Kettenreaktion beruhten. Als Khan am 24. Mai mit der Blutprobe einer Krankenschwester, die Mendinors Begräbnis beigewohnt hatte, das erste positive Testergebnis erhielt, war es leider bereits zu spät: Das Krankenhaus hatte eine Schwangere in die Geburtshilfestation aufgenommen, ohne zu wissen, dass sie mit Ebola infiziert war. Wenige Tage später erlitt die Frau eine Fehlgeburt, und das Virus sprang auf andere Patienten über.

Daraufhin richtete Khan vor dem Krankenhaus eine Triagezone ein und schärfte seinen Mitarbeitern ein, den Kontakt mit Blut, Erbrochenem oder anderen Körperflüssigkeiten unter allen Umständen zu vermeiden, sobald sie die rote Zone – den für Ebolapatienten reservierten Bereich des Krankenhauses – betraten. Als ein Kollege der Tulane University mit Einmalhandschuhen und Schutzanzügen kam, zeigte Khan, wie man diese richtig anlegt und wieder auszieht und mit Chlor desinfiziert. Unglücklicherweise wurde das Krankenhaus in den nächsten Wochen von neuen Ebolapatienten überrannt – viele von ihnen waren auf Mendinors Begräbnis gewesen –, und die Krankenschwestern standen so unter Druck, dass sich nicht alle an die Vorschriften hielten. In der Hoffnung, so den Ausbruch eindämmen zu können, reiste Khan nach Kailahun, um sich mit Dorfältesten zu treffen und ihnen klarzumachen, welche Gefahr Ebola für die Bevölkerung darstellte. Doch viele der Gemeindeoberen verweigerten sich und lehnten Khans flehentliche Bitte ab, Verdachtsfälle zum Testen nach Kenema zu evakuieren. Bei einer Gelegenheit beschlagnahmte ein Chef das als Regierungsfahrzeug erkennbare Auto von Khan und hielt es über Nacht fest, als Warnung, dass er sich von Kailahun fernhalten solle. Am heftigsten war der Widerstand in Koindu, wo die Bevölkerung Straßenblockaden errichtete und mit Steinen warf, wobei die Windschutzscheibe von Khans Auto zu

Bruch ging. »Es gab Gerüchte, wir würden kommen, um sie krank zu machen«, erinnerte sich Robert Garry, der Forscher der Tulane University, der nach Kenema gereist war, um Khan zu unterstützen. »Sie sagten, wir nähmen die Leute mit und würden uns dann nicht mehr blicken lassen. Ihre Haltung war: Lasst uns in Ruhe.«[26]

Die Nachricht, dass Ebola die Grenzen überschritten hatte, brachte die Regierung in Freetown zum Rotieren. Während der nächsten Tage erhielt Khan zunehmend panischere Anrufe aus dem Büro des Präsidenten und vom Gesundheitsminister. Zu diesem Zeitpunkt hatte Metabiota, eine Non-Profit-Organisation aus San Francisco, von der ein Mitglied im Labor von Kenema arbeitete, ebenfalls das Auftreten von Ebola in Sierra Leone bestätigt. Nun bat man die Organisation, einen Vertreter nach Monrovia zu schicken, wo es Berichte über Ebola-Verdachtsfälle im Viertel New Kru Town gegeben hatte. Doch die WHO-Beamten vor Ort wollten es nicht wahrhaben und sagten zu Vertretern örtlicher NGOs: »Es gibt keine Ebola-Ausbrüche in Städten«, von daher bestehe keine Gefahr, dass das Virus nach Freetown gelange.[27] Einer Reihe von Memos und E-Mails nach zu urteilen, die zwischen leitenden WHO-Beamten in Genf ausgetauscht wurden und die der Presseagentur Associated Press vorliegen, zog sich diese Verweigerungshaltung durch bis in die Spitze der UN-Organisation. Wenn man Ebola als internationalen Notfall behandelte, »könnte das als feindseliger Akt angesehen werden …, und dies könnte die Zusammenarbeit zwischen der WHO und den betroffenen Ländern beeinträchtigen«, warnte Keiji Fukuda, stellvertretender Generaldirektor für Gesundheit, Sicherheit und Umwelt am 2. Juni in einer internen Mitteilung die WHO-Generaldirektorin Margaret Chan. »Dieser Ausbruch sollte als subregionales Gesundheitsproblem angesehen werden.«[28] Sylvie Briand, Direktorin der Abteilung Pandemien und Epidemien bei der WHO, stimmte dem zu. »Ich bin nicht der Meinung, dass die Ausrufung eines PHEIC* hilft, die Epidemie in dieser Phase zu bekämpfen«, mailte sie am 4. Juni einem Kollegen. »Das Problem mit der

---

* Abkürzung für »Public Health Emergency of International Concern«, deutsch: Internationaler Gesundheitsnotstand; das Akronym wird wie »Peik« oder »Fake« ausgesprochen.

Ausrufung eines PHEIC ist, dass man dann Empfehlungen aussprechen muss, und die könnten das Land hart treffen, ohne dem Gesundheitswesen zu helfen ... Für mich ist das das letzte Mittel.« Folge war, dass Chan die Alarmstufe erst Ende Juli auf 3 erhöhte und erst am 8. August – auf internationalen Druck hin und aus Sorge, dass der Ausbruch, wie es die MSF ausdrückten, »völlig außer Kontrolle«[29] geraten war – das Ebola-Geschehen endlich zum Internationalen Gesundheitsnotstand erklärte.

Für Khan kam das leider zu spät. In der Hoffnung, den Ausbruch auf diese Weise einzudämmen, hatte das Gesundheitsministerium beschlossen, alle Verdachtsfälle von Freetown nach Kenema zu bringen – auf dem Landweg, mit einer höchst strapaziösen vierstündigen Fahrt in überhitzten Krankenwagen. Einerseits war diese Maßnahme sinnvoll: Kenema gehört zu den wenigen Krankenhäusern des Landes, wo das Personal bereits Erfahrung mit der Behandlung von hämorrhagischem Fieber hatte, auch wenn es sich um Lassafieber handelte. Andererseits war Kenema jedoch auch eine Hochburg der oppositionellen Sierra Leone People's Party (SLPP). Als die Krankenwagen mit den Ebolapatienten einer nach dem anderen am Krankenhaus ankamen, verbreitete sich das Gerücht, die Epidemie sei ein Komplott des regierenden All People's Congress (APC). Die Krankenschwestern würden die Patienten auf den Stationen absichtlich mit Ebola infizieren, um ausländische Hilfsgelder an Land zu ziehen, die allein der politischen Elite in Freetown zugutekämen. Anfang Juli erreichten die Spannungen ihren Höhepunkt: Auf dem Markt von Kenema verkündete eine Frau von einer provisorischen Kanzel herab, sie sei eine ehemalige Krankenschwester und habe mit eigenen Augen gesehen, wie Khan Patienten vergiftet habe, und stachelte so einen wütenden Mob auf, zum Krankenhaus zu marschieren. Khan verbarrikadierte die Zugänge und befahl seinen Angestellten, sich in Sicherheit zu bringen, während die Polizei versuchte, die Menge mit Tränengas auseinanderzutreiben.

Die Behauptungen der Frau waren natürlich Unsinn. Die Menschen, die am stärksten der Gefahr ausgesetzt waren, sich mit Ebola anzustecken, waren nicht die anderen Patienten, sondern Khan und seine Leute. Will Pooley, ein britischer Krankenpfleger, der gerade seine Ausbildung abgeschlossen hatte und im Juni als

Freiwilliger auf der Ebolastation arbeitete, erinnerte sich, dass es im Krankenhaus »chaotisch« zuging. Es war nicht ungewöhnlich, fünf oder mehr Tote in Lachen von blutigem Stuhl und Erbrochenem in den Toilettenräumen zu finden, wenn man morgens zum Dienst kam. Es wimmelte von Maden und Fliegen, die Hitze in den Schutzanzügen war erdrückend. Zu Pooleys Entsetzen hielten es manche Teamkollegen nicht aus und legten die Anzüge ab, wenn es ihnen zu heiß wurde. Andere nahmen oberflächliche Dekontaminationen vor und spritzten sich dann Wasser ins Gesicht. Am meisten alarmierte ihn jedoch, dass die Pflegekräfte oft aus einer gemeinsamen Schüssel aßen, ohne daran zu denken, dass vielleicht jemand, der gerade aus der Ebolastation kam, mit seiner Hand in dieselbe Schüssel griff. »Aus diesem Grund habe ich immer außerhalb des Krankenhauses gegessen«, sagte Pooley.[30]

Das erste Mitglied des medizinischen Teams, das erkrankte, war Khans Kollege Alex Moigboi. Der sonst so penible Khan verstieß ein Mal gegen die Vorschriften und fasste Moigboi ins Gesicht, um seine Pupillen zu untersuchen. Dabei berührte er versehentlich Moigbois Haut. Bald darauf wurde bei Moigboi Ebola diagnostiziert, er starb am 19. Juli. Zu diesem Zeitpunkt begann auch Mbalu J. Fonnie, die allseits beliebte Oberschwester des Krankenhauses, zu fiebern. Khan wollte nicht glauben, dass sie Ebola hatte, und erlaubte ihr, in einem Anbau zu bleiben, der für Verdachtsfälle reserviert war, selbst nachdem ihre Blutproben positiv getestet worden waren. Fonnie erhielt Mittel gegen Malaria und Infusionen, aber Khan konnte nichts weiter für sie tun; sie starb am 22. Juli. Nun begann sich auch Khan unwohl zu fühlen und hielt vorsichtshalber Abstand zu seinen Kollegen. Als seine Bluttests positiv ausfielen, wurde der Beschluss gefasst, ihn nicht in Kenema zu behalten, wo seine Erkrankung die anderen Patienten womöglich in Panik versetzen würde, sondern ihn nach Kailahun in eine Einrichtung der MSF zu bringen. Das sollte sich als fataler Fehler herausstellen. In Kenema versorgte man Ebolapatienten standardmäßig intravenös mit Flüssigkeit, doch die MSF vertraten die Auffassung, das Risiko, an den Blutungen zu sterben, sei höher als der potenzielle Nutzen, und setzten auf orale Behandlung: Khan erhielt Paracetamol gegen die Schmerzen, Antibiotika gegen die Durchfälle und Mineralsalzlösungen zur Rehydratation. Außerdem überlegten die MSF, ob sie Khan ein noch nicht zugelassenes Medikament namens ZMapp geben sollten; es hatte bei Versuchen mit Affen vielversprechende Wirkungen gezeigt, war aber noch nie an Menschen erprobt worden. Im Juni hatte ein Wissenschaftler der kanadischen Gesundheitsbehörde drei Behandlungseinheiten nach Kailahun gebracht, um die Haltbarkeit des Medikaments unter tropischen Bedingungen zu testen; die Ampullen lagen in einem Kühlschrank neben Khans Krankenzimmer. Die MSF überlegten hin und her, ob sie Khan das Medikament geben sollten: Einerseits könnte es sein Leben retten, andererseits würden die Leute, wenn er stürbe, die MSF vielleicht beschuldigen, seinen Tod beschleunigt zu haben, oder noch schlimmer, ihn umgebracht zu haben, wodurch das Vertrauen in ihre Organisation noch weiter erschüttert würde. Am Ende entschieden sie sich, Khan das Medikament nicht zu geben. In seinem kritischen Zustand hatte ihm offenbar niemand von ZMapp erzählt. Als die Zahl seiner weißen Blutkörperchen fiel, war die Rede davon, ihn auszufliegen, aber es gab keine Richtlinien, wie eine derart riskante Prozedur durchzuführen sei, und nicht wenige hatten Zweifel, ob Khan in seinem geschwächten Zustand die anstrengende Reise zum Flughafen nach Lungi – seiner Heimatstadt – überleben würde, wo ein Flugzeug wartete, um ihn nach Europa zu bringen. Die Debatte erwies sich als irrelevant; Khan starb am 29. Juli, noch ehe eine endgültige Entscheidung gefallen war. Doch sein Fall machte deutlich, dass es unumgänglich war, sich Abläufe zu überlegen, wie andere medizinische Helfer auf dem Luftweg in Sicherheit gebracht werden könnten, insbesondere Ausländer, die für NGOs arbeiteten oder bei der WHO unter Vertrag standen. Das hatte zur Folge, dass Will Pooley, der im August erkrankte – nachdem er ein Baby versorgt hatte, dessen Eltern an Ebola gestorben waren, dessen Test auf das Virus jedoch zunächst negativ ausgefallen war –, von einem Rettungsflugzeug der Royal Air Force nach London ausgeflogen wurde. Dort brachte man ihn auf eine Sonderisolierstation des Royal Free Hospital, packte ihn in ein Druckluftzelt und verabreichte ihm ZMapp. Er überlebte. Etwa zur selben Zeit erkrankten auch zwei amerikanische Missionare der Hilfsorganisation Samaritan's Purse, die sich in Monrovia im Eternal Love Winning Africa Hospital (ELWA) um Patienten gekümmert hatten. Nach einer längeren Diskussion wurde beschlossen, Kent Brantly und Nancy Writebol zur Notfallversorgung ins Emory University Hospital in Atlanta zu bringen; um ihren Zustand zu stabilisieren, erhielten sie als Erstes ZMapp. Auch sie überlebten. Der Unterschied in der Behandlung, die den amerikanischen Missionaren zuteilwurde, entging auch Khans älterem Bruder C-Ray nicht. »Wenn sie für Amerikaner gut genug war, hätte sie auch für meinen Bruder gut genug sein können«,[31] meinte er – und viele Experten teilten seine Auffassung. Besorgt, dass die besseren Ergebnisse bei der Behandlung von ausländischem medizinischem Personal das Vertrauen in die Ebola-Behandlungszentren noch weiter unterminieren könnten, vertraten viele die Ansicht, es sei wichtig, die »Peitsche« Einschränkungen durch das »Zuckerbrot« Behandlung zu ersetzen.[32] Ebenso wichtig war, dass nach Khans Tod Schockwellen durch Sierra Leones medizinische Gemeinschaft liefen, die man auch in Freetown spürte. In einem Land, in dem ein Arzt auf 45 000 Einwohner kommt (in Großbritannien ist das Verhältnis 1:88), konnte es sich die Regierung schlicht nicht leisten, ihre Leitfigur im Kampf gegen Ebola zu verlieren, einen Mann, den Ernest Bai Koroma, der Präsident von Sierra Leone, als »Nationalhelden« bezeichnet hatte. Das führte dazu, dass Koroma am Tag nach Khans Tod den Notstand ausrief und eine dem Präsidenten unterstellte Taskforce einrichtete, die den Umgang mit Ebola im Land überwachen sollte.

***

Dem Virus kamen nicht nur die durchlässigen Grenzen am Mano-Fluss in Sierra Leone zugute, die den Menschen das ungehinderte Hin-und-her-Reisen ermöglichten. Auch in Liberia waren die Gesundheitseinrichtungen in keiner Weise darauf vorbereitet, dass Ebola aus Guinea herüberkommen würde, und die Mediziner mussten die Lektionen früherer Ausbrüche noch einmal von Grund auf neu lernen. Ein gutes Beispiel dafür ist das Borma Hospital in Foya im Lofa County, wo sich nach allgemeiner Auffassung der Indexfall von Liberia ereignete. Epidemiologen der CDC verfolgten die Ebola-Infektionskette bis in die ersten Apriltage zurück, als eine Frau aus Guéckédou in Foya ankam. Damals besaß Liberia kein Labor, das einen ELISA-Test, geschweige denn eine PCR, durchführen konnte. Weil sich die Frau mit starkem Durchfall vorstellte, nahm der diensthabende Arzt an, es sei Cholera. Sogar als sie am zweiten Tag hämorrhagische Symptome zu zeigen begann, dachte der Arzt nicht an Ebola, sondern vermutete, sie habe außerdem eine Infektion mit Lassaviren. Doch das Fehlen von diagnostischen Möglichkeiten war nicht der einzige Grund, weshalb sich Ebola in Foya festsetzen konnte. Die Pflegekräfte waren nur unzureichend in Infektionskontrolle ausgebildet, sie besaßen weder Einmalhandschuhe noch Masken, und sie hatten nur sehr begrenzten Zugang zu fließendem Wasser – alles unverzichtbare Erfordernisse, die bereits Jahrzehnte zuvor von Ebola-Experten ausgemacht worden waren, die jedoch wegen des chronisch unterfinanzierten Gesundheitswesens in Liberia fast überall fehlten. In der Folge infizierten sich innerhalb weniger Tage mehrere Patienten und Pflegekräfte mit dem Virus. Einmal in Foya angekommen, hatten die Behörden wenig Chancen, seine weitere Ausbreitung bis in die liberianische Hauptstadt noch aufzuhalten. Vermutlich wurde es von einem Patienten nach Monrovia gebracht, der sich mit einem Motorradtaxi ins Firestone-Behandlungszentrum am Rand der Stadt fahren ließ. Unterwegs steckte er nicht nur den Fahrer an, sondern noch andere Menschen. Das führte dazu, dass Liberia am 7. April über 21 Ebolafälle und zehn Ebola-Tote berichtete. Doch zwischen dem 9. April und Ende Mai wurden keine neuen Fälle registriert, und im Juni zeigte sich die WHO zuversichtlich, dass Liberia ebolafrei war, nachdem während zweier kompletter Inkubationszeiten (zweimal 21 Tage) keine neuen Fälle erfasst worden waren.

Wie in Guinea sollten sich die offiziellen Zahlen als irreführend herausstellen. Ebola war keineswegs verschwunden, es war lediglich abgetaucht. In der Tat legen rückschauende phylogenetische Analysen nahe, dass zu dieser Zeit mindestens drei verwandte Stämme gleichzeitig in dem Dreiländereck unterwegs waren.[33] Den ersten Hinweis auf einen Wiederanstieg der Infektionszahlen in Liberia gab es Anfang Juni, als sechs Personen in New Kru Town erkrankten. Bald darauf tauchten neue Fälle im John F. Kennedy Medical Center auf, dem am besten ausgestatteten Krankenhaus des Landes. Es war während des langen Bürgerkriegs in Liberia schwer beschädigt worden und verfügte weder über eine Isolierstation noch über Schutzausrüstungen. Das hatte wie in Kenema zur Folge, dass das Virus schnell auf Ärzte und Pflegekräfte übergriff, sodass die Behörden das Krankenhaus Mitte Juli schließen mussten. Die einzige andere Einrichtung, die Ausrüstung für die Behandlung von Ebolapatienten besaß, war das ELWA, das von der missionierenden evangelikal-christlichen Gemeinschaft namens Samaritan's Purse betrieben wurde. Das ELWA war schnell überfordert. Am 22. Juli schließlich brach Kent Brantly zusammen und löste die Diskussionen aus, die Ende des Monats zu seiner Evakuierung – und der seiner Kollegin Nancy Writebol – nach Atlanta führten. Die Liberianer dagegen kamen nicht in den Genuss solcher Privilegien. Über diese Ungleichheit in der medizinischen Behandlung war ein Liberianer so erzürnt, dass er Ende Juli das Notfall-Lagezentrum der Regierung stürmte, eine Brandbombe warf und die Computer zerstörte, die für die Nachverfolgung der Ebolafälle verwendet wurden. Inzwischen hatte Samaritan's Purse das ELWA geschlossen und ein neues Krankenhaus – ELWA 2 – direkt daneben errichtet. Doch es gab immer noch nicht genug Betten, was Patienten dazu veranlasste, auf dem Gelände davor zu kampieren. Die Bilder von todkranken Menschen, die auf der Straße zusammenbrachen, während sie darauf warteten, ins ELWA 2 aufgenommen zu werden, hätten eigentlich die Wende herbeiführen müssen, da sie die gleiche Warnung beinhalteten, die die MSF schon früher ausgesprochen hatten – dass die Epidemie in Westafrika außer Kontrolle war. Doch die WHO-Beamten in Genf zögerten offenbar immer noch, den Ausbruch als etwas, das mehr war als eine – wenn auch schwere – regionale Gesundheitskrise, zu behandeln.

Das änderte sich erst, als ein liberianisch-amerikanischer Rechtsanwalt in Lagos ankam, einer der bevölkerungsreichsten Städte Afrikas. Am 20. Juli hatte Patrick Sawyer ein Flugzeug in die nigerianische Hauptstadt bestiegen. Er war Angestellter der Bergbaugesellschaft ArcelorMittal und als Repräsentant des liberianischen Finanzministeriums unterwegs zu einer Konferenz in Calabar, im Süden Nigerias. Diese Geschichte erzählte Sawyer zumindest den Beamten bei seiner Ankunft am Murtala Mohammed International Airport in Lagos. Tatsächlich hatte sich Sawyer ein paar Tage vorher um seine kranke Schwester gekümmert, die bereits mit dem Ebolavirus infiziert war. Eine These ist, dass er verzweifelt versuchte, nach Nigeria zu kommen, weil er sich dort eine bessere medizinische Versorgung versprach. Aber leider musste sich Sawyer bereits während des Flugs nach Lagos erbrechen, verlor blutigen Stuhl und brachte so andere Passagiere in Gefahr. Nach der Landung wurde er ins First Consultant Hospital in Lagos eingeliefert, wo er zunächst leugnete, Kontakt zu irgendwelchen infizierten Personen gehabt zu haben, und unbedingt entlassen werden wollte, damit er seine Reise nach Calabar fortsetzen konnte. Die Pflegekräfte glaubten anfangs, er habe Malaria, doch als sich seine Symptome verschlimmerten, wurde eine Ärztin misstrauisch und beschloss, ihn auf Ebola zu testen. Nachdem der Bluttest positiv ausgefallen war, ließ sie rasch eine Isolierstation einrichten und Schutzausrüstungen ausgeben und alarmierte die Behörden, damit die anderen Flugzeugpassagiere nachverfolgt wurden. Insgesamt infizierte Sawyer 19 Menschen, und es ist allein der schnellen Reaktion dieser Ärztin zu verdanken, dass sich der Ausbruch hier nicht weiter verbreitete. Allerdings konnte sie die Infektion nicht stoppen, sodass Sawyer fünf Tage später starb. Im August wurde sie selbst krank und starb – ein weiteres tragisches Ebola-Opfer unter dem medizinischen Personal.

Der Fall Sawyer war ein Weckruf. Die liberianische Präsidentin Ellen Johnson Sirleaf ließ die Landesgrenzen schließen und verbot Diplomaten, ins Ausland zu reisen. Die Vereinigten Staaten reagierten prompt, gaben eine Reisewarnung an ihre Bürger heraus, sich von der einstmals für befreite amerikanische Sklaven gegründeten Kolonie fernzuhalten, gefolgt von der Nachricht, dass die Samaritan's-Purse-Missionare in Atlanta gelandet waren, und Donald Trump, damals noch New Yorker Bauunternehmer, twitterte: »Lasst keine EBOLA-Patienten in die USA«, und: »Die USA können nicht erlauben, dass mit EBOLA infizierte Menschen zurückkommen. Großartig, dass Leute an weit entfernte Orte gehen, um Gutes zu tun – aber dann müssen sie auch die Konsequenzen tragen!«[34] Panik machte sich breit, und mehrere große Fluglinien, British Airways und Air France eingeschlossen, stellten ihre Flüge nach Liberia, Guinea und Sierra Leone ein, am

Ende blieben noch Brussels Airlines und Royal Air Maroc übrig, die weiterhin medizinisches Personal und lebenswichtige Hilfe nach Westafrika und von dort herausbrachten. »Wir müssen den Tatsachen ins Gesicht sehen«, klagte Peter Piot, der Direktor der London School of Hygiene and Tropical Medicine, »es gibt nicht nur eine Ebola-Epidemie in Westafrika, sondern außerdem noch eine zweite Epidemie, eine Epidemie der Massenhysterie.«[35]

Während all dies geschah, hielt Margaret Chan felsenfest an ihrer Überzeugung fest, dass der Ausbruch keine weitergehenden WHO-Maßnahmen rechtfertigte. Doch jetzt war jedem klar, dass sich Ebola schneller und weiter ausbreitete, als die WHO vorhergesehen hatte, und als Sirleaf am 6. August den nationalen Notstand ausrief, wurde der Druck auf Chan zu groß. Am 8. August beugte sie sich endlich dem internationalen Druck und erklärte Ebola zum PHEIC. Joanne Liu, die Präsidentin der Médecins Sans Frontières, sollte das später mit der ätzenden Bemerkung kommentieren, Chans Entscheidung habe weniger mit der wachsenden humanitären Krise in Afrika zu tun gehabt als viel mehr mit der Furcht, dass Ebola nur noch eine Flugzeugreise von einer größeren amerikanischen oder europäischen Metropole entfernt war. »Fehlender politischer Wille war einfach keine Option mehr, als man zu begreifen begann, dass Ebola übers Meer kommen könnte«, sagte sie. »Als Ebola anfing, die internationale Sicherheit zu bedrohen …, wachte die Welt endlich auf.«[36]

Leider hatte die Epidemie zu diesem Zeitpunkt auch die medizinischen und humanitären Kapazitäten der MSF fast an ihre Grenzen gebracht. Als die Epidemie im März begann, gab es eine Handvoll Ebola-Veteranen, auf die die MSF zählen konnten. Danach hatten sie all ihre Fachleute für hämorrhagische Fieber zusammengetrommelt, dazu erfahrenes medizinisches Personal und Logistiker, und sie hatten weitere tausend Freiwillige in Crashkursen im Umgang mit Ebola geschult. Zur selben Zeit begann die Organisation in Monrovia mit dem Bau von ELWA 3, das nach seiner Fertigstellung Ende September das größte Ebola-Behandlungszentrum der Welt sein sollte. Doch die Evakuierung der beiden Amerikaner hatte eine allgemeine Lähmung zur Folge. Samaritan's Purse stellte umgehend seine Aktivitäten in den beiden Ebola-Behandlungszentren in Monrovia und Foya ein – die einzigen, die das Land zu der Zeit hatte – und überließ es den MSF, die volle Last der Krise zu schultern. Auch der von der WHO ausgerufene Internationale Gesundheitsnotstand löste nicht sofort Interventionen von anderen humanitären Hilfsorganisationen aus, etwa vergleichbar denen, die man während Naturkatastrophen wie dem Erdbeben auf Haiti 2010 oder dem Taifun Haiyan auf den Philippinen 2013 erlebt hatte. Im Gegenteil, zunächst einmal verschlimmerte sich alles. »Wir wollten es nicht sagen, aber alle ließen sich Zeit mit dem Kommen und Mitmachen«, so Liu.[37]

Ein Grund für diese Lähmung war Angst. Seit der Veröffentlichung von *Hot Zone,* dem Bestseller des New Yorker Journalisten Richard Preston aus dem Jahr 1994, wird Ebola in der Öffentlichkeit als der schiere Horror wahrgenommen. Preston bezieht sich in seinem Buch auf den Ausbruch in der Primatenstation in Reston, Virginia, von 1989 sowie auf Interviews mit Überlebenden des Ausbruchs in Yambuku. Er beschreibt mit Vorliebe die blutigsten und am schrecklichsten anzusehenden Ebola-Symptome, wie das im Endstadium mancher Patienten zu beobachtende Austreten von Blut und anderen Flüssigkeiten aus Augen, Nase und Eingeweiden (»Ausbluten«). Und obwohl diese Symptome glücklicherweise nur selten vorkommen, trugen sie dazu bei, Ebola in der Vorstellung der Öffentlichkeit als »molekularen Hai«,[38] wie es Preston formulierte, zu verankern. Durch den fantasievollen Gebrauch von Flyern, versehen mit Warnungen vor biologischen Gefahren und ausufernden Schilderungen des Zwischenfalls in Reston, verstärkte Preston zudem den Eindruck vom Ebolavirus als einer potenziellen biologischen Waffe, einer Waffe, die jederzeit aus den Urwäldern Afrikas oder aus dem Labor eines geisteskranken Terroristen auftauchen könnte, um dann Panik zu verbreiten und die Zukunft der Menschheit zu bedrohen. »Eine winzige Veränderung im genetischen Code«, so warnte er, »und es könnte sich in einen Husten verwandeln und durch die gesamte Menschheit rasen.«[39] Fachleute sagten später, die Sorge, Ebola könnte so vielleicht irgendwann über Aerosole verbreitet werden, sei maßlos übertrieben. Nichtsdestoweniger führte die räumliche Nähe von Reston zur US-Hauptstadt dazu, dass Ebola als potenzielle biologische Waffe wahrgenommen wurde und bei einer Konferenz der American Society of Tropical Medicine and

Hygiene in Honolulu für ein Planspiel* ausgewählt wurde.[40] Von größerer Bedeutung ist, dass der Zwischenfall in Reston dazu beitrug, dass Ebola neben AIDS in der ikonischen Liste der neuen Infektionskrankheiten des IoM von 1992 auftauchte.

***

Mitte August stapelten sich die Leichen in den Straßen von Monrovia, und die Verzweiflung von Präsidentin Sirleaf wuchs. In einem Anfall von Panik verfügte sie, dass Ebolapatienten in ein vorübergehendes Auffanglager gebracht werden sollten, in eine dafür eingerichtete Schule in West Point, einem der Slums von Monrovia, wo 50 000 zumeist bitterarme Menschen lebten. Einwohner von West Point plünderten daraufhin die Schule, und 17 Ebolapatienten flüchteten in den Slum. Vier Tage später, am 20. August, wies Sirleaf Polizei und Militär an, alle Ausfallstraßen zu blockieren, und stellte den gesamten Stadtteil unter Quarantäne.

West Point war eine Hochburg der Opposition, und schon bald machten Gerüchte die Runde, Ebola sei eine Erfindung und Sirleaf wolle in Wahrheit nur einen bewaffneten Aufstand unterdrücken. Als die Preise für Nahrungsmittel explodierten, gingen die in ihrem Slum festgesetzten Einwohner aus Protest auf die Straße. Und als eine von der Regierung eingesetzte Kommissarin versuchte, ihre Familie unter Polizeischutz aus West Point wegzubringen, stürmte ein wütender Mob die Barrikaden. Polizisten und bewaffnete Soldaten trieben die Leute mit Schlagstöcken und Schutzschilden zurück, doch als die Aufständischen begannen, Steine zu werfen, eröffneten sie das Feuer und verletzten zwei junge Männer. Tragischerweise verstarb einer von ihnen, ein 15-Jähriger namens Shakie Kamara. Es klingt unglaublich, aber Kamaras Tod brachte Sirleaf zur Vernunft, und zehn Tage später

---

* Diese Simulation eines Ernstfalls prophezeite die Ebola-Epidemie von 2013–2016 in geradezu gespenstischer Weise: Sie ging von einem Ausbruch an der Grenze dreier fiktiver Staaten in Äquatornähe aus, wo Bürgerkriege zu einer gefährlichen Konzentration von Flüchtlingen geführt hätten, die unter schlechten hygienischen Bedingungen in grenznahen Zeltstädten lebten.

hob sie die Quarantäne auf. Aber der Schaden war nicht wieder-
gutzumachen, und das Misstrauen der Öffentlichkeit gegenüber
den Maßnahmen zum Gesundheitsschutz vertiefte sich.

Geschockt von den Szenen brutaler Polizeigewalt, reiste Tom
Frieden, der Direktor der CDC, Ende August nach Westafrika,
um die Lage einzuschätzen; er traf sich mit Sirleaf und anderen
westafrikanischen Führern. Obwohl er schon andere heftige Ausbrüche von Infektionskrankheiten gesehen hatte, fand Frieden,
die Bedingungen in Liberia seien »unvorstellbar«. Bei einem Zwi-
schenstopp in der hastig errichteten Behandlungseinheit der MSF
in Monrovia erfuhr er zu seinem Entsetzen, dass hier ein Arzt auf
120 Patienten kam.

> Da lagen Menschen …, die um ihr Leben rangen, direkt neben
> Verstorbenen …, doch um einen Toten wegzubringen, braucht
> man sechs Personen in Schutzanzügen, und sie hatten nicht so
> viele Leute … Ich erinnere mich besonders an ein Zelt, in dem
> ich war, dort gab es acht Betten oder acht Matratzen auf dem
> Boden, und eine Frau mit wunderschön geflochtenem Haar lag
> mit dem Gesicht nach unten auf einer davon. Als ich genauer
> hinsah, merkte ich, dass sie tot war; Fliegen saßen auf ihren Bei-
> nen, sie gehörte zu denen, die man nicht wegbringen konnte. So
> viele Tote zu haben, dass man mit dem Beerdigen nicht nach-
> kommt, ist der pure Horror.[41]

Frieden warnte Sirleaf, dass die Situation, so schlimm sie auch
sei, bald noch viel schlimmer würde und dass sie, wenn sie die
Epidemie in den Griff bekommen wolle, das Ebola-Management
auf professionelle Füße würde stellen müssen. Er gab ihr auch
den Rat, sich mit den Gemeinden ins Benehmen zu setzen, da
es keine Möglichkeit gebe, die Bettenkapazität schnell genug zu
erhöhen. Nach seiner Rückkehr in die Vereinigten Staaten erstat-
tete Frieden Präsident Barack Obama Bericht, er sagte ihm, die
Situation sei noch schlimmer, als er befürchtet habe. Dann gab
er eine Pressemitteilung heraus, in der er die lahme Reaktion der
WHO auf die Ebola-Epidemie mit dem zögerlichen Abwarten verglich, das er in den ersten Jahren von AIDS erlebt hatte. Zu diesem Zeitpunkt hatte auch Liu beschlossen, in die Vollen zu gehen.

In einer emotionalen Rede vor der UN am 2. September in New York beklagte sie die »Koalition des Nichtstuns« und warnte, das Abbrechen der Verbindungen zu den betroffenen Ländern, in der Hoffnung, die Epidemie werde sich totlaufen, sei keine Lösung.

> Um die Epidemie einzudämmen, ist es unumgänglich, dass Staaten sofort zivile und militärische Ausrüstung sowie Expertise im Umgang mit biologischen Gefahren entsenden ... Wenn wir dieses Feuer löschen wollen, müssen wir in das brennende Haus hineingehen.[42]

Zu diesem Zeitpunkt gab es in Liberia etwa 1400 bestätigte Ebola-Infektionen oder -Verdachtsfälle und fast 700 Tote. Angesichts der Tatsache, dass sich die Infektionszahlen in Liberia alle 15 bis 20 Tage verdoppelten und die Situation in Sierra Leone nicht wesentlich besser aussah, sagten die CDC-Experten, die Krankheitsmodelle berechneten, voraus, dass es in beiden Ländern bis Ende September 16 000 Ebolafälle geben könnte. Würden keine weiteren Maßnahmen ergriffen und die aktuellen Verhaltensmuster beibehalten, dann könnte die Situation bis zum Jahreswechsel katastrophal sein, so die CDC, mit bis zu 550 000 Fällen in Liberia und Sierra Leone oder 1,4 Millionen, wenn man davon ausgehe, dass nicht alle Fälle berichtet und registriert würden.[43] »Irgendetwas ist anders in Monrovia«, sagte Armand Sprecher von den MSF im August zu einem Reporter der New York Times. »Eine derart rasende Ausbreitung haben wir in einer städtischen Umgebung noch nie erlebt.«[44]

Und als es aussah, als könnte es in Liberia nicht mehr schlimmer werden, geschah genau das. Im August ist Regenzeit, und als der Regen auf die Gräber der hastig verscharrten Ebola-Opfer niederprasselte, wurden die Toten an die Oberfläche geschwemmt. Der Anblick verwesender Leichen führte zur Panik und veranlasste Sirleaf, die Verbrennung der Toten anzuordnen. Obwohl das Verbrennen von Toten in der liberianischen Kultur absolut verpönt ist, fügten sich die Menschen dieses Mal. »Die Leute akzeptierten es, und es gab keinen Aufruhr mehr deswegen«, sagte Kevin De Cock, der Leiter der CDC-Mission in Liberia. »Ein bisschen Widerstand ja, aber in der Regel wurde es gemacht.«

Dann kam die nächste Überraschung: Die Menschen hörten auf, einander anzufassen. Diese plötzliche Verhaltensänderung verwunderte De Cock und andere westliche Beobachter zunächst, doch als sie später darüber nachdachten, erschien sie ganz logisch. Bruce Aylward, der stellvertretende WHO-Generaldirektor für Polio und Notfälle, meinte, die Verhaltensänderung sei genau deshalb in Monrovia eingetreten, weil die Krise dort so extrem und das Versagen der WHO so groß gewesen sei:

Plötzlich wusste ganz Monrovia, dass Ebola Realität ist – Ebola tötet. Ebola bringt mich um, wenn ich nicht ein oder zwei Dinge anders mache. Die Angst war gewaltig, und niemand wusste, was es war. Sie kannten den Unterschied zwischen einem Virus und einem Bakterium oder was auch immer nicht, aber sie wussten, dass sie etwas anders machen mussten ..., und das Erste, was Menschen tun, wenn die Angst übermächtig wird, ist, sich zurückziehen, und ihr verändertes Verhalten führte dazu, dass sich das Geschehen plötzlich verlangsamte und der Druck aus dem Kessel genommen wurde.[45]

In Sierra Leone kam es etwa zur gleichen Zeit spontan zu ähnlichen Verhaltensänderungen, vor allem in Kailahun und in Kenema, den beiden Distrikten, die als erste und am härtesten von Ebola betroffen gewesen waren. An anderen Orten jedoch hielt sich der Widerstand gegen die Maßnahmen zur Ebolakontrolle. Ein besonders großes Problem stellte der Verstoß gegen die Regeln in der Western Area dar, der Region, in der Freetown mit seinen ausufernden Vorstädten liegt, und in Porto Loko, einem 5700 Quadratkilometer umfassenden Distrikt nördlich der Hauptstadt, der von Sümpfen und Flüssen durchzogen ist. Im März 2015 beispielsweise, kurz bevor Liberia seinen letzten Ebolapatienten aus dem Krankenhaus entließ, entzog sich ein mit Ebola infizierter Fischer den Kontaktverfolgern der Regierung und überredete drei Kollegen, ihn auf eine abgelegene Insel in den Rhombe-Sümpfen – in Sichtweite des Flughafens in Lungi – zu bringen. Dort suchte er einen traditionellen Heiler auf, ehe er seine Fahrt übers Meer fortsetzte und nach Aberdeen, eine Ortschaft in den Ausläufern von Freetown, gelangte und am Kai von

Tamba Kula anlegte, nur einen Steinwurf entfernt vom Radisson Blu Mammy Yoko, dem ersten Luxushotel der Stadt. Mittlerweile war der Fischer eine wandelnde Virenschleuder, gleich nach seiner Ankunft begab er sich in den von Oxfam errichteten Toilettenbau, wo er blutige Flüssigkeit erbrach. Das führte dazu, dass sich 20 Einwohner von Tamba Kula mit Ebola ansteckten und die Behörden die Gemeinde Aberdeen für 21 Tage unter Quarantäne stellten. Theoretisch hätte dies das Ende der Übertragungskette bedeuten müssen, doch allen Bemühungen der Kontaktverfolger zum Trotz konnte einer der Männer, die den Fischer auf dem Boot begleitet hatten, entkommen. Er ließ sich von einem Motorrad nach Makeni mitnehmen, das drei Stunden Fahrt von Freetown entfernt ist, und dort steckte er drei weitere Menschen, inklusive eines traditionellen Heilers, an. Alle vier wurden schlussendlich aufgespürt und in ein nahe gelegenes Ebola-Behandlungszentrum gebracht. Doch sie verweigerten allesamt die Behandlung, weil sie befürchteten, von den Pflegekräften mit »Ebola-Gewehren«, wie es der Heiler nannte, umgebracht zu werden – er meinte damit die elektronischen Thermometer, mit denen man bei den Patienten die Temperatur misst.

In einem Versuch, die letzten Ebola-Infektionsnester zu beseitigen, startete die Regierung eine Aufklärungskampagne unter dem Krio-Slogan »Leh we tap Ebola« (Lasst uns Ebola beenden). Gleichzeitig trafen sich Behördenvertreter mit lokalen Stammesführern und baten sie, ihren Einfluss bei den Dorfoberhäuptern geltend zu machen, damit diese Informationen über verdächtiges Verhalten meldeten. In vielen Teilen des Landes funktionierte das, nur in Porto Loko gab es einige Dorfälteste, die Ebolapatienten verheimlichten und vor geheimen Beerdigungen die Augen verschlossen. Daher kam es in Sierra Leone, anders als in Liberia, nicht zu spontanen Verhaltensänderungen und zu einem plötzlichen Rückgang der Fälle. Stattdessen dauerte der Ausbruch bis zum Sommer 2015 an.

Die Wende brachte am Ende erst die Mobilisierung weiterer Ressourcen durch die internationale Gemeinschaft. Wegen der Bedrohung, die der Ausbruch für die Sicherheit darstellte, rief UN-Generalsekretär Ban Ki-moon am 18. September 2014 die UN-Mission für Ebola-Notfallmaßnahmen (United Nations Mission for Ebola Emergency Response, UNMEER) ins Leben, um die Maßnahmen zu verstärken und die Lieferung von logistischer und technischer Unterstützung in die Ebola-Gebiete zu koordinieren. In der Geschichte der UN war es erst das zweite Mal, dass der Ausbruch einer Infektionskrankheit dort diskutiert wurde – das erste Mal war wegen AIDS 1987 –, und es hatte eine ähnlich wachrüttelnde Wirkung. Präsident Obama versprach, 3000 Mann nach Liberia zu schicken, und bis Jahresende hatte der US-Kongress einer Ebola-Notfallhilfe in Höhe von 5,4 Milliarden US-Dollar zugestimmt, so viel war noch nie zuvor für eine neue Infektionskrankheit zur Verfügung gestellt worden. Bis Ende März 2015 hatten Großbritannien, Frankreich und die Vereinigten Staaten militärische Mittel in beträchtlicher Höhe mobilisiert, und Tausende medizinische Helfer und Kontaktverfolger aus über 20 Ländern waren auf dem Weg nach Afrika, um dabei zu helfen, »wieder auf null« zu kommen.[46] Nichtsdestoweniger sollte es noch ein weiteres Jahr dauern, bis die WHO das Ende der Epidemie attestierte. Insgesamt hatte es fast 29 000 Infektionen mit dem Ebolavirus gegeben, 11 300 davon endeten tödlich. Es war der schlimmste Ausbruch dieser Krankheit in der Geschichte, doch obwohl fünf Länder in Westafrika davon betroffen waren, konnte das Weltuntergangsszenario einer Pandemie abgewendet werden.

***

Wie SARS machte auch die Ebola-Epidemie die Risiken deutlich, die das Auftauchen neuer Krankheitserreger in einst entlegenen Weltgegenden für die immer stärker vernetzte Welt bedeutet. Der Ebola-Ausbruch in Westafrika war genau das Szenario, das das IoM in den frühen 1990er-Jahren vor Augen hatte, als es vor den Gefahren warnte, die der wachsende internationale Luftverkehr und der Welthandel für die Verbreitung neuer Infektionskrankheiten darstellt. Diese Risiken wurden den Amerikanern zum ersten Mal sehr bewusst, als Patrick Sawyer in Lagos ankam, und zum zweiten Mal, als sich im September 2014 ein weiterer mit Ebola infizierter liberianischer Staatsbürger in einem Krankenhaus in Texas zeigte. Am 25. September hatte Thomas Duncan die Notfallaufnahme im Texas Health Presbyterian Hospital Dallas aufgesucht, er klagte über Bauchschmerzen und Übelkeit.

Doch obwohl er dem Krankenhauspersonal erklärte, dass er vor Kurzem in Liberia gewesen sei, dachte niemand daran, ihn auf Ebola zu testen; er wurde mit Paracetamol und einer Packung Antibiotika nach Hause geschickt. Drei Tage lag der 42-Jährige fiebernd in der Wohnung eines Freundes in Dallas, ehe er am 28. September mit dem Rettungswagen abgeholt und wieder ins Krankenhaus gebracht wurde. Erst jetzt testete man ihn auf Ebola. Unglücklicherweise war Duncan nun bereits hoch infektiös und fing an, sich massiv zu erbrechen. Er starb zehn Tage später, nachdem er zwei Krankenschwestern angesteckt hatte.[47]

Ähnlich wie die Terrorangriffe von 9/11 legte der Fall Duncan offen, wie durchlässig der amerikanische Luftraum ist – auch für exotische Krankheitserreger, die dank des Luftverkehrs binnen 72 Stunden in jeder beliebigen Stadt der Welt sein können – und wie verwundbar die Vereinigten Staaten dadurch werden.[48] Wenig verwunderlich also, dass – noch bevor Donald Trump nach einem Einreisestopp für Ebolapatienten und aus dem Ausland zurückkehrendes medizinisches Personal rief – die Suche nach den Schuldigen bereits begonnen hatte. Die meisten machten die WHO dafür verantwortlich. Dort habe es keine klare Richtung und auf den höchsten Ebenen der UN-Organisation einen »Mangel an Führung« gegeben, schloss Christopher Stokes, der Generaldirektor des Brüsseler Zweigs der MSF, ein Jahr nach Beginn der Epidemie. »Anstatt rein beratend tätig zu sein, ... hätte die WHO schon viel früher erkennen müssen, dass dieser Ausbruch einen größeren Einsatz von Material und Menschen erforderlich macht.«[49] Dame Barbara Stocking, die Vorsitzende des Ebola Interim Assessment Panel, eines unabhängigen Expertengremiums, das von der WHO den Auftrag hatte, deren Reaktionen auf die Krise zu untersuchen, äußerte sich ähnlich vernichtend. Ihrer Ansicht nach offenbarte die Ebola-Epidemie zum einen Mängel in der Arbeitsweise der WHO und zum anderen in der Umsetzung der internationalen Gesundheitsvorschriften; was man gebraucht hätte, so Stocking, wären »unabhängige und mutige Entscheidungen« des Generaldirektors und des WHO-Sekretariats gewesen – Eigenschaften, die in den ersten Monaten der Krise offenkundig »nicht vorhanden« gewesen seien.[50]

Doch wenn die WHO schuld war, dann galt das auch für

andere Organisationen. Im März 2014 zum Beispiel hatten die CDC Pierre Rollin, einen ihrer Topexperten für Ebola, nach Guinea geschickt. Der stellvertretende Leiter des Bereichs für besondere Krankheitserreger der CDC hatte bereits mehrere Ebola-Ausbrüche miterlebt, außerdem besitzt der freundliche Franzose das Talent, die Wissenschaft der Filoviren in laienverständliche Sprache zu übersetzen. Frieden hoffte, dass Rollin als französischer Muttersprachler ein Vertrauensverhältnis zu Guineas Präsidenten Alpha Condé aufbauen und ihn überreden könnte, eine Einladung an die CDC auszusprechen, das Land bei der Überwachung und der Steuerung der Maßnahmen zu unterstützen. Rollin enttäuschte die Erwartungen nicht und überzeugte Condé rasch davon, dass er die Hilfe der CDC brauchte und dass es kontraproduktiv wäre, die guineischen Grenzen zu schließen. Als Nächstes richtete er ein Informationsverarbeitungszentrum ein, um Fälle zu registrieren und Personen, die möglicherweise mit dem Virus in Kontakt gekommen waren, aufzuspüren. Rollin war fünfeinhalb Wochen in Guinea, die meiste Zeit verbrachte er in Conakry, um die Fälle am Donka Hospital besser verfolgen zu können, aber er fand auch Zeit für Besuche in den Präfekturen nahe der Hauptstadt und entsandte Leute nach Guéckédou, die ihm aus dem Epizentrum des Ausbruchs berichteten. Ende April hatte es in Conakry seit mehr als einer Woche keinen neuen Patienten mehr gegeben, und Rollin stellte fest, dass die Zahl der Fälle auch in Waldguinea stark zurückgegangen war. Aus Sierra Leone wurden überhaupt keine neuen Fälle berichtet, während in Liberia seit vier Wochen kein neuer Fall aufgetreten war. Aus Rollins Sicht, war seine Aufgabe erledigt. Er erinnert sich, dass er, als er am 7. Mai ins Hauptquartier der CDC in Atlanta zurückkehrte, dachte: »Es sieht aus wie einer der üblichen Ausbrüche in früheren Regionen, und es fühlt sich auch ganz genauso an.«[51]

Als sich Ebola im Herbst 2014 jedoch nach Liberia und Sierra Leone ausbreitete, die Grenzen geschlossen wurden und Fluggesellschaften in Panik ihre internationalen Flüge einstellten, ruderte Rollin verzweifelt zurück. »Es war ein beispielloser Ausbruch; so etwas hat es noch nie gegeben«, sagte er der *New York Times* im Dezember. »Eine Menge Dinge wussten wir zu diesem Zeitpunkt noch nicht. Niemand hätte sich vorstellen können, dass eine Situation eintreten könnte, wie wir sie jetzt haben.«[52] Peter Piot, ein Veteran des ersten Ausbruchs 1976 in Yambuku, gab sich angesichts dieser Erfahrung ebenfalls ganz demütig. »Zusammen mit dem Schweizer Franken war dies vermutlich das Black-Swan-Ereignis der letzten zwölf Monate«, teilte Piot den Politstrategen mit, die sich am 21. Januar 2015 auf dem Weltwirtschaftsforum in Davos versammelt hatten, um über »globale Gesundheit« zu diskutieren – zwei Wochen nachdem die Schweiz überraschend angekündigt hatte, dass sie den Mindestkurs des Schweizer Franken gegenüber dem Euro aufheben und den Wechselkurs freigeben werde. »Das kam völlig unerwartet, und wir hätten es auf Grundlage der Erfahrung der vergangenen 37 Jahre nicht vorhersagen können.«[53]

Was hatte diese Experten so blind gemacht für das Risiko, das der Ausbruch in Waldguinea darstellte? Und warum reagierten die Gesundheitsorganisationen so langsam, selbst nachdem sich Ebola über die Grenzen von Sierra Leone und Liberia ausgebreitet hatte?

Auf diese Fragen gibt es mehrere Antworten. Zum einen hatten sich Ebolaviren bislang nur in Krankenhäusern vermehrt und nur gelegentlich in einem städtischen Umfeld für einen Ausbruch gesorgt, doch diese Ausbrüche waren immer schnell eingedämmt worden, indem man Isolierstationen einrichtete, konsequent mit Schutzausrüstungen arbeitete und infektiöse Kontaktpersonen unter Quarantäne stellte. Zum anderen hatten sich zur Jahrtausendwende die Befürchtungen verringert, das Ebolavirus könnte zu einem »Andromeda-Stamm«* mutieren, obwohl Bücher wie *Hot Zone* den Eindruck erweckten, es handle sich um ein höchst instabiles und extrem gefährliches Virus. Das lag vor allem daran, dass das Virenreservoir noch unbekannt war, denn die bekannten fünf Subtypen wiesen eine hohe Genomstabilität

---

* Anmerkung der Übersetzerinnen: Das bezieht sich auf den Roman *Andromeda* von Michael Crichton, in dem eine unbekannte Lebensform aus dem Weltraum alle Einwohner eines Dorfes bis auf einen Säugling und einen alten Säufer auslöscht. Bis die Wissenschaftler erkennen, womit sie es zu tun haben, ist die Lebensform mutiert und nicht mehr gefährlich.

auf. Und während die Mortalitätsrate beim Ausbruch in Yambuku 90 Prozent betrug, lag sie in Kikwit bei 78 Prozent und bei einem Ausbruch in Gabun im darauffolgenden Jahr bei 57 Prozent.[54] Trotz aller Besorgnis wegen der Virulenz der Ebolaviren bedeutete eine Infektion eindeutig nicht automatisch das Todesurteil. Tatsächlich hatte das Ebolavirus in den zwei Dutzend Ausbrüchen, die vor 2013 in Afrika aufgetreten waren, insgesamt gerade einmal 2200 Infektionen verursacht und bei keinem einzigen Ausbruch mehr als 280 Tote.[55] Verglichen mit AIDS oder wesentlich häufigeren Tropenkrankheiten wie Malaria, stellte Ebola eher ein Sicherheitsrisiko dar als eine große Gefahr für die öffentliche Gesundheit.

Leider hatten die Experten nicht bedacht, welche Bedeutung soziale Verhaltensweisen und die tief verwurzelten Sitten und Gebräuche, wie der Verzehr von Bushmeat oder die traditionellen Bestattungsrituale, für die Menschen besitzen. Sie hatten auch nicht mit der Mobilität der Bevölkerung im Grenzgebiet der drei Staaten gerechnet oder damit, dass die neuen Straßen die Zeit, die man brauchte, um in die Städte zu kommen, enorm verkürzten. Noch weniger klar war ihnen, welche Auswirkungen das weitverbreitete Misstrauen gegenüber Ausländern und Regierungsvertretern auf die Bereitschaft der betroffenen Gemeinden haben würde, die Bedrohung durch Ebola als real und nicht als üblen Trick anzusehen. Und zweifellos gab es noch weitere Gründe: Ein großes Problem war zu Beginn der Epidemie, dass in Westafrika keine Labore existierten, die auf Ebola testen konnten, und die Regierung Guineas darauf beharrte, nur im Labor bestätigte Fälle zu zählen. Zudem hatten medizinische Forschungseinrichtungen und Pharmafirmen wenig Interesse an den Tag gelegt, Studien zur Sicherheit von Impfstoffen und Medikamenten gegen Ebola durchzuführen, die sich in Tierversuchen als vielversprechend herausgestellt hatten, und noch weniger, wenn es darum ging, die Zulassung der Medikamente voranzutreiben. Stattdessen dümpelten ZMapp und andere experimentelle Medizinprodukte in den Regalen der Biotechfirmen vor sich hin.[56] Eine weitere Rolle spielte der Mangel an Ärzten und Pflegekräften, die für den Umgang mit Ebola ausgebildet und ausgerüstet sind, sowie die aufgrund chronischer Unterfinanzierung und häufiger Bürgerkriege nur rudimentär vorhandenen Gesundheitssysteme. Die möglicherweise wichtigste Lektion der westafrikanischen Ebola-Epidemie barg die Erkenntnis, dass das Zaire-Ebolavirus sehr wahrscheinlich schon seit Jahren in dem Dreiländereck unterwegs war. Tatsächlich stellte sich der Stamm, der den Ausbruch auslöste – die sogenannte Makona-Variante –, als praktisch identisch mit den Stämmen heraus, die bei früheren Ausbrüchen in Zentralafrika isoliert worden waren (in den Worten der Virusgenomik: Die Subtypen waren zu 97 Prozent homogen). Darüber hinaus legten phylogenetische Untersuchungen nahe, dass der Ausbruch von einem einzigen Übersprungsereignis ausgelöst wurde, dieses Ergebnis deckt sich mit den epidemiologischen Befunden und Berichten, dass der Indexfall im Dezember 2013 in Méliandou aufgetreten ist. Und noch eine aufregende Erkenntnis: Die Makona-Variante hatte sich erst vor etwa zehn Jahren von den anderen Varianten des Zaire-Ebolavirus abgespalten. Das bedeutet, dass sie erst vor Kurzem in Westafrika eingeführt worden war.[57] Darum ist es kaum verwunderlich, dass man den Berichten von Forschern wenig Aufmerksamkeit schenkte, die in Einheimischen, die wegen Lassafieber vorstellig geworden waren, auch Ebola-Antikörper entdeckt hatten.

Die Frage ist, wie gelangte das Zaire-Ebolavirus nach Guinea und warum gerade nach Guéckédou? Dass es von einem menschlichen Reisenden mitgebracht wurde, ist eher unwahrscheinlich: Es gibt kaum regelmäßige Reise- oder Handelsverbindungen zwischen Zentralafrika und Guéckédou, und die Fahrt von dort zum nächsten internationalen Flughafen in Conakry, Freetown oder Monrovia dauert zwölf Stunden. Schuld ist höchstwahrscheinlich ein Flughund. Neben dem Hammerkopf (*Hypsignathus monstrosus*) kommen in erster Linie der Franquet-Epaulettenflughund (*Epomops franqueti*) und der Kleine Halskrausenflughund (*Myonycteris torquata*) infrage. Diese Fledertiere kommen im gesamten subsaharischen Afrika, also auch in Guinea, vor, und einige sind vermutlich in der Lage, große Entfernungen zurückzulegen. Vielleicht brachte ein eigensinniger Flughund das Virus nach Waldguinea, wo es dann auf die dortige Fledertiergemeinschaft übersprang, die Kolonie von *Mops condylurus* eingeschlossen, die in dem hohlen Baum von Méliandou zu Hause war. Bei der Frage nach Guéckédou müssen wir nicht weiter schauen als bis zu den ehemaligen Waldflächen, die von Holzfällern und Farmern abgeholzt wurden. Die Kahlschläge wirken sich besonders schlimm aus, treiben sie doch die Fledertiere aus ihren Höhlen und in immer größere Nähe zu menschlichen Behausungen.

Und schließlich, warum ereignete sich der Ausbruch 2014 und nicht schon früher? Ohne weitere ökologische Untersuchungen, ohne ein besseres Verständnis der Übertragung von Ebolaviren und ohne Erkenntnisse, wo sich das Virus zwischen den Ausbrüchen aufhält, lässt sich das schwer sagen. Einige Beobachter jedoch bemerkten, dass der Ausbruch der Epidemie mit dem Beginn der Trockenzeit in Waldguinea zusammenfiel, das führte zu Spekulationen, die trockeneren Umweltbedingungen könnten die Zahl oder den Anteil infizierter Fledertiere in der Region irgendwie beeinflusst haben und – immer vorausgesetzt, dass Fledertiere tatsächlich das Reservoir für Ebolaviren darstellen – auch die Häufigkeit ihres Kontakts mit Menschen. Oder vielleicht hatten Emile und seine Freunde, die Kinder, die so viel Geschick beim Fangen von Lolibelos an den Tag legten, auch einfach nur Pech.

9
Z wie Zika

»Idealerweise denkt man global und handelt lokal.«

René Dubos, ein »verzweifelnder Optimist«

Das im Nordosten Brasiliens gelegene Recife ist eine Stadt der Kontraste. Flaniert man die eleganten, an den Boulevard Haussmann erinnernden Prachtstraßen entlang, die strahlenförmig vom renovierten Hafenviertel ausgehen, so könnte man glauben, man sei in Paris. Dieses Gefühl, sich ganz woanders zu befinden, wird noch verstärkt, wenn man einen Katamaran besteigt und auf dem Rio Capibaribe an den farbig bemalten barocken Gebäuden vorbeisegelt, die die Wasserseite von Santo Antônio, dem historischen Stadtzentrum, säumen. Mit seinem Netzwerk aus Kanälen und kunstvoll verschnörkelten Kirchen und Klöstern aus der Kolonialzeit nennt sich Recife zu Recht »das Venedig des Südens«. Mit den Gewinnen gebaut, die der Zuckerrohrhandel des 17. Jahrhunderts einbrachte, ist die Stadt ein Denkmal des Einfallsreichtums und der Weitsicht der ersten portugiesischen und niederländischen Siedler. Doch der erste Eindruck kann täuschen, und wenn man der üppig vergoldeten *Capela Dourada* den Rücken zukehrt und Richtung Westen nach Boa Vista geht, kommt man in eine Welt moderner Hochhauswohnanlagen und überdimensionierter Einkaufszentren; in den Lücken und Spalten dazwischen liegen die Wohngebiete der Armen.

Wie andere brasilianische Städte ist auch Recife berüchtigt für seine städtischen Elendsviertel und Favelas. Sie schmiegen sich an die parallel zur Küste verlaufenden Schnellstraßen und kauern sich über die in den Capibaribe mündenden Kanäle und andere Gewässer, die aus dem einstigen dichten Mangrovensumpf herausfließen. Zu den größten gehören die von Jaboatão dos Guararapes, einer Stadt, die sich im Süden von Recife an Boa Viagem anschließt, das Viertel mit dem kilometerlangen Strand, an dem sich internationale Hotels und Anlagen mit Luxuseigentumswohnungen aneinanderreihen.

Hier erwachte Brasilien im Jahr 2015 in einer verstörenden neuen Wirklichkeit. Im August dieses Jahres kamen in Jaboatão dos Guararapes sowie einigen benachbarten Städten Babys mit einer ungewöhnlichen Fehlbildung zur Welt. Die Gesichter der Kinder sahen bis in Höhe der Augenbrauen ganz normal aus, aber sie hatten buchstäblich keine Stirn, und als Kinderärzte ihren Kopfumfang maßen, stellten sie fest, dass der viel geringer war als sonst üblich: Er lag unter 32 Zentimetern, in einigen Fällen betrug er nur 26 Zentimeter – für ein Neugeborenes sind im Durchschnitt 35 Zentimeter normal. Viele der Babys schrien ununterbrochen, als hätten sie ständig Schmerzen, und sie ließen sich nur beruhigen, wenn man sie in warmem Wasser badete oder sie bäuchlings auf Pilatesbälle legte. Andere hatten Mühe, das Gesicht ihrer Mutter zu fokussieren, und die am schlimmsten betroffenen Kinder wurden von Krampfanfällen und Spasmen gequält und hatten grotesk verdrehte Gliedmaßen und Klumpfüße.

Eine der Ersten, die das neue Syndrom erkannten, war Vanessa van der Linden, eine Neuro-Pädiaterin mit holländischen Wurzeln, die am Hospital Barão de Lucena praktiziert, einem kommunalen Krankenhaus im Nordwesten von Recife. Anfang August untersuchte van der Linden Zwillinge. Einer der Jungen hatte eine schwere angeborene Mikrozephalie, van der Linden ordnete ein CT an und war alarmiert von dem, was sie sah: Das Gehirn des Kindes hatte nicht das Aussehen einer Walnuss, wie sonst normalerweise, sondern es war glatt und weiß, und über die Großhirnrinde verteilt befanden sich verkalkte Stellen. »So etwas hatte ich noch nie zuvor gesehen«, sagte sie.[1] Die Mutter des Kindes erinnerte sich, dass sie in den ersten Schwangerschaftsmonaten einen Ausschlag gehabt hatte, aber nichts, was zur Besorgnis Anlass gab. Überrascht ließ van der Linden Tests auf Röteln, Syphilis und Toxoplasmose (eine in Brasilien sehr häufige Erkrankung, die von einem Parasiten hervorgerufen wird, der Katzen befällt) durchführen, Krankheiten, von denen man weiß, dass sie bei Ungeborenen zu Missbildungen führen können; aber alle Testergebnisse waren negativ. Als Nächstes suchte sie nach genetisch bedingten Krankheiten – ein bekanntes Beispiel dafür ist das Downsyndrom –, aber auch hier waren die Testergebnisse negativ. Van der Linden war zwar besorgt, aber andererseits war der Zwillingsjunge nur eines von hundert Kindern, die jeden Monat in den Krankenhäusern von Recife zur Welt kamen. Doch zwei Wochen später, als sie ihren üblichen Rundgang durch die Geburtsstation machte, sah sie drei weitere Kinder mit Mikrozephalie und in der darauffolgenden Woche noch zwei. Da sie sich die neurologischen Schäden nicht erklären konnte, sprach sie mit ihrer Mutter Ana van der Linden, die ebenfalls Kinderärztin ist, über die besorgniserregenden Beobachtungen. »Há algo errado«, sagte sie zu ihr. »Da stimmt etwas nicht.«[2] Ihre Mutter teilte ihre Auffassung, denn sie hatte sieben ähnliche Fälle gesehen. Schon bald darauf wussten die van der Lindens von 15 Fällen in Krankenhäusern von Recife. In einem normalen Jahr bekommen Ärzte im gesamten Bundesstaat Pernambuco vielleicht fünf Fälle zu Gesicht. Das konnte kein Zufall sein.[3]

Die van der Lindens informierten sofort die Gesundheitsbehörde von Pernambuco und baten darum, nach anderen Berichten über neurologische Fehlbildungen bei Neugeborenen zu suchen. Wie sich herausstellte, waren in den Krankenhäusern des Bundesstaates insgesamt 58 Fälle registriert worden, die meisten davon innerhalb eines Zeitraums von vier Wochen. Außer den Tests auf Röteln, Syphilis und Toxoplasmose waren noch Tests auf Cytomegalo-, HI- und Parvoviren durchgeführt worden, alle mit negativem Ergebnis. Da sich niemand das Krankheitsbild erklären konnte, tat die Gesundheitsbehörde von Pernambuco das Einzige, was sie tun konnte: Sie bestellte einen Krankheitsdetektiv, Carlos Brito.

Brito, ein schlanker Mann mit drahtigem Haar, ist immer in Bewegung. Mit seiner Ausbildung als klinischer Infektiologe scheint er am glücklichsten zu sein, wenn er epidemiologische Daten analysiert oder wild auf seinem Laptop herumhämmert. Die ersten Erfahrungen mit der Kontrolle von Krankheitsausbrüchen sammelte Brito 1991, als er vom brasilianischen Gesundheitsministerium gebeten wurde, diagnostische Richtlinien für Ärzte während einer Cholera-Epidemie zu erstellen. Danach wurde er noch mehrfach um Rat gefragt, wenn sich in Brasilien Krankheitsausbrüche ereigneten, insbesondere solche, die von Arboviren wie dem Dengue- oder dem Chikungunyavirus verursacht wurden; außerdem arbeitet er eng mit der Osvaldo Cruz Foundation (Fiocruz) zusammen, der wichtigsten brasilianischen Organisation für öffentliche Gesundheitsfürsorge und medizinische Forschung. Im August 2014, ein paar Wochen nach dem Endspiel der Fußballweltmeisterschaft, wurde Brito nach Bahia gerufen, einem der Nachbarbundesstaaten von Pernambuco, der für seine mit Kokospalmen gesäumten Strände und das angenehme Klima berühmt ist. Ein paar Wochen zuvor war in Feira de Santana, einer Stadt etwa hundert Kilometer nördlich von Bahias bevölkerungsreicher Hauptstadt Salvador, eine Chikungunya-Epidemie ausgebrochen. Im Gesundheitsministerium war man besorgt und wollte, dass die Ärzte dort bessere Richtlinien für die Diagnose und das Erkennen der von Stechmücken übertragenen Erkrankung erhielten. Wie sich zeigen sollte, machten die dort gewonnenen Erfahrungen Brito zum idealen Kandidaten, um zwei Jahre später die mysteriösen Mikrozephaliefälle in Pernambuco zu untersuchen.

***

Arboviren* kommen in Südamerika endemisch vor. Das tödlichste Arbovirus, der Erreger des Gelbfiebers, wurde höchstwahrscheinlich Ende des 17. Jahrhunderts in Brasilien eingeschleppt, als Sklavenschiffe aus Westafrika die Häfen von Recife und anderen Küstenstädten anzulaufen begannen, um die Zuckerrohrplantagen mit Arbeitskräften zu versorgen. Mit diesen Schiffen landete auch *Aedes aegypti* an, die Hauptüberträgerin für Gelb-, Dengue- und Chikungunyafieber. Die kleine dunkle Stechmücke mit der weißen, wie eine Leier aussehenden Zeichnung auf dem Halsschild und den gestreiften Beinen kommt sehr häufig in Gebieten vor, in denen die öffentliche Wasserversorgung und Abwasserentsorgung schlecht sind. In Brasilien war *Aedes aegypti* seit den 1950er-Jahren mit DDT und anderen Pestiziden buch-

---

* »Arbo« ist die Abkürzung für englisch *arthropod-borne,* das heißt »von Gliederfüßern übertragen«.

stäblich ausgerottet gewesen, doch in den 1970ern kam sie zurück
und besiedelte nach und nach die rasch wachsenden Städte und
insbesondere die städtischen Elendsquartiere und Favelas. Heute
kommt *Aedes aegypti* überall in Recife und anderen brasilianischen Städten vor, und zwar in viel größerer Dichte als in der
Vergangenheit.

Die Stechmücke legt ihre Eier am liebsten in frisches Trinkwasser (während der Zeit des Sklavenhandels wuchsen die
Mückenlarven in den mit Trinkwasser gefüllten Fässern unter
Deck heran, ganz in der Nähe der angeketteten Sklaven, die so zur
Zielscheibe für die ausgewachsenen Mücken wurden). Im Idealfall sucht sich *Aedes aegypti* ein offenes, im Schatten stehendes
Behältnis mit einer weiten Öffnung, aber sie ist nicht wählerisch,
ihre Larven wurden schon in allen möglichen Gefäßen gefunden,
von Blumentöpfen und Wasserschüsseln bis zu Autoreifen und
zerbrochenen Plastikflaschen.

Während sich die männlichen *Aedes*-Mücken ausschließlich
von Nektar ernähren, brauchen die Weibchen Blut, um ihre Eier
zu produzieren; am aktivsten sind sie in den zwei Stunden nach
Sonnenaufgang und in der Abenddämmerung. Ihre bevorzugte
Angriffsmethode: Sie nähern sich von hinten und führen ihren
spitzen Stechrüssel in Knöchel oder Ellbogen ein, Knie werden
aber auch gerne genommen. Man muss leider sagen, dass normalerweise bereits ein Stich genügt, um Viren – welche Art auch
immer die Mücke beherbergt – zu übertragen. Im Gegensatz zu
anderen Stechmücken, wie etwa die *Culex*-Arten, sticht *Aedes*
mehrfach zu. Das vielleicht typischste Merkmal für *Aedes aegypti*
ist ihre Ortstreue, denn die Stechmücke verlässt nur selten eine
Gegend, in der sie einmal Nahrung gefunden hat.

Das Gelbfiebervirus ist der am meisten gefürchtete Erreger,
den *Aedes aegypti* überträgt. Obwohl die Opfer selten mehr verspüren als leichte Kopfschmerzen, Fieber und Übelkeit, kommt
es bei etwa einem Fünftel der Patienten zu einer hoch toxischen
Phase mit äußerst unangenehmen Symptomen wie hohem Fieber,
schwerer Gelbsucht (daher der Name »Gelbfieber«), Blutungen
aus Mund und Zahnfleisch sowie dem Erbrechen von schwar-
zem Mageninhalt (brasilianisch *vômito negro*), dessen Ursache
Blutungen aus der Magenschleimhaut sind. In diesen Fällen ist

die Krankheit fast immer tödlich. Die gute Nachricht ist, dass es einen Impfstoff gegen Gelbfieber gibt und eine einzige Injektion einen lebenslangen Schutz gewährt. Für das Denguefieber, eine sehr schmerzhafte und stark schwächende Erkrankung, und das Chikungunyafieber kann man das leider nicht sagen. Für beide Krankheiten gibt es derzeit noch keine zugelassenen Impfstoffe und Medikamente.

Beim Denguefieber treten die ersten Symptome drei bis sieben Tage nach der Infektion auf. Die meisten Patienten leiden unter hohem Fieber, heftigen Kopfschmerzen und starken Gelenk- und Gliederschmerzen. Manchmal fühlt es sich für sie an, als würden ihre Arme, Beine und der Nacken mit einem Vorschlaghammer malträtiert; daher kommt der volkstümliche Name »Knochenbrecherfieber«. Gelegentlich entwickeln Patienten zwei bis fünf Tage nach Einsetzen des Fiebers Ausschläge im Gesicht und auf den Gliedmaßen. Die meisten erholen sich nach einer Krankheitsdauer von vier bis sieben Wochen. Doch es gibt auch Menschen, bei denen sich die Krankheit in ein hämorrhagisches Denguefieber steigert, eine seltene Komplikation, die gekennzeichnet ist von hohem Fieber, Blutungen aus Nase und Zahnfleisch sowie einem Versagen des Herz-Kreislauf-Systems. Im schlimmsten Fall enden diese Symptome in massiven inneren Blutungen, Schock und Tod.

Die Symptome des Chikungunyafiebers sind fast dieselben, mit dem großen Unterschied, dass der Ausgang selten tödlich ist und das Virus eine längere Inkubationszeit hat (einen bis zwölf Tage). Zudem tritt der für diese Krankheit typische Ausschlag innerhalb von 48 Stunden nach den ersten Symptomen auf und kann praktisch alle Körperteile betreffen (Rumpf, Gliedmaßen, Gesicht, Handflächen, Füße). Während beim Denguefieber meistens die Muskeln schmerzen, sitzt der Schmerz beim Chikungunyafieber in der Regel in den Gelenken, außerdem kann es morgens zu deutlichen Schwellungen oder Ödemen kommen. Die Gelenkschmerzen können chronisch werden, insbesondere bei älteren Menschen oder solchen mit Vorerkrankungen.[4]

Denguefieber ist seit 1981, als völlig unerwartet im Bundesstaat Roraima eine Epidemie ausbrach, in Brasilien immer wieder aufgetreten. Größere Ausbrüche ereigneten sich 1986 und 1990 in Rio de Janeiro, und im Jahr 2002 berichteten 16 Bundesstaaten, inklusive São Paulo, der bevölkerungsreichsten Stadt der beiden Amerikas, über Denguefieber. Seit 2008, als Brasilien 734 000 Verdachtsfälle und 225 Tote registrierte, und 2010, als die Fallzahl erstmals eine Million überstieg, sind die Epidemien immer heftiger geworden.[5] Und was am beunruhigendsten ist: Vom Denguevirus existieren vier Serotypen (Varianten), die mittlerweile alle in Brasilien kursieren; alle zwei bis drei Jahre kommt es zu Ausbrüchen, bei denen zwei oder mehr Serotypen gleichzeitig auftreten. (Während ein Patient, der mit einem einzigen Serotyp infiziert war, lebenslange Immunität gegen diese Variante besitzt, ist die Kreuzimmunität gegen andere Serotypen nur partiell und vorübergehend, und eine spätere Infektion mit einem anderen Serotyp birgt ein erhöhtes Risiko für die hämorrhagische Form der Erkrankung.) Kein Wunder, dass die Panamerikanische Gesundheitsorganisation (Pan American Health Organization, PAHO) der Eindämmung von Denguefieber regionale Priorität eingeräumt hat und die WHO darauf drängt, in den endemischen Übertragungsgebieten einen experimentellen Impfstoff einzusetzen, der von Sanofi Pasteur entwickelt wurde.[6]

Dass Brito nach Bahia gesandt wurde, um sich über den Chikungunya-Ausbruch in Feira de Santana zu informieren, ist vor dem Hintergrund wachsender Besorgnis wegen Denguefiebers und der Verbreitung von Arboviren allgemein zu sehen. In Feira de Santana wurde er einem anderen Arzt vorgestellt, Kleber Luz, einem Spezialisten für Infektionen mit Arboviren. Luz hatte seinen Wohnsitz in Natal, der Hauptstadt des Bundesstaates Rio Grande do Norte, 320 Kilometer nördlich von Recife, und war vor Kurzem aus Martinique zurückgekehrt, wo es einen großen Chikungunya-Ausbruch gegeben hatte; das heißt, er hatte Erfahrung mit der Differenzialdiagnose der Krankheit, also wie sich verschiedene Erkrankungen mit ähnlichen Symptomen voneinander unterscheiden lassen. Bis Ende September waren in Feira de Santana über 4000 Fälle aufgetreten, und Luz hatte Angst, das Chikungunyavirus könnte sich auf die benachbarten Staaten und Städte, einschließlich Natal, ausbreiten (insgesamt sollte das Virus 2015 in Brasilien 20 000 Infektionen verursachen). Aber als im darauffolgenden Januar in den Kliniken von Natal Patienten auftauchten, die über Fieber, Ausschlag und juckende rote Augen klagten, befand Luz, dass ihre Symptome weder zu Chikungunya noch zu Dengue passten, und teilte seine Besorgnis Brito mit. »Diese Patienten hatten leichtes Fieber, doch bei Dengue ist das Fieber normalerweise sehr hoch«, erklärte Brito. »Etwa 40 Prozent der Patienten klagten über Gelenkschmerzen, doch anders als bei Chikungunya waren die Schmerzen nicht stark. Umgekehrt hatten sehr viele von ihnen Ausschlag, etwas, das bei Dengue selten vorkommt und bei Chikungunya überhaupt nicht von Bedeutung ist.« An diesem Punkt fassten Brito und Luz einen entscheidenden Entschluss. Statt einen Bericht zu schreiben und darauf zu warten, dass dieser bei interessierten Kreisen in Umlauf gebracht würde, beschlossen sie, den Messengerdienst WhatsApp zu nutzen, sodass sie ihre Gedanken sofort mit anderen, ähnlich denkenden Ärzten teilen konnten. Angeregt durch das Beispiel der ersten jesuitischen Missionare in Brasilien, nannten sie ihre WhatsApp-Gruppe »Chikungunya: The Mission«.[7]

Kurz darauf tauchten ähnliche Fälle auch in Recife auf. Im März erschienen Berichte über weitere Ausbrüche in Salvador und Fortaleza, einer anderen Stadt im Nordosten, was Journalisten dazu veranlasste, von der »doença exantematica misteriosa« zu sprechen, der »mysteriösen Ausschlagskrankheit«. Verzweifelt durchsuchten Luz und Brito die medizinische Literatur nach Hinweisen. In einem medizinischen Lehrbuch mit dem Titel *Fields Virology* schließlich fand Luz einen kurzen Bericht über ein Virus, dessen Symptome zu den Krankheitsmustern zu passen schienen, die er bei Patienten in Natal beobachtet hatte. Der Name des Virus war Zika, und es war zuletzt im Jahr 2013 bei einem Ausbruch in Französisch-Polynesien, 8000 Kilometer vor der chilenischen Küste, in Erscheinung getreten. Wie in Natal hatten die Patienten leichtes Fieber, einen rosaroten juckenden Ausschlag, blutunterlaufene Augen, Kopf- und Gelenkschmerzen. Insgesamt waren 18 Prozent der Bevölkerung von Französisch-Polynesien erkrankt, aber niemand war gestorben und der Ausbruch schnell in Vergessenheit geraten. Konnte das die mysteriöse Krankheit sein?

Mehr und mehr davon überzeugt, schickte Luz eine WhatsApp-Nachricht an Brito. Sie lautete: »Isso deve sere Zika virus. Veja. Aqui esta todo munde doente … vai ter que dar Zika virus.«

(»Es muss das Zikavirus sein. Schau. Hier sind alle krank … es kann nur das Zikavirus sein.«) Die Nachricht hat den Zeitstempel 21:19 Uhr, 28. März 2015. Brito, der zugibt, dass er davor noch nie von Zika gehört hatte, kann sich genau an den Augenblick erinnern, da er gerade in einem Restaurant saß und mit seiner Familie zu Abend aß. Sofort tippte er »Zika« in eine Suchmaschine und erhielt einige Fundstellen, die sich auf den Ausbruch in Französisch-Polynesien bezogen, sowie ein paar kleinere Ereignisse in Mikronesien im Jahr 2007. Obwohl Mikronesien im Westpazifik liegt und von Südamerika noch weiter entfernt ist als Französisch-Polynesien, war Brito elektrisiert. »Ich fange gleich morgen früh an, daran zu arbeiten«, antwortete er und prostete Luz mit einem Glas Wein zu.[8]

Brito war nicht der Einzige, der noch nie etwas von Zika gehört hatte. Niemand, außer ein paar Experten für Arboviren, kannte es. Zikavirus-Infektionen werden selten diagnostiziert, meist verlaufen sie mild, und nur ganz selten muss deswegen jemand ins Krankenhaus. In den 70 Jahren, seitdem das Virus erstmals beschrieben wurde, hatte noch nie jemand über einen Todesfall aufgrund der Infektion berichtet. Was schlimmer war, es gab kein zuverlässiges Tiermodell für Zika. Die einzige Möglichkeit, die Eigenschaften des Virus zu studieren, war, immer wieder Mäuse damit zu infizieren, die speziell für diesen Zweck gezüchtet wurden. Aber auf diese Weise riskierte man, dass das Virus dem in der Natur vorkommenden Ausgangstyp immer unähnlicher wurde. Donald McNeil, der Wissenschaftskorrespondent der *New York Times,* fasste es kurz und knapp zusammen: »Beim Wettbewerb um Forschungsgelder hätte ein auf Zika spezialisierter Virologe Schwierigkeiten, etwas bewilligt zu bekommen.«[9]

In der Tat, als sich Brito nun in die Geschichte des Zikavirus vertiefte, wurde ihm klar, dass das Wissen darüber vor allem ein Nebenprodukt der Forschung zur Geschichte des Gelbfiebervirus und von Laboruntersuchungen mit *Aedes*-Stechmücken war. Alexander Haddow, ein in Schottland ausgebildeter Zoologe mit Interesse an von Stechmücken übertragenen Krankheiten, war 1942 nach Afrika gegangen, um dort als Entomologe (Insektenkundler) am Gelbfieber-Forschungsinstitut der Rockefeller Foundation in Entebbe zu arbeiten (heute das Uganda Virus Research Institute).

Dort schloss er sich mit Stuart F. Kitchen, einem weiteren Rockefeller-Forscher, und George W. A. Dick vom britischen National Institute for Medical Research zusammen, und sie begannen, nach einem geeigneten Platz zu suchen, um Stechmücken zu fangen. Im Zika-Wald in einer kleinen sumpfigen Bucht des Victoriasees, nicht weit entfernt vom Highway Entebbe–Kampala, wurden sie fündig; dort entdeckten sie mehrere *Aedes*-Arten, unter anderem *Aedes africanus*, die Überträgerin des Gelbfiebers in Uganda. Auf Stahltürmen, die sich 40 Meter über den Waldboden erhoben, brachten sie die Fallen an und begannen, die Stechmückendichte in Baumkronen verschiedener Höhen zu messen; außerdem ermittelten sie, zu welcher Zeit die Tiere am aktivsten waren. Als Nächstes hängten sie Käfige mit Rhesusaffen in der Höhe auf, von der sie nun wussten, dass sich dort viele *Aedes*-Mücken aufhielten, und ließen die Affen mehrfach von Mücken stechen. Danach überprüften sie die Körpertemperatur der Affen und nahmen, wenn diese erkrankten, eine Blutprobe, um darin nach Gelbfieber- oder anderen Viren zu suchen. Aus einem dieser Affen isolierten Haddow und seine Kollegen im April 1947 zum ersten Mal Zikaviren. Neun Monate später konnten sie das Virus auch aus einer Stechmücke der Art *Aedes africanus* isolieren. Doch es dauerte noch fünf weitere Jahre, bis sie nachweisen konnten, dass das Virus aus dem Affen derselben Art angehörte wie das aus der Stechmücke und dass es eine Affinität für Nervengewebe besaß.

Heute wird das Zikavirus den Flaviviren zugerechnet (von lateinisch *flavus*, gelb), was im Fall des Zikavirus etwas in die Irre führt, weil es – anders als das Gelbfiebervirus – nur selten Gelbsucht hervorruft. Unter dem Elektronenmikroskop sehen beide Virenarten wie Ikosaeder (Zwanzigflächner) aus, und sie enthalten beide einen einzelnen RNA-Strang. Diese RNA-Stränge dringen in die tierischen (und natürlich auch die menschlichen) Zellen ein und kapern deren Maschinerie, was schließlich zu den typischen Zikasymptomen führt: Hautausschlag, Kopfschmerzen, Bindehautentzündung und Muskelschmerzen.[10]

In den 1950er-Jahren, nachdem über die ersten Infektionsfälle bei Menschen berichtet worden war, versuchten mehrere Forscher zu zeigen, dass *A. africanus* nicht der einzige Vektor ist, sondern dass auch *A. aegypti*, die sich gerne im städtischen Umfeld aufhält, das Zikavirus übertragen kann. (Die Wissenschaftler machten das, indem sie sich selbst mit dem Virus infizierten und sich dann mehrmals von *A. aegypti* in den Arm stechen ließen, ein Versuch, der heute von keiner Ethikkommission mehr genehmigt werden würde.) Trotzdem verliefen die Experimente erfolglos, und erst im Jahr 1966 konnte das Virus erstmals aus *A. aegypti* isoliert werden. Dass dies in Malaysia geschah und nicht in Afrika, hätte die Alarmglocken klingeln lassen müssen, zeigte es doch, dass sich das Virus weiterbewegte und vielleicht auch Menschen in städtischen Umgebungen infizieren könnte. Tatsächlich breitete sich das Zikavirus in den 1980er-Jahren nach Indien und in andere tropische Regionen Asiens aus, mit Indonesien als dem östlichsten Verbreitungsort. Da es jedoch selten Fälle gab, die einer medizinischen Behandlung bedurften, und Seroprävalenz-Studien zeigten, dass viele Menschen die Infektion schon durchgemacht hatten, sah man wenig Anlass zur Besorgnis. In der Rückschau vermuten Forscher, dass die geringe Zahl von 17 Zikavirus-Infektionen bei Menschen, die zwischen 1947 und 2007 registriert wurde, zum einen wohl darauf zurückzuführen ist, dass die Erkrankung so viele Ähnlichkeiten mit Dengue- und Chikungunyafieber aufweist,[11] und zum anderen auch darauf, dass 80 Prozent der mit dem Zikavirus infizierten Menschen keine Symptome entwickeln und keinen Arzt aufsuchen.*

Der erste Ausbruch, der bei Ärzten und Vertretern der Gesundheitsbehörden Eindruck hinterließ, fand im Jahr 2007 statt, als plötzlich 500 Menschen auf den mikronesischen Yap-Inseln erkrankten. Zuerst wurde der Ausbruch als eine milde Form von Denguefieber missinterpretiert, doch als die CDC Proben zum Testen in die Vereinigten Staaten sandten, stellte sich heraus, dass es sich um Zikafieber handelte. Das war ein Schock, denn die Yap-Inseln sind weit weg von Afrika, und es gibt keine Affen auf der Insel. Theoretisch hätte das Virus mit Stechmücken aus Indonesien vom Wind angeweht worden sein können. Wesentlich wahrscheinlicher ist jedoch, dass es im Blut eines infizierten

---

* Vermutlich sind die meisten Bevölkerungsgruppen in Asien auch deshalb gegen Zika immun, weil sie schon mehrfach Kontakt mit dem Virus hatten.

Menschen dorthin gelangt ist oder in einer *Aedes*-Mücke, die als blinder Passagier auf einem Schiff reiste. Was auch immer die Quelle war, innerhalb von fünf Monaten waren zwei Drittel der 7000 Inselbewohner infiziert.*

Der nächste bedeutende Ausbruch ereignete sich 2013, als Ärzte auf Tahiti und anderen Inseln Französisch-Polynesiens über plötzlich gehäuft auftretende Fälle von Fieber, Ausschlag und blutunterlaufenen Augen berichteten.[12] Die Franzosen tippten zuerst auf Denguefieber, doch bis Ende Oktober war die Hälfte der getesteten Proben Zika-positiv, und bis Ende Dezember hatte man auf allen 76 Inseln des Archipels Zikafälle nachgewiesen. Zudem kamen mehr und mehr Patienten mit unterschiedlich ausgeprägten Lähmungserscheinungen in die Notfallaufnahmen, etwas, das bei früheren Zika-Ausbrüchen nicht beobachtet oder berichtet worden war. Grund für die Lähmungen war das Guillain-Barré-Syndrom, eine seltene Autoimmunreaktion, die in den schwersten Fällen zu dauerhaften Nerven- und Muskelschädigungen, ja sogar zum Tod führen kann, wenn sich die Lähmung auf das Zwerchfell erstreckt. Als sich Angst vor dem Guillain-Barré-Syndrom breitmachte und die Regierung vermehrt Mittel gegen Stechmücken versprühen ließ, begann das Gerücht zu kursieren, das verwendete Insektizid Deltamethrin sei dafür verantwortlich. Bis zum Ende des Ausbruchs im folgenden April waren 8750 Menschen erkrankt, bei 42 von ihnen wurde das Guillain-Barré-Syndrom diagnostiziert.[13] Glücklicherweise wurden fast alle wieder gesund, doch wenn die Welt noch einen Weckruf gebraucht hätte, dass man Zika ernst nehmen muss, dann wäre es dieser Ausbruch gewesen. Aber leider war dem nicht so. Während das Zikavirus seine Reise über den Pazifik fortsetzte, im März 2014 Neukaledonien und bald darauf Rapa Nui (die zu Chile gehörende Osterinsel) erreichte, wurde die Aufmerksamkeit der Weltöffentlichkeit stattdessen von einer wesentlich deutlicher sichtbaren neuen

---

* Nach 2007 gab es keine weiteren Ausbrüche auf Yap. Grund dafür ist wahrscheinlich, dass die Mehrheit der Inselbewohner nun Immunität gegen Zika besitzt. Erst wenn die Herdenimmunität schwindet und es wieder genügend empfängliche Individuen gibt, kann es erneut zu einer Epidemie kommen.

Infektionskrankheit gefesselt: dem Ebola-Ausbruch in Westafrika. Folge war, dass niemand Notiz davon nahm, als das Zikavirus irgendwann im Jahr 2014 in Brasilien ankam.

***

Im April 2015 waren Brito und Luz mehr und mehr zu der Auffassung gekommen, dass das Zikavirus für die Flut von Ausschlägen und Fieber im Nordosten verantwortlich war. Doch um die Gesundheitsbehörden von Pernambuco und das brasilianische Gesundheitsministerium zu überzeugen, dass es sich nicht um leichte Denguefälle handelte, brauchten sie harte Fakten aus dem Labor. Unglücklicherweise erzeugen Zika-Antikörper Kreuzreaktionen mit denen von Dengue- und anderen Flaviviren, sodass die üblichen serologischen Tests wie ELISA oder Immunfluoreszenz nicht ausreichten. Um sicher zu sein, dass es sich um Zikaviren handelte, musste man deren Nukleinsäure mittels RT-PCR (Reverse-Transkriptase-Polymerase-Kettenreaktion) nachweisen. Darum schickte Luz im April 21 Blutproben von Verdachtsfällen an Claudia Nunes Duarte dos Santos, eine Virologin am Instituto Carlos Chagas in Curitiba im Bundesstaat Paraná. Für acht Patienten, sieben davon Frauen, fielen die RT-PCR-Tests auf Zika positiv aus. Alle lebten in Natal, und alle hatten Verwandte mit denselben Symptomen. Etwa zur gleichen Zeit stellte eine andere Gruppe von Virologen an der Universität von Bahia in Salvador Zika-RNA in sieben Proben von Patienten aus Camaçari fest, das etwa tausend Kilometer südlich von Natal liegt. Es gab keine Zweifel mehr, und am 14. Mai veröffentlichte das Gesundheitsministerium eine Pressemitteilung, dass das Zikavirus in Brasilien kursierte. Während dies die PAHO sofort veranlasste, eine Warnmeldung herauszugeben, geschah sonst nichts weiter, weder die brasilianische Ärzteschaft noch die Weltöffentlichkeit im Gesundheitsbereich zeigten sich alarmiert. Inzwischen hatte Brito jedoch von den Guillain-Barré-Fällen in Französisch-Polynesien erfahren und seinerseits eine Warnmeldung an die Mitglieder seiner WhatsApp-Gruppe abgesetzt, dass sie nach neurologischen Symptomen Ausschau halten sollten. Auf diese Weise erfuhr er von einigen Patienten, die von Lucia Brito (mit der er nicht verwandt ist), der Leiterin der neurologischen Abteilung im Hospital da Restauração in Recife, behandelt wurden. Manche litten unter Entzündungen des Sehnervs, andere unter Entzündungen des Gehirns oder des Rückenmarks, mehrere hatten das Guillain-Barré-Syndrom.[14] Aber noch immer existierte kein Beweis für die Verbindung zwischen dem Zikavirus und dem Guillain-Barré-Syndrom, sie hatten nur das gleichzeitige Auftreten, und das konnte auch zufällig sein. Um zu beweisen, dass die beiden Ereignisse ursächlich zusammenhingen, müsste ein Virologe die Zerebrospinal-Flüssigkeit von Patienten mit Guillain-Barré-Syndrom auf Zikaviren testen, etwas, das man bei dem Ausbruch in Französisch-Polynesien nicht getan hatte. Kurz, Brito brauchte einen Mikrobiologen, der für ihn die Verbindung herstellte. Zum Glück kannte er jemanden, der dafür bestens geeignet war: Ernesto Marques, Leiter der Virologie bei Fiocruz in Recife, gleichzeitig ein ausgewiesener Experte für Denguefieber.

Marques, der Enkelsohn eines Apothekers aus Recife, war dort aufgewachsen und fühlte sich schon lange verpflichtet, sein Wissen für die Menschen in seiner Heimatstadt einzusetzen. Aus diesem Grund hatte er in Recife Medizin studiert und war nach seinem Abschluss an die Johns Hopkins University gegangen, um in Pharmakologie zu promovieren. Wegen seines Interesses an angewandter Forschung spezialisierte er sich auf Denguefieber und entwickelte eine Methode, durch die Ärzte den Krankheitsverlauf von Patienten vorhersagen konnten, die sich mit dem Virus infiziert hatten. Nach seiner Promotion im Jahr 1999 wurde Marques eine prestigeträchtige Stelle im Forschungsbereich der Fakultät angeboten, doch er wusste, wenn er Denguefieber und andere von Stechmücken übertragene Krankheiten studieren wollte, musste er näher an den Menschen sein, die davon am häufigsten betroffen waren. Darum verließ er Baltimore 2006 und kehrte nach Recife zurück, wo er bei Fiocruz zum Leiter der Virologie im Instituto Aggeu Magalhães ernannt wurde. Einer seiner ersten Forschungsstudenten war Brito. Während sich Brito für klinische Symptome des Denguefiebers interessierte, wollte Marques wissen, welche T-Zellen an der Beseitigung der Viren beteiligt sind; ihn interessierten vor allem die speziellen Oberflächenstrukturen des Virus, sogenannte Epitope, an die die Antikörper andocken und die für die Entwicklung von Impfstoffen von Bedeutung sein könnten. Die beiden Männer wurden enge Freunde und entdeckten dabei, dass sie beide ein Faible für medizinische Detektivarbeit hatten. Im Jahr 2009 wurde Marques eine außerordentliche Professur an der Graduate School of Public Health in Pittsburgh, Pennsylvania, angeboten, und er begann, seine Arbeitszeit zwischen Recife und Pittsburgh aufzuteilen. Doch Brito und er blieben in Verbindung, sie schrieben sich, und er half mit, Patienten für die Dengueforschung von Fiocruz zu rekrutieren. Als Marques zum ersten Mal von dem Ausbruch in Recife hörte, dachte er daher zunächst, bei der mysteriösen Krankheit handle es sich um eine milde Form von Dengue. Sogar als Brito Ende April mit einer Liste möglicher Kandidaten, Zika inklusive, bei Fiocruz vorbeikam und die Möglichkeit einer Verbindung zum Guillain-Barré-Syndrom ansprach, sah Marques, der dem Meeting via Videokonferenz zugeschaltet war, wenig Grund, seine Meinung zu ändern. Trotzdem war er damit einverstanden, Reagenzien für die Zikatests zu bestellen, und wies sein Labor an, sich auf Patienten zu konzentrieren, bei denen kurz zuvor Guillain-Barré diagnostiziert worden war. Wenig später erhielt das Labor eine Lieferung mit 30 Proben von Lucia Britos Patienten. Im Mai hatten Brito und Marques die Antwort. Im Blut von sieben Patienten hatte man Zikaviren nachgewiesen. Aber nicht nur das, auch die Zerebrospinal-Flüssigkeit einiger dieser Patienten wurde positiv auf Zika getestet. Ein starkes Indiz für den ursächlichen Zusammenhang mit Guillain-Barré.

Als weitere brasilianische Labore über Zikaviren in Patienten mit »leichtem Denguefieber« zu berichten begannen, informierte Marques seine Kollegen in Pittsburgh darüber, darunter auch Donald Burke, Direktor der Graduate School of Public Health und Experte für Arboviren (er hatte das Kapitel über Arboviren für das Lehrbuch geschrieben, das Luz im März zurate gezogen hatte). Obwohl man zu diesem Zeitpunkt noch annahm, dass die Infektion in der Regel gutartig verlaufe, erklärte sich Burke – nachdem er von Marques informiert worden war – einverstanden, eine E-Mail an einen früheren Kollegen zu schicken, der nun im Biological Threats Department (etwa: Abteilung für die Abwehr biologischer Gefahren) im Weißen Haus saß. In der E-Mail hieß es:

Sollte sich Zika tatsächlich in Brasilien ausbreiten, ist das aus mehreren Gründen besorgniserregend: 1. Es wird Verwirrung darüber geben, wann es sich um Zika und wann es sich um Dengue handelt und was man mit Impfungen verhindern kann. 2. Es könnte sich in beiden Amerikas ausbreiten. 3. Es könnte zu überraschenden Wechselwirkungen zwischen Zika und Dengue kommen.

Die E-Mail schloss mit der dringenden Bitte, »so bald wie möglich« ein Meldesystem für Zika einzurichten.[15] Jetzt, mit dem klaren Hinweis auf die ursächliche Verbindung zwischen Zikaviren und dem Guillain-Barré-Syndrom (und vielleicht noch anderen neurologischen Krankheitsbildern), war noch viel mehr Grund für eine Überwachung gegeben. Marques hatte erwartet, dass Fiocruz wenigstens eine Mitteilung über ihre Ergebnisse herausgeben würde. Doch stattdessen mahnten die Leute von Fiocruz zur Zurückhaltung, als Brito die Presse informieren wollte, und veröffentlichten dann ein Statement, in dem sie Ergebnisse abstritten. Marques tobte, doch er hatte in der Zwischenzeit einen Bericht an das Gesundheitsministerium geschickt, darum wusste er, dass es nur eine Frage der Zeit war, wann die Wahrheit ans Licht kam.

Danach überschlugen sich die Ereignisse. Einer der Ersten, dem Vanessa van der Linden ihre besorgniserregenden Beobachtungen mitteilte, nachdem sie die ersten Fälle von Mikrozephalie gesehen hatte, war Marques, mit dem zusammen sie Medizin studiert hatte. Bald darauf war Brito mit im Boot. Sein erster Schachzug war, die Frauen zusammenzuholen, die kurz zuvor am Instituto Materno Infantil de Pernambuco Kinder mit Mikrozephalie geboren hatten, und ausführliche Fragebogen an sie zu verteilen; darin wurde gefragt, ob sie vor Kurzem einen Ausschlag, Bindehautentzündung oder Schwellungen gehabt hatten. »Wegen der Entdeckung von Zikaviren in Zerebrospinal-Flüssigkeit und wegen der neurologischen Krankheitsbilder in früheren Ausbrüchen dachte er bereits an Zika«, sagte Marques, als ich ihn in seinem Büro im Instituto Aggeu Magalhães besuchte.[16] Je mehr Brito seine Umfragen ausweitete, indem er Fragebögen an Frauen auf anderen Geburtsstationen verteilte, desto mehr wuchs seine Überzeugung, dass er auf der richtigen Spur war.

Bei allen Frauen waren die Tests auf die bekannten Ursachen für Mikrozephalie negativ ausgefallen, alle hatten im ersten Trimester der Schwangerschaft Ausschlag und Fieber gehabt. Und dann die großflächige Verbreitung. »Es konnte sich nicht um einen Ausbruch handeln, der durch Speicheltröpfchen übertragen wird, wie etwa Röteln oder eine plötzlich auftretende Immunschwäche, die es dem Cytomegalovirus erlaubt hätte, sich auszubreiten«, sagte Brito. »Es brauchte einen Vektor.«[17] Doch obwohl Brito von dem Gedanken hingerissen war, dass er kurz davorstand, ein Rätsel zu lösen, wurde seine Begeisterung von Traurigkeit gedämpft. Viele der Frauen, mit denen er sprach, waren gerade einmal 14 Jahre alt und selbst kaum der Kindheit entwachsen. »Es war ihr erstes Kind, und wenn sie in Tränen ausbrachen, musste ich mich sehr zurückhalten, nicht auch zu weinen.«[18]

Inzwischen hatte Luz in Natal ebenfalls mehrere Frauen gefunden, die Kinder mit Mikrozephalie zur Welt gebracht und früh in ihrer Schwangerschaft die typischen Symptome einer Zika-Infektion erlebt hatten. Mehr und mehr davon überzeugt, dass das Zikavirus für den Anstieg der Mikrozephaliefälle verantwortlich war, präsentierte Brito seine Befunde im Oktober Vertretern des Gesundheitsministeriums und der Gesundheitsbehörden von Pernambuco. Bis zu diesem Zeitpunkt waren im gesamten Bundesstaat Pernambuco 141 Fälle von Mikrozephalie entdeckt worden (im Jahr davor hatte es zwölf Fälle gegeben). Ähnliche Steigerungen von Mikrozephalie und anderen speziellen neurologischen Missbildungen wurden aus Rio Grande do Norte und weiteren benachbarten Bundesstaaten berichtet, und obwohl die Behörden noch zögerten, Zikaviren als Ursache zu akzeptieren, gab es doch offenkundig ein Problem. Entsprechend rief das Gesundheitsministerium am 11. November den nationalen Gesundheitsnotstand aus, und die Gesundheitsbehörden von Pernambuco ordneten an, dass alle Neugeborenen mit Mikrozephalie gemeldet werden müssten.

Unzählige Gerüchte machten die Runde. Einige Leute spekulierten, der mutmaßliche Anstieg der Mikrozephaliefälle sei ein Artefakt des Geburtenregisters und der verbesserten Überwachung. Andere glaubten, eine verdorbene Charge Rötelnimpfstoff sei schuld oder der Gebrauch von Insektiziden und Larviziden. Was den Wissenschaftlern noch fehlte, waren lebende Viren aus einer schwangeren Frau. Doch das Zikavirus lässt sich typischerweise nur in den ersten zwei Tagen nach Einsetzen der Symptome nachweisen, danach verschwindet es aus dem Blut.* Da sich am Anfang des Jahres, als die Schwangeren aller Wahrscheinlichkeit nach mit dem Virus in Kontakt gekommen waren, niemand in Brasilien über die Gefahr im Klaren gewesen war, die das Zikavirus darstellt, hatte auch niemand daran gedacht, ihr Blut während dieser kritischen Phase auf das Virus zu testen. Das wäre auch gar nicht möglich gewesen – selbst im Dezember 2015, als die Epidemiologen anfingen, die Mikrozephaliefälle intensiv zu erforschen, gab es noch keinen Routinetest für Zika auf dem Markt, und eine PCR konnte nur in Speziallaboren wie dem von Marques durchgeführt werden. Natürlich sollten noch Antikörper gegen Zika nachweisbar sein, aber die hätten auch bei einem früheren Kontakt mit dem Virus gebildet worden sein können und waren daher kein Beweis dafür, dass sich die Frauen während ihrer Schwangerschaft mit Zika infiziert hatten. Das Einzige, was man tun konnte, war, im Fruchtwasser einer Schwangeren nach dem Virus zu suchen. Wo könnte man eine solche Kandidatin wohl finden?

Während sich Brito und Marques noch über diese Fragen den Kopf zerbrachen, behandelte Adriana Melo in Paraíba zwei schwangere Frauen, bei denen der Ultraschall eine ungewöhnliche Gehirnentwicklung der Föten zeigte. Melo arbeitet wissenschaftlich auf dem Gebiet der Fetalmedizin und hat sich auf Hochrisikoschwangerschaften spezialisiert. Die erste Frau hatte in der 18. Schwangerschaftswoche einen Ausschlag gehabt, gefolgt von hohem Fieber und Muskelschmerzen, und war mit intravenösen Cortisongaben behandelt worden. Sie erholte sich. In der 16. Woche war ihr Ultraschall normal gewesen, doch spätere Ultraschalluntersuchungen in der 21. und in der 27. Woche deuteten auf fetale Mikrozephalie hin (der Kopfumfang des Kindes bei der Geburt betrug dann 30 Zentimeter).[19] Die zweite Frau hatte ähnliche Symptome beschrieben, bei ihr traten sie in der

---

* Im Gegensatz dazu konnten Zikaviren noch 188 Tage nach Einsetzen der Symptome im Sperma nachgewiesen werden.

10. Schwangerschaftswoche auf, und der Ultraschall, der in der 25. Woche gemacht wurde, sprach ebenfalls für fetale Mikrozephalie. Was Melo besonders beunruhigte, war, dass beide Föten deutliche Fehlbildungen des Kleinhirns aufwiesen, der Teil des Gehirns, der zum Beispiel die Motorik steuert; diese Fehlbildungen waren eigentlich unüblich bei Mikrozephalie.* Wenige Tage später las Melo einen Bericht über den vermuteten Zusammenhang zwischen neurologischen Fehlbildungen bei Neugeborenen und Zika. Volltreffer. »Es war die einzig mögliche Erklärung«, sagte sie.[20]

Anfang November gelang es Melo, mit einem Forscher von Fiocruz in Rio de Janeiro Kontakt aufzunehmen, und sie sorgte dafür, dass den beiden Frauen in der 28. Schwangerschaftswoche Fruchtwasser abgenommen wurde. Für beide Proben fiel der Zikatest positiv aus. Das war genau der Beweis, den Brito brauchte, aber das Gesundheitsministerium zögerte immer noch. Erst als am 28. November eine weitere Forschergruppe im Bundesstaat Pará verkündete, dass auch sie das Virus isoliert hatte, dieses Mal aus dem Gehirn eines Kindes, das mit Mikrozephalie und anderen Fehlbildungen, aber tot zur Welt gekommen war, stimmte das Ministerium einer Mitteilung über die Bestätigung der Befunde zu. Nun war es offiziell: Etwas so Banales wie ein Mückenstich kann unter Umständen bei Neugeborenen in ganz Brasilien, dem bevölkerungsreichsten Land Südamerikas, schwere neurologische Schäden verursachen; Schwangere, die – insbesondere in den ersten drei Schwangerschaftsmonaten – mit Zikaviren in Kontakt kommen, müssen mit einem erhöhten Risiko für Mikrozephalie bei ihrem Kind rechnen. Als am 1. Dezember neun andere südamerikanische Staaten, darunter Venezuela, Kolumbien und Mexiko, über Ansteckungen mit Zika berichteten, schloss sich auch die PAHO an und gab eine Warnmeldung an ihre Mitgliedstaaten heraus, versehen mit dem Rat, Gesundheitszentren und Geburtshilfeeinrichtungen auf »eine möglicherweise erhöhte Nachfrage ... wegen neurologischer Syndrome« vorzubereiten. Zu diesem Zeitpunkt verfolgte man in Brasilien 1248 Mikrozepha-

---

* Diese Fehlbildungen und weitere neurologische Defizite erhielten später die Bezeichnung kongenitales (angeborenes) Zika-Syndrom (CZS).

liefälle, darunter sieben Totgeburten, in 14 Bundesstaaten. Das ergibt eine Prävalenz von 99,7 Mikrozephaliefällen auf 100 000 Lebendgeburten – das Zwanzigfache, verglichen mit der Rate im Jahr 2010.[21] Die Frage war, wie viel von diesem Anstieg auf Zika zurückging und wie viel auf ein erhöhtes Bewusstsein für Mikrozephalie und das effiziente Register für Lebendgeburten in Brasilien. Erlebten andere lateinamerikanische Länder ähnliche Anstiege? Als das Jahr 2015 zu Ende ging, hatte niemand Antworten auf diese Fragen, am wenigsten die damalige WHO-Generaldirektorin Margaret Chan, der es nun oblag, das Ausmaß der Bedrohung einzuordnen und abzuschätzen, ob es sich um einen Internationalen Gesundheitsnotstand (PHEIC) handelte.

**

In einem Archiv irgendwo im Genfer Hauptquartier der WHO liegt ein Dokument, das die gefährlichsten Infektionskrankheiten der Welt auflistet. Dieses sogenannte Entscheidungsinstrument kommt nur dann zum Einsatz, wenn ein Notfall eintritt; es handelt sich um eine Schritt-für-Schritt-Anleitung, mit deren Hilfe abgeschätzt werden kann, ob ein Ausbruch eine »ernsthafte« Bedrohung der öffentlichen Gesundheit darstellt. Ganz oben auf der Liste stehen Pocken, Polio, pandemische Influenza und SARS. Bricht eine dieser Krankheiten aus, wird automatisch der PHEIC ausgerufen. Danach kommen Cholera, Lungenpest und von Viren hervorgerufene hämorrhagische Fieber wie Ebola- und Marburgfieber. Gelb-, Dengue- und West-Nil-Fieber, die alle von Arboviren verursacht werden, stehen ebenfalls auf der Liste, doch Zikafieber fehlte im Jahr 2015 noch. Und das nicht etwa, weil man das Virus nicht kannte – es war ja bereits 1947 entdeckt worden –, sondern weil sich bis zu dem Ausbruch in Brasilien niemand hätte vorstellen können, dass es eine Bedrohung für werdende Mütter und ihre Kinder darstellt, geschweige denn eine koordinierte internationale Reaktion erfordern würde.

Der Aufstieg des Zikavirus in der Hitliste mikrobieller Gefährder war in jeder Hinsicht erstaunlich. Auf den Fluren der WHO mutmaßten einige Beamte, es könne vielleicht ein größeres Gesundheitsrisiko werden als Ebola. Der Zeitpunkt kam Chan alles andere als gelegen. Nachdem sie monatelang Kritik über ihren Umgang mit der Ebola-Epidemie und ätzende Kommentare zu ihren Führungsqualitäten hatte ertragen müssen, war die Epidemie nun endlich vorbei, und die Beamten kehrten aus Westafrika zurück, um mit ihren Familien Weihnachten zu feiern. In den letzten Monaten der Epidemie hatte die WHO sogar noch einen bedeutenden Sieg errungen, sie hatte eine Studie mit einem experimentellen Impfstoff überwacht, der – nach den vorläufigen Daten – einen vollständigen Schutz vor Ebola bietet. Jetzt, gerade einmal 18 Monate vor Ende ihrer Amtszeit als Generaldirektorin, stand Chan vor einer neuen schwierigen Entscheidung, einer Entscheidung, die ihre Zeit als oberste Verantwortliche der WHO für alle Zeit zum Erfolg oder Misserfolg machen könnte. Sie durfte sich keine weitere Fehlentscheidung leisten. Doch im Fall von Zika war alles andere als klar, welches Vorgehen das richtige war. Noch gab es keinen Beweis dafür, dass das Virus die Fehlbildungen hervorrief – es war nicht mehr als ein zeitliches und räumliches Aufeinandertreffen. Und jede Spekulation über einen ursächlichen Zusammenhang drohte werdende Mütter unnötig in Panik zu versetzen. Außerdem galt es noch etwas anderes zu berücksichtigen: Das olympische Feuer war auf dem Weg nach Rio, wo am 5. August die Olympischen Sommerspiele offiziell eröffnet werden sollten. Die Spiele würden Tausende von Zuschauern und Scharen von Touristen nach Brasilien bringen. Von denen hatten die meisten vermutlich noch keinen Kontakt mit Zikaviren gehabt, sie besaßen folglich keine Immunität, und daher bestand die Gefahr, dass es zu weiteren Krankheitsausbrüchen kommen und das Virus nach Ende der Spiele in die Heimatländer der Besucher eingeschleppt werden könnte. Nicht zuletzt musste man auch an die Sportler und die brasilianische Wirtschaft denken. Die Olympischen Spiele waren ein Großereignis, in das die brasilianische Regierung und eine Vielzahl von Sponsoren Millionen investiert hatten. Der Stadienbau lag hinter dem Zeitplan zurück, die Regierung wurde immer heftiger kritisiert, weil sie städtische Elendsviertel beseitigen und Favelas »aufhübschen« ließ, und nun stand zu befürchten, dass Sportler ihre Teilnahme absagen könnten, um sich und ihre Familien nicht mit Zika zu gefährden.

Wenn man vor schwierigen Entscheidungen steht, bietet nichts mehr Sicherheit als Zahlen. Als es darum ging abzuwägen, ob

Ebola zum PHEIC erklärt werden sollte oder nicht, hatte sich Chan von 13 Experten beraten lassen. Für das Zika-Notfallkomitee berief sie 18 Experten und machte David Heymann zum Vorsitzenden ihres Beratergremiums. Das war eine kluge Wahl. Im Jahr 2005 hatte Heymann entscheidend an der Überarbeitung der Internationalen Gesundheitsvorschriften mitgewirkt, und er gehörte zu denjenigen, die – hinter den Kulissen – Chans Management der Ebola-Epidemie kritisiert hatten, weil diese ihrer Meinung nach die Behauptungen des WHO-Afrikabüros und der Mitgliedsstaaten, der Ausbruch sei unter Kontrolle, zu lange nicht hinterfragt hatte. Nach seiner Zeit bei der WHO hatte Heymann eine Professur für Epidemiologie der Infektionskrankheiten an der London School of Hygiene and Tropical Medicine angetreten und die Leitung von Public Health England übernommen, einer Behörde des britischen Ministeriums für Gesundheit und Soziales, die die Aufgabe hat, Ausbrüche von Infektionskrankheiten zu überwachen und einzudämmen. Als regelmäßiger Autor für *The Lancet* und das *New England Journal of Medicine* übernahm er auch die Leitung des Centre on Global Health Security der privaten britischen Denkfabrik Chatham House, was ihm eine hervorragende Plattform bot, sich zu globalen Gesundheitsproblemen zu äußern und mit anderen einflussreichen Persönlichkeiten zu vernetzen.

Aus Heymanns Blickwinkel bedeutete der Vorsitz des Notfallkomitees für ihn die Gelegenheit, die Arten von Systemen voranzubringen, die sich während des SARS-Ausbruchs als erfolgreich erwiesen hatten. Damals hatte die WHO auf virtuelle Netzwerke von Experten vertraut und diesen die Zeit und die Sicherheit eingeräumt, zusammenzuarbeiten und vertrauliche Forschungsdaten untereinander auszutauschen. Trotzdem muss es für Heymann eine ziemliche Überraschung gewesen sein, als er vier Tage vor dem ersten Zusammentreten des Komitees erfuhr, dass man ihn zu dessen Vorsitzendem ernannt hatte.

Im Fall von Ebola konnte man den PHEIC relativ leicht feststellen, nachdem das Notfallkomitee erst einmal zusammengetreten war. Schließlich hatte das Ebolavirus bis August 2015 Tausende Menschen in Westafrika getötet und war als hoch ansteckend bekannt. Im Fall von Zika jedoch gab es noch vieles, was man nicht wusste über das Virus und seine Pathologie. Und obwohl es eindeutig weite Verbreitung besaß und sich wahrscheinlich auch auf andere Länder des amerikanischen Doppelkontinents ausbreiten würde, war dennoch unklar, ob Zika eine länger anhaltende Gefahr für die Gesundheit darstellte, geschweige denn eine »ernsthafte«, was die erste Voraussetzung für die Ausrufung eines PHEIC ist. Zika war, epistemologisch ausgedrückt, eine »unbekannte Bekannte«. Man konnte auch nicht sagen, ob das Auftauchen von Zika in Brasilien »unerwartet« oder »ungewöhnlich« war – zwei andere Kriterien für das Ausrufen eines PHEIC – oder ob es sich schlicht um ein Artefakt handelte, das durch bessere Überwachung zustande kam. Der Druck auf Heymann und die anderen Komiteemitglieder erhöhte sich noch weiter, als die herzzerreißenden Bilder von Babys mit winzigen Köpfen in den Nachrichtensendungen und Twittermeldungen aufzutauchen begannen und die CDC eine Reisewarnung für schwangere Frauen aussprachen und ihnen rieten, Reisen nach Brasilien und in zwölf andere Länder mit Zika-Infektionen nach Möglichkeit zu verschieben.

Falls Heymann noch gezögert haben sollte, die Ausrufung eines PHEIC zu empfehlen, dann verflogen seine Zweifel, nachdem das Komitee begonnen hatte, die vorliegenden Befunde zusammenzutragen. Der erste Schock waren neue Erkenntnisse aus Französisch-Polynesien, die belegten, dass es dort zeitgleich mit der Zika-Epidemie von 2014 einen Anstieg neurologischer Störungen, Guillain-Barré eingeschlossen, gegeben hatte, ein Umstand, der seinerzeit nicht berichtet worden war.[22] Außerdem wurde festgestellt, dass die Behörden mehrere Fälle von neurologischen Schäden bei Föten übersehen hatten. Keine der betroffenen Mütter konnte sich daran erinnern, während der Schwangerschaft krank gewesen zu sein, aber vier von ihnen waren danach positiv auf Antikörper gegen Flaviviren getestet worden; es könnte also sein, dass sie mit Zika infiziert waren, ohne Symptome zu zeigen. Diese Entdeckungen änderten alles. Oder wie Chan es formulierte: »Nun betraf es nicht mehr ›nur Brasilien‹.«[23]

Ein weiterer entscheidender Punkt war, dass Heymann erkannte, dass die Häufung von Mikrozephalie und neurologischen Störungen »intensive Forschung« erforderte. Ohne diese Forschung und ohne die Bereitstellung von diagnostischen Schnelltests, um Zika-Infektionen feststellen und überwachen zu können, würde es sehr schwierig werden, einen ursächlichen Zusammenhang herzustellen oder – umgekehrt – auszuschließen. Die Ausrufung eines Internationalen Gesundheitsnotstands könnte einen wachrüttelnden Effekt haben, so Heymanns Überlegung, und damit würden eine koordinierte internationale Reaktion und die Entwicklung eines Impfstoffs einfacher werden. Vorsichtshalber, und um eine mögliche große Krise zu vermeiden, verkündete das Komitee, dass die Häufung dieser Fälle ein »außerordentliches Ereignis« und eine Gesundheitsgefahr für andere Teile der Welt darstelle. »Das ist der Internationale Gesundheitsnotstand«, erklärte Heymann, der neben Chan saß, als sie am 1. Februar 2016 der Presse die Entscheidung mitteilte. »Der PHEIC hat damit zu tun, ob sich ein Zusammenhang mit der Häufung der Krankheitsfälle und Zika beweisen lässt oder nicht.«[24]

***

Noch bevor die WHO den Internationalen Gesundheitsnotstand bekannt gab, führten Spekulationen über Zika und seine Folgen für Schwangere zu hysterischen Schlagzeilen in aller Welt. Nachdem diese Hysterie noch ein paar Eskalationsstufen zugelegt hatte, sah das Olympische Komitee von Rio keine andere Möglichkeit mehr, als seine eigenen Reiseempfehlungen herauszugeben. João Granjeiro, der Direktor des medizinischen Dienstes für Rio 2016, stand vor einem Plakat, das eine rot durchgestrichene Stechmücke zeigte, darunter die Zeile »Mensagem sobre Zika« (»Mitteilung zu Zika«), und riet Sportlern und Besuchern der Spiele, sich mit Repellents einzureiben, die Fenster geschlossen zu halten und die Klimaanlage einzuschalten, um das Risiko, gestochen zu werden, zu minimieren. Für schwangere Frauen jedoch hatte er wenig Tröstliches zu bieten. Dafür wiederholte er die Regierungsempfehlung für werdende Mütter, Reisen nach Brasilien, wenn möglich, aufzuschieben.[25] Inzwischen gab es auch – von Irland bis Australien – Berichte über Zikafälle bei Personen, die kurz zuvor durch Südamerika gereist waren, und die Vereinigten Staaten bestätigten einen seltenen Fall von sexueller Übertragung des Virus aus Texas, was die Hysterie noch weiter steigerte. »Niemand ist vor Zika sicher«, jaulte die *Daily Mail* und enthüllte, dass sich mehr als 21 000 kolumbianische Frauen mit dem Virus angesteckt hatten.²⁶ »Leben mit Zika«, war eine andere Story übertitelt, die Bilder dazu zeigten Frauen in einem Rehabilitationszentrum in Recife, während sie ihre Mikrozephalie-Babys wiegten – die Opfer der »Mikrobe, die Köpfe schrumpfen lässt«, wie es die *Daily Mail* ausdrückte.²⁷

Als im Juni Berichte auftauchten, dass sich das Virus nach Mexiko und in die Karibik ausgebreitet hatte und die CDC in den Vereinigten Staaten 279 Schwangere mit bestätigten oder mutmaßlichen Zika-Infektionen überwachten, nahmen die Reaktionen panische Ausmaße an. Frischvermählte, die ihre Flitterwochen in Puerto Rico oder Costa Rica hatten verbringen wollen, stornierten ihre Reisen, während Pensionäre, angesichts ihrer lange abgeschlossenen Fortpflanzungsphase, über entspannte Karibikkreuzfahrten nachdachten. Die Zika-Hysterie machte sich bald auch bei Athleten bemerkbar. Eines der ersten Opfer war der Spitzengolfer Jason Day, dessen Frau kurz zuvor von ihrem zweiten Kind entbunden hatte. Als Day verkündete, er werde nicht an den olympischen Wettkämpfen teilnehmen, weil er wegen Zika Bedenken habe, sagten umgehend auch andere berühmte Golfer ab. Zwischenzeitlich enthüllte Greg Rutherford, der britische Weitsprung-Goldmedaillengewinner von 2012, der auch in Rio als heißer Favorit für einen Platz auf dem Treppchen gehandelt wurde, dass er vorsichtshalber Sperma habe einfrieren lassen (und trotzdem würden weder seine Partnerin Susie noch ihr Sohn Milo nach Rio mitkommen). Selbst ein normalerweise sehr besonnener Kommentator wie Amir Attaran, Professor für Recht und Medizin an der University of Ottawa, meldete sich zu Wort und unterschrieb zusammen mit einhundert weiteren Experten für öffentliche Gesundheit einen offenen Brief, der das Olympische Komitee dazu aufrief, die Spiele zu verschieben. »Das Feuer brennt bereits, aber das ist kein Grund, die Olympischen Spiele nicht infrage zu stellen«, erklärte Attaran. »Wir sollten jetzt nicht noch mehr Öl ins Feuer gießen.«²⁸

Mittlerweile zogen Brigaden zur Stechmückenbekämpfung – 55 000 Angehörige des brasilianischen Militärs – in Rio und anderen brasilianischen Städten von Tür zu Tür, versprühten Insektizide und verteilten Flugblätter, die die Menschen dazu bringen sollten, stehendes Wasser zu beseitigen. Seit den 1930er-Jahren, als der brasilianische Diktator Getúlio Vargas mit Unterstützung der Rockefeller Foundation ein quasimilitärisches Programm zur Bekämpfung der Stechmückenlarven angeordnet hatte, um das Gelbfieber auszurotten, hatte es keinen derart großen Generalangriff mehr auf *Aedes*-Mücken gegeben. Damals waren Stadt und Stadtbewohner gezwungen worden, die Brutstätten der Stechmücken zu zerstören, andernfalls drohten harte Strafen, doch im Jahr 2016 gab es keine Diktatur mehr in Brasilien, und die Behörden konnten die benachteiligten Gemeinden im Schatten des olympischen Dorfes nicht zur Kooperation zwingen. Ganz im Gegenteil ließen die Maßnahmen in allerletzter Minute Verschwörungstheorien ins Kraut schießen, dass es in Wahrheit an den Insektiziden und Larviziden liege und dass die Medizintechnik, nicht die Moskitos, an allem schuld sei.[29] Ihren absoluten Höhepunkt erreichten das Tamtam und die Gerüchteküche rund um Zika jedoch in einer anderen subtropischen Stadt, 6400 Kilometer nördlich, in Miami, als die CDC im August eine Reisewarnung für Schwangere herausgaben, mit dem Rat, einen 2,5 Quadratkilometer großen Bereich der Stadt zu meiden. Im und um den angesagten Wynwood Art District herum war bei 14 Leuten nach Mückenstichen Zika diagnostiziert worden, und obwohl Rick Scott, der Gouverneur von Florida, darauf bestand, dass die Geschäfte in Miami geöffnet blieben, beharrten die CDC auf ihrer Einschätzung. Als mit dem Insektizid Naled beladene Flugzeuge aufstiegen, um die Mücken aus der Luft zu bekämpfen, wurde Wynwood zur Geisterstadt, und es kam zu Protesten wegen der »chemischen Kriegsführung«.[30] In den Chor der Protestierenden stimmten bald Hoteliers und Kasinobetreiber vom South Beach ein, die besorgt über die Auswirkungen waren, die die Zika-Angst auf die Buchungen von Sommerurlaubern hatte. Der einzige Hoffnungsschimmer war, dass die Panik Politiker in Washington dazu brachte, ein 1,1 Milliarden US-Dollar umfassendes Zika-Hilfspaket durchzuwinken, das seit Monaten im Kongress auf Eis lag. Obwohl die Mückensaison schon dem Ende zuging, als der Kongress das Gesetz Ende September endlich beschloss, wurde das Geld dennoch dringend gebraucht: für zukünftige Maßnahmen zur Kontrolle und – nicht weniger wichtig – für die Suche nach einem Impfstoff.

Heute ist die Erinnerung an die Zika-Panik verblasst. Die Olympischen Spiele liefen ab wie geplant, nur wenige Athleten wurden positiv auf Zika getestet, aber keiner davon entwickelte eine ernsthafte Erkrankung oder neurologische Komplikationen. Auch ihre Ehefrauen wurden neun Monate nach der Rückkehr nach Hause nicht mit der Nachricht konfrontiert, dass ihre Kinder Mikrozephalie hätten. Und obwohl sich die Epidemie am Ende auf 84 Länder ausgebreitet hatte und das Virus in Nord- und Südamerika mittlerweile fest etabliert ist, wird Zika – während ich dies hier schreibe – nicht mehr als Internationaler Gesundheitsnotstand betrachtet. Die WHO hob den PHEIC im November 2016 auf, nachdem eine systematische Sichtung der wissenschaftlichen Datenlage bei Experten keinen Zweifel hinterlassen hatte, dass das Zikavirus definitiv die Ursache für angeborene Missbildungen des Gehirns und die Mikrozephalie von Neugeborenen ist (sechs Monate später, im Mai 2017, folgte das brasilianische Gesundheitsministerium). Mehrere Kandidaten für Impfstoffe sind in der Pipeline, aber angesichts der ethischen Probleme von Studien mit Schwangeren – der Hauptzielgruppe für solche Impfstoffe – und der Tatsache, dass Impfstoffe manchmal selbst das Guillain-Barré-Syndrom auslösen können (sodass es schwierig ist, die Effekte der Impfung von denen, die mit der Krankheit einhergehen, zu unterscheiden), wird es voraussichtlich noch nicht so bald einen Impfstoff auf dem Markt geben. Die sozialen und die Umweltbedingungen, die die brasilianischen Favelas in ideale Brutstätten für *Aedes* und andere Zikaviren übertragende Stechmücken verwandeln, haben sich in der Zwischenzeit nicht verändert, und auch die Mücken verlangen noch immer nach Blutmahlzeiten.

***

Im Juli 2017 reiste ich nach Recife, um mit brasilianischen Ärzten, Epidemiologen und Virologen zu sprechen, die während des Zika-Ausbruchs an vorderster Front gestanden hatten. Zu diesem Zeitpunkt war Zika längst von den Titelseiten verschwunden; in den ersten sechs Monaten hatten die CDC in den Vereinigten Staaten gerade mal einen Fall registriert. Außerdem konzentrierte sich die WHO nun wieder ganz auf Afrika, wo eine große Cholera-Epidemie den Jemen im Griff hatte. Als ich in Boa Viagem ankam, in meinem Hotelzimmer mit Blick auf die berühmten Riffe von Recife, stellte ich fest, dass sich die Nachrichten vor allem um das Gelbfieber drehten, das im Bundesstaat Minas Gerais ausgebrochen war und sich nun dem Umland von São Paulo und Rio näherte. Doch obwohl Zika kein vordringliches Gesundheitsproblem mehr war, blieben noch eine Menge unbeantworteter Fragen.

Beispielsweise die, wie das Zikavirus nach Brasilien gelangt war. Klar war nur, dass es sich bei dem Virus, das den Ausbruch in Brasilien ausgelöst hatte, um dasselbe handelte, das zwei Jahre davor den Ausbruch in Französisch-Polynesien verursacht hatte, und dass beide Abkömmlinge eines asiatischen Zika-Stammes waren. Viele dachten, dass das Zikavirus während der Fußballweltmeisterschaft 2014 ins Land gekommen war. Das erschien plausibel, zumal Natal eine der Austragungsstädte war, bis jemand darauf hinwies, dass keine Fußballteams aus pazifischen Staaten teilgenommen hatten. Als Nächstes wurde vermutet, das Virus könnte während der Sprint-Weltmeisterschaft des Internationalen Auslegerkanu-Verbands, die im August desselben Jahres in Rio de Janeiro stattgefunden hatte, eingeführt worden sein. Das war schon wahrscheinlicher, da vier Pazifikstaaten (Französisch-Polynesien, Neukaledonien, die Cookinseln und die Osterinsel) Mannschaften zu dem Wettbewerb entsandt hatten. Doch auch diese Theorie musste aufgegeben werden, als die Zeitschrift *Nature* im Mai 2017 einen Brief veröffentlichte, in dem ein internationales Forscherteam verkündete, es habe 58 Zikavirus-Isolate aus Brasilien und anderen Staaten des amerikanischen Doppelkontinents gesammelt und die Genome der Proben sequenziert. Molekularbiologische Analysen erlauben es, die Veränderungen, die im Erbgut von Organismen im Laufe ihrer Evolution (Phylogenie) aufgetreten sind, in der Zeit zurückzuverfolgen – bildhaft spricht man von der bereits erwähnten molekularen Uhr; auf diese Weise konnten die Wissenschaftler zeigen, dass alle Stämme auf ein Virus zurückgehen, das ungefähr im Februar 2014 im Nordosten Brasiliens angekommen sein musste. Wenn die Analyse korrekt war, dann hieß das, dass das Zikavirus bereits sechs Monate vor der Sprint-Weltmeisterschaft und 15 Monate vor der Bestätigung der ersten Zikafälle durch das brasilianische Gesundheitsministerium im Land war.[31] Ein ähnliches Rätsel stellte die genaue Beziehung zwischen dem Zikavirus und der Mikrozephalie dar, denn es war immer noch nicht geklärt, wie und warum das Virus bei manchen Frauen zu Fehlbildungen führte und bei anderen nicht, oder warum es bei scheinbar gesund geborenen Babys später in der Kindheit zu Entwicklungsstörungen kam. Ebenso wenig konnte jemand etwas zu den Langzeitprognosen der brasilianischen Zika-Babys sagen oder zum Risiko der sexuellen Übertragbarkeit des Virus.

Ich wollte herausfinden, was Brito und Marques über diese Fragen dachten und darüber, warum der Ausbruch in Pernambuco so explosionsartig vor sich gegangen war (inzwischen hatte ein Artikel in *The Lancet* gezeigt, dass während der ersten Phase der Epidemie 70 Prozent der Mikrozephaliefälle im Nordosten Brasiliens aufgetreten waren). Außerdem wollte ich Jaboatão dos Guararapes und andere arme Gemeinden in der Metropolregion Recife besuchen und mit Entomologen sprechen, die das Brutverhalten der Stechmücken und die Dynamik der Virenverbreitung erforschten. Ein ganz besonderes Anliegen war es mir aber, Frauen zu treffen, die die ersten Babys mit Mikrozephalie zur Welt gebracht hatten. Ich wollte herausfinden, was man für sie getan hatte und wie es ihnen jetzt ging, nachdem sich das Interesse der Welt anderen Dingen zugewandt hatte. Kurz gesagt, ich wollte wissen, wie sich die Epidemie darstellte, nachdem Zika wieder in Vergessenheit geraten war.

Einige der Antworten hoffte ich im Instituto Aggeu Magalhães zu erhalten, der Forschungseinrichtung, in der Marques sein Labor hat. Hier, auf dem quirligen Campus im Nordwesten von Recife, präsentierte Brito erstmals seine Theorie einer Verbindung zwischen Zika und Guillain-Barré, hier koordinierte Marques' Fiocruz-Kollegin Celina Turchi, eine Epidemiologin, die ersten Untersuchungen zur Mikrozephalie. Nachdem sie das Ausmaß der Bedrohung erkannt hatte, war Turchi wesentlich daran beteiligt, Kontakt zu anderen Wissenschaftlern in aller Welt herzustellen und immer wieder bei den Behörden vorstellig zu werden, dass sie eine Gesundheitswarnung an die Bevölkerung herausgeben sollten. Es gab daraufhin so viele Unterstützungsangebote, dass der Institutsdirektor ihr leihweise sein Büro zur Verfügung stellte. Zwei Jahre später traf ich Turchi genau dort, sie saß an dem großen gläsernen Schreibtisch, umgeben von ihren Assistenten, und sortierte immer noch geschäftig Unterlagen und beantwortete Fragen von Bürgern.»Sogar heute glauben manche Leute noch an die Gerüchte, dass die Epidemie von Insektiziden oder dem Rötelnimpfstoff verursacht wurde«, sagte sie.»Die neueste Verschwörungstheorie ist, dass das Virus von transgenen [genetisch veränderten] Mücken verbreitet wird«, fügte sie hinzu und verdrehte die Augen.»Aber es hilft nichts, wir antworten wirklich jedem.«[32]

Turchi ist eigentlich eine zurückhaltende Frau, aber ihre Stimme wurde lauter und eindringlicher, als sie sich den Schock in Erinnerung rief, den die erste Welle von Mikrozephaliefällen ausgelöst hatte, und die Herausforderungen, mit denen sich die Mütter von Zika-Babys konfrontiert sahen, die in einem Klima wachsender staatlicher Sparzwänge und Kürzungen für staatliche Gesundheitsprogramme schwerstbehinderte Kinder aufziehen mussten. Besuche auf Geburtshilfestationen seien während der ersten Zeit der Epidemie »furchterregend« gewesen, sagte sie.»Ich erinnere mich, dass ich vier oder fünf Babys gesehen habe, die keine Stirn und einen sehr merkwürdig geformten Schädel hatten. Sie sahen ganz anders aus als Babys mit angeborener Mikrozephalie. Meine Großmutter hätte die Diagnose stellen können.«

Eine von Turchis ersten Handlungen, nachdem sie von Brito gebrieft worden war (»Er hatte das alles ausgearbeitet«), war, andere Epidemiologen in Recife und im Ausland anzurufen und zu fragen, ob sie ähnliche Fälle von Mikrozephalie beobachtet hätten, auch während der Epidemie in Französisch-Polynesien. Eine retrospektive Untersuchung der Geburtenregister dort ergab 17 Fälle von neurologischen Fehlbildungen; man hatte den Anstieg in den Fallzahlen nicht bemerkt, weil die meisten Frauen ihre Schwangerschaft lieber abgebrochen hatten, als ein Kind mit Mikrozephalie zur Welt zu bringen. Im Gegensatz dazu ist der Schwangerschaftsabbruch in Brasilien verboten, und es ist schwierig für Frauen, einen Abbruch zu bekommen, es sei denn, sie sind reich und können sich eine Reise ins Ausland leisten, um ihn dort vornehmen zu lassen.

Ab diesem Moment begann sich Turchi Sorgen zu machen, die Fälle auf den Geburtsstationen in Recife könnten nur die Spitze des Eisbergs sein. »Wir wussten nicht, wie es sich entwickeln würde, aber wir konnten erkennen, dass es etwas richtig Großes werden würde.« Etwa zu dieser Zeit begannen einige Kinderärzte, die Gesundheitsbehörden von Pernambuco zu drängen, die Kriterien für die Meldung von Mikrozephaliefällen zu revidieren. Anders, als manche Leute meinen, lag es nicht am Register für Lebendgeburten, dass die berichteten Mikrozephaliefälle mehr wurden, im Gegenteil: Das Gesundheitsministerium hatte noch vor Dezember 2015 den Grenzwert für Mikrozephalie von 33 auf 32 Zentimeter Kopfumfang herabgesetzt,[33] auf diese Weise sank die Zahl der Neugeborenen in dieser Kategorie.[34]

Nun, da die Zahlen vorliegen, ist klar, dass es sich bei dem rasanten Anstieg nicht um ein Berichtsartefakt handelt. Im Jahr 2015 wurden in Brasilien 4783 Mikrozephalie-Verdachtsfälle und 476 Totgeburten gemeldet, im Jahr 2014 waren es 147. Am höchsten war die Rate im Nordosten, wo es auf dem Höhepunkt der Epidemie im November 2015 56,7 Fälle auf 10 000 Lebendgeburten gab. Die Rate war 24-mal höher als der langjährige Mittelwert in Brasilien. Im Südosten dagegen traten die Zikafälle später auf und waren im Allgemeinen auch weniger schwer, die Mikrozephalierate lag deutlich niedriger – bei 5,5 Fällen pro 10 000 Lebendgeburten, was ähnlich hoch ist wie in den Vereinigten Staaten (auf ganz Brasilien bezogen lag die Rate bei 18 Fällen pro 10 000 Lebendgeburten). Die Frage ist, wie viel von diesem Anstieg auf das Zikavirus zurückzuführen ist und wie viel auf einen anderen Kofaktor. Und warum lag der Maximalwert im Nordosten so viel höher als in anderen Gegenden Brasiliens?[35]

Um eine Antwort auf diese Frage zu erhalten, organisierte Turchi im Jahr 2016 zusammen mit Kollegen der London School of Hygiene and Tropical Medicine eine Fall-Kontroll-Studie: Frauen, die in Geburtsvorbereitungskliniken in Recife kamen, wurden auf Zika getestet. Vom Labor bestätigte Fälle wurden dann bis zur Geburt verfolgt, zusammen mit jeweils zwei Kontrollen, deren Zikatest negativ ausgefallen war. Alle Babys wurden anhand klar definierter Kriterien auf Mikrozephalie und andere Formen des angeborenen Zika-Syndroms hin untersucht.

Viele Gerüchte und Verschwörungstheorien konnten mit den jetzt vorliegenden Zahlen ausgeschlossen werden. Die Wissenschaftler fanden zum Beispiel keinen statistisch signifikanten Zusammenhang zwischen der Inzidenz von Mikrozephalie und der Exposition mit Insektiziden oder Impfstoffen. Die Wahrscheinlichkeit für einen Zusammenhang mit einer vorangegangenen Zika-Infektion dagegen betrug 95 Prozent.[36] Leider konnte die Studie den – von Forschern seit Langem vermuteten – Zusammenhang zwischen der Inzidenz von Mikrozephalie und dem sozioökonomischen Hintergrund der Mutter nicht untersuchen. Dazu hätte man bessere Daten zur Seroprävalenz von Zika benötigt, um sicherstellen zu können, dass die Frauen, die in die Studie aufgenommen wurden, repräsentativ für die Gesamtbevölkerung waren. Was noch wichtiger ist: Zur Zeit der Epidemie waren Zika-Infektionen nicht meldepflichtig; daher hatten die Wissenschaftler keine Möglichkeit, die Gesamtzahl der Kinder, die von Zika-infizierten Frauen in den Jahren 2015 und 2016 geboren wurden, zu erfassen, und konnten somit auch nicht feststellen, ob die hohe Mikrozephalierate im Nordosten wirklich so hoch war, wie es den Anschein hatte. Laura Rodrigues, eine Professorin für Infektionskrankheiten an der London School of Hygiene and Tropical Medicine, die eng mit Turchi zusammenarbeitet, vermutete, dass es im Nordosten Brasiliens vielleicht zu einem sich schnell ausbreitenden Krankheitsgeschehen durch einen besonders gefährlichen Zika-Stamm gekommen war. Doch Rodrigues gab zu, das sei »nur so ein Bauchgefühl«, und ohne bessere Daten könne man sich da nicht sicher sein.[37]

Eine weitere ungeklärte Frage war, inwieweit die höheren Mikrozephalie-Prävalenzraten mit den höheren Stechmückendichten und dem – aufgrund von sozialen Verhaltensweisen und Lebensbedingungen der Frauen – erhöhten Risiko für Kontakt mit Zika übertragenden Mücken zu tun hatten. Klimaforscher wiesen darauf hin, dass 2015 in Südamerika ein El-Niño-Jahr war, mit erhöhten Niederschlägen im Nordosten Brasiliens, die das Risiko für Überflutungen vergrößerten. Zusammen mit den wegen des Klimawandels ansteigenden Temperaturen könnte das den Reproduktionszyklus der *Aedes*-Mücken beschleunigt und ihre Dichte sowie die Virenübertragungshäufigkeit erhöht haben. »Ich bin mir ziemlich sicher, dass es mit der Umwelt und den Lebensbedingungen zu tun hat«, sagte Turchi. »Recife ist eine dicht besiedelte, städtische Region, die Stadt wird von Flüssen durchzogen, es gibt viel Sumpfland und darum auch jede Menge Stechmücken. Und weil es heiß ist, bedecken sich die Leute nicht: Sie sind sehr exponiert.« In der Tat findet man in Jaboatão dos Guararapes und anderen armen Gemeinden nicht selten mehr als 1000 Menschen auf einer Fläche von 100 Quadratmetern, und weil viele Gebäude keine Fenster mit Scheiben und noch weniger eine Klimaanlage haben, werden ihre Bewohner nachts oft mehrfach von denselben Mücken gestochen. Dazu kommt, dass die Wasserversorgung nur selten über Rohrleitungen gewährleistet wird, das heißt, die meisten Leute haben keine andere Wahl, als Wasser in Flaschen und Eimern in ihrem Hinterhof zu bevorraten. Und wenn es regnet, füllen sich die Kanäle hinter den Häusern der Menschen mit Abfall und Unrat, was Stechmücken ideale Brutstätten verschafft.

Eine weitere offene Frage: Führt eine vorherige Infektion mit einem anderen Arbovirus oder eine Impfung gegen Gelbfieber zu einer Kreuzimmunität gegen das Zikavirus, oder erhöht das im Gegenteil die Empfindlichkeit der betreffenden Person? Turchi erklärte, dass Pernambuco in den letzten Jahren vor dem Zika-Ausbruch von 2015 keine größere Dengue-Epidemien erlebt habe, in Zentralbrasilien und im Südosten dagegen sei das Denguefieber nicht allzu lange vorher Gast gewesen. Die meisten Fälle von angeborenem Zika-Syndrom wären außerdem bei Babys von jüngeren Frauen beobachtet worden, also genau in der Gruppe, die weniger Zeit gehabt hatte, mit dem Denguevirus in Berührung zu kommen oder eine Gelbfieberimpfung zu erhalten. Andererseits legen In-vitro-Studien, die Marques und seine Kollegen mit dem Serum von Schwangeren durchgeführt haben, nahe, dass die Anwesenheit von Antikörpern gegen das Denguevirus zu einem schwereren Verlauf der Zika-Infektion führen kann.[38] Der Fachbegriff dafür lautet »infektionsverstärkende Antikörper« (*antibody-dependent enhancement*, ADE). Vereinfacht ausgedrückt klammert sich das Zikavirus an die Dengue-Antikörper und nutzt sie als Tarnung, um sich vor dem Immunsystem zu verbergen und leichter in menschliche Zellen eindringen zu können. »Stellen Sie es sich als das virale Äquivalent zu einem Trojanischen Pferd vor«, sagte Marques. Als die Epidemie ausbrach, war die Nachfrage nach Tests so hoch, dass sein Labor zu einem Referenzlabor bestimmt wurde. Später entwickelten Marques und seine Kollegen einen Dengue-Schnelltest, um es leichter diagnostizieren und von Zika unterscheiden zu können. Er konzentrierte sich nun vor allem auf die Frage, ob sich die hohen Mikrozephalie-Prävalenzraten im Nordosten mit infektionsverstärkenden Antikörpern erklären ließen oder ob hohe Antikörpertiter gegen Dengue einen Schutz vor Zikaviren boten. Aber er lehnte die Vorstellung, dass die hohen Prävalenzraten vielleicht auf einen Umweltkofaktor zurückgingen, nicht völlig ab. »Wir wissen noch so wenig über Zika«, räumte Marques ein. »Vor uns liegen noch Jahrzehnte Forschungsarbeit.«

Wie Turchi, so war auch Marques voll des Lobes für Brito, und ich freute mich darauf, ihn persönlich kennenzulernen. Wir hatten zwar schon über Skype miteinander gesprochen, doch sein Englisch war stockend und mein Portugiesisch nicht existent, sodass ich befürchtete, viel von unserem Gespräch könnte in der Übersetzung verloren gehen. Aber als wir uns endlich in einem Restaurant in der Nähe meines Hotels trafen, hatte er glücklicherweise seine Tochter Celina dabei, eine Medizinstudentin im zweiten Studienjahr, und sie übersetzte für uns. Das Restaurant war auf Tapioka spezialisiert, die traditionelle Beilage zu jedem Essen in Pernambuco, und nachdem wir ein paar Pfannkuchen aus Tapiokamehl bestellt hatten, wandten wir uns den wissenschaftlichen Fragen zu. Warum war der Zusammenhang mit Mikrozephalie und neurologischen Fehlbildungen in früheren Zika-Ausbrüchen nicht bemerkt worden? Warum hatte, seiner Meinung nach, niemand zuvor diesen Zusammenhang hergestellt?

»Mein Vater sagt, dass es für ihn leicht gewesen sei, die Verbindung herzustellen, als die ersten Mikrozephaliefälle auftraten, da er die Zika-Epidemie von Anfang an verfolgt hatte«, sagte Celina. »Darum habe er die Frauen mit als Erstes gefragt, ob sie während der Schwangerschaft einen Ausschlag gehabt hatten.«

Ja, aber was war an Pernambuco so besonders, dass die Mikrozephaliefälle nicht übersehen wurden? Oder andersherum, warum sind sie hier aufgefallen und andernorts nicht?

Brito runzelte die Stirn, als Celina meine Frage übersetzte. Doch dann nickte er heftig und erklärte, es hänge alles mit den Zahlen zusammen. Französisch-Polynesien hat weniger als

300 000 Einwohner, während in Pernambuco neun Millionen Menschen leben, vier Millionen davon in der Metropolregion Recife. Außerdem ist die Geburtenrate in Pernambuco sehr hoch, pro Jahr kommen auf den Geburtsstationen des Bundesstaates etwa 170 000 Babys zur Welt. In Französisch-Polynesien waren die Mikrozephaliefälle außerdem über den ganzen Archipel verteilt, während sie sich in Pernambuco auf eine Handvoll Krankenhäuser in und um Recife konzentrierten. Das hatte zur Folge, dass die Mikrozephalie-Prävalenzrate gar nicht besonders stark ansteigen musste, um die Aufmerksamkeit der Kinderärzte zu erregen. »Wenn man in einer Woche 20 Fälle in einem Raum hat, dann kann man das nicht übersehen. Aus dem Grund war es hier leichter zu erkennen.«

Das war eine gute Antwort, eine Antwort, wie man sie von einem Epidemiologen erwarten durfte, und als ich später noch einmal darüber nachdachte, musste ich an den Kommentar von Celina Turchi denken, selbst »ihre Großmutter« hätte die Mikrozephaliefälle erkennen können. Trotzdem war damit die Frage nach den tieferen Gründen noch nicht beantwortet, die Frage, weshalb das Risiko, Kinder mit Mikrozephalie zu bekommen, für Frauen aus Armenvierteln so viel höher war. Welche Rolle spielten die sozialen Bedingungen, und wie beeinflussten funktionierende Trinkwasserversorgung und Abwasserentsorgung die Übertragungsdynamik der Zikaviren in Recife und anderen brasilianischen Städten? Auch die Frage, welche Maßnahmen notwendig waren, um die Übertragung der Viren durch Stechmücken zu unterbinden und das Risiko für Zika-Infektionen in Zukunft zu verringern, war damit nicht beantwortet. Das waren Fragen, auf die am ehesten ein Entomologe oder vielleicht ein Soziologe eine Antwort geben konnte.

Seitdem Haddow und Dick 1948 in Uganda Zikaviren aus einer Stechmücke der Art *Aedes africanus* isoliert hatten, war man immer davon ausgegangen, dass *Aedes* der wichtigste natürliche Vektor für das Virus ist. In Brasilien und anderen Ländern Südamerikas konzentrierten sich die meisten Studien auf *Aedes aegypti*. Darüber hinaus kann das Zikavirus von der Asiatischen Tigermücke *Aedes albopictus* übertragen werden, deren Verbreitungsgebiet während des Sommers auf der Nordhalbkugel bis nach Chicago und New York reicht.* Doch Zikaviren wurden auch aus mehreren Stechmückenarten der Gattung *Culex* isoliert, darunter *Culex quinquefasciatus*, die sowohl in Brasilien als auch in Asien massenhaft vorkommt. Außerdem liebt *C. quinquefasciatus* Schmutzwasser – im Gegensatz zu *Aedes*, die sauberes Wasser bevorzugt – und vermehrt sich prächtig in oberirdisch verlaufenden Abwasserkanälen und in von Müll und Schutt verstopften Wasserläufen.

In einem Zimmer nur ein paar Türen von Turchis Büro entfernt arbeitet eine andere Fiocruz-Forscherin, Constância Ayres; sie hatte die *Culex*-Mücken und die Hinweise, dass sie bei der Übertragung der Zikaviren eine Rolle spielen könnten, genauer unter die Lupe genommen. Ayres, eine schlanke, energische Frau mit der Figur einer Ballerina, fing an, *Culex*- und *Aedes*-Stechmücken in verschiedenen Stadtvierteln von Recife zu sammeln und in einem Insektarium zu halten. Dann stellte sie beiden Gruppen in ihrem Labor infiziertes Blut als Nahrung zur Verfügung. Eine Woche später sammelte sie den Speichel der Stechmücken ein und untersuchte ihn auf Zikaviren: Sie erhielt positive Ergebnisse aus beiden Gruppen. Außerdem konnte Ayres die Viren in den Speicheldrüsen von *Culex* nachweisen, eine notwendige Voraussetzung für einen »kompetenten« Vektor. Doch trotz dieser Ergebnisse wollten viele Experten nicht glauben, dass *Culex* auch in freier Wildbahn Zikaviren überträgt. Darum kehrte Ayres 2016 zur Feldarbeit zurück und sammelte – mithilfe eines Saugapparates – noch mehr Stechmücken ein, und zwar in den Wohnungen von Menschen mit Zikasymptomen. Als sie ihre Beute im Labor untersuchte, stellte sie fest, dass sie viermal mehr *Culex*- als *Aedes*-Mücken gefangen hatte. Im nächsten Schritt sortierte sie die Weibchen beider Arten aus und teilte sie in unterschiedliche Gruppen ein, die sie anschließend auf Zikaviren untersuchte. Drei der *C. quinquefasciatus*- und zwei der *A. aegypti*-Gruppen waren Zika-positiv.

---

* *A. albopictus* ist auch die wichtigste Überträgerin für das West-Nil-Virus. Anm. der Übersetzerinnen: Laut Friedrich-Löffler-Institut sind Jena und Frankfurt am Main die nördlichsten deutschen Städte mit etablierten *Aedes-albopictus*-Populationen. (Stand 23. Juni 2020)

Anders als *Aedes,* die mehrfach sticht und saugt, kommt *Culex* in der Regel mit einer Blutmahlzeit pro Nacht aus. Allerdings gibt es in den Teilen von Recife, in denen die meisten Mikrozephaliefälle vorkommen, etwa 20-mal mehr *Culex-* als *Aedes-*Mücken. Ähnlich weit verbreitet sind die *Culex-*Stechmücken in Mikronesien und Französisch-Polynesien. Interessanterweise hatten Wissenschaftler dort vergeblich nach Zikaviren in *Aedes-*Mücken gesucht, die sie in freier Natur gefangen hatten. Leider dachte niemand daran, auch *C. quinquefasciatus* zu testen, und so wissen wir nicht, ob diese Mücke als Vektor für die dortige Zika-Epidemie infrage kommt, aber die Möglichkeit kann zumindest nicht ausgeschlossen werden.

Wenn Ayres richtigliegt, haben ihre Ergebnisse wichtige Folgen für die Strategien zur Kontrolle der Vektoren, mit denen die Gefahren durch Zika- und andere Arboviren reduziert werden sollen. Im Augenblick zielen die Bekämpfungsmaßnahmen auf *Aedes-*Mücken ab. Das muss nicht überraschen, angesichts der Rolle, die sie für die Übertragung des Denguevirus spielen, doch Ayres ärgert sich maßlos über Äußerungen von Leitern örtlicher Gesundheitsbehörden, dass Recife dadurch von weiteren Krankheitsausbrüchen verschont geblieben sei.»Der Grund, warum wir bislang keine weitere Zika-Epidemie hatten, ist, dass die Mehrheit der Bevölkerung nun Antikörper dagegen besitzt. Nicht weil die Mücken, die das Virus übertragen, beseitigt wären. Wenn wir nichts gegen *Culex* unternehmen, dann sehe ich Zika zurückkommen, sobald die Immunität nachlässt.«

Leider ist das eine Botschaft, die offensichtlich niemand hören wollte. Stattdessen machte sich in der Woche, in der ich Recife besuchte, eine deutsche Firma bereit, männliche *Aedes-aegypti-*Stechmücken, die künstlich mit *Wolbachia-*Bakterien infiziert worden waren, in Córrego do Jenipapo freizusetzen, einer Favela am nordwestlichen Stadtrand. Dieses Bakterium, das in 60 Prozent aller Insektenarten, allerdings nicht in *Aedes,* vorkommt, macht die Nachkommen der Stechmücken unfruchtbar; auf diese Weise werden die *Aedes-*Populationen verkleinert und mit ihnen ihre Fähigkeit, Zika- und andere Arboviren zu übertragen. Ähnliche Freisetzungsversuche mit *Wolbachia-*infizierten Stechmücken haben in Rio und in Medellín, Kolumbien, stattgefunden, und ähnlich funktionierende, gentechnische Methoden wurden bei *Anopheles*-Stechmücken angewandt, die Malaria übertragen.[39] Die Versuche werden von großen Wohltätigkeitsorganisationen unterstützt, darunter die Bill & Melinda Gates Foundation in Seattle, Washington, und der in London ansässige Wellcome Trust, nicht zuletzt deshalb, weil sie in ganz unterschiedlichen geografischen Regionen durchgeführt und ihre Erfolge mit wissenschaftlichen Methoden relativ einfach quantifiziert werden können – eine der wichtigsten Bedingungen für Gesundheitsmaßnahmen »von oben« auf internationaler Ebene. Derweil werden einfache, bodenständige Kontrollmaßnahmen wie Moskitonetze oder Fensterscheiben vernachlässigt, ebenso wie Programme zur Stadterneuerung, die die Müllabfuhr und die Wasserversorgung für die ärmsten und am stärksten von Stechmücken heimgesuchten Viertel verbessern könnten.

An einem Tag begleitete ich Ayres' Mückensammler auf einem ihrer regelmäßigen Streifzüge durch Jaboatão dos Guararapes. Ziel war es, zehn Adressen in der Favela aufzusuchen und in den Wohn- und Schlafräumen der dort lebenden Personen die Mücken aufzusaugen; doch unterwegs versagte einer der tragbaren Saugapparate den Dienst, und so konnten wir nur fünf Adressen besuchen. Die Bewohner waren zumeist ältere Menschen, die – auf engstem Raum zusammengepfercht – in kleinen, aus Hohlblocksteinen errichteten Häusern mit zwei bis drei Zimmern lebten, eines über dem anderen. Nur zwei hatten Toiletten im Haus, gekocht und gewaschen wurde in einem einzigen Raum, wenn es hoch kam, im Hinterhof. Ayres' oberster Stechmückenjäger Miguel Longman ging voran, er ließ seinen batteriebetriebenen Horst-Amadilhas-Saugapparat über Wände und Tischplatten gleiten, bevor er sich den Decken und den schwer zugänglichen Ecken zuwandte. Während er das Netz von seinem Saugapparat abnahm, um die Beute zu begutachten, fragte ich das Paar, in dessen Heim wir uns befanden, wie oft es Trinkwasser bekomme. Zweimal die Woche, sagten die beiden. Und an den anderen Tagen? Sie zeigten auf zwei Plastikwannen mit schmutzigem Geschirrspülwasser in der Küche und auf eine Reihe von Wasserbehältern auf ihrem Fensterbrett. Wie die anderen Häuser, die wir aufgesucht hatten, besaßen die Fenster keine Scheiben, doch hier hatte wenigstens das Schlafzimmer ein Moskitonetz. Ob einer von ihnen Zika gehabt habe? Nein, war die Antwort, wohl aber mehrere ihrer Nachbarn.

Später, als wir zurück im Instituto Aggeu Magalhães waren, stellte Ayres mich André Monteiro vor, einem Gesundheitstechniker, der bei Fiocruz angestellt ist. Monteiro ist Fachmann für die Wasserwirtschaft des Großraums Recife und hat das städtische Abwassersystem genau unter die Lupe genommen. Nur 6 Prozent der Haushalte in Jaboatão dos Guararapes sind an die Kanalisation angeschlossen, erzählte er mir. Für Recife als Ganzes liegt die Zahl bei 30 Prozent. Der überwiegende Teil der Abwässer wird in die Rinnsale eingeleitet, die durch die Hinterhöfe fließen und in die Kanäle und Regenwasserüberläufe entwässern, die Überflutungen verhindern sollen. Bis zum Beginn des 19. Jahrhunderts lag die Stadt zum größten Teil in einem Mangrovensumpf, sodass starke Niederschläge leicht aufgenommen oder mit der einsetzenden Ebbe ins Meer hinausgetragen werden konnten. Doch im Laufe des 19. Jahrhunderts, als Recife mehr und mehr expandierte, wurde der Mangrovensumpf allmählich zugeschüttet, um Platz für neue Häuser und Straßen zu schaffen. Als Ersatz für die natürliche Drainage bauten die Ingenieure von Recife – inspiriert vom Beispiel der Niederlande – ein Kanalsystem von 200 Kilometern Länge, das sie durch die Hinterhöfe und an den Flüssen entlangführten. Doch bis 1970 waren viele dieser Kanäle baufällig geworden und wurden nicht mehr richtig gewartet, sodass es häufig zu Überschwemmungen kam (bei der größten, im Jahr 1975, standen 80 Prozent der Stadt unter Wasser). Seit etwa dieser Zeit ereigneten sich in den Favelas an den Hügeln im Norden der Stadt immer wieder Erdrutsche, die 2002 in einem gipfelten, der 50 Menschen das Leben kostete. Doch die größte Blamage für die Stadt stellte vermutlich das Foto dar, das ein Reuters-Fotograf 2013 schoss: Es zeigt einen neunjährigen Jungen, der im vollständig mit Müll bedeckten Canal do Arruda auf und ab hüpft, einem Kanal nahe seinem Zuhause in einer Favela im Norden der Stadt. Später sickerte durch, dass Paulinho da Silvero den Kanal nach Flaschen und anderem recycelbaren Material durchsuchte, das er verkaufen konnte; zusammen mit seinen Brüdern kam er regelmäßig an das verdreckte Gewässer. Die schockierenden Bil-

der veranlassten die städtischen Behörden zu einer Säuberungs-
kampagne, und obwohl die Kanäle und Flüsse von Recife mittlerweile wieder frei fließen können, sind die Ufer bei Niedrigwasser
normalerweise voll mit Plastik und anderem Abfall. »Der Müll ist
ein großes Problem«, sagt Monteiro, »nicht nur, weil er die Ent-
wässerung behindert, sondern auch, weil sich die Moskitos in dem
stehenden Wasser vermehren.«

Am Ende unseres Gesprächs zeigte mir Monteiro eine »Heat-
map« von Recife, in der die Stadtteile mit den meisten Mikrozephaliefällen in Rot und Orange dargestellt sind. Zwar gibt es
über die ganze Stadt verteilt orangefarbene Tupfen, auch in gut-
bürgerlichen Vierteln wie Boa Vista, aber die intensivste Rot-
färbung deckt sich mit den Favelas im Norden und im Süden.

Auf der Suche nach Müttern von Mikrozephalie-Babys besuchte ich am Tag darauf ein spezielles Rehabilitationszentrum
für sehbehinderte Kinder in Iputinga. Etwa die Hälfte der Kinder
mit angeborenem Zika-Syndrom hat eine starke Sehbehinderung,
weil entweder ihre Netzhaut oder ihr Sehnerv geschädigt ist, in
manchen Fällen kommen noch weitere neuronale und kortikale
Beeinträchtigungen dazu. Um ihre Sehbehinderungen zu behandeln, hatte eine medizinische Wohltätigkeitsorganisation namens
Fundação Altino Ventura bereits mehrere Kinder mit korrigierenden und vergrößernden Brillen versorgt und ihnen intensive
Reha-Maßnahmen zukommen lassen. Jetzt hatte sie ein multi-
sensorisches Trainingskit entwickelt, das Müttern helfen sollte,
mit ihren Kindern zu üben, Objekte anzuvisieren und besser mit
ihnen zu interagieren. Um diese Geräte zu testen, hatte sie mehrere Frauen in das Rehabilitationszentrum Menina dos Olhos ein-
geladen.

Als ich dort ankam, waren bereits überall auf dem Fußboden
Matten und Kissen für die Kinder ausgebreitet, und Freiwillige
packten die Gerätschaften aus: Tischtennisschläger mit gemalten
freundlichen Gesichtern, Rasseln mit langen glitzernden Quas-
ten. Die Übungsstunde begann mit einem Gebet, gesprochen von
Liana Ventura, der Vorsitzenden von Altino Ventura: »Heute ist
Sabbat, also wollen wir uns einen Moment Zeit nehmen, um die
harte Arbeit und die Herausforderungen, denen wir uns jeden Tag
stellen, zu würdigen. Herr, zeige uns das Licht und mache uns zu

Werkzeugen der Inspiration und vor allem der Hoffnung.« Ventura ist Professorin für Augenheilkunde, sie und ihr Mann haben für ihre Arbeit schon viele Preise gewonnen. Ihre Einrichtung ist rund um die Uhr geöffnet, und das sieben Tage die Woche; sie versorgt bis zu 500 Patienten am Tag in der Notfallaufnahme ihrer Augenklinik im Stadtzentrum von Recife. Die Patienten strömen aus ganz Pernambuco herbei, da sie hier kostenlose Augenuntersuchungen, Staroperationen und Behandlungen für andere häufige Augenprobleme erhalten. Die Fundação Altino Ventura erforscht Augenkrankheiten, die mit Krankheiten wie Toxoplasmose, Syphilis, Röteln sowie Infektionen durch das Cytomegalovirus einhergehen, die sämtlich in Brasilien weit verbreitet sind; außerdem unterhält die Einrichtung Beratungsstellen auf den Geburtshilfestationen in Recife. Als dort im Herbst 2015 Babys mit Mikrozephalie und ungewöhnlichen Beeinträchtigungen des Sehvermögens aufzutauchen begannen, dauerte es nicht lange, bis sich Liana Ventura dafür interessierte. Viele der Babys schielten oder ließen ihre Augen ziellos hin und her wandern. Manchmal war der Verlust der Sehfähigkeit stark ausgeprägt. »Wir haben festgestellt, dass die Babys nur über 30 Prozent des normalen Gesichtsfelds verfügten, in einigen wenigen Fällen konnten sie überhaupt nichts sehen«, erzählte sie mir. »Es war herzzerreißend. Sie konnten das Gesicht ihrer Mutter nicht sehen, sie hatten an nichts Interesse, was um sie herum geschah. Sie weinten die ganze Zeit.«[40]

Die Sehfähigkeit eines Kindes entwickelt sich zu 90 Prozent im ersten Lebensjahr. Wenn ein Kind nicht sehen kann, ist seine Fähigkeit, mit seiner wichtigsten Bezugsperson zu interagieren und sich normal zu entwickeln, stark beeinträchtigt. Mit den korrigierenden Brillen jedoch kam es zu einer dramatischen Veränderung. »Ihre Gesichter hellten sich sofort auf, und sie lächelten zum ersten Mal«, sagte Ventura.

Sie zog einen Tischtennisschläger aus einer der Taschen und reichte ihn Joane und Marcilio da Silva, einem jungen Paar aus Olinda. Ihr Sohn Hector war mit einer schweren Hornhautverkrümmung zur Welt gekommen, aber mit seiner Brille konnte er nun 60 Prozent seines Gesichtsfeldes wahrnehmen. Trotzdem, mit 20 Monaten konnte er noch nicht alleine sitzen und musste mit Kissen gestützt werden, damit er mit seinen Trainern interagieren konnte. Neben ihnen saß Mylene Helena dos Santos, eine andere junge Frau, und beobachtete die Fortschritte, die Joane, Marcilio und Hector machten. Dos Santos war 23 Jahre alt und Mutter von drei Söhnen; ihr Jüngster, David Henrique, kam im August 2015 auf die Welt, er gehörte zu den ersten Zika-Babys und ist schwer behindert. Er sitzt angegurtet in einem Kindersitz, mit Schienen, die seine Beine stabilisieren; auch er hat eine schwere Hornhautverkrümmung und ist nicht in der Lage, richtig zu schlucken. Nachdem ihm Nahrung in die Luftröhre gerutscht war, entwickelte er eine Lungenentzündung und musste ins Krankenhaus gebracht werden. Die Ärzte legten eine Sonde in seinen Magen, um ihm Antibiotika verabreichen zu können, aber die Sonde, so dos Santos, sei ihm äußerst unangenehm. »Sie ist zu groß, darum windet er sich die ganze Zeit«, erklärte sie mir. »Die Ärzte haben mir gesagt, dass ich sie sauber halten muss, damit es nicht zu einer Infektion kommt. Ich würde meinem Sohn gern eine Brille machen lassen, aber solange er die Probleme mit dem Magen hat, ist das nicht möglich. Hoffentlich dann, wenn es ihm besser geht.«

Dos Santos war im fünften Monat schwanger, als das Ultraschallbild andeutete, David könnte mit einer Fehlbildung zur Welt kommen, aber niemand sprach von Mikrozephalie, und von Zika hatte sie noch nie gehört. »Ich wusste nur von Dengue«, sagte sie. Sie konnte sich auch nicht an einen Ausschlag erinnern, aber sie hatte im Laufe ihrer Schwangerschaft mit verschiedenen Komplikationen zu kämpfen, unter anderem dem Verlust von Fruchtwasser, sodass sie beinahe eine Fehlgeburt erlitten hätte. Am Ende kam David sieben Wochen zu früh auf die Welt. Ein Jahr später wurden sie beide positiv auf Zika getestet.

Im Augenblick lebte dos Santos bei ihren Eltern in Jaboatão dos Guararapes, nachdem sie sich kurz nach Davids Geburt von dessen Vater getrennt hatte; ihre große Familie kümmerte sich um ihre beiden anderen Kinder, während sie mit David Arzttermine wahrnahm. »Am Anfang wollten alle helfen«, sagte dos Santos. »Nach einem Jahr hat das aber nachgelassen, und ich bin aus dem Regierungsprogramm herausgefallen. Das war der Moment, wo ich bei Altino Ventura um Hilfe gebeten habe.«

Das war leider kein Einzelfall. Im Gefolge der Epidemie bewilligte die brasilianische Regierung finanzielle Direkthilfen für arme Familien und versprach, 35 Millionen US-Dollar in spezielle Rehabilitationszentren zu investieren. Gleichzeitig sagte die Regierung des Bundesstaats Pernambuco fünf Millionen US-Dollar für die Errichtung regionaler Zentren für Kinder mit angeborenem Zika-Syndrom zu. Doch Ende 2016 billigte der brasilianische Nationalkongress einen Verfassungszusatz, der die öffentlichen Ausgaben für 20 Jahre einfriert, und zu der Zeit, zu der ich dies schreibe, warten die meisten Zentren noch immer darauf, gebaut zu werden. Angesichts der schmerzhaften Sparmaßnahmen haben Frauen wie dos Santos Mühe, das Geld für unverzichtbare Medikamente und Behandlungen aufzutreiben. Es gibt auch keinerlei Anzeichen dafür, dass die Behörden die notwendigen Investitionen für die Verbesserung der allgemeinen Wasserversorgung und Abwasserbeseitigung in die Wege leiten. Stattdessen verlagern sie die Verantwortung für die Bekämpfung der Stechmücken zurück in die Haushalte – mit Aufklärungskampagnen, die auf Hausfrauen abzielen.

Aber die sozialen und Umweltbedingungen, die den Ausbruch erst möglich gemacht haben, werden auch in einem anderen Bereich weiter vernachlässigt. Als Vertreter von Human Rights Watch nach Brasilien kamen, um am ersten Jahrestag der Epidemie Interviews mit Frauen aus Pernambuco und Paraíba zu führen, entdeckten sie, dass fast ein Viertel der Frauen, die Kinder mit Mikrozephalie zur Welt gebracht hatten, unter zwanzig waren. Das ist genau die Gruppe, für die die Wahrscheinlichkeit, Zugang zu Verhütungsmitteln und Information über Sexualität und Schwangerschaft zu erhalten, am geringsten ist. Wenig zufriedenstellend fanden die Mitarbeiter von Human Rights Watch auch den Zustand der Favelas, die sie sich zeigen ließen. Sie berichteten, dass überall ungeklärtes Abwasser durch offene Rinnen fließe und sich Stechmückenlarven in den von Müll verstopften Kanälen und in den Sümpfen hinter den Häusern der Menschen tummelten.

»Die Brasilianer mögen es vielleicht als Sieg betrachten, dass die Regierung das Ende des Zika-Notstands ausgerufen hat«, kommentierte Amanda Klasing, die bei Human Rights Watch für Frauenrechte zuständig ist. »Doch ... die Grundrechte der Brasilianer stehen auf dem Spiel, wenn die Regierung nicht langfristig dafür sorgt, dass die Verseuchung mit Stechmücken abnimmt, das Recht auf sexuelle und reproduktive Selbstbestimmung gesichert wird und Familien, die von Zika geschädigte Kinder großziehen, Unterstützung erhalten.«[41]

Dieser Aussage stimmt auch Liana Ventura zu. Von den 325 Kindern, die in ihrer Einrichtung behandelt wurden, kamen nur zwei durch Überweisung von Privatärzten, alle anderen kamen über das öffentliche Gesundheitswesen. Selbst jetzt, zwei Jahre nach der Epidemie, wartete fast die Hälfte noch auf die Ergebnisse der Zikatests. »Wir wissen immer noch sehr wenig über die Pathologie von Zika und die Mikrozephalie, aber im Augenblick ist es, offen gesagt, ein Kampf«, erzählte sie mir. »Hoffen wir, dass wir nicht noch eine Epidemie brauchen, damit die Welt wach wird und das zur Kenntnis nimmt.«

***

Ich beschloss, vor dem Auschecken aus dem Hotel noch einen Spaziergang über die Strandpromenade von Boa Viagem zu machen. Als ich am Morgen Richtung Iputinga aufgebrochen war, waren die Wellen noch über die Felsen geschlagen, die als Barriere neben der Straße aufgeschichtet waren, und vom Strand war nichts zu sehen. Doch um vier Uhr nachmittags hatte sich das Wasser zurückgezogen und die Sicht auf die berühmten Riffe von Recife freigegeben; überall im Strand steckten Sonnenschirme, und Kinder planschten fröhlich in den Rinnen und Pfützen, die die zurückweichende Flut hinterlassen hatte. Mit einem leichten ablandigen Wind wären die Bedingungen eigentlich ideal zum Surfen gewesen, doch zu meiner Überraschung waren außerhalb der Brandung keine Surfer zu sehen, auch schien sich niemand zum Schwimmen ins Wasser zu trauen. Der Grund dafür wurde mir sehr bald klar, als ich kurz nach Betreten des Strandes auf ein Schild stieß, das in bedrohlichem Rot und Weiß »Perigo« verkündete, darunter stand in Englisch »Danger – Shark Zone«. Als Nächstes kamen der Umriss eines Hais in Gelb und der Rat, wann man nicht baden sollte. Einiges davon entsprach dem gesunden Menschenverstand: Mit offenen Wunden oder mit hellen Objekten sollte man nicht schwimmen gehen, auch nicht in betrunkenem Zustand oder alleine. Außerdem wurde abgeraten, im offenen Meer, bei Flut oder in der Dämmerung zu baden. Mit anderen Worten, so gut wie immer, es sei denn am helllichten Tag bei Ebbe. Etwas weiter unten am Strand entdeckte ich den Ausguck einer Strandwache und ging zu dem Rettungsschwimmer, um ihn danach zu fragen. Bis in die frühen 1990er-Jahre hinein war Boa Viagem ein beliebtes Surfrevier gewesen, doch dann kam es 1992 zu einer ersten Serie von Haiangriffen. Bis 2013 gab es in Boa Viagem 58 Attacken, 21 davon waren tödlich, daher sahen sich die Behörden gezwungen, das Surfen zu verbieten und Warnschilder aufzustellen. Niemand weiß, warum sich das Verhalten der Haie so plötzlich veränderte, die meisten Experten vermuteten, dass der Bau des neuen Containerhafens bei Suape, 40 Kilometer südlich von Recife, in den 1980er-Jahren daran schuld ist. Beim Bau dieses Tiefwasserhafens wurden die Flussmündungen ausgebaggert und Hafenanlagen gebaut, die weit in den Ozean hinausreichten. Insbesondere das Ausbaggern der Flussmündungen könnte sich störend auf das Ernährungs- und Fortpflanzungsverhalten der Bullenhaie ausgewirkt haben, die sich normalerweise in Küstennähe aufhalten und etwas Süßwasser vertragen. Doch die wirklich ernsthafte Haiplage setzte mit der Fertigstellung des Containerhafens und der gewaltigen Zunahme des Schiffsverkehrs in den 1990er-Jahren ein. Den großen hochseetauglichen Schiffen folgten, angelockt von Abfällen und Müll, wandernde Tigerhaie. Nachdem der Tigerhai, ein ausgezeichneter Resteverwerter, einmal bis in den Hafen von Suape gekommen war, so nimmt man an, fand er rasch Geschmack an den Küstengewässern und begann sich aus den ungeklärten Abwässern zu ernähren, die Recifes Flüsse und Kanäle tagtäglich ins Meer tragen. Folge ist, dass es selbst die Rettungsschwimmer vermeiden, in Boa Viagem zu schwimmen, und stattdessen lieber in gechlorten Schwimmbädern trainieren. Und wenn sie tatsächlich einmal lebensrettend im Meer eingreifen müssen, dann ziehen sie die Fahrt mit dem Jetski vor.[42]

Auch die ersten *Aedes*-Stechmücken wurden mit dem transatlantischen Schiffsverkehr und der internationalen Suche nach Profit an diese Küste gebracht. Wann *Aedes* erstmals in Brasilien an Land ging, kann man nicht mit Sicherheit sagen. Es könnte bereits in den 1530er-Jahren gewesen sein, als die ersten portugiesischen Kolonisten in Olinda ankamen, einer Kolonialstadt nördlich von Recife, und den natürlichen Hafen entdeckten, der vom Zusammenfluss der Flüsse Capibaribe und Beberibe und dem langen Uferrücken gebildet wird, der die Mündung schützt. Doch höchstwahrscheinlich kam die Stechmücke erst im 16. Jahrhundert hier an, als portugiesische Schiffe, beladen mit Sklaven für die Zuckerrohrplantagen von Pernambuco, von der afrikanischen Westküste aus über den Atlantik zu fahren begannen.[43] Im Jahr 1637, als die Holländer die Plantagen in Besitz nahmen und die Hauptstadt der Kolonie nach Recife verlegten, boomte der Handel mit Zuckerrohr. Doch zu dem Zeitpunkt hatten britische und holländische Sklavenhändler auf ihrer Dreiecksroute – von Europa über Westafrika durch die Karibik nach Nordamerika – bereits das Gelbfiebervirus auf Barbados eingeführt. In Recife kam es 1685 zum ersten dokumentierten Ausbruch, dem noch viele weitere Arboviren-Epidemien folgten, eine Bedrohung, die – außer während einer kurzen Phase in den 1940er- und 1950er-Jahren – nie mehr verschwunden ist.

Heute überqueren Stechmücken und ihre Larven wieder die Weltmeere,[44] dieses Mal in mit Regenwasser gefüllten Autoreifen statt in Trinkwasserfässern neben unter Deck angeketteten Sklaven.* Und während sie das tun, reisen stets auch Viren mit ihnen; das Zikavirus wird gewiss nicht ihr letzter viraler Begleiter gewesen sein. Und wenn Sie jetzt an die Zunahme des internationalen Flugverkehrs denken, würden Sie dann eine Wette eingehen, dass andere Viren und mikrobielle Erreger, gegen die die Einheimischen nicht oder kaum immun sind, keine Mitfluggelegenheit nach Brasilien ergattern?

Vorhersagen zu wollen, welcher Erreger das sein könnte und wann er vielleicht dort ankommt, ist völlig unsinnig. Das Einzige, was wir tun können, ist, wie die Rettungsschwimmer in

---

* Höchstwahrscheinlich gelangte *Aedes albopictus,* der Hauptvektor des Chikungunyavirus, auf diesem Weg auf den amerikanischen Doppelkontinent. Asiatische Tigermücken, die bis dahin nur in Südostasien vorkamen, reisten in Zierbambus und Altreifen auf Schiffen nach Texas, von wo sie sich auf Lkws über die Interstate-Highways nach Mexiko und Lateinamerika verbreiteten.

Boa Viagem Ausschau zu halten, ob am Horizont irgendwelche Rückenflossen oder andere Gefahrenzeichen zu entdecken sind. Und während wir vermutlich nicht in der Lage sind, auf den internationalen Handel und den Reiseverkehr Einfluss zu nehmen, lässt sich an den hygienischen und ökologischen Bedingungen, die Recife und andere brasilianische Städte für *Aedes* und Konsorten so attraktiv gemacht haben, sehr wohl etwas ändern. Das ist keine Frage des Wissens (mehr), sondern des politischen Willens.

10

»Disease X«, eine neue Infektionskrankheit, heute bekannt als COVID-19

»Sie kam und ging, ein Wirbelsturm durch die grünen Felder des Lebens«
The Times, 1921

Es war der Abend des 30. Dezember 2019. Marjorie Pollack hatte es sich in ihrem Haus in Cobble Hill, Brooklyn, gemütlich gemacht, als eine E-Mail bei ihr einging: In Wuhan, der Hauptstadt der zentralchinesischen Provinz Hubei, sei es zu einer auffälligen Häufung von Lungenentzündungen gekommen. Pollack ist Ärztin und Epidemiologin, sie hat das EIS-Programm der CDC durchlaufen und verfügt über mehr als 30 Jahre Erfahrung in epidemiologischer Feldarbeit. Außerdem ist sie stellvertretende Herausgeberin von ProMED, einem Informationsdienst, der das Internet nach Meldungen über ungewöhnliche Krankheitsausbrüche durchkämmt. Darum war sie genau die Richtige, um abzuschätzen, ob die Berichte, die ein Kollege in Weibo, einem chinesischen Mikroblogging-Dienst, entdeckt hatte, umgehend untersucht werden sollten oder guten Gewissens bis nach dem Jahreswechsel zurückgestellt werden konnten.

Was Pollack sah, nachdem sie die E-Mail geöffnet hatte, sträubte ihr das Nackenhaar: »Die Warnmeldung beinhaltete ein paar Tweets über irgendetwas, das in Wuhan vor sich ging – eine Häufung von Krankheitsfällen, erst 4, dann 27 –, dazu ein Bild, das theoretisch von einem Dokument stammen konnte, das die Gesundheitskommission von Wuhan verschickt hatte und in dem von Lungenentzündungen die Rede war, die möglicherweise mit einem Markt für Meeres- und Wildtiere in Zusammenhang standen«, erinnert sie sich. »Da ich die SARS-Epidemie aktiv miterlebt habe, klangen bei mir sofort die Alarmglocken. Es war ein Déjà-vu.«[1]

Umgehend setzte Pollack einen eigenen Aufruf im ProMED-Netzwerk ab und hatte innerhalb weniger Stunden einen Bericht in chinesischen Medien ausgemacht, der die Echtheit des Dokuments der Gesundheitskommission von Wuhan bestätigte. Vier Stunden später gab ein auf Künstliche Intelligenz gestütztes System am Boston Children's Hospital ebenfalls eine Warnmeldung wegen unklarer Pneumoniefälle in Wuhan heraus und setzte die Seriosität auf einer Skala von eins bis fünf bei drei an. Mehr Information brauchte Pollack nicht, und kurz vor Mitternacht hatte sie bereits eine ausführliche Warnmeldung an die 80 000 Mitglieder starke internationale ProMED-Community von Ärzten, Epidemiologen und Mitarbeitern von Gesundheitsbehörden geschickt.

In diesem Moment war es Pollack nicht bewusst, aber sie hatte gerade das erste Signal eines größeren Krankheitsausbruchs mit einem neuen Coronavirus aufgefangen. Innerhalb weniger Monate sollte sich COVID-19 zu einer echten Pandemie entwickeln, eine, die auf unangenehme Weise an die Spanische Grippe von 1918/19 erinnert. Der Unterschied zu 1918: Damals war die Welt im Krieg, und obwohl die Krankheit viele, viele Todesopfer forderte, blieben die meisten Fabriken und Schulen geöffnet; doch außer Truppentransporten gab es kaum Menschenbewegungen zwischen Ländern und Kontinenten. Im Gegensatz dazu traf COVID-19 auf eine Welt, die so stark vernetzt ist wie nie zuvor, und setzte Infektionsketten in Gang, die die Börsen krachen ließen, den internationalen Flugverkehr zum Erliegen und Weltstädte zum Schweigen brachten.

***

Wir wissen, dass die COVID-19-Pandemie im Dezember 2019 in Wuhan, einer Stadt mit elf Millionen Einwohnern, auf dem Huanan-Großhandelsmarkt für Fische und Meeresfrüchte ihren Ausgang nahm. Trotz des Namens wurde auf diesem Markt auch das Fleisch einer ganzen Reihe von Wildtieren verkauft, unter anderem das von Wolfswelpen, Krokodilen und Schlangen. Der Indexpatient war ein 70-jähriger Mann, der am 1. Dezember erkrankte. Wenn man davon ausgeht, dass SARS-CoV-2, um den offiziellen Namen des Virus zu verwenden, eine durchschnittliche Inkubationszeit von 14 Tagen hat, dann muss sich »Patient Zero« wohl Mitte November infiziert haben – vielleicht auch schon früher. Eine Woche später gab es sieben weitere Fälle, von denen zwei in direkter Verbindung mit dem Großmarkt standen. Am 12. Dezember erkrankte ein 49 Jahre alter Händler des Marktes, sieben Tage später sein Schwiegervater. Was bedenklich war: Der Schwiegervater hatte den Markt selbst nicht besucht, das ließ darauf schließen, dass er sich bei seinem Schwiegersohn angesteckt hatte. Am Ende der Woche berichteten mindestens drei Krankenhäuser in Wuhan über ähnliche Fälle. Doch den Patienten wurde gesagt, sie hätten Grippe oder Bronchitis, und sie wurden nach Hause geschickt. Selbst Ärzte, die eine Verbindung zu dem Großmarkt vermuteten, machten sich wegen der vorstellig gewordenen Patienten noch keine großen Sorgen, da sie keine Anzeichen für eine Ausbreitung in der Bevölkerung sahen. Wie der Leiter der Notfallaufnahme in einem der Wuhaner Krankenhäuser dem *Wall Street Journal* sagte: »Bei den frühen Stadien waren wir unvorsichtig.«[2]

Das änderte sich, als ein junger chinesischer Whistleblower namens Li Wenliang eine Nachricht in einem Chatroom postete – die Nachricht, die letztlich zu dem Signal führte, das Pollack in New York empfing. Li hatte an der Universität Wuhan Medizin studiert, im Jahr 2011 seinen Abschluss gemacht und sich danach auf Augenheilkunde spezialisiert; später wurde er am Zentralkrankenhaus von Wuhan angestellt. Obwohl Li schon während des Studiums in die Kommunistische Partei eingetreten war, scheute er sich nicht, die Obrigkeit zu kritisieren. Als ein Journalist 2011 vom Dienst suspendiert wurde, weil er über ein Zugunglück mit 40 Toten und 170 Verletzten in Wenzhou berichtet hatte, forderte Li, dass der Journalist wieder eingestellt werden sollte.[3] Zwei Jahre später postete Li, nachdem es mehrfach zu Angriffen auf chinesische Ärzte gekommen war, auf Weibo den Screenshot eines Artikels der medizinischen Fachzeitschrift *The Lancet,* in dem die Behörden aufgerufen wurden, mehr für den Schutz von medizinischem Personal zu tun.[4] Und als er von einem Kollegen in der Notaufnahme des Krankenhauses hörte, dass sich sieben Patienten mit untypischen Lungenentzündungen vorgestellt hatten und die Tests auf das »SARS-Coronavirus« positiv ausgefallen waren, hielt er es für eine Selbstverständlichkeit, diese Nachricht zu verbreiten. »Sieben SARS-Fälle auf dem Huanan-Großmarkt bestätigt«, stand in seinem Weibo-Post vom 30. Dezember. »Sie liegen in der Notfallaufnahme unseres Krankenhauses in Quarantäne.«[5] Li postete außerdem eine CT-Aufnahme von der Lunge eines der Patienten. In einer gesunden Lunge heben sich Bronchien und Arterien silhouettenartig vor einem dunklen Hintergrund ab, hier jedoch war der »Lungenbaum« von verwaschenen hellen Flecken überdeckt, in denen sich dunkle, undurchsichtige Punkte befanden. Es sah aus, als wären die Lungenbläschen mit Eiter oder anderer Flüssigkeit gefüllt, aber diese Konsolidierungen waren ungleich verteilt, manche Bereiche waren stärker betroffen als andere.

In China gilt Kommunikation außerhalb offizieller Kanäle als schweres Vergehen, der Post brachte Li eine ernste Verwarnung wegen »illegaler Verbreitung von Gerüchten« und »Stören der öffentlichen Ordnung« durch das Büro für öffentliche Sicherheit in Wuhan ein.[6] Wenige Tage später wurde Li auf die Polizeistation von Zhongnan zitiert, wo er eine Erklärung unterschreiben musste, dass seine Mitteilungen auf Weibo nicht korrekt gewesen seien und dass er sie nicht wiederholen werde.

Tatsächlich jedoch hatte der Ableger des Chinese Center for Disease Control and Prevention (CCDC) in Wuhan bereits ein Team zu dem Großmarkt geschickt, um eine Untersuchung anzustellen. Es identifizierte 27 Fälle von »Lungenentzündung unklarer Ursache«, was das Gesundheitskomitee der Stadt Wuhan veranlasste, am 30. Dezember selbst eine Mitteilung auf Weibo zu posten, dass sich sieben Patienten in einem kritischen Zustand befänden. In den nächsten Tagen entsandte das chinesische CDC ein weiteres Team, um den Großmarkt zu desinfizieren, und am 31. Dezember informierte es das chinesische WHO-Büro über die Pneumoniefälle – ob das geschah, um weiteren Gerüchten in den sozialen Medien zuvorzukommen, oder ob es eine Reaktion auf Pollacks ProMED-Post war, lässt sich nicht sagen. Zwei Tage später isolierte das Wuhan Institute of Technology das Virus aus einem der Patienten und schickte es durch eine RT-PCR-Apparatur.* Wie SARS und MERS, das seit 2012 auf der Arabischen Halbinsel mehrfach zu kleineren Ausbrüchen geführt hatte, gehörte auch das in Wuhan gefundene Virus zur Familie der Coronaviren. Aber es war weder SARS-CoV noch MERS-CoV. Es war ein völlig neues Virus.

Das Ereignis war das chinesische Tschernobyl. Bis Januar 2020 konnte sich das »neuartige« Coronavirus, das später als SARS-CoV-2 bezeichnet wurde, vermutlich völlig ungehindert in Wuhan ausbreiten. Da es sich um ein neues Virus handelte, gegen das noch niemand Immunität entwickelt hatte, war unbedingt schnelles Handeln erforderlich, damit es sich nicht über die Stadtgrenzen hinaus verbreitete. Doch statt die Sirenen heulen zu lassen und die Bevölkerung vor dem möglichen viralen »Fallout« zu warnen, zögerten die Behörden. Das chinesische Neujahrsfest stand vor der Tür, und in Wuhan, der Wiege der chinesischen Revolution, sollte ein großes Bankett ausgerichtet werden. Schlechte PR war das Letzte, was der Bürgermeister von Wuhan vor dem wichtigsten chinesischen Familienfest brauchen konnte.

Ein weiterer Grund könnte Furcht gewesen sein: Seitdem Xi Jinping zum Generalsekretär der Kommunistischen Partei Chinas gewählt worden war, konzentrierte sich die Macht noch stärker in Peking, und ein Abweichen von der Parteilinie konnte das Ende einer Beamtenkarriere bedeuten. Das hatte zur Folge, dass Beamte der unteren Parteihierarchieebenen zögerten, Entscheidungen ohne den Segen des Politbüros und des »Obersten Führers« zu treffen. Und natürlich wollte niemand der Überbringer einer Botschaft sein, die Xis »Chinesischen Traum« untergraben könnte, das Projekt der nationalen Erneuerung, das von einer dynamischen, global agierenden Wirtschaft und im Einklang mit

---

*   Die Reverse-Transkriptase-Polymerase-Kettenreaktion (RT-PCR) ist ein empfindlicher und sehr spezifischer Test, mit dem man winzige Bruchstücke von Viren-RNA finden, in DNA umschreiben und vermehren kann; mit dieser Methode ist es möglich, RNA-Viren zu typisieren und genauer zu untersuchen.

Chinas besonderen politischen und kulturellen Traditionen vorangetrieben werden sollte. Darum hielten die Behörden in Wuhan die alarmierende Nachricht unter der Decke, in der Hoffnung, »es« würde von alleine aufhören. Erst in der dritten Januarwoche entschied Xi, der – wie man später erfuhr – am 7. Januar von der wahren Lage Kenntnis erhalten hatte, über Wuhan eine Quarantäne zu verhängen.[7] Binnen weniger Tage wurde die Quarantäne auf zehn weitere chinesische Städte ausgedehnt, damit standen 50 Millionen Menschen quasi unter Hausarrest. Bis dahin hatten jedoch bereits geschätzte fünf Millionen Menschen Wuhan verlassen, viele von ihnen nach Übersee. Es war zu spät.*

Eines der ersten Todesopfer der neuen Seuche war tragischerweise Li Wenliang. Nach der Maßregelung durch die Polizei hatte der Arzt weiter Patienten behandelt, darunter einen älteren Mann, der sich ihm am 7. Januar mit Symptomen von COVID-19 vorstellte. Fünf Tage danach entwickelte Li selbst ähnliche Symptome und wurde auf die Beatmungsstation des Zentralkrankenhauses von Wuhan gebracht. Dort wurde er intubiert, um seine Atmung zu unterstützen, doch sein Zustand verschlechterte sich. Und obwohl man ihn noch an eine Maschine anschloss, die sein Blut mit Sauerstoff anreicherte, um so den Druck von der Lunge zu nehmen, starb er am 7. Februar.[8] Li wurde nur 34 Jahre alt.

Die Nachricht von Lis Tod löste in den chinesischen sozialen Medien einen wütenden Aufschrei aus. Einige Leute erhoben ihn zum Märtyrer und nahmen seinen Tod zum Anlass, von den Behörden in Wuhan eine Entschuldigung und mehr Redefreiheit zu verlangen.[9] Am selben Abend standen die Bürger von Wuhan an ihren offenen Fenstern oder auf ihren Balkonen und sangen das »Lied des Volkes« aus dem Musical *Les Misérables*: »Hörst du, wie das Volk erklingt? Von unsrer Wut erzählt der Wind. Das ist die Symphonie von Menschen, die nicht länger Sklaven sind.«

Die schärfste Kritik jedoch kam von Xu Zhangrun, einem Professor für Recht an der Pekinger Tsinghua-Universität. In seiner

---

* Wuhan befindet sich im Zentrum von Chinas Flugliniennetz und ist ein nationaler wie internationaler Verkehrsknoten; von hier aus starten über 100 Nonstop-Flüge in 22 Länder in aller Welt.

Standpauke verglich er die Zensur von Lis Posts mit dem Vertuschen des SARS-Ausbruchs im Jahr 2002. Xu schrieb:»An alldem ist, letzten Endes, ›die Achse‹ [gemeint ist Xi Jinping] und die ihn umgebende Clique schuld ... Sie sahen unbekümmert zu, als das einzige Fenster einer Gelegenheit zum Eindämmen des Ausbruchs vor ihren Gesichtern zuschlug.«[10]

***

Die Coronaviren haben ihren Namen von einer Reihe bedrohlich wirkender Proteine, die aus ihrer Oberfläche herausragen und die ihre Hülle im Elektronenmikroskop wie eine Krone aussehen lassen. Die Oberfläche besteht aus Lipiden (fettartigen Molekülen), die mit Seife leicht abgebaut werden können; außerhalb tierischer Zellen kann SARS-CoV-2 auf Pappe nicht länger als 24 Stunden überleben, auf Stahl und Plastik nicht länger als zwei bis drei Tage. Es braucht tierische Zellen zum Leben.

Wie Influenzaviren bestehen auch Coronaviren aus einzelsträngiger RNA, bei der es üblicherweise leicht zu Kopierfehlern kommt. RNA ist das Molekül, das die Bauanleitungen der DNA, die im Zellkern liegt, innerhalb der Zelle transportiert, doch weil RNA wesentlich instabiler ist als DNA, sind RNA-Viren meist kleiner als DNA-Viren. Die Größe von Viren wird in Kilobasen (kb) angegeben.* Das Poliovirus zum Beispiel zählt mit gerade einmal 7 kb zu den Leichtgewichten. Influenza- und Ebolaviren gehören mit 14 kb beziehungsweise 19 kb zu den Mittelgewichtlern, SARS-CoV-2 dagegen ist ein Schwergewicht von 30 kb. Länger kann ein RNA-Strang fast nicht sein, ohne dass bei seiner Replikation (Verdopplung) so viele Fehler angehäuft werden, dass er sich selbst zerstört (ein Problem, das unter dem Namen»Fehlerkatastrophe« bekannt ist). Was das Coronavirus zu einem besonders fiesen Gegner macht, ist, dass es sein eigenes Korrekturenzym dabeihat, mit dem es die Fehler, die aufgrund der Länge und der Komplexität seines RNA-Genoms beim Replizieren entstehen, gleich reparieren kann. Aber das macht uns gleichzeitig Hoffnung, dass sich das Virus weniger schnell verändert (mutiert) und unsere Immun-

---

* 1 kb sind 1000 Basenpaare; die Reihenfolge der Basen codiert die Information auf DNA und RNA.

antworten beziehungsweise die Impfstoffe, die wir dagegen entwickeln, länger wirksam bleiben werden.

Das Virus gelangt meist in winzigen Tröpfchen, die beim Husten oder Niesen entstehen, über die Nase in unseren Körper; aber Augen und Mund können ebenfalls Eintrittspforten sein. Sobald sich Viruspartikel erst einmal im Körper befinden, heften sie sich an spezielle Rezeptoren auf der Oberfläche von Körperzellen; dafür verwenden sie die »Zacken« in ihrer »Krone« (Fachbegriff: Spike- oder S-Proteine). Das S-Protein passt genau auf ein Rezeptorprotein mit dem Namen ACE2 (kurz für »Angiotensin-konvertierendes Enzym 2«), das auf den Oberflächen von Zellen sitzt, die die Schleimhäute des Atmungstrakts auskleiden.[11] Aufgrund der Form seiner Spikes vermag sich SARS-CoV-2 sehr viel fester an ACE2 zu binden als SARS-CoV-1, das klassische SARS-Virus. Möglicherweise wird das neuartige Coronavirus deshalb so viel effizienter übertragen.[12] Die Spikes binden auch an ACE2-Rezeptoren auf Zellen sehr tief unten in der Lunge, was vielleicht erklärt, weshalb SARS-CoV-2 so überaus langwierige und hartnäckige Lungeninfektionen hervorruft.

Nachdem es sich an die Zellmembran geheftet hat, dringt das Virus in die Zelle ein und zerfällt in seine Bestandteile, RNA wird freigesetzt und beginnt, sich zu replizieren. Das löst die ersten Symptome aus, wie einen rauen Hals und (manchmal) Nasenlaufen. Das Virus vermehrt sich immer weiter, es entstehen Millionen von Viruspartikeln, die die Infektion bis tief in die Lunge hineintragen. Als eine Reaktion darauf schickt das Immunsystem Botenstoffe, die sogenannten Zytokine, an die infizierten Stellen, wo sie Entzündungen auslösen. Es sind diese proinflammatorischen Zytokine, die Fieber und möglicherweise auch andere typische COVID-19-Symptome wie hartnäckigen trockenen Husten, Kopf- und Gliederschmerzen und noch andere Beschwerden verursachen. Im Schnitt treten diese Symptome fünf Tage nach der Infektion auf, sie können aber auch schon früher erscheinen – oder erst nach 14 Tagen.

Für die meisten Menschen ist es damit vorbei, ihre Symptome verschwinden nach ein paar Tagen, und sie fangen an, sich wieder besser zu fühlen. Doch bei manchen Menschen, zum Beispiel bei Älteren (über 70 Jahre) und bei Menschen mit Vorerkrankungen, dringen die Viren weiter in den Atemtrakt vor und befallen Zellen tief unten in der Lunge. Für diese Patienten wird es kritisch, wenn die Viren die rundlichen Säckchen erreichen, die sich am Ende der Bronchiolen befinden. Diese sogenannten Alveolarsäckchen haben einen Durchmesser von etwa 2,5 Zentimetern und sind mit winzigen Lungenbläschen oder Alveolen gefüllt. Die Lungenbläschen sorgen für den Austausch von Sauerstoff und Kohlendioxid im Blutstrom und regeln so die Atmung. Wenn sich die Alveolarsäckchen entzünden, strömen mehr und mehr Zytokine herbei, gefolgt von Antikörpern und anderen Proteinen und Enzymen. Man kann sich das wie einen Schneesturm vorstellen. Irgendwann sind die Alveolarsäckchen so mit Flüssigkeit und geschädigten Zellen gefüllt, dass sie die Sauerstoffversorgung nicht mehr gewährleisten können. Das ist der Zeitpunkt, wo Patienten nach Luft ringen und sagen, es fühle sich an, als würde ihre Brust zusammengedrückt. Auf CT-Bildern erscheinen die teilweise gefüllten Alveolarsäckchen wie ein Patchwork aus »milchglasartigen« Bereichen.[13] Das Patchwork setzt sich aus vieleckigen Umrissen zusammen, die den Alveolarsäckchen entsprechen; es kann – vor allem in Kombination mit verdickten Interlobulärsepten, das sind die bindegewebigen Begrenzungen der Lungenläppchen – mit der Zeit aussehen wie unregelmäßig verlegte Gehwegplatten (Fachjargon »crazy paving«) oder wie ein Schneetreiben, das man flüchtig durch die Tür der Dusche sieht. Je weiter sich die Alveolarsäckchen füllen, desto mehr verfestigt sich das Gewebe, und im CT erscheint die Lunge zunehmend weiß. Der Patient befindet sich nun nicht selten auf dem direkten Weg zu einem Akuten Lungenversagen (ARDS) und droht innerhalb weniger Stunden zu versterben, wenn er nicht mithilfe eines Beatmungsgeräts maschinell beatmet wird.

***

Wie konnte das geschehen? Nach einem Jahrhundert, in dem es immer wieder zu Krankheitsausbrüchen und Pandemien gekommen war! Wie konnte es da sein, dass wir die Warnungen zu COVID-19 überhört und nicht gehandelt haben, als ein Eingreifen noch verhindert hätte, dass der Ausbruch außer Kontrolle gerät? Schließlich war dies auch nicht das erste Mal, dass ein Coronavirus aus einem unbekannten tierischen Reservoir aufgetaucht und um den Erdball gezogen ist. Im November 2002 hatte sich mit SARS in Südchina etwas ganz Ähnliches zugetragen. Von dort war das Virus per Bus nach Hongkong und per Linienflug nach Vietnam, Singapur, Thailand und Kanada gelangt. Als die WHO die Pandemie im Juli 2003 offiziell für beendet erklärte, hatte man weltweit 8000 Krankheitsfälle und 774 Tote registriert. In den ersten drei Monaten der COVID-19-Pandemie gab es bereits doppelt so viele Fälle, und nachdem die Experten für den Herbst 2020 eine zweite Krankheitswelle vorhersagten, die bis in den Winter 2021 anhalten könnte, ist kein Ende des Elends abzusehen. Wenig Wunder, dass viele Fachleute COVID-19 mit der ersten großen Pandemie des 20. Jahrhunderts vergleichen, der Spanischen Grippe von 1918/19.[14] Dass »Corona« hundert Jahre nach dieser Katastrophe auftreten würde, ist eine Koinzidenz, ein Zufall, den kein Historiker sich hätte vorstellen können und kein Schriftsteller sich auszudenken gewagt hätte.

Einer der tragischen Aspekte der COVID-19-Pandemie ist, dass es – anders als bei früheren verpassten Warnsignalen, von denen in diesem Buch schon die Rede war – Leute gab, die etwas in der Art haben kommen sehen: Veterinäre und Ökologen, die von Berufs wegen Tiere in abgelegenen Lebensräumen beobachten und nach möglichen Bedrohungen durch neue Infektionskrankheiten Ausschau halten. Es ist auch nicht so, dass es keine Warnungen von Organisationen und Einrichtungen gegeben hätte, die die globale Gesundheitssicherung im Auge haben und Regierungen beraten, wie man sich auf Pandemien vorbereitet.

In den vergangenen hundert Jahren haben wir eine ganze Reihe von Pandemien erlebt, von denen einige, wie die Papageienkrankheit, mild verlaufen sind, andere, wie AIDS, extrem schwer. Doch der erste Weckruf im 21. Jahrhundert war der SARS-Ausbruch. Er hatte seinen Ursprung in Schleichkatzen, die auf Wet Markets in Guangdong verkauft wurden, und warf ein Schlaglicht auf die Risiken, die mit dem Verzehr exotischer Proteinquellen, mit übervölkerten Städten, mit dem internationalen Flugverkehr und mit der zunehmenden Vernetzung der globalen Märkte in der Welt von heute einhergehen.[15] Diese Risiken zeigten sich besonders deutlich in der Schweinegrippe-Pandemie von

2009, die – obwohl sie weniger schwer ausfiel als befürchtet – am Ende weltweit 120 000 bis 200 000 Menschen das Leben gekostet hatte, und dem Ebola-Ausbruch, der 2014 im Südosten Guineas begann.[16] Sehr zur Überraschung der Experten für von Viren hervorgerufene hämorrhagische Fieber bei den CDC und der WHO hatte sich das Ebolavirus sehr rasch auf die angrenzenden Länder ausgebreitet und so zu einem großen regionalen Notstand in Westafrika mit Ausgangssperren in Monrovia und Freetown geführt. Um die Epidemie einzudämmen und um zu verhindern, dass sich Ebola noch weiter ausbreitete, organisierten die Vereinten Nationen – auf Betreiben der Médecins Sans Frontières und der Obama-Regierung und mithilfe von Streitkräften aus Frankreich, Großbritannien und den Vereinigten Staaten – den größten humanitären Einsatz in Friedenszeiten. Dadurch wurde eine größere Katastrophe, vielleicht sogar eine Pandemie verhindert, aber der ökonomische Schaden war immens: Das Bruttosozialprodukt von Guinea, Sierra Leone und Liberia sank um 2,8 Milliarden US-Dollar, das sind durchschnittlich 125 US-Dollar pro Kopf.[17]

Der Zika-Ausbruch, der 2015 in Brasilien begann, während die Welt noch nach Westafrika und auf Ebola blickte, war bereits der vierte Weckruf des 21. Jahrhunderts. Doch wie andere vernachlässigte Krankheiten, die fast ausschließlich in den Tropen vorkommen, hatten sich nur wenige Experten vorstellen können, dass das ursprünglich aus Afrika stammende Zikavirus eine Bedrohung für die dicht bevölkerten Städte Südamerikas darstellen könnte, geschweige denn, dass es sich auf die Karibik und die Südstaaten der USA ausbreiten würde.

Seit das IoM im Jahr 1992 einen Bericht über »Emerging Infectious Diseases« (neue Infektionskrankheiten) herausgegeben hatte, warnten Biologen und andere Fachleute davor, dass die Globalisierung, zusammen mit dem Klimawandel und der steigenden Nachfrage nach tierischem Protein, die Welt »sehr viel anfälliger« für Infektionskrankheiten gemacht habe, sei deren Erreger nun bekannt oder unbekannt. Doch erst SARS machte uns wirklich klar, wie vernetzt die Welt mittlerweile ist und wie viele der pandemieverdächtigen Erreger von Fledertieren beherbergt werden. Der erste Durchbruch ereignete sich im Jahr 2005, als Wissenschaftler aus Hufeisennasen ein Virus isolierten, das große Ähnlichkeit mit dem SARS-Virus aufwies. Aber diesem Virus fehlte ein Proteinspike, der für das Eindringen in menschliche Zellen unbedingt erforderlich ist. Das änderte sich 2013, als ein Forscherteam, das für die EcoHealth Alliance (eine Non-Profit-Organisation mit Sitz in New York) arbeitet, in eine Kalksteinhöhle in Kunming in Südchina vordrang, die von ähnlichen Hufeisennasen bewohnt wurde. In Schutzanzügen sammelten die Wissenschaftler Blutproben von den Fledermäusen sowie Kot vom Höhlenboden ein. Fast ein Viertel der 117 Tiere, von denen sie Proben genommen hatten, enthielt Coronaviren, darunter zwei bislang unbekannte Stämme, die – vor allem in dem Genabschnitt, der für das Spike-Protein codiert – mit dem SARS-Virus fast identisch waren. Der Vorsitzende von EcoHealth Alliance, Peter Daszak, und ein anderer Autor des Berichts schlussfolgerten gegenüber der Zeitschrift *Science:* »Das zeigt, dass es aktuell in China Fledermäuse gibt, die ein Virus in sich tragen, das sofort auf Menschen übertragbar wäre und eine neue SARS-Epidemie verursachen könnte.«[18]

Fledertiere, die etwa ein Fünftel aller Säugetierarten auf der Erde stellen, bilden nicht nur ein natürliches Reservoir für Coronaviren.* Sie beherbergen auch Marburg-, Nipah- und Hendraviren, die ebenfalls bei Menschen Krankheiten hervorrufen können und in Afrika, Malaysia, Bangladesch und Australien zu Krankheitsausbrüchen geführt haben. Außerdem übertragen Fledermäuse Tollwut und gelten als natürliches Reservoir für Ebolaviren. Warum Fledertiere in der Lage sind, so viele Viren zu tolerieren, ist noch Gegenstand der Forschung.[19]

Daszak, der an der University of East London Zoologie und Parasitologie studierte und fast während seines gesamten Berufslebens im Artenschutz tätig war, zweifelte zunächst, dass Fledertiere eine so große Bedrohung für die menschliche Gesundheit darstellen sollten. Doch im Jahr 2017 legte er zusammen mit Kevin J. Olival und anderen Mitgliedern von EcoHealth Alliance eine 754 Säugetier- und 586 Virenarten umfassende Datenbank an und analysierte, welche Viren von welchen Säugetieren beherbergt

---

* Fledertiere gibt es auf allen Kontinenten außer der Antarktis.

werden und wie die Viren ihre Wirte beeinträchtigen. Ihre Analyse veröffentlichten sie in einem Brief an die Zeitschrift *Nature*; die Ergebnisse zeigten, dass Fledertiere wesentlich mehr Krankheitserreger in sich bergen als alle anderen Säugetiere zusammen. Tatsächlich schätzen Olival und Daszak, dass auf jede Fledertierart etwa 17 bislang unbekannte Zoonosen kommen, für Nagetiere und Primaten liegt die Zahl ungefähr bei zehn.[20] Aber das war noch nicht das Ende ihrer Enthüllungen. Nachdem ihr Brief in *Nature* erschienen war, setzten Daszak und seine unerschrockenen Virenjägerfreunde ihre Probennahmen in Höhlen und anderen entlegenen Fledertierhabitaten in China und Südostasien fort. Im Jahr 2018 berichteten sie von einem Krankheitsausbruch auf vier Schweinefarmen in der chinesischen Provinz Guangdong, bei dem es sich um eine Art Schweinediarrhoe handelte; als Erreger wurde ein neues Coronavirus identifiziert, das sich als fast identisch mit dem Virus herausstellte, das 2007 in Guangdong und Hongkong aus Hufeisennasen isoliert worden war. Pikanterweise ereignete sich der Ausbruch keine hundert Kilometer entfernt vom Heimatort des SARS-Indexpatienten.[21]

Insgesamt haben Daszak und seine Kollegen inzwischen 500 neue Coronaviren identifiziert. Noch beunruhigender, wenn man die derzeitige Entdeckungsrate zugrunde legt, ist nach Daszaks Einschätzung, dass da draußen bis zu 13 000 weitere auf ihre Entdeckung warten. Er und seine Kollegen konnten außerdem 335 Fälle von neuen Infektionskrankheiten ausfindig machen, die sich zwischen 1940 und 2004 ereignet haben, mit einem gehäuften Auftreten in den 1980er-Jahren, etwa zur selben Zeit, als die AIDS-Pandemie stattfand.[22] Ihr Überblick lässt wenig Zweifel, dass diese Ereignisse seit der Mitte des letzten Jahrhunderts an Häufigkeit zugenommen haben.

***

Daszak war nicht der Einzige, der warnte, ein Coronavirus – oder ein anderer unbekannter Erreger, der plötzlich aus einem Fledertier oder einem anderen Wildtier überspringt – könnte die nächste Pandemie auslösen. In einem TED Talk, der sich »viral« in den sozialen Netzwerken verbreitete, warnte Bill Gates 2015: »Wenn etwas in den nächsten paar Jahrzehnten mehr als 10 Mil-

lionen Menschen tötet, dann ist es höchstwahrscheinlich ein hoch
infektiöses Virus.« Der Ebola-Ausbruch in Westafrika hat der Welt
einen Vorgeschmack auf die Gefahren gegeben, die da draußen
in der Natur lauern. Dass Ebola nicht noch mehr städtische Zentren heimgesucht hat, ist allein den heroischen Anstrengungen des
medizinischen Personals zu verdanken, das die Infektionsketten
nachverfolgte, und der Tatsache, dass infizierte Menschen so schnell
schwere Symptome entwickelten, dass sie eher bettlägerig als reise-
lustig waren. Doch was würde geschehen, wenn der nächste neue
Erreger ein Virus wäre, das sich über die Luft verbreitet, wie bei der
Spanischen Grippe von 1918, und wenn die Leute nicht sofort Symptome entwickelten, sondern um die Welt flögen, ohne zu wissen,
dass sie infektiös sind?»Beim nächsten Mal«, so Bill Gates,»haben
wir unter Umständen nicht so viel Glück.«[23]

Eine Organisation hatte nicht vergessen, wie gefährlich neue
und erneut auftretende Viren sein können. Seit der SARS-Epidemie im Jahr 2003 hatte die WHO viermal den Internationalen
Gesundheitsnotstand ausgerufen: 2009 während der Schweinegrippe-Pandemie, 2014 bei Polio- und Ebola-Ausbrüchen und
2016 wegen der Zika-Epidemie. Die WHO war entschlossen, sich
nicht noch einmal von einem neuen Krankheitserreger kalt er-
wischen zu lassen, und beschloss, ihren Forschungs- und Ent-
wicklungsplan (Research and Development Blueprint) auf den
neuesten Stand zu bringen. Dabei handelte es sich um eine Liste
von Pathogenen, für die es weltweit keinen Impfstoff und/oder
keine geeignete Behandlung gibt und für die die WHO zusätzliche
Forschungsgelder akquirieren wollte. Im Jahr 2015 standen auf
dieser Liste das Krim-Kongo-Fieber, Ebola- und Marburgfieber,
MERS und SARS, Lassa- und Rifttalfieber sowie Infektionen mit
Nipahviren. Darunter hatte jemand von der WHO»Forschung
und Entwicklung für eine neue Krankheit« vermerkt, aber dieser
Punkt war nicht mehr als ein Platzhalter, und niemand schenkte
ihm zu dieser Zeit viel Beachtung.[24] Dann allerdings, im Jahr
2018, beschloss die WHO nicht nur, Zika auf diese Liste zu setzen,
sondern auch, dass sie die Welt auf das Ausmaß der Gefährdung
vorbereiten wollte, die von einem neuen, bislang unbekannten
Erreger ausgehen könnte. Als Namen für diese neue Krankheits-
kategorie schlug die WHO»Disease X« vor.[25]

Daszak kann sich noch sehr gut an diesen Augenblick erinnern. »Es war am Ende einer Sitzung, und wir waren dabei, die Liste fertigzustellen. Da stand der Typ auf, der die [mathematische Risiko-]Analyse macht, und sagte: ›Ich weiß, dass Sie alle dafür sind, diesen unbekannten Erreger aufzunehmen. Wir werden ihn Disease X nennen.‹ Und ich dachte: ›Wow, ziemlich coole Formulierung für die WHO.‹«[26]

Wenige Wochen nachdem er nach New York zurückgekehrt war, erinnert sich Daszak, entdeckte er in einer Zeitung eine Bemerkung zu »Disease X« und dachte: »Das ist wirklich gut, endlich haben wir einen einfachen Weg gefunden, um der Öffentlichkeit verständlich zu machen, was wir wollen.«

Für Daszak und seine Kollegen von der EcoHealth Alliance stellte das Interesse, das Disease X hervorrief, eine gute Gelegenheit dar, weitere Geldmittel einzuwerben, nicht nur für die Erforschung bekannter Coronaviren wie die Verursacher von MERS und SARS, sondern auch für die unbekannter und potenziell pandemiefähiger Viren, die noch irgendwo im Tierreich lauern. Zwei Jahre zuvor, auf einer Konferenz zum Thema »Krankheit und Ökologie«, die im Bellagio Center der Rockefeller Foundation am Comer See stattfand, hatten Daszak und andere Experten für Infektionskrankheiten darüber gesprochen, dass die Welt für Bedrohungen durch neue Viren immer anfälliger werde. Sie wiesen darauf hin, dass bislang erst 0,1 Prozent der geschätzten 1,6 Millionen Viren mit »Epidemie- oder Pandemiepotenzial« identifiziert waren, und forderten, ein Global Virome Project (GVP) auf die Beine zu stellen.[27] Nach dem Vorbild des Human Genome Project, das eine neue Ära der mit persönlichen Daten verknüpften Genanalyse (englisch *personal genomics*) eingeleitet hatte, sollte das GVP dazu dienen, »im Voraus« Geld für Impfstoffe, Medikamente und andere medizinische Behandlungsmaßnahmen für zukünftige, neu auftauchende Krankheiten einzuwerben. Aufbauend auf dem erfolgreichen PREDICT-Programm der United States Agency for International Development (Behörde für Internationale Entwicklung, USAID), das seit 2010 über 900 neue Viren in 30 Ländern entdeckt hat, beabsichtigt das GVP einer Projektbeschreibung zufolge, mit einer umfassenden Datenbank »aller natürlich vorkommenden Viren die Wissenslücke zu schließen«. Weiter heißt es in dem Papier: »Obwohl die potenziellen Auswirkungen der Bedrohung durch Viren bekannt sind, sind wir immer noch nicht in der Lage vorherzusagen, wann, wo und von welchem Tier das nächste neue Virus überspringen wird. Um richtig vorbereitet zu sein, müssen wir den Gegner kennen, ehe er auftaucht.«[28]

Während Daszak versuchte, für sein Global Virome Project Geld aufzutreiben, bemühte sich die Coalition for Epidemic Preparedness Innovations (CEPI) um Spenden zum Aufbau von Forschungseinrichtungen zur Impfstoffentwicklung. CEPI, eine Non-Profit-Organisation mit Sitz in Oslo, wurde 2017 während des Weltwirtschaftsforums im schweizerischen Davos auf Initiative der Regierungen von Norwegen und Indien gegründet. Ihr selbst gesetztes Ziel ist es, »Epidemien auszutricksen«, indem man schon vor einem Ausbruch in die Entwicklung sogenannter Impfstoffplattformen investiert und damit die enormen Schwankungen verhindert, die für die Forschungsaktivitäten im Bereich neuer Infektionskrankheiten der vergangenen 30 Jahre so typisch waren.[29] Mit Unterstützung der Bill & Melinda Gates Foundation und des Wellcome Trust sowie Geldern der Europäischen Union und einiger weiterer Staaten hatte CEPI bis 2018 bereits 760 Millionen US-Dollar auf dem Weg zu ihrem Fünf-Jahres-Spendenziel von einer Milliarde US-Dollar eingeworben. Die meisten dieser Gelder gingen in die Entwicklung von Impfstoffen gegen drei vorrangig behandelte Erreger: das Lassavirus, das Nipahvirus und das MERS-Coronavirus.* Doch Ende 2019 startete CEPI einen neuen Aufruf, es müssten weitere Impfstoffplattformen geschaffen werden, die bei plötzlich neu auftauchenden Infektionskrankheiten zum Einsatz kommen könnten, ganz gleich ob es sich um

---

* Wie SARS-CoV-1 so hat auch MERS-CoV seinen Ursprung in Fledermäusen, allerdings sind hier nicht Schleichkatzen, sondern Dromedare die Zwischenwirte. Die Übertragung von Mensch zu Mensch verläuft bei MERS-CoV nicht so effektiv wie bei SARS-CoV-1 oder SARS-CoV-2, doch die Sterblichkeitsrate ist wesentlich höher: Etwa 30 Prozent der damit Infizierten sterben (zum Vergleich: An SARS-CoV-1 sterben etwa 10 Prozent, an SARS-CoV-2 zwischen 2 und 4 Prozent der Infizierten).

einen bekannten oder einen unbekannten Erreger handele. Im selben Jahr, wenn auch etwas früher, hatten die Weltbank und die WHO den jährlichen Bericht darüber vorgelegt, wie gut die Welt auf Pandemien vorbereitet ist. Eine bemerkenswerte Lektüre. Zwischen 2011 und 2018 hatte die WHO 1483 Ausbrüche in 172 Ländern nachverfolgt. Angesichts der Häufigkeit der aktuell neu auftauchenden Krankheiten zeigte sich das Herausgeberteam zunehmend besorgt. »Die Bedrohung durch eine sich schnell ausbreitende, extrem tödliche Pandemie aufgrund eines Erregers, der die Atemwege befällt, ist sehr real; sie könnte 50 bis 80 Millionen Menschen töten und annähernd 5 Prozent der Weltwirtschaft vernichten«, warnten die Herausgeber. »Zu lange haben wir im Umgang mit Pandemien einen Kreislauf von Panik und Vernachlässigung zugelassen … Es ist höchste Zeit, das zu ändern.«[30]

Wie sehr die Zeit drängte, zeigt eine fast schon hellsichtige Übung, die am 19. Oktober 2019 in New York stattfand. Sie wurde vom Johns Hopkins Center for Health Security in Zusammenarbeit mit der Bill & Melinda Gates Foundation und dem Wellcome Trust durchgeführt und sollte eine Pandemie mit einem erfundenen Virus namens CAPS (für *Coronavirus Associated Pulmonary Syndrome*, deutsch etwa: mit einer Coronavirus-Infektion einhergehende Lungenerkrankung) simulieren. In dieser Übung beginnt die Pandemie mit der Übertragung eines neuartigen Coronavirus von Fledermäusen auf Schweine auf einer Farm in Brasilien. Als Nächstes geben die Schweine das Virus an den Bauern weiter, wodurch eine Übertragung von Mensch zu Mensch einsetzt, die sich schnell bis in die Armenviertel von São Paulo und andere Großstädte in Südamerika ausbreitet. Von Südamerika aus gelangt das Virus mit dem Flugzeug nach Portugal, in die Vereinigten Staaten und nach China, überall auf der Welt entstehen Infektionsketten, die Fallzahlen verdoppeln sich Woche für Woche. Da noch niemand gegen dieses Virus Immunität entwickelt hat, sagt das Modell voraus, dass die Pandemie erst zu Ende ist, wenn sich 80 Prozent der Weltbevölkerung infiziert haben. In dieser Übung dauert das 18 Monate und fordert 65 Millionen Tote.[31]

Das Einzige, was am Ausgang dieser Projektion – und dem COVID-19-Geschehen in der realen Welt – etwas ändern könnte, wäre ein Impfstoff. Doch trotz der SARS-Epidemie von 2003 und der MERS-Ausbrüche von 2012 hatte die Erforschung der Coronaviren immer unter starken Schwankungen der Fördermittel zu leiden. Bevor SARS kam, galt die Coronaviren-Forschung als Sackgasse. Die ersten Coronaviren wurden 1937 in Schweinen, Hühnern und anderen Tieren identifiziert. Seit dieser Zeit hat man erst vier entdeckt, die Menschen infizieren, und obwohl diese Viren für ein Drittel aller Erkältungen verantwortlich sind, verlaufen die von ihnen hervorgerufenen Erkrankungen nur in seltenen Fällen tödlich. Das einzige wirklich bösartige Coronavirus war das, das bei Vögeln die Infektiöse Bronchitis hervorruft, doch dieses Virus tötet zwar Hühner, kann aber Menschen nicht infizieren. Folge war, dass Coronaviren als »Aschenputtel« der Virenwelt galten und ehrgeizigen jungen Mikrobiologen, die auf eine Karriere in der Forschung hofften, der Rat gegeben wurde, einen großen Bogen um sie zu machen.

Nach SARS änderte sich das, aber nicht für lange. In den Vereinigten Staaten erhöhte das NIAID, das zuvor drei bis fünf Millionen US-Dollar für die Coronaviren-Forschung bereitgestellt hatte, die Mittel auf 51 Millionen jährlich. Doch innerhalb weniger Jahre sanken die durchschnittlichen Ausgaben für die Forschung auf 20 Millionen. Nach dem MERS-Ausbruch im Jahr 2012 gab es noch einmal einen Anstieg, aber bis 2019 hatten sie sich bei 27 Millionen US-Dollar eingependelt.[32] In Europa sah die Lage nicht viel besser aus. CEPI konnte zwar einige der Ausfälle ausgleichen, doch das Spendenaufkommen war niedriger als von der Organisation angestrebt und musste zudem auf mehrere Erkrankungen mit unterschiedlicher Priorität aufgeteilt werden. Ein Virologe am Francis Crick Institute in London formulierte es treffend so: »Virologen brauchen mehr als clevere Tricks – wir brauchen auch Geld.«[33] Und genau das fehlte der Coronaviren-Forschung im Vorfeld der COVID-19-Pandemie.

***

Diese Zeilen schreibe ich von meinem Krankenbett in London aus. Es ist der 26. März 2020, ich habe erhöhte Temperatur und huste. Da der National Health Service nicht über genügend Testkits verfügt, habe ich keine Chance herauszufinden, ob es sich um COVID-19 oder eine gewöhnliche Erkältung handelt, auch nicht, wann ich meine 88 Jahre alte Mutter wieder gefahrlos in den Arm nehmen kann. (Einige meiner Freunde berichten über deutlich schlimmere Symptome, etwa über den Verlust des Geruchssinns und eine Beeinträchtigung des Geschmackssinns.) So wie China zu langsam auf die Warnsignale Anfang Januar reagierte, so zögerte die britische Regierung zu lange, Chinas Beispiel zu folgen und die Art drakonischer Maßnahmen zu verhängen, die die Ausbreitung der Infektionsketten wirkungsvoll unterbunden hätte. Stattdessen wurde die britische ebenso wie die amerikanische Öffentlichkeit aufgefordert,»social distancing« zu praktizieren, um die»Kurve abzuflachen« – Begriffe, die die meisten Menschen bis dahin noch nie gehört hatten und mit denen sie noch weniger anfangen konnten.

Gewiss, das Virus hat sich ungewöhnlich schnell ausgebreitet, nachdem es in Wuhan aufgetaucht war. China informierte die WHO am 9. Januar über den Ausbruch und veröffentlichte die vollständige Gensequenz des Virus am 12. Januar, aber am 13. Januar trat mit Thailand die erste Infektion in einem Land außerhalb Chinas auf, und am 20. Januar wurden Fälle aus Japan und Südkorea gemeldet. Am selben Tag gab es den ersten Fall in den Vereinigten Staaten, als ein aus Wuhan zurückkehrender Reisender das Virus in den Bundesstaat Washington einschleppte. Innerhalb eines Monats hatten sich 13 Bewohner eines Pflegeheims in Seattle infiziert, und im gesamten Bundesstaat Washington waren 16 Personen gestorben. Danach schien New York die Hauptlast der Ansteckung tragen zu müssen.

Überall auf der Welt begannen die Gesundheitssysteme unter dem Ansturm der COVID-19-Patienten zusammenzubrechen. Das galt insbesondere für Italien, wo man Ende März 8215 Tote zu beklagen hatte, beinahe dreimal mehr als in Hubei. Schockierend, dass sich unter den Toten nicht nur Ältere und Menschen mit Vorerkrankungen befanden, sondern auch viele Ärzte und Pflegekräfte, einige von ihnen in den Dreißigern.»Es hat uns getroffen wie ein Sturm«, sagte ein Infektiologe aus Brescia, einer Stadt im Norden der Lombardei, die in diesem Augenblick die am stärksten von»Corona« betroffene Region Italiens war.[34]

Bei manchen Menschen rief dies die Erinnerung an andere Opfer unter Ärzten und Pflegekräften bei früheren Ausbrüchen wach, wie etwa den italienischen Arzt Carlo Urbani, der im Jahr 2003 an SARS starb. Gleichzeitig hatten wir das zweifelhafte Vergnügen, so beängstigende Geschehnisse mitzuerleben wie die auf dem Kreuzfahrtschiff *Diamond Princess*, das im Hafen von Yokohama unter Quarantäne gestellt wurde. Die Passagiere, zum größten Teil Pensionäre, dachten, es gehe nur darum, die Quarantäne auszusitzen, und sie könnten danach ihre Kreuzfahrt fortsetzen. Doch stattdessen verwandelte sich das Schiff in eine »schwimmende Petrischale«, weil die japanischen Behörden zu lange brauchten, um eine Ausgangssperre für Passagiere und Besatzung zu verhängen – dies geschah erst, 72 Stunden nachdem sie vom ersten Krankheitsfall erfahren hatten.[35] Anders als in früheren Zeiten, wenn ein Schiff unter Quarantäne gestellt wurde, konnte man in diesem Fall alles in Echtzeit mitverfolgen, da technikaffine Senioren wie das britische Paar David und Sally Abel regelmäßig in sozialen Medien über den aktuellen Stand der Dinge berichteten und die Fernsehanstalten ihre Posts sofort ausstrahlten. Die Klagen der Abels, die in ihren Kabinen eingesperrt waren, während sich das Virus auf mysteriösen Wegen unter Deck ausbreitete, erinnerten fatal an die Erfahrungen, die die Bewohner der Wohnanlage Amoy Gardens in Hongkong während der SARS-Epidemie gemacht hatten. Bis die Quarantäne der *Diamond Princess* aufgehoben wurde, waren zwei Passagiere verstorben, und 621 hatten sich mit dem Virus infiziert.[36] Doch bei all dem Leid und inmitten der Trauer gab es auch Lichtblicke: Von Rom bis Madrid, von Lissabon bis London standen Menschen auf den Balkonen, um den tapferen Krankenhausmitarbeitern mit Beifall und Gesang zu danken, oder wie es der Hashtag des britischen National Health Service ausdrückte: »Clap for carers« (etwa »Klatschen für die, die sich kümmern«).[37]

Im Iran dagegen sah man kaum Zeichen für Beifall. Nach der offiziellen Zählung waren 1812 Menschen gestorben, doch Bilder in den sozialen Medien zeigten in Krankenhausfluren gestapelte Leichen und mit Ätzkalk überschüttete Massengräber nahe der heiligen Stadt Ghom. Diese Bilder ließen an die Pestzüge des 14. Jahrhunderts denken. So etwas sollte es im 21. Jahrhundert eigentlich nicht mehr geben.

So weit die schlechten Nachrichten. Die gute Nachricht war,

dass China am 26. März 2020 zum ersten Mal seit Ausbruch der Pandemie keinen neuen COVID-19-Fall zu verzeichnen hatte. Obwohl China zunächst versucht hatte, den Ausbruch zu vertuschen, erhielt es danach viel Lob für seine drastischen Eindämmungsmaßnahmen. Der Verdacht, dass China seine Fallzahlen kleingerechnet habe und man den offiziellen Zahlen nicht trauen könne, wich einem Respekt für die Geschwindigkeit, mit der es Xi gelungen ist, neue Krankenhäuser zu errichten und Tests für COVID-19 auf den Markt zu bringen – ein Faktor, der wesentlich dazu beitrug, dass China die Infektionsketten unterbrechen und die Zahl der Todesopfer auf 4739 (Stand Ende September 2020) beschränken konnte.

***

Heute schreiben wir den 1. April, und ich fühle mich sehr viel besser. Leider kann man für Italien, das europäische Epizentrum der Pandemie, wo wenig getestet wurde und auch andere Maßnahmen zur Vorbereitung zu wünschen übrig ließen, nicht dasselbe sagen. Dort starben bis jetzt 12 428 Menschen. Auf einem ähnlich katastrophalen Weg befinden sich die Vereinigten Staaten, die Modellrechnungen zufolge bis zum Ende der Pandemie möglicherweise 100 000 bis 240 000 Tote zu erwarten haben. In ihrer Größenordnung sind diese Zahlen zu einem nicht geringen Teil dem Versagen der CDC zu verdanken, die im Februar nicht in der Lage waren, funktionierende Testkits an Labore in Stadt und Land zu liefern, und sie könnten noch um einiges zu optimistisch sein: Aktuellen Schätzungen zufolge, die auf dem Verhältnis von Infizierten zu Verstorbenen beruhen, könnte die Pandemie bis zu 500 000 Opfer fordern.[38] Scharfe Kritik erntet auch Präsident Trump, der zum einen im Jahr 2018 entschieden hatte, die Pandemie-Einheit im Nationalen Sicherheitsrat aufzulösen, deren Job es gewesen wäre, die Vorbereitungen für einen Gesundheitsnotstand, wie wir ihn gerade erleben, zu treffen, und der sich zum anderen weigerte, ein Gesetz aus der Zeit des Koreakriegs anzuwenden, mit dem man amerikanische Firmen hätte zwingen können, Beatmungsgeräte herzustellen.[39] Folge ist, dass die Vereinigten Staaten im Augenblick, also Anfang April, über 190 000 registrierte Fälle haben, mehr als jedes andere Land, China, Italien und Spanien inklusive. Mehr als ein Drittel dieser Fälle wurde im Bundesstaat New York gemeldet. Daraufhin schloss der Gouverneur Andrew Cuomo alle nicht »systemrelevanten« Betriebe und verwandelte das Javits Center in Manhattan in ein Notfallkrankenhaus (auch das Exhibition Centre London, kurz ExCeL, in den Londoner Docklands durchlief eine ähnlich beeindruckende Metamorphose vom Messegelände zu einem 4000-Betten-Krankenhaus). Im Augenblick sind die Feldbetten und Kojen noch leer, aber wenn die Modellrechnungen stimmen, hat New York demnächst einen Tsunami von Patienten zu erwarten, der die Kapazitäten der öffentlichen Krankenhäuser der Stadt weit übersteigen dürfte (zu Beginn des Ausbruchs hatte der Bundesstaat New York 4000 Beatmungsgeräte, Cuomo schätzt, dass in den nächsten sechs Wochen mindestens 30 000 gebraucht werden). Seitdem die Todesfälle in der Stadt die Tausendermarke übersprungen haben, bezeichnen die Pflegekräfte in den Krankenhäusern von Queens und Brooklyn ihre Stationen als »Kriegsschauplätze«. Zur Unterstützung kam am 30. März das Hospitalschiff USNS *Comfort* mit einer Kapazität von 1000 Betten nach New York City, doch es verfügt nicht über die nötige Ausstattung für COVID-19-Patienten, und es bleibt abzuwarten, ob es »coronafrei« gehalten werden kann.

Die Geschwindigkeit, mit der sich das Virus in Europa und in den Vereinigten Staaten ausbreitet, erschüttert die Selbstzufriedenheit von wissenschaftlichen »Experten« und versetzt der Überheblichkeit von populistischen Politikern wie Präsident Trump einen Dämpfer, der entgegen der Faktenlage immer wieder behauptete, COVID-19 werde »auf wundersame Weise verschwinden« und die Krankheit sei nicht schlimmer als eine »gewöhnliche Grippe«.[40] In Wirklichkeit verbreitet sich SARS-CoV-19 schneller als der Influenza-Erreger und ist 20-mal tödlicher als dieser: Von den bestätigten Fällen sterben 2 Prozent, das ist eine Sterblichkeitsrate ähnlich der der Spanischen Grippe.* Wenig Wunder, dass Bruce Aylward, der im Februar eine WHO-Mission nach China leitete, vom »Wayne Gretzky« unter den Viren

---

* Die jahreszeitliche Grippe (Influenza) dagegen hat eine Sterblichkeitsrate von 0,1 Prozent.

sprach, eine Anspielung auf die kanadische Eishockey-Legende, die wegen ihrer weißen Handschuhe und ihrer atemberaubenden Geschwindigkeit auch als »weißer Tornado« tituliert wurde.[41] Man hatte die Hoffnung, dass es in China viel mehr milde oder symptomlose Fälle gegeben haben könnte als berichtet, doch dem widersprach Aylward: Es lägen keine Belege dafür vor, dass es sich bei den bestätigten chinesischen Fällen nur »um die Spitze eines großen Eisbergs« handele. »Was wir sehen, ist eine Pyramide: Das meiste davon befindet sich über der Erde.«[42] Aylwards Erkenntnisse waren von zentraler Bedeutung, denn daraus folgte, dass ein viel höherer Prozentsatz der Bevölkerung von einem schweren Verlauf der COVID-19-Erkrankung bedroht war als bisher angenommen, und das hieß, dass Krankenhäuser unbedingt auf eine sehr große Zahl von Patienten vorbereitet werden mussten. Doch nichts dergleichen geschah. Am 3. März informierte ein begeisterter Premierminister Boris Johnson die britische Öffentlichkeit, das Land besitze »fantastische Testsysteme« und sei »extrem gut vorbereitet«[43] – und musste bald darauf selbst mit COVID-19 ins Krankenhaus eingeliefert werden.

US-»Experten« glänzten mit ähnlicher Selbstgefälligkeit. Während ich dies schreibe, sind in New York City über 43 000 Fälle registriert, mehr als in der chinesischen Provinz Hubei, das macht die Stadt zum »Ground Zero« der Pandemie in den Vereinigten Staaten. Das Ausmaß der Bedrohung erschütterte öffentliche Einrichtungen und Broadway-Theater gleichermaßen und veranlasste Gouverneur Cuomo dazu, eine »Stay at home«-Verfügung auszusprechen, um die älteren und am stärksten gefährdeten Mitglieder der Gemeinschaft zu schützen (die Maßnahme wurde auch als »Matilda-Gesetz« bezeichnet, nach der 88-jährigen Mutter des Gouverneurs). »Wir haben es mit einem unsichtbaren Feind zu tun, mit einem hinterhältigen Feind«, sagte er in einer scharfsinnigen Rede im Javits Center, die ihm einige Aufforderungen einbrachte, sich bei den Demokraten um die Präsidentschaftskandidatur zu bewerben.[44] Einer der besonders grausamen Aspekte von COVID-19 ist, dass wegen des Infektionsrisikos Patienten dazu verurteilt sind, alleine, isoliert von ihren Angehörigen, zu sterben. Unterdessen dachte Trump, alles, was er tun müsse, um die Vereinigten Staaten vor dem »Chinavirus« zu bewahren, wie er SARS-CoV-2 hartnäckig nennt, sei, die Grenzen für chinesische Bürger und andere Ausländer zu schließen. Cuomos Hochrechnungen, dass sich bis zu 140 000 New Yorker infizieren und bis zu 40 000 eine Beatmung benötigen könnten, wies Trump weit von sich. »Ich habe das Gefühl, dass viele dieser Zahlen größer sind, als sie sein werden«, erklärte er Fox News.[45]

Kaum hatte er das gesagt, meldete ein Krankenhaus in Manhattan den ersten toten Mitarbeiter: Kious Kelly, 48 Jahre alt, stellvertretender Pflegedienstleiter am Mount Sinai West. Am 17. März war er positiv auf SARS-CoV-2 getestet worden, sieben Tage nachdem er einer Kollegin, die zuvor einen infizierten Patienten versorgt hatte, geholfen hatte, den rutschigen Plastikkittel auszuziehen, den sie von der Krankenhausverwaltung anstelle eines richtigen Schutzanzugs erhalten hatte. Bilder, die später von anderen Pflegekräften in den sozialen Medien gepostet wurden, zeigen diese in schwarze Müllsäcke gehüllt, darunter die Bildunterschrift »Im ganzen Krankenhaus keine Kittel mehr«.[46] Drei Monate sind vergangen, seitdem Li Wenliangs Post mit der Warnung vor dem Ausbruch in Wuhan von Pollack und ihren Kollegen bei ProMED aufgefangen wurde. Leider haben Politiker viel Zeit vergeudet, und jetzt hat das Virus den zeitlichen Vorsprung aufgeholt.

***

Vor hundert Jahren, als eine ähnlich schwere Seuche wütete, befand sich die Welt im Krieg, und die Spanische Grippe hinterließ merkwürdig wenige Spuren im kollektiven Bewusstsein der Gesellschaft. »Die Amerikaner schenkten der Pandemie wenig Beachtung«, stellte der Umwelthistoriker Alfred Crosby fest, »und dann vergaßen sie schnell, was auch immer sie bemerkt hatten.«[47]

Die Londoner *Times* war ähnlich irritiert darüber, dass von der Pandemie auf Gefühlsebene so wenig übrig blieb. »Die Katastrophe war so groß und so allgegenwärtig, dass sich unser Geist, von den Schrecken des Krieges übersättigt, weigerte, sie wahrzunehmen«, meinte ein Kommentator auf der Titelseite der *Times* im Februar 1921. »Sie kam und ging, ein Wirbelsturm durch die grünen Felder des Lebens, sie fegte unsere Jugend zu Hunderttausenden hinweg und forderte einen Tribut in Form von Krankheit und Gebrechen, der in dieser Generation nicht mehr ausgeglichen werden wird.«[48]

Schon jetzt, drei Monate nach Beginn der COVID-19-Pandemie, besteht wenig Gefahr, dass das Coronavirus ähnlich schnell in Vergessenheit gerät. Tatsächlich bezeichnen manche Journalisten diese Pandemie bereits als »unsere neue Zeitenwende« und freuen sich auf das erste Jahr AC – »after Corona«.[49] Wann das allerdings sein wird, weiß noch niemand.

Ein aktuelles Krankheitsmodell des Imperial College London geht davon aus, dass die Pandemie selbst mit effektiven Eindämmungsmaßnahmen noch ein Jahr dauern könnte, vielleicht sogar noch 18 Monate. Auf der Grundlage von Corona-Todesfall-Zahlen aus China und anderen Ländern haben die Wissenschaftler des Imperial College eine durchschnittliche Sterberate von 1,4 Prozent errechnet.[50] Wenn man annimmt, dass 80 Prozent der Weltbevölkerung infiziert werden, dann könnte das bis zu 13 Millionen Tote weltweit bedeuten, eine Zahl, die – selbst wenn man sie um das Bevölkerungswachstum korrigiert – sehr weit von dem Blutzoll entfernt ist, den die Spanische Grippe gefordert hat, aber nichtsdestoweniger verheerend.[51] Die große Unbekannte ist Indien mit seinen 1,4 Milliarden Einwohnern. Zwar kann Kerala mit 38 000 staatlichen Krankenhäusern aufwarten, doch das gilt nicht für andere indische Bundesstaaten, in denen dem staatlichen Gesundheitssystem massiv die Mittel gekürzt wurden und nur wenige Tests durchgeführt werden. Der Schriftstellerin Arundhati Roy zufolge heißt das, dass »wir vermutlich nie erfahren werden, wie groß die Krise in Indien wirklich war«.[52]

Ein Impfstoff könnte zu einer grundlegenden Änderung der Lage führen. Anfang April 2020 befinden sich 43 Kandidaten in der Pipeline, doch angesichts der Komplexität der klinischen Tests und der Zulassungsprozeduren halte ich es für unwahrscheinlich, dass einer davon vor 2021 auf dem Markt ist.[53] Eine andere Möglichkeit, die Pandemie abzukürzen und die Zahl der Toten weltweit zu verringern, wäre, wenn eine Infektion mit SARS-CoV-2 gegen das Virus immun machen und vor einer erneuten Infektion schützen würde. Zum gegenwärtigen Zeitpunkt wissen wir jedoch nicht, ob Menschen, die erkrankt waren und wieder gesundet sind, irgendeine Form der Immunität entwickeln, geschweige denn, wie lange sie anhält.

Worüber jedoch kein Zweifel besteht: Tausende Menschen sind bereits gestorben, nicht aus Mangel an Wissen – es gab jede Menge Warnungen –, sondern weil wir kollektiv versagt haben. Vorschub geleistet haben dem selbstgefällige Politiker, die diese Warnungen nicht ernst genug genommen und keine Vorkehrungen getroffen haben für die Pandemie, die nach Aussagen von Virologen und anderen Experten bereits auf dem Weg war. Wir können nur hoffen, dass – nach »Corona« – niemand mehr so dumm sein wird, diesen Fehler zu wiederholen.

Epilog
Das Jahrhundert der Pandemien

»Meine Herren, die Mikroben werden immer das letzte Wort haben!«
Louis Pasteur

Haie greifen niemals Schwimmer im Nordatlantik an. Grippe ist eine bakterielle Erkrankung und eine Bedrohung für Kleinkinder und ältere Menschen, nicht für junge Erwachsene in den besten Jahren. Das Ebolavirus ist in den Waldregionen von Äquatorialafrika endemisch – es kann keine Großstadt in Westafrika erreichen, geschweige denn in Nordamerika oder Europa. Coronaviren sind uninteressant – die »Aschenputtel« der viralen Welt; sie stellen vielleicht in Krankenhäusern und anderen geschlossenen Umgebungen wie Kreuzfahrtschiffen eine Gefahr dar, doch es ist wenig wahrscheinlich, dass sie eine globale Pandemie auslösen.

Wenn das Jahrhundert der Pandemien, das 1918 begann, jetzt endet, wissen wir es besser, als den Behauptungen von Experten zu trauen. Da es ihnen zum wiederholten Male nicht gelungen ist, Ausbrüche von tödlichen Infektionskrankheiten vorherzusagen, sind die Experten selbst inzwischen so weit, die Grenzen medizinischer Prognostik zu erkennen. Das liegt nicht nur daran, dass sich Mikroorganismen ständig genetisch verändern – das wissen wir immerhin seit Pasteurs Zeiten –, sondern dass wir sie laufend dabei unterstützen. Immer wieder helfen wir ihnen, neue ökologische Nischen zu besiedeln und sich in neuen Umgebungen auszubreiten, und dies auf Art und Weisen, die gewöhnlich erst im Nachhinein sichtbar werden. Nach der gegenwärtigen Serie von Pandemien und Epidemien zu urteilen, sieht es so aus, als ob sich dieser Prozess beschleunigte. Wenn HIV und SARS Weckrufe waren, dann bestätigen Ebola, Zika und COVID-19 diesen Trend. »Trotz außerordentlicher Fortschritte in der medizinischen Wissenschaft können wir nicht selbstzufrieden sein, was die Bedrohung durch Infektionskrankheiten angeht«, räumt die National Academy of Medicine in einem einflussreichen, 2016 veröffentlichten Bericht ein. »Denn die zugrunde liegende Emergenzrate von Infektionskrankheiten scheint zu steigen.«[1]

Warum das der Fall sein sollte – wenn es denn tatsächlich so *ist* –, ist eine Frage, über die intensiv geforscht wird und Vermutungen angestellt werden. Zweifellos spielen Urbanisierung und Globalisierung dabei eine Schlüsselrolle. Durch das Zusammenpferchen großer Menschenmengen unter oft unhygienischen Bedingungen auf engstem Raum bieten asiatische, afrikanische und südamerikanische Megastädte ähnlich wie Athen zur Zeit von Thukydides ideale Bedingungen für die Vermehrung und Ausbreitung neuer Pathogene. Manchmal können der Einsatz von Technologie und Veränderungen der bebauten Umwelt die Risiken abschwächen, die eine solche Überbelegung für die Übertragung von Pathogenen auf Menschen darstellt. Die Maßnahmen zur Eindämmung der Pest im mexikanischen Viertel von Los Angeles 1924 waren vielleicht brutal und moralisch fragwürdig (sicherlich ist es heute schwer vorstellbar, dass kalifornische Umweltschützer und Gemeindeaktivisten die vollständige Zerstörung eines von Minderheiten bewohnten Viertels und die Massentötung von Zieseln tolerieren würden), doch damals gelang es auf diese Weise, die Innenstadt von Los Angeles und den Hafen pestfrei zu halten. In gleicher Weise sind Klimaanlagen und moderne Kühlsysteme sehr effizient, wenn es darum geht, Menschen vor den Stechmücken zu schützen, die in und rund um städtische Hochhäuser und Favelas brüten, doch wie der Ausbruch der Legionärskrankheit gezeigt und SARS bestätigt hat, können Wassertürme und Klimaanlagen auch neue Krankheitsrisiken bergen, besonders in geschlossenen Umgebungen wie Hotels und Krankenhäusern.

Eine stärkere weltweite Vernetzung aufgrund des internationalen Reiseverkehrs und Handels ist zweifellos ein weiterer Grund. Im 16. Jahrhundert dauerte es mehrere Wochen, bis Pocken, Masern und andere Pathogene der Alten Welt die Neue Welt erreichten, und noch länger, bis sich die Vektoren von Krankheiten wie Gelbfieber in Süd- und Nordamerika etabliert hatten. Heute, in der Ära des internationalen Flugverkehrs, kann ein neu auftauchendes Virus innerhalb von 72 Stunden in jedem Land oder auf jedem Kontinent der Welt landen. Nicht die Mikroorganismen bewirken dies, sondern unsere eigene Technologie. Vor dem Lockdown war es möglich, dass vom Flughafen Wuhan aus beliebig viele Individuen – Geschäftsleute, Touristen, Fremdsprachenlehrer – das Virus über Chinas Grenzen hinaustransportierten, indem sie einfach ein Flugzeug bestiegen. Tatsächlich unternehmen viele Millionen Menschen jedes Jahr solche Flugreisen, sei es aus geschäftlichen Gründen oder zum Vergnügen, und da Fliegen immer billiger wird und die Passagiere immer mehr Reisen unternehmen, ist die Wahrscheinlichkeit groß, dass die Risiken steigen. Zusammengedrängt in den Wartehallen der Fluggesellschaften, dann Schulter an Schulter zusammengepfercht in den engen Sitzen der Economy Class, ähneln wir in jeder Hinsicht den gefangenen Papageien, die die Psittakose 1929 nach Baltimore und in andere amerikanische Großstädte brachten. Der Unterschied ist, dass die Vögel keine Wahl hatten, was ihre Unterbringung anging, wir hingegen schon. Wie Alfred Crosby meinte, ist der internationale Passagierverkehr so, als säße man» im Warteraum einer riesigen Klinik, Ellbogen an Ellbogen mit den Kranken der Welt«.[2] Dennoch wächst die Beliebtheit von Billigfluglinien ungebrochen weiter.

Ein weiterer Faktor, der zunehmend an Bedeutung gewinnt, ist die wachsende Nachfrage nach Milch und anderen tierischen Proteinen in sich rasch industrialisierenden Ländern wie China; das übt Druck auf zuvor abgelegene tierische Lebensräume aus, wo Pathogene wie Coronaviren zu Hause sind. So wurde in Guangdong, dem Epizentrum des SARS-Ausbruchs von 2002, mehr als drei Jahrhunderte lang Subsistenzwirtschaft betrieben, bei der Reisbauern auf kleinen Flecken Land neben ihren Reisfeldern Schweine, Hühner und Enten züchteten. Diese »Hinterhofhaltung« war ökologisch nachhaltig und ernährte die Bauern und ihre Familien. Die Bauern produzierten sogar Überschüsse, die sie auf dem Markt gegen Bargeld eintauschen und so ihr mageres Einkommen aufbessern konnten. Aber mit dem Aufkommen der

industriellen Tierproduktion (der sogenannten Livestock Revolution) in den 1980er-Jahren und der Großkonzerne zur industriellen Nahrungsmittelproduktion begann sich diese Situation
zu verändern. Finanzstarke Geflügelzuchtunternehmen begannen,
den traditionellen Selbstversorgern das Wasser abzugraben, und
zwangen sie, sich nach neuen Protein- und Einkommensquellen
umzusehen. Viele spezialisierten sich daraufhin auf die Zucht von
Wildtieren wie Schleichkatzen und Schuppentieren. Als der Markt
für diese traditionellen chinesischen Delikatessen wuchs und sie
zu Luxusprodukten wurden, begannen Wildtiere aus Wet Markets
Spitzenpreise zu erzielen. Wie die Anthropologen Christos Lynteris und Lyle Fearnley erläutern, besteht einer der Vorteile dieses
Verkaufsmodells darin, dass Kleinbauern Tiere ohne Einschaltung
großer Lebensmittelkonzerne und Supermärkte auf den Markt
bringen können.[3] Gleichzeitig haben staatsgestützte Unternehmen
und industrielle Lebensmittelkonzerne mehr und mehr kultivier-
bares Land an sich gerissen, sodass die Kleinbauern gezwungen
sind, sich nach »unkultivierten« Flecken näher am Waldrand
umzusehen. Diese Randzonen des Regenwalds sind natürlich
gerade diejenigen, die auch von Fledertierpopulationen bewohnt
werden, eine Tatsache, die den Spillover von neuartigen Viren auf
Nutztiere und Menschen deutlich wahrscheinlicher macht.

Anthropologen und Soziologen wie Mike Davis warnen seit
Jahren vor den unbeabsichtigten ökologischen Konsequenzen
der industriellen Tierproduktion.[4] Nicht überraschend gilt dies
auch für Krankheitsökologen wie Peter Daszak. Im Jahr 2017 verglichen Daszak und seine Kollegen in der EcoHealth Alliance
Informationen über neu auftauchende Hotspots für Infektionskrankheiten mit Umwelt- und demografischen Daten, etwa zu
Klimawandel und Veränderungen der Bevölkerungsdichte sowie
Mustern der Landnutzung. Sie kamen zu dem Schluss, dass das
Risiko für das Auftauchen neuer Krankheiten »in Regionen des
tropischen Regenwaldes mit einer hohen Biodiversität an Säugern,
in denen es im Zusammenhang mit den landwirtschaftlichen
Praktiken zu Veränderungen der anthropogenen Landnutzung
kam, erhöht war«.[5] Mit anderen Worten: Menschen zu gestatten,
am Rand von Wäldern, in denen ein breites Spektrum von Säugetierarten lebt, Landwirtschaft zu betreiben oder tiefer in solche

Wälder einzudringen, um Holz zu schlagen oder Bushmeat zu jagen, stellt ein hohes Risiko für die Emergenz von Pandemien dar.

Das sind wertvolle Erkenntnisse, nicht zuletzt deshalb, weil sie unterstreichen, dass Infektionskrankheiten Teil des ökologischen Netzes sind, das selbst durch eine Konstellation sich verändernder ökonomischer, sozialer und umweltbedingter Faktoren beeinflusst wird. Oder wie der Rockefeller-Forscher René Dubos 1958 bemerkte: »Mikrobielle Erkrankungen gehören zu den unausweichlichen Konsequenzen eines Lebens, in dem nichts stabil ist.«[6] Angesichts einer Welt rascher umweltbedingter, ökologischer und sozialer Veränderungen rät Dubos Wissenschaftlern daher eindringlich, »sich von intellektuellem Hochmut fernzuhalten und sich vor allen Illusionen oder Heucheleien hinsichtlich des Ausmaßes und der Tiefe unseres Wissens« zu hüten. Vielmehr empfiehlt Dubos Medizinforschern, »ein waches Gespür für das Unerwartete zu entwickeln, ein Bewusstsein für die Tatsache, dass sich selbst aus trivialen Störungen des ökologischen Gleichgewichts viele überraschende Effekte ergeben können.«[7]

Dubos war nicht der einzige Denker, der eine enge, auf den Erreger beschränkte Sicht unserer Wechselbeziehungen mit Mikroben ablehnte. Auch Charles Rosenberg, ein Wissenschaftshistoriker, der sich speziell mit der Sozialgeschichte der Medizin beschäftigt, riet in einem einflussreichen Aufsatz im Gefolge der AIDS-Pandemie davon ab, Pathogene nur als Infektionserreger anzusehen, die es auszurotten gilt. Vor der bakteriologischen Ära und dem Aufkommen der Mikrobenjagd wurden Krankheit und Gesundheit viel ganzheitlicher betrachtet, betonte er. Insbesondere, argumentierte er, wurden Epidemien als Ereignisse angesehen, die auf eine »einzigartige Konfiguration von Umständen« zurückgingen. Rosenberg stellte dieses Konfigurationsmodell der Vorstellung von Krankheit als »Kontamination« gegenüber und sah in Krankheit eine »balancierte, integrierte und Werte vermittelnde Beziehung zwischen der Menschheit und ihrer Umwelt«.[8]

Gegen Ende seiner Karriere verlagerte sich Dubos' Fokus in ähnlicher Weise zunehmend auf die Wechselbeziehung zwischen Mensch und Umwelt, und er betonte den Aspekt, den er als »Symbiose zwischen Erde und Menschheit« bezeichnete.[9] In Dubos'

Tagen fanden diese Perspektiven im Bild der Erde als Raumschiff Ausdruck, das in einem feindlichen Universum treibt, und in seinem Aufruf an Umweltaktivisten, »global zu denken und lokal zu handeln«. Heute finden sich diese Ideen in dem Begriff von der »planetaren Gesundheit« und dem Aufruf junger Aktivisten wie Greta Thunberg wieder, eine ganzheitlichere und gegenüber der Umwelt verantwortungsvollere Haltung einzunehmen, was unsere Wechselbeziehungen mit der Natur und dem Leben angeht, das davon abhängt, unser eigenes eingeschlossen.[10]

Aus dem Hintergrund heraus inspiriert der Geist der Spanischen Grippe unsere Reaktion auf COVID-19, und welche andere Pandemie auch immer in den nächsten hundert Jahren auf uns zukommen mag. Wenn irgendetwas Wissenschaftler den Wert von Vorsicht und die Gefahr von Selbstüberschätzung gelehrt hat, dann ist es der lange Schatten der Influenza-Pandemie 1918/19 – einer Pandemie, die die WHO, eine Organisation, die nicht für Übertreibung bekannt ist, »das tödlichste Krankheitsereignis in der Geschichte der Menschheit« nennt. Seit es mit modernen molekularpathologischen Methoden möglich wurde, genetisches Material des Pandemievirus H1N1 zu gewinnen, haben Virologen große Fortschritte beim Verständnis der Faktoren gemacht, die die Spanische Grippe so virulent werden ließen. Durch den Vergleich des 1918er-Virus mit davon abstammenden, heute noch zirkulierenden H1N1-Stämmen verstehen Wissenschaftler inzwischen auch dessen Epidemiologie und Pathophysiologie besser. Überdies haben der Ausbruch der H5N1-Vogelgrippe in Hongkong 1997 und die folgenden Ausbrüche anderer Vogelgrippevarianten in China und Südostasien gezeigt, dass ein aviäres Influenzavirus nicht notwendigerweise zunächst durch einen Säuger als Zwischenwirt geschleust werden muss, um Menschen krank zu machen oder zu töten. Gleichzeitig hat die »mexikanische« Schweinegrippe 2009 demonstriert, dass es von Zeit zu Zeit zu einer Rekombination verschiedener Schweine- und humaner H1N1-Linien kommen kann, sodass neue pandemische Viren entstehen. Bislang ist es jedoch noch keinem Vogelgrippe- oder rekombinanten Schweinegrippevirus gelungen, gleichzeitig so hoch infektiös und so hoch virulent zu sein, wie es das Influenzavirus 1918 war. Und wenn auch bekannt ist, dass der H1N1-Erreger der Spanischen Grippe 1918/19 für alle Altersgruppen infektiös war, sind Wissenschaftler der Lösung des Rätsels noch immer nicht näher, warum das Virus für junge Erwachsene relativ tödlicher war oder warum die Mortalitätsraten eng mit einer erhöhten Inzidenz von bakteriellen Sekundärinfektionen korreliert waren. Das heißt, dass Influenzaforscher trotz enormer Fortschritte in Mikrobiologie, Immunologie, Vakzinologie und Präventivmedizin in dem Jahrhundert, das seit 1919 vergangen ist, dem Ziel noch nicht näher gekommen sind, vorherzusagen, wann neue pandemische Stämme voraussichtlich auftauchen werden oder wie sie die menschliche Bevölkerung treffen werden. Wie David Morens und Jeffery Taubenberger es formulierten:»In den letzten Jahrzehnten hat die pandemische Influenza immer wieder zu zahlreichen unerwarteten Ereignissen geführt, die grundlegende Lücken in unseren wissenschaftlichen Kenntnissen offengelegt haben ... Diese Ungewissheiten machen es schwierig, Influenza-Pandemien vorherzusagen, und daher auch eine adäquate Planung, um sie zu verhindern.«[11]

Wenn man die letzten hundert Jahre epidemischer Ausbrüche Revue passieren lässt, ist daher das Einzige, was *wirklich* sicher ist, dass es neue Seuchen und neue Pandemien geben wird. Das ist keine Frage des »Ob«, sondern eine Frage des »Wann«. Camus hatte recht. Seuchen sind vielleicht unvorhersagbar, aber sie *werden* wiederkehren.

Dank

Dieses Buch ist das Ergebnis einer zehnjährigen Recherche und eines ebenso langen Nachdenkens über Infektionskrankheiten. Mein Interesse an Epidemien und Pandemien geht auf das Jahr 2005 zurück, als ich mit John Oxford, damals Professor für Virologie an der School of Medicine des Queen Mary and Westfield College in East London, über Vogelgrippe sprach. Einige Monate zuvor hatte ein Stamm des H5N1-Vogelgrippevirus in Vietnam eine tödliche Schneise der Verwüstung hinterlassen, und ich hatte John gebeten, mir ein Tutorial über die Ökologie und Virologie der aviären Influenza zu geben, bevor ich nach Hanoi flog, um einen Sonderartikel für den *Observer* zu schreiben. Sehr rasch wandte sich unsere Unterhaltung anderen berühmten Ausbrüchen von Infektionskrankheiten zu, darunter auch die Pandemie der Spanischen Grippe 1918/19. Das war der Beginn meiner Besessenheit mit Influenza, die über eine Promotion und ein Forschungsstipendium zu einem tiefer gehenden Interesse für die Geschichte der Bakteriologie und der Ökologie von Infektionskrankheiten führte. Diese Forschung wurde vom Wellcome Trust großzügig unterstützt und hat mir erlaubt, Archive in den Vereinigten Staaten und in Australien zu besuchen, wo ich Originaldokumente über die Spanische Grippe wie auch über mehrere andere Epidemien einsehen konnte, die in diesem Buch behandelt werden. Im Jahr 2015 finanzierte der Wellcome Trust auch meine Reise nach Sierra Leone, um die Eindrücke von Patienten, Klinikern und in der Forschung tätigen Wissenschaftlern im Zusammenhang mit der Ebola-Epidemie zu dokumentieren, und in Kapitel 8 habe ich mich auf mehrere dieser Interviews gestützt.

Seit 1918 ist unser Wissen über Infektionskrankheiten im Allgemeinen und Virologie im Besonderen dramatisch gewachsen, und ich bin mir durchaus bewusst, wie viele Fehler man begehen kann, wenn man versucht, diese sich wandelnden wissenschaftlichen Erkenntnisse im Hinblick auf ein derart breites Spektrum infektiöser Erreger zusammenzufassen. Zum Glück konnte ich einige der führenden Experten auf ihrem Gebiet konsultieren, um offenkundigere Fehler zu vermeiden und vergangene und gegenwärtige wissenschaftliche Erkenntnisse über diese Pathogene präzise wiederzugeben (alle verbliebenen Fehler sind meine eigenen). Besonders möchte ich folgenden Personen für ihre Kommentare zu speziellen Kapiteln und Passagen danken: Wendy Barclay, Kevin De Cock, David Fraser, David Heymann, Michael Kosoy, Ernesto Marques, Joe McDade, David Morens, Malik Peiris, Celina Turchi und Liana Ventura.

Überdies möchte ich den Bibliothekaren und Archivaren danken, die mir halfen, Schlüsseldokumente zu finden, und die mich auf Sammlungen aufmerksam machten, die ich sonst vielleicht übersehen hätte; das gilt insbesondere für Diane Wendt, Kuratorin für Medicine and Science am National Museum of American History, Louise E. Shaw, Kuratorin des David J. Sencer CDC Museum, und Polina E. Ilieva, Head of Archives and Special Collections an der University of California, San Francisco. Mein Dank gilt auch dem Team der Wellcome Library in London, der National Library of Medicine in Bethesda, Maryland, und dem Mitarbeiter des Zeitungsraums der Library of Congress, der mir half, in Hearsts *American Weekly* den Bericht vom Januar 1930 zu finden, in dem es um den Ausbruch der Papageienkrankheit in der Theatertruppe in Buenos Aires ging.

Ein Buch – vor allem ein Buch dieses Umfangs – zu schreiben ist keine Aufgabe, die man leichten Herzens unternimmt, und für seine Unterstützung und seine Ermutigung, dass meine ursprünglichen Entwürfe einen begeisterten Verleger finden würden, möchte ich meinem Agenten Patrick Walsh danken. Überdies gilt mein Dank Anne Bogart, die sich in Los Angeles sehr gut auskennt und das Kapitel über Lungenpest kommentiert hat, und meiner Frau Jeanette, die vielleicht ihre Berufung als Redakteurin verfehlt hat, dies aber seitdem mehr als wettgemacht hat. Niemand hat mehr Entwürfe gelesen als sie, und ich kann ihr nicht genug für ihre intellektuelle und emotionale Unterstützung danken. Und schließlich freut es mich sehr, dass die Verleger, die dieses Buch »bekamen« und es publizieren wollten, John Glusman, mit dem ich zuvor bei Farrar, Straus and Giroux zusammengearbeitet hatte, sowie Jon de Peyer bei Hurst waren.

Abkürzungen

AIDS	Acquired Immune Deficiency Syndrome, Erworbenes Immunschwächesyndrom
ARDS	Acute Respiratory Distress Syndrome, Akutes Lungenversagen
CDC	Centers for Disease Control and Prevention, Zentren für Krankheitskontrolle und -prävention, eine Behörde des US-Gesundheitsministeriums
CMV	Cytomegalovirus
CZS	Congenital Zika Syndrome, angeborenes Zika-Syndrom
EID	Emerging Infectious Disease, neue Infektionskrankheit
EIS	Epidemic Intelligence Service, ein Weiterbildungsprogramm zur Kontrolle und -prävention von Krankheiten
ELISA	Enzyme-Linked Immunosorbent Assay, ein auf Antikörpern basierendes Nachweisverfahren
ELWA	Eternal Love Winning Africa, evangelikaler Missionssender
GOARN	Global Outreach and Response Network, Netzwerk aus zahlreichen technischen und öffentlichen Gesundheitseinrichtungen, Labors, NGOs etc. zur Beobachtung drohender Epidemien und der Reaktion auf sie
GPHIN	Global Public Health Intelligence Network, elektronisches Frühwarnsystem für die öffentliche Gesundheit und Teil des Global Outbreak Alert and Response Network der WHO
GRID	Gay-Related Immune Deficiency (deutsch etwa: bei Homosexuellen auftretende Immunschwäche)
HIV	Human Immunodeficiency Virus, Humanes Immundefizienz-Virus
HTLV	Human T-cell Leukaemia Virus, Humanes T-lymphotropes Virus
IoM	Institute of Medicine, siehe NAM

KS	Kaposi-Sarkom
LAV	Lymphadenopathie-Virus
LCL	Levinthal-Coles-Lillie-Körper
MERS	Middle East Respiratory Syndrom (deutsch etwa: im Nahen Osten auftretendes Atemnotsyndrom)
MSF	Médecins Sans Frontières, Ärzte ohne Grenzen
NAM	National Academy of Medicine, eine Non-Profit- und Nichtregierungsorganisation (trotz des »National«), 1970 unter dem Namen Institute of Medicine gegründet
NGO	Nongovernmental Organization, Nichtregierungsorganisation
NIAID	National Institute of Allergy and Infectious Diseases (etwa: Nationales Institut für Allergien und Infektionskrankheiten), ein amerikanisches Forschungsinstitut, das zum NIH gehört
NIH	National Institutes of Health, Nationales Gesundheitsinstitut, eine Behörde des US-Gesundheitsministeriums
PAHO	Pan American Health Organization, auch Organización Panamericana de la Salud (OPS), Panamerikanische Gesundheitsorganisation
PCP	*Pneumocystis carinii pneumonia*
PCR	Polymerase-Kettenreaktion
PHS	Public Health Service, eine Behörde des US-Gesundheitsministeriums, die dem Surgeon General der Vereinigten Staaten untersteht
PHEIC	Public Health Emergency of International Concern, Internationaler Gesundheitsnotstand, auch: gesundheitliche Notlage internationaler Tragweite
ProMED	Program for Monitoring Emerging Diseases, eines der größten öffentlich zugänglichen Meldesysteme für neu auftretende Krankheiten und Ausbrüche weltweit
RT-PCR	Reverse Transcriptase Polymerase Chain Reaction, Reverse-Transkriptase-Polymerase-Kettenreaktion
SARS	Severe Acute Respiratory Syndrome, Schweres akutes Atemwegssyndrom
SIV	Simian Immune-Deficiency Virus, Simianes Immundefizienz-Virus
STD	*Sexually transmitted disease*, Geschlechtskrankheit
UNMEER	United Nations Mission for Ebola Emergency Response, UN-Mission für einen Notfall-Einsatz gegen Ebola

Glossar

Aerosol	Gasgemisch, das flüssige oder feste Schwebeteilchen enthält, z. B. Viren.
Ätiologie	wörtl. »Ursachenforschung«; beschäftigt sich in der Medizin und speziell in der Epidemiologie mit den Ursachen von Krankheiten.
Emergenz	wörtl. »Auftauchen«; im epidemiologischen Kontext das mehr oder minder plötzliche und unerwartete Auftauchen eines neuen Erregers.
Endemie	lokal begrenzt auftretende Infektionskrankheit beim Menschen.
Enzootie	lokal begrenzt auftretende Infektionskrankheit bei Tieren; beim Menschen spricht man von Endemie.
Epidemie	zeitlich und örtlich gehäuft auftretende Krankheit, die sich in der Regel rasch in der menschlichen Bevölkerung ausbreitet.
Epizootie	zeitlich und örtlich gehäuft auftretende Krankheit in einer Tierpopulation; beim Menschen spricht man von Epidemie.
Herden-immunität	kollektive Immunität in einer Population gegen einen Erreger, sei es durch Impfung oder überstandene Infektion.
Inkubationszeit	wörtl. »Ausbrüten«; Zeitspanne zwischen Infektion und Auftreten der ersten Krankheitssymptome.
Inzidenz	in der Medizin/Epidemiologie eine Kennzahl, die angibt, wie viele Neuerkrankungen innerhalb eines bestimmten Zeitraums (z. B. 7 Tage) bei einer bestimmten Anzahl von Personen (z. B. pro 100 000 Menschen) auftreten.

419

kommensale Bakterien	Bakterien, die für den Wirtsorganismus in der Regel harmlos sind, wie die Mehrzahl unserer Darmbakterien; bei Immunschwäche können sie jedoch pathogen werden.
Konsolidierung	wörtl. »Verfestigung«; in der Medizin eine krankhafte Flüssigkeitsansammlung im Lungengewebe, die die Funktionsfähigkeit der Lunge stark beeinträchtigt.
Kontamination	wörtl. »Beschmutzung«; Verunreinigung durch Mikroorganismen (oder schädliche Substanzen wie Toxine).
Median	Zahlenwert in der Statistik, der einen Datensatz/eine Verteilung in zwei gleich große Hälften teilt; ist besonders bei schiefen Verteilungen wichtig; bei der symmetrischen Normalverteilung fällt er mit dem Mittelwert zusammen.
Mikrozephalie	Schädelmissbildung, bei der der Schädel kleiner als normal ist.
Morbidität	Kennzahl, die angibt, wie viele Menschen innerhalb einer Population sich innerhalb eines bestimmten Zeitraums eine bestimmte Krankheit zugezogen haben.
Mortalität	Sterblichkeit/Sterblichkeitsrate; Zahl der Todesfälle, bezogen auf die Gesamtzahl der berücksichtigten Personen (z. B. 100 000) innerhalb eines bestimmten Zeitraums (z. B. ein Jahr).
opportunistische Infektion	Infektion, die von sogenannten fakultativ pathogenen Erregern hervorgerufen wird, also Erregern, die nur bei Menschen mit geschwächtem Immunsystem Krankheiten auslösen.
Pandemie	Epidemie, die sich über Landes- und Kontinentalgrenzen ausbreitet.
Pathogene	wörtl. »eine Krankheit verursachend«; Krankheitserreger; Humanpathogene: Krankheitserreger, die Menschen infizieren.
Prävalenz	in der Medizin/Epidemiologie eine Kennzahl, die angibt, wie viele Personen in der Bevölkerung zu einem bestimmten Zeitpunkt an einer bestimmten Krankheit leiden.
Reassortment	Austausch bzw. Neukombination genetischen Materials zwischen eng verwandten Virentypen.

Reproduktionsrate	in der Epidemiologie Anzahl der Personen, die ein Infizierter durchschnittlich neu ansteckt.
Serokonversion	Auftreten von spezifischen Antikörpern gegen ein mikrobielles Antigen; wird durch eine Infektion oder durch eine Impfung hervorgerufen.
Seroprävalenz	Häufigkeit bestimmter immunologischer Parameter (z. B. Antikörper) in der Bevölkerung; sie gibt an, ob eine bestimmte Infektion vorliegt oder durchgemacht wurde.
Sputum	Auswurf; schleimiges Sekret, das abgehustet wird und viel Speichel enthält.
Silvatische Pest	(von lateinisch *silva*, Wald); Pest, die durch waldbewohnende Nager wie Ziesel, Murmeltiere etc. aufrechterhalten wird.
Vektor (bei Zoonosen)	Überträger von Krankheitserregern, die Infektionen auslösen; häufig handelt es sich um Insekten (Mücken/ Flöhe) und Spinnentiere (Zecken/Milben).
Zoonose	Krankheit, die von Wirbeltieren auf Menschen und von Menschen auf Wirbeltiere überspringen kann. Bei den Erregern kann es sich um Viren, Pilze, Bakterien, Einzeller und andere Parasiten handeln.
Zyanose	auch: Blausucht; zumeist aufgrund einer Unterversorgung des Blutes mit Sauerstoff hervorgerufene bläuliche Verfärbungen von Haut, Schleimhäuten, Lippen und/oder Fingernägeln.

Anmerkungen

Prolog Haie und andere Prädatoren

1 Richard Fernicola, *Twelve Days of Terror. A Definitive Investigation of the 1916 New Jersey Shark Attacks* (Guilford, CT: Globe Pequot Press, 2001), S. xxiv–xxx.

2 Die beste narrative Darstellung der Haiattacken in New Jersey findet sich in Michael Capuzzos *Close to Shore* (London: Headline Publishing, 2001). Diese Angriffe inspirierten Peter Benchley auch zu seinem Bestseller *Jaws* (1974, deutsch: *Der weiße Hai*), der die Grundlage für Steven Spielbergs gleichnamigen Film bildete. Im Buch wie im Film werden die Haiangriffe in den fiktiven Long-Island-Badeort Amity verlegt.

3 David Oshinsky, *Polio. An American Story* (Oxford: Oxford University Press, 2005), S. 19–23.

4 John Paul, *A History of Poliomyelitis* (New Haven, CT: Yale University Press, 1971), S. 148–60; Naomi Rogers, *Dirt and Disease. Polio before FDR*, Health and Medicine in American Society (New Brunswick, NJ: Rutgers University Press, 1992), S. 2–6.

5 René Dubos, *Mirage of Health. Utopias, Progress and Biological Change* (New Brunswick, NJ: Rutgers University Press, 1996), S. 266–67.

6 Am 12. Februar 2002, fünf Monate nach den Angriffen von 9/11 und ein Jahr vor dem Einmarsch im Irak, beantwortete der damalige US-Verteidigungsminister Donald Rumsfeld auf einer Pressekonferenz im Pentagon Fragen zur angeblichen Bedrohung durch das geheime Waffenprogramm des irakischen Diktators Saddam Hussein. Auf die Frage, welche Beweise er dafür habe, dass der Irak Terroristen mit Massenvernichtungswaffen ausgerüstet habe oder dies beabsichtige, antwortete Rumsfeld: »Berichte, die sagen, dass etwas nicht passiert ist, interessieren mich immer, denn wir wissen, es gibt bekannte Bekannte, es gibt Dinge, von denen wir wissen, dass wir sie wissen. Wir wissen auch, dass es bekannte Unbekannte gibt, das heißt, wir wissen, es gibt einige Dinge, die wir nicht wissen. Aber es gibt auch unbekannte Unbekannte – es gibt Dinge, von denen wir nicht wissen, dass wir sie nicht

wissen.«Damals wurden Rumsfelds Kommentare wegen ihrer »Alice im Wunderland«-Qualität allgemein verspottet, doch wie viele von Rumsfelds Kritikern später erkannten, nahm er Bezug auf bekannte Forschungsansätze in der Philosophie des Wissens und der sozialen Konstruktion wissenschaftlicher Fakten. Tatsächlich basiert ein großer Teil wissenschaftlicher Forschung auf dem Erforschen bekannter Unbekannter: Wissenschaftler entwickeln eine Hypothese und entwerfen dann Experimente, um die Nullhypothese oder die gängige Ansicht zu testen. Anfangs weiß der Forscher noch nicht, ob die Ergebnisse die Nullhypothese stützen werden oder nicht. Häufig erwartet der Forscher jedoch, dass das Ergebnis seines Experiments innerhalb einer Spannbreite von bekannten Möglichkeiten liegt. Gelegentlich ist das Ergebnis aber vollkommen überraschend, was es zu einer unbekannten Unbekannten macht.

Wissenschaftshistoriker wenden diese Ideen auch routinemäßig an, um die Unsicherheit im Rahmen von natürlichen Ereignissen, von Erdbeben über Klimawandel bis zu Pandemien, zu beschreiben, die eine starke Bedrohung für die moderne menschliche Gesellschaft darstellen und über die unser Wissen unter Umständen fragmentarisch und unvollständig ist. Zusätzlich zu den drei von Rumsfeld erwähnten Typen des Wissens schlagen sie noch eine vierte Kategorie vor, »unbekannte Bekannte«. Das beschreibt eine Situation, in der Experimentatoren denken, sie wüssten über ein wissenschaftliches Objekt alles, was es zu wissen gibt, sich aber ihres Unwissens über gewisse wichtige Aspekte nicht bewusst sind (das wird manchmal auch als »unbequemes Wissen« bezeichnet). Lungenpest, Psittakose, Ebola und Zika gehörten in diese Kategorie. Legionärskrankheit, SARS und HIV waren hingegen unbekannte Unbekannte. Soweit niemand die Möglichkeit hatte, das Influenzavirus vor 1918 zu untersuchen, könnte man die Spanische Grippe auch als unbekannte Unbekannte betrachten, wenngleich viele Forscher bereits den Verdacht hegten, der Erreger könnte ein Filterpassierer sein, und sich mit dem Stand des bakteriologischen Wissens über die Krankheit unwohl fühlten. Was Hintergrund und Kontext von Rumsfelds Bemerkung angeht, siehe Errol Morris, »The Certainty of Donald Rumsfeld«, in: *New York Times* (25. März 2014), abgerufen am 1. September 2017: https://opinionator.blogs.nytimes.com/2014/03/25/the-certainty-of-donald-rumsfeld-part-1/?mcubz=1; mehr zu Rumsfelds Syntaxanalysen der Philosophie des Wissens und unbekannten Bekannten findet sich in Steve Rayner, »Uncomfortable Knowledge: The Social Construction of Ignorance in Science and Environmental Policy Discourses«, in: *Economy and Society* 41, no. 1 (1. Februar 2012), S. 107–125.

7   Abgerufen am 1. Oktober 2020: https://www.greelane.com/geistes
    wissenschaften/geschichte--kultur/the-plague-in-athens-111941/.
8   Thukydides, *Der Peleponnesische Krieg*, Artemis und Winkler 2010;
    David Morens et al., »Epidemiology of the Plague of Athens«, in: *Trans-
    actions of the American Philological Association* 122 (1992), S. 271–304.

1 Der blaue Tod

1   Roger Batchelder, *Camp Devens* (Boston: Small Maynard, 1918), S. 11.
2   Ibid., S. 94.
3   Carol R. Byerly, »The U. S. Military and the Influenza Pandemic of
    1918–1919«, in: *Public Health Reports* 125, Suppl. 3 (2010), S. 82–91.
4   William Osler, Henry A. Christian und James G. Carr, *The Principles
    and Practice of Medicine. Designed for the Use of Practitioners and Stu-
    dents of Medicine,* 16. Auflage (New York and London: D. Appleton-
    Century, 1947), S. 41.
5   Victor Vaughan, *A Doctor's Memories* (Indianapolis: Bobbs-Merrill,
    1926), S. 424 f.
6   J. A. B. Hammond et al., »Purulent Bronchitis: a study of cases occur-
    ring amongst the British troops at a base in France«, in: *The Lancet* 190,
    no. 4898 (14. Juli 1917), S. 41–46.
7   A. Abrahams et al., »Purulent Bronchitis: its influenzal and pneumo-
    coccal bacteriology«, in: *The Lancet* 190, no. 4906 (8. September 1917),
    S. 377–382.
8   A. Abrahams et al., »A Further Investigation into Influenzo-pneumo-
    coccal and Influenzo-streptococcal Septicæmia: Epidemic influenzal
    ›pneumonia‹ of highly fatal type and its relation to ›purulent bronchi-
    tis‹«, in: *The Lancet* 193, no. 4975 (5. Juli 1919), S. 1–11.
9   E. L. Opie et al., »Pneumonia at Camp Funston«, in: *Journal of the
    American Medical Association* (11. Januar 1919), S. 108–116.
10 Byerly, »The U. S. Military and the Influenza Pandemic of 1918–1919«,
    S. 125.
11 H. Owen und J. Bell (Hrsg.), »Letter to Susan Owen, 24 June 1918«,
    in: *Wilfred Owen. Collected Letters* (London: Oxford University Press,
    1967), S. 599.
12 E. L. Opie et al., »Pneumonia at Camp Funston«, in: *Journal of the
    American Medical Association* 72, no. 2 (11. Januar 1919), S. 108–116.
13 Dorothy A. Petit und Janice Bailie, *A Cruel Wind. Pandemic Flu in Ame-
    rica, 1918–1920* (Murfreesboro, TN: Timberlane Books, 2008), S. 83.
14 Batchelder, *Camp Devens,* S. 16.
15 Briefe und Postkarten von Pvt. Clifton H. Skillings, *Bangor Daily News,*
    abgerufen am 6. Juli 2017: https://bangordailynews.com/2009/05/15/
    news/letters-postcardsfrom-pvt-clifton-h-skillings/.

16 F. M. Burnet und E. Clark, *Influenza. A Survey of the Last Fifty Years,* Monographs from the Walter and Eliza Hall Institute of Research in Pathology and Medicine, no. 4 (Melbourne: Macmillan, 1942); Anton Erkoreka, »Origins of the Spanish Influenza Pandemic (1918–1920) and Its Relation to the First World War«, in: *Journal of Molecular and Genetic Medicine: An International Journal of Biomedical Research* 3, no. 2 (30. November 2009), S. 190–194.

17 V. Andreasen et al., »Epidemiologic Characterization of the 1918 Influenza Pandemic Summer Wave in Copenhagen: Implications for Pandemic Control Strategies«, in: *The Journal of Infectious Diseases* 197, no. 2 (2008), S. 270–278.

18 Petit und Bailie, *A Cruel Wind,* S. 85.

19 Paul G. Woolley, »The Epidemic of Influenza at Camp Devens, Mass.«, in: *Journal of Laboratory and Clinical Medicine* 4, no. 6 (März 1919), S. 330–343.

20 R. N. Grist, »Pandemic Influenza 1918«, in: *British Medical Journal* 2, no. 6205 (22. Dezember 1979), S. 1632 f.

21 John M. Barry, *The Great Influenza. The Epic Story of the Deadliest Plague in History* (New York: Viking Penguin, 2004), S. 187 f.

22 Abrahams et al., »A Further Investigation into Influenzo-pneumococcal and Influenzo-streptococcal Septicæmia«.

23 Barry D. Silverman, »William Henry Welch (1850–1934): The Road to Johns Hopkins«, in: *Proceedings Baylor University Medical Center* 24, no. 3 (2011), S. 236–242.

24 Johns Hopkins Medicine, »The Four Founding Physicians«, abgerufen am 24. September 2020: http://www.hopkinsmedicine.org/about/history/history5.html.

25 Woolley, »The Epidemic of Influenza at Camp Devens, Mass.«.

26 Vaughan, *A Doctor's Memories,* S. 383 f.

27 Jim Duffy, »The Blue Death – Flu Epidemic of 1918« (Johns Hopkins School of Public Health, Herbst 2004), abgerufen am 24. September 2020: http://magazine.jhsph.edu/2004/fall/prologues/index.html.

28 Woolley, »The Epidemic at Camp Devens, Mass.«.

29 Jeffery K. Taubenberger et al., »The Pathology of Influenza Virus Infections«, in: *Annual Review of Pathology* 3 (2008), S. 499–522.

30 Barry, *The Great Influenza,* S. 190 f., 288.

31 Pfeiffer empfahl Ziehl-Neelsens Karbolfuchsin-Färbung. Pickett-Thomson Research Laboratory (Hg.), *Annals of the Pickett-Thomson Research Laboratory* 9 (London: Bailliere, Tindall & Cox, 1924), S. 275.

32 Barry, *The Great Influenza,* S. 289 f.

33 *H. influenzae* – auch bekannt als Typ b (Hib) – kann viele verschiedene Arten von Infektionen hervorrufen, die von leichten Ohrentzündungen

bis zu schweren Blutvergiftungen und Lungenentzündungen reichen können. Hib-Meningitis ist besonders für ungeimpfte Kinder gefährlich, und selbst bei Behandlung stirbt durchschnittlich ein Kind von 20.

34 A. Sally Davis et al., »The Use of Nonhuman Primates in Research on Seasonal, Pandemic and Avian Influenza, 1893–2014«, in: *Antiviral Research* 117 (Mai 2015), S. 75–98.
35 John M. Eyler, »The State of Science, Microbiology, and Vaccines Circa 1918«, in: *Public Health Reports* 3, no. 125 (2010), S. 27–36.
36 »Bacteriology of The ›Spanish Influenza‹ 1«, in: *The Lancet* 192, no. 4954 (10. August 1918), S. 177.
37 Royal College of Physicians, London, »Prevention and Treatment of Influenza«, in: *British Medical Journal* 2, no. 3020 (16. November 1918), S. 546.
38 S. W. B. Newson, *Infections and Their Control. A Historical Perspective* (Los Angeles and London: Sage, 2009), S. 36.
39 Abgerufen am 1. Oktober 2020: https://www.gentechnologiebericht. de/fileadmin/user_upload/Webseitendateien/Veranstaltungen/2009_ Tagungsbericht__Bilder_des_Lebendigen.pdf.
40 Erling Norrby, »Yellow Fever and Max Theiler: The Only Nobel Prize for a Virus Vaccine«, in: *The Journal of Experimental Medicine* 204, no. 12 (26. November 2007), S. 2779–2784.
41 Myron G. Schultz et al., »Charles-Jules-Henri Nicolle«, in: *Emerging Infectious Diseases* 15, no. 9 (September 2009), S. 1519–1522; Ludwik Gross, »How Charles Nicolle of the Pasteur Institute Discovered That Epidemic Typhus Is Transmitted by Lice: Reminiscences from My Years at the Pasteur Institute in Paris«, in: *Proceedings of the National Academy of Sciences* 93, no. 20 (1. Oktober 1996), S. 10539 f.
42 C. Nicolle et al., »Quelques notions expérimentales sur le virus de la grippe«, in: *Comptes Rendus de l'Académie Sciences* 167 (1918 II), S. 607–610; C. Nicolle et al., »Recherches expérimentales sur la grippe«, in: *Annales d'Institut Pasteur* 33 (1919), S. 395.
43 Davis et al., »The Use of Nonhuman Primates in Research on Seasonal, Pandemic and Avian Influenza, 1893–2014«.
44 Die Technik wurde von Ernest Goodpasture an der Vanderbilt University entwickelt, aber es war der australische Forscher und spätere Nobelpreisträger Frank Macfarlane Burnet, der sie als Erster auf wachsende Influenzaviren anwandte. F. M. Burnet, *Changing Patterns. An Atypical Biography* (Melbourne: Heinemann, 1968), S. 41, 90 f.
45 C. R. Byerly, *Fever of War. The Influenza Epidemic in the U. S. Army During World War I* (New York: New York University Press, 2005), S. 102 f.
46 Nancy K. Bristow, *American Pandemic. The Lost Worlds of the 1918*

Influenza Epidemic (New York and Oxford: Oxford University Press, 2012), S. 101.

47 »New York prepared for influenza siege«, in: *New York Times* (19. September 1918), S. 11.

48 »Vaccine for Influenza«, in: *New York Evening Post* (12. Oktober 1918), S. 8.

49 Barry, *The Great Influenza*, S. 279.

50 Eyler, »The State of Science, Microbiology, and Vaccines Circa 1918«.

51 »Battle Influenza Microbes, Noted Physician Warns«, in: *Chicago Herald Examiner* (6. Oktober 1918), S. 1.

52 »Spanish Influenza and the Fear of It«, in: *Philadelphia Inquirer* (5. Oktober 1918), S. 12; »Stop the Senseless Influenza Panic«, in: *Philadelphia Inquirer* (8. Oktober 1918), S. 12.

53 Herbert French, »The clinical features of the influenza epidemic of 1918–19«, in: UK Ministry of Health, *Report on the Pandemic of Influenza 1918–19* (London: HMSO, 1920), S. 66–109.

54 Brief von Harry Whellock, Kap-Provinz, Südafrika, 10. November 1918.

55 A. E. Baumgardt an Richard Collier, 28. Mai 1972, Richard Collier Collection, Imperial War Museum. IWM 63/5/1.

56 Albert Camus, *Die Pest,* Rowohlt 1950.

57 John F. Bundage et al., »Deaths from Bacterial Pneumonia During 1918–19 Influenza Pandemic«, in: *Emerging Infectious Diseases* 14, no. 8 (August 2008), S. 1193–1199.

58 Jeffery K. Taubenberger et al., »1918 Influenza: The Mother of All Pandemics«, in: *Emerging Infectious Diseases* 12, no. 1 (Januar 2006), S. 15–22.

59 T. Tumpey et al., »Characterization of the Reconstructed 1918 Spanish Influenza Pandemic Virus«, in: *Science* 310, no. 5745 (10. Juli 2005), S. 77–80; J. K. Taubenberger et al., »Characterization of the 1918 Influenza Virus Polymerase Genes«, in: *Nature* 437, no. 7060 (6. Oktober 2005), S. 889–893.

60 Ann H. Reid et al., »Evidence of an Absence: The Genetic Origins of the 1918 Pandemic Influenza Virus«, in: *Nature Reviews. Microbiology* 2, no. 11 (November 2004), S. 909–914.

61 Michael Worobey et al., »Genesis and Pathogenesis of the 1918 Pandemic H1N1 Influenza A Virus«, in: *Proceedings National Academy of Sciences* 111, no. 22 (3. Juni 2014), S. 8107–8112.

62 Der britische Virologe John Oxford argumentierte, dass ein solches Reassortment im Winter 1916/17 in Étaples stattgefunden haben könnte, als Hunderte von Soldaten im Lager unter einer »eitrigen Bronchitis« litten. Dort drängten sich damals nicht nur Truppen auf dem Weg zur Front, Étaples besaß auch eigene Schweineställe, und

viele Männer hielten sich zudem Enten und Gänse als Haustiere; das bedeutete, alle ökologischen Voraussetzungen für eine direkte Übertragung eines aviären Influenzavirus auf Menschen oder auch zunächst sein Reassortment mit einem Säuger-Influenzavirus waren vorhanden. Ähnlich argumentiert John Barrx damit, dass die ökologischen Bedingungen für ein Reassortment mit einem aviären Influenzavirus in Haskell County, Kansas, gegeben waren, einer dünn besiedelten, ländlichen Gegend rund 480 Kilometer westlich von Camp Funston, in der Geflügel- und Schweinezucht betrieben wurde. Seiner Vermutung, dass die Epidemie in Camp Funston im März 1918 eine Vorläuferin der Spanischen Grippe war, widerspricht allerdings die Tatsache, dass es anders als bei der späteren Welle im Herbst oder dem Ausbruch in Étaples 1917 keine Berichte über eine heliotrope Zyanose gab. Noch problematischer für Barrys Theorie ist, dass Kopenhagen und andere nordeuropäische Städte im Sommer 1918 unter starken Grippeausbrüchen litten, die sich durch eine ungewöhnlich hohe Sterblichkeit in jüngeren Altersgruppen auszeichneten, ein typisches Kennzeichen der späteren pandemischen Wellen. Überdies kam es in New York zwischen Februar und April 1918 zu einer ähnlichen Welle präpandemischer Grippeaktivität. Den Autoren der New Yorker Studie zufolge »passen diese Befunde nicht zu der vorherrschenden Hypothese, die Infektion sei im Frühjahr 1918 in Kansas aufgetaucht, und ... bringen erneut die Möglichkeit ins Spiel, dass das Virus im Rahmen von Truppenbewegungen während des Ersten Weltkriegs von Europa nach New York City eingeschleppt wurde«. John S. Oxford, »The So-Called Great Spanish Influenza Pandemic of 1918 May Have Originated in France in 1916«, in: *Philosophical Transactions of the Royal Society of London, Series B* 356, 1416 (2001), S. 1857–1859; John M. Barry, »The Site of Origin of the 1918 Influenza Pandemic and its Public Health Implications«, in: *Journal of Translational Medicine* 2 (20. Januar 2004), S. 3; Viggo Andreasen et al., »Epidemiologic Characterization of the 1918 Influenza Pandemic Summer Wave in Copenhagen: Implications for Pandemic Control Strategies«, in: *The Journal of Infectious Diseases* 197, no. 2 (Januar 2008), S. 270–278; Donald R. Olson et al., »Epidemiological Evidence of an Early Wave of the 1918 Influenza Pandemic in New York City«, in: *Proceedings of the National Academy of Sciences of the United States of America* 102, no. 31 (August 2005), S. 11059–11063.

63 Worobey et al., »Genesis and Pathogenesis of the 1918 Pandemic H1N1 Influenza A Virus«.

64 Kevin D. Patterson, *Pandemic Influenza 1700–1900. A Study in Historical Epidemiology* (Totowa, NJ: Rowman and Littlefield, 1986), S. 49–82.

65 Taubenberger et al., »The Pathology of Influenza Virus Infections«.

66 E. W. Goodpasture, »The Significance of Certain Pulmonary Lesions in Relation to the Etiology of Influenza«, in: *American Journal of Medical Science* 158 (1919), S. 863–870.
67 »Remarks of Dr. William H. Welch, 1926«, Chesney Medical Archives, Johns Hopkins University, Baltimore, MD.
68 Terence M. Tumpey et al., »Characterization of the Reconstructed 1918 Spanish Influenza Pandemic Virus«, in: *Science* 310, no. 5745 (2005), S. 77–80.
69 Worobey et al., »Genesis and Pathogenesis of the 1918 Pandemic H1N1 Influenza A Virus«.
70 Susanne L. Linderman et al., »Antibodies with ›Original Antigenic Sin‹ Properties Are Valuable Components of Secondary Immune Responses to Influenza Viruses«, in: *PLOS Pathogens* 12, no. 8 (2016), e1005806.
71 David M. Morens et al., »The 1918 Influenza Pandemic: Lessons for 2009 and the Future«, in: *Critical Care Medicine* 38, no. 4 suppl. (April 2010), e10–20.
72 Jeffery K. Taubenberger et al., »Influenza: The Once and Future Pandemic«, in: *Public Health Reports* 125, no. 3 (2010), S. 16–26.
73 F. M. Burnet, *Natural History of Infectious Disease* (Cambridge: Cambridge University Press, 1953), deutsch: *Naturgeschichte der Infektionskrankheiten des Menschen*, Fischer Digital 2016.
74 Burnet, *Changing Patterns*.
75 F. M. Burnet, »Influenza Virus ›A‹ Infections of Cynomolgus Monkeys«, in: *Australian Journal of Experimental Biology and Medicine* 19 (1941), S. 281–290.
76 F. M. Burnet und E. Clark, *Influenza. A Survey of the Last Fifty Years*, Monographs from the Walter and Eliza Hall Institute of Research in Pathology and Medicine, no. 4 (Melbourne: Macmillan, 1942).

2 Die Pest in der Stadt der Engel

1 Walter M. Dickie and California State Board of Health, »Reports on Plague in Los Angeles, 1924–25«, S. 11–30, HM 72874, The Huntington Library, San Marino, CA.
2 Arthur J. Viseltear, »The Pneumonic Plague Epidemic of 1924 in Los Angeles«, in: *Yale Journal of Biology and Experimental Medicine* 1 (1974), S. 40–54.
3 William Deverell, *Whitewashed Adobe. The Rise of Los Angeles and the Remaking of Its Mexican Past* (Berkeley: University of California Press, 2004), S. 3.
4 Mark Reisler, *By the Sweat of Their Brow. Mexican Immigrant Labor in the United States*, 1900–1940 (Westport, CT: Greenwood, 1976), S. 180.
5 Dickie, »Reports on Plague in Los Angeles, 1924–25«.

6   Emil Bogen, »The Pneumonic Plague in Los Angeles«, in: *California and Western Medicine* (Februar 1925), S. 175 f.

7   Ibid.

8   California State Board of Health, Special Bulletin, no. 46, »Pneumonic Plague, Report of an Outbreak at Los Angeles, California, October–November, 1924«, in: Sacramento: California State Printing Office, 1926.

9   Dickie, »Reports on Plague in Los Angeles, 1924–25«.

10 Bogen, »Pneumonic Plague in Los Angeles«; Deverell, *Whitewashed Adobe*, S. 176–182.

11 Dickie, »Reports on Plague in Los Angeles, 1924–25«.

12 Frank Feldinger, *A Slight Epidemic. The Government Cover-Up of Black Plague in Los Angeles* (Silver Lake Publishing Kindle edition, 2008), location 473.

13 »USGS Circular 1372, Plague«, abgerufen am 24. September 2020: http://pubs.usgs.gov/circ/1372/.

14 Ole Jørgen Benedictow, *The Black Death 1346–1353. The Complete History* (Suffolk: Boydell Press, 2004), S. 382.

15 John Kelly, *The Great Mortality* (New York und London: Harper Perennial, 2006), S. 22.

16 Deverell, *Whitewashed Adobe*, S. 182.

17 Dem in San Francisco ansässigen Bakteriologen Karl F. Meyer zufolge stammt diese Aussage von Colby. W. E. Carter und Vernon Link, »Unpublished biography of Karl F. Meyer and related papers, written and compiled by William E. Carter and Vernon B. Link, 1956–1963«, Sixth Interview, 199, UCSF Library, Archives, and Special Collections, MSS 63-1. Im Folgenden mit »Carter MSS« abgekürzt.

18 Marilyn Chase, *The Barbary Plague. The Black Death in Victorian San Francisco* (New York: Random House, 2003), S. 160.

19 Im Jahr 1898 gelang es dem französischen Forscher Paul-Louis Simond, der in Karatschi arbeitete, die Pest von einer infizierten auf eine nicht infizierte Ratte zu übertragen, indem er Katzenflöhe an der kranken Ratte saugen ließ, doch andere Experten bezweifelten seine Methoden und damit auch seine Ergebnisse. Erst 1914, als zwei britische Forscher am Lister Institute Simonds Experiment unter strengeren Bedingungen wiederholten, wurde die Floh-Ratten-Übertragung der Pest daher allgemein akzeptiert. Edward A. Crawford, »Paul-Louis Simond and His Work on Plague«, in: *Perspectives in Biology and Medicine* 39, no. 3 (1996), S. 446–458.

20 Der Erste, der eine Verbindung zu Murmeltieren herstellte, war der russische Medizinforscher Mikhail Eduardovich Beliavsky. Beliavsky untersuchte einen Ausbruch der Beulenpest 1894 in Aksha an der rus-

sisch-chinesischen Grenze. Er vermutete, dass das Sibirische Murmeltier, ein großer Nager, der von einheimischen Mongolen und Burjaten gejagt wurde, Träger der Pest war und Menschen sich beim Häuten der Tiere infizierten. Vier Jahre später kam ein ukrainischer Forscher, Danilo Zabolotny, zum selben Schluss, als er einen Ausbruch der Lungenpest in der östlichen Mongolei untersuchte. Siehe Christos Lynteris, *Ethnographic Plague. Configuring Disease on the Chinese-Russian Frontier* (London: Palgrave Macmillan, 2016).

21 William B. Wherry, »Plague among the Ground Squirrels of California«, in: *The Journal of Infectious Diseases* 5, no. 5 (1908), S. 485–506.
22 Chase, *Barbary Plague*, S. 189. *Citellus beecheyi* heißt inzwischen *Otospermophilus beecheyi*.
23 Im Jahr 1914 zeigten Forscher am Lister Institute in London, dass sich die Pesterreger im Proventriculus (Vormagen) von *X. cheopis* vermehren und ihn verstopfen. Diese Blockade verhindert, dass das aufgesogene Blut den Mitteldarm des Flohs erreicht, und der Floh bleibt hungrig. Derart blockierte Flöhe versuchen immer wieder, Blut zu saugen, und würgen ihre Blutmahlzeit zusammen mit infektiösem Material aus der Blockade zum Teil wieder aus, was sie zu gefährlichen Vektoren für Menschen macht. Da es jedoch 12 bis 16 Tage dauern kann, bis sich diese Blockaden ausbilden, ist es unwahrscheinlich, dass *X. cheopis* lange genug infektiös ist, um für Epizootien eine wichtige Rolle zu spielen. Rebecca J. Eisen et al., »Early-Phase Transmission of Yersinia Pestis by Unblocked Fleas as a Mechanism Explaining Rapidly Spreading Plague Epizootics«, in: *Proceedings of the National Academy of Sciences* 103, no. 42 (2006), S. 15380–15385.
24 George W. McCoy, »Plague Among the Ground Squirrels in America«, in: *Journal of Hygiene* 10, no. 4 (1910–1912), S. 589–601.
25 Wherry, »Plague Among the Ground Squirrels of California«.
26 K. F. Meyer, »The Ecology of Plague«, in: *Medicine* 21, no. 2 (Mai 1941), S. 143–174 (147).
27 P. C. C. Garnham, »Distribution of Wild-Rodent Plague«, in: *Bulletin of the World Health Organization* 2 (1949), S. 271–278.
28 W. H. Kellogg, »An Epidemic of Pneumonic Plague«, in: *American Journal of Public Health* 10, no. 7 (July 1920), S. 599–605.
29 J. N. Hays, *The Burdens of Disease. Epidemics and Human Response in Western History* (New Brunswick, NJ, und London: Rutgers University Press, 2009), S. 184 f.
30 W. H. Kellogg, »Present Status of Plague, With Historical Review«, in: *American Journal of Public Health* 10, no. 11 (1. November 1920), S. 835–844; Guenter B. Risse, *Plague, Fear and Politics in San Francisco's Chinatown* (Baltimore: Johns Hopkins University Press, 2012),

S. 156–158, 167–169. Die Kommission wurde von Simon Flexner geführt, dem Leiter des Rockefeller Institute for Medical Research in New York, und hatte das Ziel, den Marine Hospital Service zu entlasten.

31 Eli Chernin, »Richard Pearson Strong and the Manchurian Epidemic of Pneumonic Plague, 1910–1911«, in: *Journal of the History of Medicine and the Allied Sciences* 44 (1989), S. 296–391.

32 Wu Lien-teh, *A Treatise on Pneumonic Plague* (Geneva: League of Nations Health Organization, 1926).

33 Oscar Teague und M. A. Barber, »Studies on Pneumonic Plague and Plague Immunization, III. Influence of Atmospheric Temperature upon the Spread of Pneumonic Plague«, in: *Philippine Journal of Science* 7B, no. 3 (1912), S. 157–172.

34 Wu, *A Treatise on Pneumonic Plague*.

35 Kellogg, »An Epidemic of Pneumonic Plague«, S. 605.

36 Viseltear, »The Pneumonic Plague Epidemic of 1924 in Los Angeles«.

37 »Nine Mourners At Wake Dead«, in: *Los Angeles Times* (1. November 1924).

38 Viseltear, »The Pneumonic Plague Epidemic of 1924 in Los Angeles«, S. 41.

39 »Malady outbreak traced«, in: *Los Angeles Times* (5. November 1924), A10.

40 Deverell, *Whitewashed Adobe*, S. 197.

41 Ibid.

42 Ibid, S. 185 f.

43 Albert Camus, *Die Pest*, Rowohlt 1950.

44 Emil Bogen, »Pneumonic Plague in Los Angeles: A Review«, 1925, MSS Bogen Papers, The Huntington Library, San Marino, CA.

45 Dickie, »Reports on Plague in Los Angeles, 1924–25«, S. 32–34.

46 Deverell, *Whitewashed Adobe*, S. 197.

47 »Disease Spread Checked«, in: *Los Angeles Times* (6. November 1924), A1.

48 Viseltear, »The Pneumonic Plague Epidemic of 1924 in Los Angeles«, S. 42.

49 Ibid., S. 43.

50 Feldinger, *A Slight Epidemic*, location 1838.

51 Viseltear, »The Pneumonic Plague Epidemic of 1924 in Los Angeles«, S. 46.

52 Meyer, Carter MSS, Sixth Interview, S. 209.

53 Deverell, *Whitewashed Adobe*, S. 197 f.

54 Bess Furman, *A Profile of the U. S. Public Health Service 1798–1948* (Bethesda, MD: National Library of Medicine, 1973), S. 350 f.

55 »Rat War Death Toll Is Heavy«, in: *Los Angeles Times* (30. November 1924), B1.

56 »Malady Outbreak Traced«, in: *Los Angeles Times* (5. November 1924), A10.

57 »Rat War Death Toll Is Heavy«.

58 Meyer, Carter MSS, Sixth Interview, S. 211.

59 »Report Hugh Cumming to Secretary of Treasury, 23 June 1925«, RG 90 Records of the Public Health Service, General Subject File, 1924–1935, State Boards of Health, California, 0425–70.

60 Meyer, »The Ecology of Plague«, S. 148.

61 »Signs of Bubonic Plague in Three American Cities«, in: *New York Times* (8. Februar 1925); Brief von Cumming an die Leiter der US-Quarantänestationen. 22. Dezember 1924, RG 90 General Subject File, 1924–1935, 0452–183 General (Plague).

62 »Quarantine Ordered Against Bubonic Rats«, in: *New York Times* (1. Januar 1925).

63 Brief von A. G. Arnoll an Robert B. Armstrong, 8. Januar 1925, RG 90, Records of the Public Health Service, General Subject File, 1924–1935, State Boards of Health, California, 0425–70.

64 »Report Hugh Cumming to Secretary of Treasury, 23 June 1925«.

65 Dickie, »Reports on Plague in Los Angeles, 1924–25«, S. 23 f.

66 Im Jahr 1348, als der Schwarze Tod Europa zum ersten Mal heimsuchte, berichteten italienische Chronisten von Symptomen, die sowohl für die Lungen- als auch für die Beulenpest charakteristisch sind. Die Pestausbrüche im 17. Jahrhundert in Island und Norwegen gingen vermutlich weitgehend auf die Lungenpest zurück, weil es in diesen nordischen Ländern zu kalt gewesen wäre, um über Winter eine Floh-Ratten-Übertragung aufrechtzuerhalten, und weil die Lungenpest bei kaltem Wetter leichter übertragbar ist.

67 K. F. Meyer, »Selvatic Plague – Its Present Status in California«, in: *California and Western Medicine* 40, no. 6 (Juni 1934), S. 407–410; Mark Honigsbaum, »›Tipping the Balance‹: Karl Friedrich Meyer, latent infections and the birth of modern ideas of disease ecology«, in: *Journal of the History of Biology* 49, no. 2 (April 2016), S. 261–309.

68 C. R. Eskey et al., *Plague in the Western Part of the United States* (Washington, D. C.: US Public Health Service, 1940).

69 Meyer, »Selvatic Plague – Its Present Status in California«.

70 »CDC Homepage, Plague«, abgerufen am 24. September 2020: http://www.cdc.gov/plague/.

71 Eisen et al., »Early-Phase Transmission of Yersinia Pestis by Unblocked Fleas as a Mechanism Explaining Rapidly Spreading Plague Epizootics«.

72 CDC, »Human Plague – United States, 2015«, abgerufen am 24. September 2020: http://www.cdc.gov/mmwr/preview/mmwrhtml/mm6433a6.htm?s_cid=mm6433a6_w.

73 Wendy Leonard, »Utah Man Dies of Bubonic Plague«, DeseretNews.com, 27. August 2015, abgerufen am 24. September 2020: http://www.deseret news.com/article/865635488/Utah-man-dies-of-bubonic-plague. html?pg=all.
74 Kenneth L. Gage und Michael Y. Kosoy, »Natural History of Plague: Perspectives from More than a Century of Research«, in: *Annual Review of Entomology* 50 (2005), S. 505–528; »USGS Circular 1372, Plague«, Enzootic and Epizootic Cycles, S. 38–41.

3 Die große Papageienkrankheits-Pandemie

1 V. L. Ellicott und Charles H. Halliday, »The Psittacosis Outbreak in Maryland, December 1929, and January 1930«, in: *Public Health Reports* 46, no. 15 (1931), S. 843–865; Jill Lepore, »It's Spreading: Outbreaks, Media Scares, and the Parrot Panic of 1930«, in: *New Yorker,* 1. Juni 2009.
2 »Killed by a Pet Parrot«, in: *American Weekly,* 5. Januar 1930.
3 Paul de Kruif, *Men Against Death* (London: Jonathan Cape, 1933), S. 181, deutsch: *Kämpfer für das Leben,* Ullstein 1933.
4 Ibid., S. 182.
5 Ibid., S. 203.
6 Bei der Zeitschrift handelte es sich höchstwahrscheinlich um *La Revista de La Asociación Médica Argentina.* Enrique Barros, »La Psittacosis En La República Argentina«, in: *La Revista de La Asociación Médica Argentina,* Buenos Aires, 1930.
7 »Killed by a Pet Parrot«.
8 E. L. Sturdee und W. M. Scott, *A Disease of Parrots Communicable to Man (Psittacosis). Reports on Public Health and Medical Subjects,* no. 61 (London: H. M. S. O., 1930), S. 4–10.
9 »30,000 Parrots Here; Amazon Best Talker«, in: *New York Times* (29. Januar 1930).
10 Katherine C. Grier, *Pets in America. A History* (Chapel Hill: University of North Carolina Press, 2006), S. 244.
11 Sturdee und Scott, *A Disease of Parrots Communicable to Man,* S. 10–17.
12 De Kruif, *Men Against Death,* S. 182.
13 Albin Krebs, »Dr. Paul de Kruif, Popularizer of Medical Exploits, Is Dead«, in: *New York Times* (2. März 1971).
14 Paul de Kruif, »Before You Drink a Glass of Milk«, in: *Ladies Home Journal* (September 1929).
15 Nancy Tomes, »The Making of a Germ Panic, Then and Now«, in: *American Journal of Public Health* 90, no. 2 (Februar 2000), S. 191–198.
16 »Topics of the Times: Warning Against Parrots«, in: *New York Times* (11. Januar 1930).

ment of Health. A Bibliography to 1940

17 »Vienna Specialist Blames ›Mass Suggestion‹ for Parrot Fever Scare, Which He Holds Baseless«, in: *New York Times* (16. Januar 1930).

18 »Stimson's Parrot Is Banished for Cursing«, in: *New York Times* (18. Januar 1930).

19 Edward A. Beeman, *Charles Armstrong, M. D. - A Biography* (Bethesda, MD: Office of History, National Institutes of Health, 2007), S. 45.

20 Jeanette Barry, *Notable Contributions to Medical Research by Public Health Scientists, U. S. Department of Health. A Bibliography to 1940* (Washington, D. C.: US Department of Health, Education and Welfare, 1960), S. 5–8.

21 De Kruif, *Men Against Death*, S. 182, 185, deutsch: *Kämpfer für das Leben*, Ullstein 1933, S. 181.

22 Ibid., S. 181/dt. S. 180.

23 Bess Furman, *A Profile of the U. S. Public Health Service 1798–1948*, S. 370–373.

24 Beeman, *Charles Armstrong, M. D.*, S. 145.

25 »Parrot Fever Kills 2 In This Country«, in: *New York Times* (11. Januar 1930).

26 »Hunts For Source of ›Parrot Fever‹«, in: *New York Times* (12. Januar 1930).

27 »Parrot Fever Cases Halted in the City«, in: *New York Times* (19. Januar 1930).

28 De Kruif, *Men Against Death*, S. 184. deutsch: *Kämpfer für das Leben*, Ullstein 1933, S. 182 f.

29 Ibid., S. 125.

30 Beeman, *Charles Armstrong, M. D.*, S. 139.

31 De Kruif, *Men Against Death*, S. 183 f., deutsch: *Kämpfer für das Leben*, Ullstein 1933.

32 »Hoover Bars Out Parrots to Check Disease: Gets Reports of Fatal Psittacosis Cases«, in: *New York Times* (25. Januar 1930).

33 De Kruif, *Men Against Death*, S. 189, deutsch: *Kämpfer für das Leben*, Ullstein 1933.

34 George W. McCoy, »Accidental Psittacosis Infection Among the Personnel of the Hygienic Laboratory«, in: *Public Health Reports* 45, no. 16 (1930), S. 843–849.

35 De Kruif, *Men Against Death*, S. 203, deutsch: *Kämpfer für das Leben*, Ullstein 1933.

36 »Parrot Fever Attack Fatal to Dr Stokes«, in: *The Sun* (11. Februar 1930).

37 Charles Armstrong, »Psittacosis: Epidemiological Considerations with Reference to the 1929–30 Outbreak in the United States«, in: *Public Health Reports* 45, no. 35 (1930), S. 2013–2023.

38 Edward C. Ramsay, »The Psittacosis Outbreak of 1929–1930«, in: *Journal of Avian Medicine and Surgery* 17, no. 4 (2003), S. 235–237.

39 S. P. Bedson, G. T. Western und S. Levy Simpson, »Observations on the Ætiology of Psittacosis«, in: *The Lancet* 215, no. 5553 (1. Februar 1930), S. 235 f.; S. P. Bedson, G. T. Western und S. Levy Simpson, »Further Observations on the Ætiology of Psittacosis«, in: *The Lancet* 215, no. 5555 (15. Februar 1930), S. 345 f.

40 Sturdee und Scott, *A Disease of Parrots Communicable to Man*, S. 68–74. Zu Ehren von Bedson wurde der Mikroorganismus *Bedsoniae* getauft, eine Nomenklatur, die bis in die 1960er-Jahre beibehalten wurde.

41 Karl F. Meyer, »The Ecology of Psittacosis and Ornithosis«, in: *Medicine* 21, no. 2 (Mai 1941), S. 175–205.

42 Sturdee und Scott, *A Disease of Parrots Communicable to Man*, S. 88 f.

43 »Deny Parrot Fever Affects Humans«, in: *New York Times* (18. Januar 1930).

44 Albert B. Sabin, *Karl Friedrich Meyer 1884–1974. A Biographical Memoir* (Washington, D. C.: National Academy of Sciences, 1980); Mark Honigsbaum, »›Tipping the Balance‹: Karl Friedrich Meyer, latent infections and the birth of modern ideas of disease ecology«.

45 Karl F. Meyer, *Medical Research and Public Health*. Interview, durchgeführt von Edna Tartaul Daniel in den Jahren 1961 und 1962 (Berkeley: The Regents of the University of California, 1976), S. 74.

46 Paul de Kruif, »Champion among Microbe Hunters«, in: *Reader's Digest* (Juni 1950), S. 35–40.

47 Meyer, *Medical Research and Public Health*, S. 358.

48 Auf einem dieser Ausflüge unterhielten sich die beiden darüber, dass das Leben dieser Mediziner »eine fantastische Geschichte« abgeben würde, und Meyer riet de Kruif: »Vergiss die Wissenschaft und … fang an zu schreiben.« De Kruif nahm sich Meyers Rat zu Herzen und begann 1926 eine neue Karriere als wissenschaftlicher Sachbuchautor. Als sich Sinclair Lewis für seinen Roman *Arrowsmith* nach einem echten medizinischen Detektiv umsah, schlug de Kruif dem Vernehmen nach Meyer als Modell für Gustaf Sondelius vor, Lewis' bombastischen schwedischen Seuchenjäger. Zwar bestätigte de Kruif, dass Meyer die Inspiration für *Arrowsmith* gewesen war, behauptete aber später, Sondelius habe »keinen Prototyp« gehabt. Meyer, *Medical Research and Public Health*, S. 340; de Kruif an Dr. Malloch, 16. April 1931. Paul H. de Kruif Papers, Rockefeller Institute for Medical Research Scientific Staff, Rockefeller Archive Center, Correspondence, 1919–1940, Box 1, Folder 9.

49 Der Erreger der Pferdeenzephalitis ist ein Arbovirus, der durch *Aedes-* und andere Stechmückenarten von Vögeln auf Pferde übertragen wird.

Bei Pferden und anderen Tieren greift der Erreger häufig die Sehnerven und die Hirnhäute an; dadurch schwillt das Gehirn an, was zu neurologischen Ausfällen führt. Das Schlüsselexperiment wurde 1941 im Yakima Valley in Washington durchgeführt, wo es Meyers Kollegen Bill Hammon und William Reeves gelang, das Virus aus im Freiland gefangenen *Culex*-Mücken und auch aus Hühnern und Enten zu isolieren, an denen die Mücken gesaugt hatten. Auch wenn die Experimente keinen definitiven Beweis für eine Übertragung durch Mücken erbrachten, so lieferten sie doch überzeugende Indizien. Wie Folgeexperimente demonstrierten, waren Hühner im Winter natürlicherweise mit dem Virus infiziert, und das Virus sprang erst im Sommer, wenn die Stechmückenpopulationen wuchsen und an Hühnern zu saugen begannen, auf Pferde über.

50 Meyer, *Medical Research and Public Health*, S. 150.
51 Ibid.
52 Karl F. Meyer, »Psittacosis Meeting«, Los Angeles, California, 2 March 1932, folio leaves 1–31, 5, Karl Meyer Papers, 1900–1975, Bancroft Library, Berkeley, BANC 76/42 cz, Box 89.
53 W. E. Carter und V. Link, »Unpublished biography of Karl F. Meyer and related papers, written and compiled by William E. Carter and Vernon B. Link, 1956–1963«, Fifth Interview, 157. UCSF Library, Archives and Special Collections. MSS 63–1.
54 Karl F. Meyer, »Psittacosis Meeting«. Meyer war sich des Risikos einer versehentlichen Ansteckung im Labor durchaus bewusst und bestand darauf, dass die Versuchstiere im Hooper in einem speziellen Isolationsraum gehalten wurden und die Labormitarbeiter die ganze Zeit Gummihandschuhe und Masken trugen. Leider wurden diese Regeln nicht immer befolgt, und 1935 wurde anonym berichtet, dass ein Mitarbeiter des Labors bei der Routineuntersuchung eines Abstrichs von einer Mäusemilz versehentlich mit Psittakose kontaminiert worden war. Erst Jahre später stellte sich heraus, dass dieser Mitarbeiter Meyer selbst gewesen war und es zu diesem Bruch der Vorschriften gekommen war, als er seine Gummihandschuhe ausgezogen hatte, um einen Telefonanruf entgegenzunehmen.
55 Beeman, *Charles Armstrong, M. D.,* S. 142 f.
56 K. F. Meyer und B. Eddie, »Latent Psittacosis Infections in Shell Parakeets«, in: *Proceedings of the Society for Experimental Biology and Medicine* 30 (1933), S. 484–488.
57 K. F. Meyer, »Psittacosis«, in: *Proceedings of the Twelfth International Veterinary Congress* 4 (1935), S. 182–205.
58 F. M. Burnet, »Psittacosis amongst Wild Australian Parrots«, in: *The Journal of Hygiene* 35, no. 3 (August 1935), S. 412–420.

59 Meyer, »The Ecology of Psittacosis and Ornithosis«.

60 Julius Schachter und Chandler R. Dawson, *Human Chlamydial Infections* (Littleton, MA: PSG Publishing, 1978), S. 25 f., 39–41.

61 Frank Macfarlane Burnet, *Natural History of Infectious Disease*, S. 23.

4 Der »Philly Killer«

1 »Hyatt at the Bellevue«, abgerufen am 24. September 2020: https://philadelphiabellevue.hyatt.com/en/hotel/home.html.

2 Gordon Thomas und Max Morgan-Witts, *Trauma. The Search for the Cause of Legionnaires' Disease* (London: Hamish Hamilton, 1981), S. 68 f., 120.

3 »Statement of Edward T. Hoak«, in: »Legionnaires' Disease«, Anhörung vor dem Repräsentantenhaus, Subcommittee on Consumer Protection and Finance, 23. und 24. November 1976 (Washington, D. C.: US Government Printing Office, 1977), S. 156 f. (anschließend: »House hearings on Legionnaires' Disease«); Thomas und Morgan-Witts, *Trauma*, S. 101, 120.

4 Thomas und Morgan-Witts, *Trauma*, S. 103; Robert Sharrar, »Talk – Legionnaires' disease«, Legionnaires' disease files and manuscripts, Smithsonian, Box 5.

5 American Thoracic Society, »Top 20 Pneumonia Facts–2015«, abgerufen am 1. Mai 2017: https://www.thoracic.org/patients/patient-resources/fact-sheets-az.php.

6 Charles-Edward Amory Winslow, *The Conquest of Epidemic Disease. A Chapter in the History of Ideas* (Madison: University of Wisconsin Press, 1971).

7 David W. Fraser, »The Challenges Were Legion«, in: *The Lancet, Infectious Diseases* 5, no. 4 (April 2005), S. 237–241.

8 Aussage von David J. Sencer, »House hearings on Legionnaires' Disease«, S. 95.

9 Elizabeth W. Etheridge, *Sentinel for Health. A History of the Centers for Disease Control* (Berkeley: University of California Press, 1992), S. 47 f.

10 Zu Gaudiosis Verteidigung sei gesagt, dass Fort Detrick in Maryland, Sitz des US-Programms für biologische Kriegsführung, direkt jenseits der Staatsgrenze lag und es Berichte gegeben hatte, dass die CIA in Toughkenamon, nur eine Stunde Autofahrt von Philadelphia entfernt, mit halluzinogenen Pilzen experimentierte. Zudem waren im Jahr zuvor Informationen über MKULTRA an die Öffentlichkeit gedrungen, die geheimen Experimente der CIA mit LSD und anderen psychotropen Drogen in den 1950er-Jahren; diese Experimente waren aus dem Programm erwachsen, den sowjetischen Bemühungen entgegenzuwirken, einen »Manchurian-Kandidaten« zu schaffen. Mehr dazu in

Thomas und Morgan-Witts, *Trauma*, S. 179 f.; John Marks, *The Search for the Manchurian Candidate* (New York: Norton, 1991), S. 81.

11 Thomas M. Daniel, *Wade Hampton Frost, Pioneer Epidemiologist, 1880–1938. Up to the Mountain* (Rochester, NY: University of Rochester Press, 2004), S. xii.

12 Sharrar, »Talk – Legionnaires' disease«.

13 »Progress Report Legionnaires Disease Investigation, August 12, 1976«, Legionnaires' disease files and manuscripts, Smithsonian, Box 2.

14 Ibid.

15 David Fraser, EPI-2-Report über die Legionärskrankheit, 21. März 1976, in »Legionnaires' disease: Hearing before the Senate Subcommittee on Health and Scientific Research«, 9. November 1977, S. 85–129.

16 Sharrar, »Talk – Legionnaires' disease«, S. 20.

17 Julius Schachter und Chandler R. Dawson, *Human Chlamydial Infections*, S. 29–32; Karl F. Meyer, »The Ecology of Psittacosis and Ornithosis«, S. 175–206.

18 Thomas und Morgan-Witts, *Trauma*, S. 224 f.

19 Gary Lattimer an Theodore Tsai, 20. Dezember 1976, Legionnaires' disease files and manuscripts, Smithsonian, Box 5.

20 Fraser, EPI-2-Report über die Legionärskrankheit, S. 125.

21 Ibid., S. 35.

22 Joseph McDade, Interview mit dem Autor, 26. Mai 2015.

23 Ibid.

24 Aussage von F. William Sunderman Sr. und F. William Sunderman Jr., »House hearings on Legionnaires' Disease«, S. 54.

25 Ibid., S. 51–61.

26 Ibid., S. 60.

27 Ibid., S. 4–6.

28 Jack Anderson und Les Whitten, »Paranoid Suspect in Legion Deaths«, in: *Washington Post* (28. Oktober 1976), S. 1.

29 Richard Hofstadter, »The Paranoid Style in American Politics«, in: *Harper's Magazine* (November 1964).

30 Laurie Garrett, *The Coming Plague. Newly Emerging Diseases in a World out of Balance* (New York: Farrar, Straus and Giroux, 1994), S. 176, deutsch: *Die kommenden Plagen. Neue Krankheiten in einer gefährdeten Welt*, Fischer Digital 2018.

31 Michael Capuzzo, »Legionnaires Disease«, in: *Philadelphia Inquirer*, 21. Juli 1986.

32 Offenbar hat Dylan den Song niemals aufgenommen und nur bei einer einzigen Gelegenheit gespielt – bei einem Soundcheck in Detroit am 13. Oktober 1978. Inzwischen war der wahre Erreger natürlich identifiziert worden, und so verlor Dylan vielleicht das Interesse. Billy Cross

gefiel der Song jedoch, und er nahm ihn drei Jahre später mit seiner Delta-Cross Band auf. Einige Experten haben Ähnlichkeiten mit der Melodie von »Hurricane« entdeckt, dem Song, den Dylan im Jahr davor veröffentlicht hatte, inspiriert von der fälschlichen Verurteilung des kanadischen Mittelgewichtsboxers Rubin »Hurricane« Carter für einen dreifachen Totschlag in einer Bar in New Jersey 1966, ein Fehlurteil, das erst 1985 aufgehoben wurde. »Delta-Cross Band, Back on the Road Again«, abgerufen am 24. September 2020: https://www.discogs.com/ Delta-Cross-Band-Back-On-The-Road-Again-Legionaires-Disease/ release/2235787.

33 »The Philadelphia Killer«, in: *Time* (16. August 1976).

34 Nach dem Verkauf an einen lokalen Bauunternehmer und umfangreichen Renovierungen wurde das Bellevue von der in San Francisco ansässigen Fairmont-Kette übernommen und 1979 unter dem Namen Fairmont Philadelphia wiedereröffnet. Seitdem hat das Hotel öfter seinen Besitzer und seinen Namen gewechselt.

35 David Fraser, Interview mit dem Autor, 4. Februar 2015.

36 EPI-2, Second Draft, 15. Dezember 1976, Legionnaires' disease files and manuscripts, Smithsonian, Box 2.

37 Gwyneth Cravens und John S. Karr, »Tracking Down The Epidemic«, in: *New York Times* (12. Dezember 1976), abgerufen 24. September 2020: https://www.nytimes.com/1976/12/12/archives/tracking-down-the-epidemic-epidemic.html.

5 Legionärskrankheit, zweiter Akt

1 Garrett, *The Coming Plague*, S. 167.

2 Arthur M. Silverstein, *Pure Politics and Impure Science: The Swine Flu Affair* (Baltimore: Johns Hopkins University Press, 1981), S. 100 f.

3 Garrett, *The Coming Plague*, S. 175.

4 George Dehner, *Influenza. A Century of Science and Public Health Response* (Pittsburgh: University of Pittsburgh, 2012), S. 183 f.

5 Ibid., S. 148.

6 Für weitere Diskussionen siehe ibid., S. 185–88, und Garrett, *The Coming Plague*, S. 180–183.

7 Dehner, *Influenza*, S. 144.

8 Garrett, *The Coming Plague*, S. 185.

9 Joseph McDade, Interview mit dem Autor, 26. Mai 2015.

10 Ibid. Später zeigten CDC-Forscher zudem, dass der Mikroorganismus im Lungengewebe von Patienten nachweisbar war, die an der Legionärskrankheit gestorben waren. Vorangegangene Versuche, den Organismus zu isolieren, waren fehlgeschlagen, doch als die Forscher die wenig bekannte Dieterle-Färbung anwandten, zeigte sich das Bak-

terium klar und deutlich. Anschließend gelang es auch, das Bakterium auf speziellen Agarmedien zu züchten und ein spezifisches Reagens zu entwickeln, um die Diagnose zu erleichtern. »Statement of William H. Foege«, in: »Follow-up examination of Legionnaires' Disease«, US Senate Subcommittee on Health and Scientific Research, 9. November 1977, S. 42 f.

11 Joseph McDade, Interview mit dem Autor, 26. Mai 2015.

12 W. C. Winn, »Legionnaires Disease: Historical Perspective«, in: *Clinical Microbiology Reviews* 1, no. 1 (Januar 1988), S. 60–81.

13 C. V. Broome et al., »The Vermont Epidemic of Legionnaires' Disease«, in: *Annals of Internal Medicine* 90, no. 4 (April 1979), S. 573–577.

14 John T. MacFarlane und Michael Worboys, »Showers, Sweating and Suing: Legionnaires' Disease and ›New‹ infections in Britain, 1977–90«, in: *Medical History* 56, no. 1 (Januar 2012), S. 72–93.

15 J. F. Boyd et al., »Pathology of Five Scottish Deaths from Pneumonic Illnesses Acquired in Spain due to Legionnaires' Disease Agent«, in: *Journal of Clinical Pathology* 31, no. 9 (September 1978), S. 809–816.

16 MacFarlane und Worboys, »Showers, Sweating and Suing: Legionnaires' Disease and ›New‹ infections in Britain, 1977–90«.

17 Ronald Sullivan, »A Macy's Tower Held Bacteria That Cause Legionnaires' Disease«, in: *New York Times* (12. Januar 1979), abgerufen am 24. September 2020: https://www.nytimes.com/1979/01/12/archives/a-macys-tower-held-bacteria-that-cause-legionnaires-disease.html.

18 G. K. Morris et al., »Isolation of the Legionnaires' Disease Bacterium from Environmental Samples«, in: *Annals of Internal Medicine* 90, no. 4 (April 1979), S. 664–666.

19 J. P. Euzéby, »Genus *Legionella*«, in: *List of Prokaryotic names with Standing in Nomenclature* (LPSN), abgerufen am 24. September 2020: http://www.bacterio.net/legionella.html.

20 R. F. Breiman, »Impact of Technology on the Emergence of Infectious Diseases«, in: *Epidemiologic Reviews* 18, no. 1 (1996), S. 4–9.

21 Ibid., S. 6.

22 Alfred S. Evans und Philip S. Brachman (Hrsg.), *Bacterial Infections of Humans: Epidemiology and Control* (New York: Springer, 2013), S. 365.

23 Ibid., S. 361–363.

24 »Statement of William H. Foege«, S. 43.

25 David Fraser, Interview mit dem Autor, 4. Februar 2015.

26 H. M. Foy et al., »Pneumococcal Isolations from Patients with Pneumonia and Control Subjects in a Prepaid Medical Care Group«, in: *The American Review of Respiratory Disease* 111, no. 5 (Mai 1975), S. 595–603.

27 Willis Haviland Carrier, »The Invention That Changed the World«,

abgerufen am 24. September 2020: http://www.williscarrier.com/1876–1902.php; Steven Johnson, *How We Got to Now. Six Innovations That Made the Modern World*, Reprint (New York: Riverhead Books, 2015), S. 76–83, deutsch: *Die Erfindung der Zukunft. Sechs Innovationen, die die Welt veränderten*, Springer 2016.

28 A. D. Cliff und Matthew Smallman-Raynor, *Infectious Diseases. Emergence and Re-Emergence: A Geographical Analysis* (Oxford and New York: Oxford University Press, 2009), S. 296.

29 Laurel E. Garrison et al., »Vital Signs: Deficiencies in Environmental Control Identified in Outbreaks of Legionnaires' Disease – North America, 2000–2014«, in: *Morbidity and Mortality Weekly Report* 65, no. 22 (10. Juni 2016), S. 576–584.

6 AIDS in Amerika, AIDS in Afrika

1 Ronald Bayer und Gerald M. Oppenheimer, *AIDS Doctors. Voices from the Epidemic* (Oxford and New York: Oxford University Press, 2000), S. 18.

2 Michael S. Gottlieb, »Discovering AIDS«, in: *Epidemiology* 9, no. 4 (Juli 1998), S. 365–367. PCP galt früher als Protozoeninfektion, doch 1988 wurde sie als Pilzinfektion reklassifiziert und erhielt den Namen *Pneumocystis jirovecii*. Um Verwirrung zu vermeiden, wurde die Abkürzung PCP jedoch beibehalten. CDC, »Pneumocystis pneumonia«, abgerufen am 24. September 2020: https://www.cdc.gov/fungal/diseases/pneumocystis-pneumonia/index.html#5.

3 Nelson Vergel, »There When AIDS Began: An Interview With Michael Gottlieb, M. D.«, in: *The Body* (2. Juni 2011), abgerufen am 24. September 2020: http://www.thebody.com/content/62330/there-when-aids-began-an-interview-with-michael-go.html.

4 CMV kann durch Speichel, Samen, Vaginalflüssigkeit, Urin, Blut und sogar Muttermilch übertragen werden. Neugeborene können sich über die Plazenta mit CMV anstecken oder auch bei der Geburt, wenn der Genitaltrakt ihrer Mutter infiziert ist. Die meisten Menschen infizieren sich in ihrer Kindheit mit CMV und wissen gar nicht, dass sie das Virus tragen, doch wenn ihr Immunsystem geschwächt ist, kann die Infektion wieder aufflammen. Vor AIDS fand man CMV am häufigsten bei Empfängern von Organtransplantaten, die mit Immunsuppressiva behandelt wurden, um eine Abstoßung des Spenderorgans zu verhindern.

5 Elizabeth Fee und Theodore M. Brown, »Michael S. Gottlieb and the Identification of AIDS«, in: *American Journal of Public Health* 96, no. 6 (Juni 2006), S. 982 f.

6 Bayer und Oppenheimer, *AIDS Doctors*, S. 12–14.

7   Fee und Brown, »Michael S. Gottlieb and the Identification of AIDS«.

8   Amylnitrit senkt den Blutdruck, während es die Herzschlagfrequenz erhöht, was zu einer Art Rauschen im Kopf führt. Poppers waren auf Partys sehr beliebt und wurden häufig dazu eingesetzt, das Eis zu brechen und den Spaß am Sex zu erhöhen.

9   Garrett, *The Coming Plague*, S. 285.

10 CDC, »Pneumocystis Pneumonia – Los Angeles, 1981«, in: *Morbidity and Mortality Weekly Report* 45, no. 34 (August 1996), S. 729–733.

11 »The Age of AIDS«, Frontline, abgerufen am 24. September 2020: http://www.pbs.org/wgbh/frontline/film/aids/.

12 »A Timeline of HIV/AIDS«, abgerufen am 22. September: https://www. hiv.gov/hiv-basics/overview/history/hiv-and-aids-timeline; WHO, »Global Health Observatory (GHO) data: HIV/AIDS«, abgerufen am 24. September 2020: http://www.who.int/gho/hiv/en/.

13 Office of NIH History, »In Their Own Words: NIH Researchers Recall the Early Years of AIDS«, Interview mit Dr. Robert Gallo, 25. August 1994, S. 33, abgerufen am 24. September 2020: https://history.nih.gov/ nihinownwords/docs/gallo1_01.html.

14 Robert C. Gallo, »HIV – the Cause of AIDS: An Overview on Its Biology, Mechanisms of Disease Induction, and Our Attempts to Control It«, in: *Journal of Acquired Immune Deficiency Syndromes* 1, no. 6 (1988), S. 521–535.

15 Garrett, *The Coming Plague*, S. 330.

16 Douglas Selvage, »Memetic Engineering: Conspiracies, Viruses and Historical Agency«, in: *OpenDemocracy*, 21. Oktober 2015, abgerufen am 24. September 2020: https://www.opendemocracy.net/conspiracy/ suspect-science/douglas-selvage/memetic-engineering-conspiracies-viruses-and-historical-agency.

17 Die Zahl der CD4-Zellen liegt bei einem gesunden, nicht infizierten Erwachsenen im Allgemeinen im Bereich von 500 bis 1600 Zellen/mm^3. Eine sehr geringe Zahl an CD4-Zellen (weniger als 200 Zellen/mm^3) spricht hingegen für ein geschwächtes Immunsystem.

18 Die Bedeutung monoklonaler Antikörper für die Immunologie darf nicht unterschätzt werden. Wie die Medizinhistorikerin Lara Marks meint: »Vor dem Aufkommen von monoklonalen Antikörpern wussten Wissenschaftler so viel über die Oberfläche von Immunzellen wie über die Oberfläche des Mondes.« Lara V. Marks, *The Lock and Key of Medicine. Monoclonal Antibodies and the Transformation of Healthcare* (New Haven und London: Yale University Press, 2015), S. 68.

19 Onkoviren führen nicht immer zu Tumoren. Beispielsweise ist das Epstein-Barr-Virus in der Kindheit allgegenwärtig, und Infektionen in der Adoleszenz führen gewöhnlich zu Mononukleose, der sogenann-

ten Kusskrankheit (auch Pfeiffer-Drüsenfieber genannt). Ähnlich gilt: Eine Infektion mit Hepatitis B kann zwar zu Leberzirrhose und Leberversagen führen, doch nur ein kleiner Prozentsatz der Betroffenen entwickelt hepatozelluläre, sprich Leberkarzinome.

20 Surindar Paracer und Vernon Ahmadjian, *Symbiosis. An Introduction to Biological Associations*, 2. Auflage (Oxford und New York: Oxford University Press, 2000), S. 21. Bei der Sequenzierung des menschlichen Genoms zeigten sich ca. 96 000 retrovirusartige Elemente. Diese Elemente machten rund 8 Prozent des Genoms aus, was vermuten lässt, dass es sich bei ihnen um die Überreste alter Virusinfektionen handelt.

21 Mirko D. Grmek, *History of AIDS. Emergence and Origin of a Modern Pandemic* (Princeton, NJ: Princeton University Press, 1990), S. 56.

22 Bernard J. Poiesz et al., »Detection and Isolation of Type C Retrovirus Particles from Fresh and Cultured Lymphocytes of a Patient with Cutaneous T-Cell Lymphoma«, in: *Proceedings of the National Academy of Sciences 77*, no. 12 (Dezember 1980), S. 7415–7419. Nach der Isolierung desselben Virus durch eine japanische Forschungsgruppe wurde das L in HTLV in »lymphotrop« verändert.

23 John M. Coffin, »The Discovery of HTLV-1, the First Pathogenic Human Retrovirus«, in: *Proceedings of the National Academy of Sciences of the United States of America 112*, no. 51 (22. Dezember 2015), S. 15525–15529.

24 Robert C. Gallo, *Virus Hunting. AIDS, Cancer, and the Human Retrovirus: A story of Scientific Discovery* (New York: Basic Books, 1991), S. 135–36, deutsch: *Die Jagd nach dem Virus. Aids, Krebs und das menschliche Retrovirus – Die Geschichte einer Entdeckung*, Fischer 1991.

25 Der jugoslawische Wissenschaftshistoriker Mirko Grmek, der sich eingehend mit der Geschichte von AIDS und den intellektuellen und technischen Entwicklungen beschäftigte, die zur Entdeckung von HIV führten, behauptet, Gallo habe einen CDC-Forscher Anfang 1983 davon abgehalten, die Hypothese weiterzuverfolgen, dass AIDS von einem zelltötenden Virus hervorgerufen werde, und darauf bestanden, das Virus müsse »onkogen sein«. Grmek, *History of AIDS*, S. 58.

26 Robert C. Gallo et al., »Isolation of Human T-Cell Leukemia Virus in Acquired Immune Deficiency Syndrome (AIDS)«, in: *Science 220*, no. 4599 (20. Mai 1983), S. 865–867; M. Essex et al., »Antibodies to Cell Membrane Antigens Associated with Human T-Cell Leukemia Virus in Patients with AIDS«, in: *Science 220*, no. 4599 (20. Mai 1983), S. 859–862.

27 F. Barré-Sinoussi et al., »Isolation of a T-lymphotropic Retrovirus from a Patient at Risk for Acquired Immune Deficiency Syndrome (AIDS)«, in: *Science 220*, no. 4559 (20. Mai 1983), S. 868–871.

28 Grmek, *History of AIDS*, S. 65.
29 Ibid., S. 60–70; Nikolas Kontaratos, *Dissecting a Discovery. The Real Story of How the Race to Uncover the Cause of AIDS Turned Scientists against Disease, Politics against Science, Nation against Nation* (Xlibris Corp, 2006); Gallo, *Virus Hunting*; Luc Montagnier, *Virus. The Co-Discoverer of HIV Tracks Its Rampage and Charts the Future* (New York und London: Norton, 2000), deutsch: *Von Viren und Menschen. Forschung im Wettlauf mit der Aids-Epidemie*, Rowohlt 1997.
30 Jon Cohen, *Shots in the Dark. The Wayward Search for an AIDS Vaccine* (New York: Norton, 2001), S. 7–10.
31 Kontaratos, *Dissecting a Discovery*, S. 274 f.
32 Grmek, *History of AIDS*, S. 63.
33 F. Barré-Sinoussi, »HIV: A Discovery Opening the Road to Novel Scientific Knowledge and Global Health Improvement«, in: *Virology* 397, no. 2 (20. Februar 2010), S. 255–259; Patrick Strudwick, »In Conversation With … Françoise Barré-Sinoussi«, *Mosaic*, abgerufen am 19. Oktober 2016: https://mosaicscience.com/story/francoise-barresi noussi.
34 Gallo, *Virus Hunting*, S. 143.
35 NIH, »In Their Own Words: NIH Researchers Recall the Early Years of AIDS«, S. 4, 31.
36 Grmek, *History of AIDS*, S. 71.
37 Susan Sontag, *Illness as Metaphor* (New York: Farrar, Straus and Giroux, 1978), S. 58, deutsch: *Krankheit als Metapher*, Hanser 1978. Dt. abgerufen am 1. Oktober 2020: https://www.deutschlandfunkkultur.de/manuskript-wenn-die-psyche-zersplittert-txt.media.c82b76fd1bbe2c74da9eef029f4f8871.txt.
38 Susan Sontag, *AIDS and Its Metaphors* (London: Allen Lane, 1989), S. 25 f., deutsch: *Aids und seine Metaphern*, Fischer 2003.
39 David France, *How To Survive a Plague. The Story of How Activists and Scientists Tamed AIDS* (London: Picador, 2016), S. 189.
40 Randy Shilts, *And The Band Played On. Politics, People and the AIDS Epidemic* (New York und London: Penguin Viking, 1988), S. 302, deutsch: *… und das Leben geht weiter*, Goldmann 1988.
41 Anthony S. Fauci, »The Acquired Immune Deficiency Syndrome: The Ever-Broadening Clinical Spectrum«, in: *Journal of the American Medical Association* 249, no. 17 (6. Mai 1983), S. 2375 f.
42 Shilts, *And The Band Played On*, S. 299–302.
43 L. K. Altman, »The Press and AIDS«, in: *Bulletin of the New York Academy of Medicine* 64, no. 6 (1988), S. 520–528.
44 Evan Thomas, »The New Untouchables«, in: *Time* (23. September 1985).
45 Colin Clews, »1984–85. Media: AIDS and the British Press«, in: *Gay*

in the 80s (28. Januar 2013), abgerufen am 24. Septembber 2020: http://www.gayinthe80s.com/2013/01/1984-85-media-aids-and-the-british-press/.

46 John Tierney, »The Big City; In 80's, Fear Spread Faster Than AIDS«, in: *New York Times* (15. Juni 2001).

47 CDC, »Kaposi's Sarcoma and Pneumocystis Pneumonia among Homosexual Men – New York City and California«, in: *Morbidity and Mortality Weekly Report* 30, no. 25 (3. Juli 1981), S. 305–308.

48 Lawrence K. Altman, »Rare Cancer Seen In 41 Homosexuals«, in: *New York Times* (3. Juli 1981); »›Gay plague‹ Baffling Medical Detectives«, in: *Philadelphia Daily News* (9. August 1982).

49 CDC, »A Cluster of Kaposi's Sarcoma and Pneumocystis Carinii Pneumonia among Homosexual Male Residents of Los Angeles and Orange Counties, California«, in: *Morbidity and Mortality Weekly Report* 31, no. 23 (18. Juni 1982), S. 305–307.

50 Richard A. McKay, »›Patient Zero‹: The Absence of a Patient's View of the Early North American AIDS Epidemic«, in: *Bulletin of the History of Medicine* 88 (2014), S. 161–194, 178.

51 Gerald M. Oppenheimer, »Causes, Cases, and Cohorts: The Role of Epidemiology in the Historical Construction of AIDS«, in: Elizabeth Fee und Daniel Fox, *AIDS. The Making of a Chronic Disease* (Berkeley: University of California Press, 1992), S. 50–83.

52 Garrett, *The Coming Plague,* S. 270 f.

53 Bericht der CDC-Taskforce für das Kaposi-Sarkom und opportunistische Infektionen, »Epidemiologic Aspects of the Current Outbreak of Kaposi's Sarcoma and Opportunistic Infections«, in: *New England Journal of Medicine* 306, no. 4 (28. Januar 1982), S. 248–252.

54 Michael Marmor et al., »Risk Factors for Kaposi's Sarcoma in Homosexual Men«, in: *The Lancet* 319, no. 8281 (15. Mai 1982), S. 1083–1087; Henry Masur et al., »An Outbreak of Community-Acquired Pneumocystis Carinii Pneumonia«, in: *New England Journal of Medicine* 305, no. 24 (10. Dezember 1981), S. 1431–1438.

55 D. M. Auerbach et al., »Cluster of Cases of the Acquired Immune Deficiency Syndrome. Patients Linked by Sexual Contact«, in: *American Journal of Medicine* 76, no. 3 (März 1984), S. 487–492.

56 McKay, »›Patient Zero‹«, S. 172 f.

57 Ibid., S. 182; France, *How to Survive a Plague,* S. 87.

58 »Patient Zero«, in: *People,* 28. Dezember 1987.

59 Die New Yorker Proben waren eng mit einem Stamm aus Haiti verwandt, was vermuten ließ, dass jemand aus Haiti AIDS in die Vereinigten Staaten eingeschleppt hatte. Jon Cohen, »›Patient Zero‹ No More«, in: *Science* 351, no. 6277 (4. März 2016), S. 1013; Michael Worobey

et al., »1970s and ›Patient 0‹ HIV-1 Genomes Illuminate Early HIV/ AIDS History in North America«, in: *Nature* 539, no. 7627 (3. November 2016), S. 98–101.

60 CDC, »AIDS: The Early Years and CDC's Response«, in: *Morbidity and Mortality Weekly Report* 60, no. 4 (7. Oktober 2011), S. 64–69.

61 Garrett, *The Coming Plague*, S. 350.

62 Ibid., S. 352. Diese Ergebnisse wurden später als »falsch positiv« betrachtet, was in Afrika viel Verbitterung auslöste.

63 Im Jahr 1995 wurde Peter Piot Exekutivdirektor der United Nations AIDS Agency, UNAIDS.

64 Peter Piot et al., »Acquired Immunodeficiency Syndrome in a Heterosexual Population in Zaire«, in: *The Lancet* 324, no. 8394 (Juli 1984), S. 65–69.

65 P. Van de Perre et al., »Acquired Immunodeficiency Syndrome in Rwanda«, in: *The Lancet* 2, no. 8394 (14. Juli 1984), S. 62–65; T. C. Quinn et al., »AIDS in Africa: An Epidemiologic Paradigm, 1986«, in: *Bulletin of the World Health Organization* 79, no. 12 (2001), S. 1159–1167.

66 Edward Hooper, *The River. A Journey Back to the Source of HIV and AIDS* (London: Penguin, 1999), S. 95 f.

67 Jacques Pepin, *The Origins of AIDS* (Cambridge: Cambridge University Press, 2011), S. 6–11.

68 A. J. Nahmias et al., »Evidence for Human Infection with an HTLV III/LAV-like Virus in Central Africa, 1959«, in: *The Lancet* 1, no. 8492 (31. Mai 1986), S. 1279 f.

69 Michael Worobey et al., »Direct Evidence of Extensive Diversity of HIV-1 in Kinshasa by 1960«, in: *Nature* 455, no. 7213 (2. Oktober 2008), S. 661–664.

70 Pepin, *The Origins of AIDS*, S. 41.

71 »AIDS Origins, Edward Hooper's site on the origins of AIDS«, abgerufen am 24. September 2020: http://www.aidsorigins.com/.

72 In seiner Antwort auf die Studie wiederholte Duesberg sein Argument, dass AIDS keine spezifische Krankheit sei, sondern eine Ansammlung bereits bekannter spezifischer Krankheiten, und HIV nichts weiter als »ein harmloses Beifahrer-Virus«. Daher habe Mbekis Entscheidung, der Bevölkerung AZT vorzuenthalten, die Zahl der Todesfälle nicht erhöht. Um zu beweisen, dass er recht habe, berichtet Crawford, habe Duesberg an einem Punkt sogar angeboten, sich selbst per Spritze mit dem AIDS-Erreger zu infizieren. Dorothy H. Crawford, *Virus Hunt. The Search for the Origin of HIV* (Oxford: Oxford University Press, 2015), S. 10–12.

73 Celia W. Dugger und Donald G. McNeil Jr., »Rumor, Fear and Fatigue

Hinder Final Push to End Polio«, in: *New York Times* (20. März 2006); Stephen Taylor, »In Pursuit of Zero: Polio, Global Health Security and the Politics of Eradication in Peshawar, Pakistan«, in: *Geoforum* 69 (Februar 2016), S. 106–116.

74 Bislang sind serologische Belege für Infektionen mit SIV bei 40 Primatenarten gefunden worden. Diese Viren sind anscheinend für ihren natürlichen Wirt weitgehend harmlos, auch wenn das humane und das simiane AIDS-Virus ein gemeinsames Cluster in ein und derselben phylogenetischen Linie bilden. Paul M. Sharp und Beatrice H. Hahn, »Origins of HIV and the AIDS Pandemic«, in: *Cold Spring Harbor Perspectives in Medicine* 1, no. 1 (September 2011), S. 1–22.

75 Der Begriff »Spillover« wurde von dem Wissenschaftsautor David Quammen populär gemacht und beschreibt ein einzelnes Ereignis, bei dem ein Pathogen von einer Art auf eine andere Art übergeht, in der Regel durch kontaminiertes Blut oder eine andere Körperflüssigkeit. Anthropologen und Soziologen haben den Begriff jedoch als zu starke Vereinfachung kritisiert. Insbesondere argumentieren sie, dass die Konzentration auf Jagd und Verzehr von Wildtierfleisch (Bushmeat) bei Spillover-Ereignissen andere Formen des »Kontakts« zwischen Tier und Mensch in traditionellen ländlichen Umfeldern übersieht. Tamara Gilles-Vernick, »A multi-disciplinary study of human beings, great apes, and viral emergence in equatorial Africa (SHAPES)«, abgerufen am 21. September 2017: https://research.pasteur.fr/en/project/a-multi-disciplinarystudy-of-human-beings-great-apes-and-viral-emergence-in-equatorial-africa-shapes/.

76 Vermutlich war das simiane Vorläufervirus von HIV-1 ein Hybridvirus, das aus zwei Tieraffenviren bestand und mit dem sich Schimpansen wahrscheinlich durch den Verzehr von Tieraffen infizierten.

77 Pepin, *The Origins of AIDS*, S. 50.

78 Ibid., S. 1–5.

79 Ibid., S. 110 f.

80 Sharp und Hahn, »Origins of HIV and the AIDS Pandemic«.

81 Pepin, *The Origins of AIDS*, S. 224.

82 Nathan Wolfe, *The Viral Storm. The Dawn of a New Pandemic Age* (London: Allen Lane, 2011), S. 161–163, deutsch: *Virus. Die Wiederkehr der Seuchen*, Rowohlt 2012.

83 Stephen S. Morse, »Emerging Viruses: Defining the Rules for Viral Traffic«, in: *Perspectives in Biology and Medicine* 34, no. 3 (1991), S. 387–409.

84 Joshua Lederberg, Robert E. Shope und S. C. Oaks (Hrsg.), *Emerging Infections. Microbial Threats to Health in the United States* (Washington, D. C.: National Academy Press, 1992), S. 34 f., 83.

85 Joshua Lederberg, »Infectious Disease as an Evolutionary Paradigm«, in: *Emerging Infectious Diseases* 3, no. 4 (Dezember 1997), S. 417–423.
86 Garrett, *The Coming Plague*, S. xi.

7 SARS und der »Superspreader«

1   Arthur Starling und Hong Kong Museum of Medical Sciences, (Hrsg.), *Plague, SARS and the Story of Medicine in Hong Kong* (Hong Kong: Hong Kong University Press, 2006), S. 2.
2   Stephen Boyden et al., *The Ecology of a City and Its People. The Case of Hong Kong* (Canberra: Australian National University Press, 1988), S. 1.
3   Tamara Giles-Vernick und Susan Craddock (Hrsg.), *Influenza and Public Health. Learning from Past Pandemics* (London and Washington, D. C.: Earthscan, 2010), S. 125.
4   Mike Davis, *The Monster at Our Door. The Global Threat of Avian Flu* (New York: The New Press, 2005), S. 58–60, deutsch: *Vogelgrippe. Zur gesellschaftlichen Produktion von Epidemien,* Assoziation A 2005.
5   Die ersten Tests wurden am Hong Kong Department of Health durchgeführt. Anschließend wurden die Proben an das CDC in Atlanta und an Labore in London und Rotterdam geschickt, wo sie als H5N1 identifiziert wurden. Alan Sipress, *The Fatal Strain. On the Trail of Avian Flu and the Coming Pandemic* (New York und London: Penguin 2010), S. 53 f.; Pete Davis, *The Devil's Flu. The World's Deadliest Influenza Epidemic and the Scientific Hunt for the Virus That Caused It* (New York: Henry Holt, 2000), S. 8–12.
6   Der Tod des Jungen wurde schließlich den ungewöhnlichen genetischen Eigenschaften des Virus und seiner Wirkung auf die mit Entzündungsreaktionen assoziierten weißen Blutzellen zugeschrieben. Durch eine induzierte Freisetzung von entzündungsfördernden Zytokinen löste das H5N1-Virus vermutlich eine extreme Autoimmunreaktion aus, die als »Zytokinsturm« bezeichnet wird. Robert G. Webster, »H5 Influenza Viruses«, in: Y. Kawaoka (Hrsg.), *Influenza Virology. Current Topics* (Caister Academic Press, 2006), S. 281–298; C. Y. Cheung et al., »Induction of Proinflammatory Cytokines in Human Macrophages by Influenza A (H5N1) Viruses: A Mechanism for the Unusual Severity of Human Disease?«, in: *The Lancet* 360, no. 9348 (2002), S. 1831–1837.
7   Davis, *The Devil's Flu*, S. 46–47.
8   Sipress, *The Fatal Strain*, S. 57.
9   Mark Honigsbaum, »Robert Webster: ›We Ignore Bird Flu at Our Peril‹«, in: *The Observer* (17. September 2011), abgerufen am 24. September 2020: https://www.theguardian.com/world/2011/sep/17/bird-flu-swine-flu-warning.

10 Die Aussage stammt von Jeffery Taubenberger, dem Molekularbiologen, der 2005 zusammen mit Kollegen am Armed Forces Institute of Pathology in Bethesda, Maryland, alle acht Gene des Erregers der Spanischen Grippe von 1918 sequenzierte. Taubenberger ist heute Leiter der Abteilung für virale Pathogenese und Evolution am National Institute of Allergy and Infectious Diseases. »The 1918 flu virus is resurrected«, in: *Nature* 437 (6. Oktober 2005), S. 794 f.

11 K. F. Shortridge et al., »The Next Influenza Pandemic: Lessons from Hong Kong«, in: *Journal of Applied Microbiology* 94 (2003), S. 70S–79S.

12 Y. Guan et al., »H9N2 Influenza Viruses Possessing H5N1-Like Internal Genomes Continue to Circulate in Poultry in Southeastern China«, in: *Journal of Virology* 74, no. 20 (Oktober 2000), S. 9372–9380.

13 K. S. Li et al., »Characterization of H9 Subtype Influenza Viruses from the Ducks of Southern China: A Candidate for the Next Influenza Pandemic in Humans?«, in: *Journal of Virology* 77, no. 12 (Juni 2003), S. 6988–6994.

14 Donald G. McNeil und Lawrence K. Altman, »As SARS Outbreak Took Shape Health Agency Took Fast Action«, in: *New York Times* (4. Mai 2003), abgerufen am 24. September 2020: https://www.nytimes.com/2003/05/04/world/as-sars-outbreak-took-shape-health-agency-took-fast-action.html.

15 Thomas Abraham, *Twenty-First Century Plague. The Story of SARS* (Baltimore, MD: Johns Hopkins University Press, 2005), S. 19.

16 Kung-wai Loh und Civic Exchange (Hrsg.), *At the Epicentre. Hong Kong and the SARS Outbreak* (Hong Kong: Hong Kong University Press, 2004), S. xvi.

17 »Solving the Metropole Mystery«, in: World Health Organization, *SARS. How A Global Epidemic Was Stopped* (Geneva: World Health Organization, 2006), S. 141–148; CDC, »Update: Outbreak of Severe Acute Respiratory Syndrome – Worldwide, 2003«, in: *Morbidity and Mortality Weekly Report* 52, no. 12 (28. März 2003), S. 241–248.

18 Alison P. Galvani und Robert M. May, »Epidemiology: Dimensions of Superspreading«, in: *Nature* 438, no. 7066 (17. November 2005), S. 293–295.

19 Abraham, *Twenty-First Century Plague*, S. 64–67; Raymond S. M. Wong und David S. Hui, »Index Patient and SARS Outbreak in Hong Kong«, in: *Emerging Infectious Diseases* 10, no. 2 (Februar 2004), S. 339–341.

20 Alexandra A. Seno und Alejandro Reyes, »Unmasking SARS: Voices from the Epicentre«, in: Loh and Civic Exchange (Hrsg.), *At the Epicentre*, S. 1–15 (10).

21 Abraham, *Twenty-First Century Plague*, S. 70–75.

22 »Lockdown at Amoy Gardens«, in: WHO, *SARS*, S. 155–162.

23 Die Anthrax-Briefe, deren Versendung eine Woche nach 9/11 begann, waren die schlimmsten biologischen Angriffe in der amerikanischen Geschichte. Als Briefe mit Anthrax-Sporen in den Büros zweier Kongressabgeordneter und mehrerer Nachrichtenagenturen eintrafen, wurden insgesamt fünf Amerikaner getötet und 17 verletzt. Nach langwierigen Untersuchungen kam das FBI zu dem Ergebnis, die Attacken seien von einem enttäuschten Mikrobiologen am US Army Medical Research Institute for Infectious Diseases in Fort Detrick, Maryland, ausgegangen, der kurz vor seiner Verhaftung Selbstmord begangen hatte. Die National Academy of Sciences zog die Befunde des FBI später jedoch in Zweifel. Abgerufen am 24. September 2020: https://en.wiki pedia.org/wiki/2001_anthrax_attacks.

24 Abraham, *Twenty-First Century Plague*, S. 73.

25 David L. Heymann und Guenael Rodier, »SARS: Lessons from a New Disease«, in: S. Kobler et al. (Hrsg.), *Learning from SARS. Preparing for the Next Disease Outbreak: Workshop Summary* (Washington, D. C.: National Academies Press, 2004).

26 »How a Deadly Disease Came to Canada«, in: *The Globe and Mail*, abgerufen am 4. Februar 2017: http://www.theglobeandmail.com/news/ national/how-a-deadly-diseasecame-to-canada/article1159487/.

27 Abraham, *Twenty-First Century Plague*, S. 111.

28 Damals wurde jemand als SARS-verdächtig eingestuft, wenn er Fieber hatte, hustete oder kurzatmig war und in engem Kontakt mit einem verdächtigen oder wahrscheinlichen Fall gestanden oder sich kürzlich in einem Gebiet aufgehalten hatte, wo es zu Übertragungen gekommen war. Ein wahrscheinlicher SARS-Fall wies alle Merkmale eines Verdachtsfalls plus Röntgenaufnahmen, Labor- oder Autopsiebefunde auf, die zur Krankheit passten.

29 Malik Peiris, Interview mit dem Autor, Hongkong, 27. März 2017.

30 Ibid.

31 J. S. M. Peiris und Y. Guan, »Confronting SARS: A View from Hong Kong«, in: *Philosophical Transactions of the Royal Society of London Series B, Biological Sciences* 359, no. 1447 (29. Juli 2004), S. 1075–1079.

32 Peiris, Interview mit dem Autor, Hongkong, 27. März 2017.

33 J. S. M. Peiris et al., »Coronavirus as a Possible Cause of Severe Acute Respiratory Syndrome«, in: *The Lancet* 361, no. 9366 (19. April 2003), S. 1319–1325.

34 Abraham, *Twenty-First Century Plague*, S. 118–20.

35 Peiris, Interview mit dem Autor, Hongkong, 27. März 2017.

36 »Learning from SARS: Renewal of Public Health in Canada«, Report of the National Advisory Committee on SARS and Public Health, Oktober 2003, abgerufen am 24. September 2020: http://www.phac-aspc. gc.ca/publicat/sars-sras/naylor/index-eng.php.

37 James Young, »My Experience with SARS«, in: Jacalyn Duffin und Arthur Sweetman (Hrsg.), *SARS In Context. Memory, History, Policy* (Montreal: McGill-Queen's University Press, 2006), S. 19–25.

38 Dick Zoutman, »Remembering SARS and the Ontario SARS Scientific Advisory Committee«, in: Duffin und Sweetman, (Hrsg.), *SARS In Context*, S. 27–40.

39 Tony Wong, »How ›Total Recall‹ Saved Toronto's Film Industry«, in: *Toronto Star* (22. September 2011), abgerufen am 24. September 2020: https://www.thestar.com/news/2011/09/22/how_total_recall_saved_torontos_film_industry.html.

40 Christine Loh und Jennifer Welker, »SARS and the Hong Kong Community«, in: Loh und Civic Exchange (Hrsg.), *At the Epicentre*, S. 218.

41 Keith Bradsher, »A Respiratory Illness: Economic Impact; From Tourism to High Finance, Mysterious Illness Spreads Havoc«, in: *New York Times* (3. April 2003), abgerufen am 24. September 2020: https://www.nytimes.com/2003/04/03/world/respiratory-illness-economic-impact-tourism-high-finance-mysterious-illness.html.

42 Sui A Wong, »Economic Impact of SARS: The Case of Hong Kong«, in: *Asian Economic Papers* 3, no. 1 (2004), S. 62–83.

43 Duncan Jepson, »When Fear Went Viral«, in: *New York Times* (14. März 2013), abgerufen am 24. September 2020: http://www.nytimes.com/2013/03/15/opinion/global/when-the-fear-of-SARS-went-viral.html.

44 Abraham, *Twenty-First Century Plague*, S. 70–75.

45 Yi Guan et al., »Isolation and Characterization of Viruses Related to the SARS Coronavirus from Animals in Southern China«, in: *Science* 302, no. 5643 (10. Oktober 2003), S. 276–278.

46 Wendong Li et al., »Bats Are Natural Reservoirs of SARS-Like Coronaviruses«, in: *Science* 310, no. 5748 (28. Oktober 2005), S. 676–679.

47 Kai Kupferschmidt, »Bats May Be Carrying the Next SARS Pandemic«, in: *Science* (30. Oktober 2013). Um die Verwirrung noch zu steigern, tauchte 2012 ein weiteres Coronavirus, das entfernt mit SARS verwandt war, in Saudi-Arabien auf. Serologische Befunde sprachen dafür, dass das Virus, welches das Middle East Respiratory Syndrome (MERS) auslöst, schon seit maximal 20 Jahren in Kamelen in Afrika und auf der Arabischen Halbinsel zirkulierte und die Kamele das Virus höchstwahrscheinlich von in Subsahara-Afrika heimischen Fledermäusen übernommen hatten. Victor Max Corman et al., »Rooting the Phylogenetic Tree of Middle East Respiratory Syndrome Coronavirus by Characterization of a Conspecific Virus from an African Bat«, in: *Journal of Virology* 88, no. 19 (1. Oktober 2014), S. 11297–11303.

48 Robert G. Webster, »Wet Markets – a Continuing Source of Severe

Acute Respiratory Syndrome and Influenza?«, in: *The Lancet* 363, no. 9404 (17. Januar 2004), S. 234–236.

49 Gaby Hinsliff et al.,»The day the world caught a cold«, in: *The Observer* (27. April 2003), abgerufen am 24. September 2020: https://www.the guardian.com/world/2003/apr/27/sars.johnaglionby.

50 Peiris und Guan,»Confronting SARS«, S. 1078.

51 Abraham, *Twenty-First Century Plague,* S. 42–49.

52 »Panicking Only Makes It Worse: Epidemics damage economies as well as health«, in: *The Economist* (16. August 2014), abgerufen am 2. Oktober 2017: https://www.economist.com/news/international/21612158-epidemics-damage-economies-wellhealth-panicking-only-makes-it-worse.

53 Heymann und Rodier,»SARS: Lessons from a New Disease«.

54 Roy M. Anderson et al.,»Epidemiology, Transmission Dynamics and Control of SARS: The 2002–2003 Epidemic«, in: *Philosophical Transactions of the Royal Society B: Biological Sciences* 359, no. 1447 (29. Juli 2004), S. 1091–1105.

8 Ebola an den Grenzen

1 Almudena Marí Saéz et al.,»Investigating the Zoonotic Origin of the West African Ebola Epidemic«, in: *EMBO Molecular Medicine* (29. Dezember 2014), e201404792.

2 Sylvain Baize et al.,»Emergence of Zaire Ebola Virus Disease in Guinea«, in: *New England Journal of Medicine* 371, no. 15 (9. Oktober 2014), S. 1418–1425.

3 Paul Richards, *Ebola. How a Peoples' Science Helped End an Epidemic* (London: Zed Books, 2016), S. 29–31.

4 Baize et al.,»Emergence of Zaire Ebola Virus Disease in Guinea«.

5 Médecins Sans Frontières (MSF),»Ebola: Pushed to the limit and beyond«, 23. März 2015, abgerufen am 24. September 2020: http://www.msf.org/article/ebola-pushed-limit-and-beyond.

6 Daniel S. Chertow et al.,»Ebola Virus Disease in West Africa – Clinical Manifestations and Management«, in: *New England Journal of Medicine* 371, no. 22 (27. November 2014), S. 2054–2057; Mark G. Kortepeter et al.,»Basic Clinical and Laboratory Features of Filoviral Hemorrhagic Fever«, in: *Journal of Infectious Diseases* 204, Suppl. 3 (11. Januar 2011), S. 810–816.

7 Richard Preston, *The Hot Zone* (London and New York: Doubleday, 1994), S. 81–83, deutsch: *Hot Zone. Tödliche Viren aus dem Regenwald,* übersetzt von Sebastian Vogel, Droemer Knaur 1995, S. 110–111.

8 MSF,»Ebola: Pushed to the limit and beyond«, S. 1–21, 5.

9 J. Knobloch et al.,»A Serological Survey on Viral Haemorrhagic Fevers

in Liberia«, *Annales de l'Institut Pasteur/Virologie* 133, no. 2 (1. Januar 1982), S. 125–128.

10 »Army Scientist Uses Diagnostic Tools to Track Viruses«, US Department of Defense, abgerufen am 7. Dezember 2015: http://www.defense. gov/News-Article-View/Article/603830/army-scientist-uses-diagnostic-tools-to-track-viruses. Später, nachdem die WHO bestätigt hatte, dass der Ausbruch auf das Zaire-Ebolavirus zurückging, revidierte die Zeitschrift ihre Entscheidung und veröffentlichte Schoepps Artikel. Randal J. Schoepp et al., »Undiagnosed Acute Viral Febrile Illnesses, Sierra Leone«, in: *Emerging Infectious Diseases* 20, no. 7 (Juli 2014), S. 1176–1182.

11 Baize et al., »Emergence of Zaire Ebola Virus Disease in Guinea«.

12 WHO, »Ebola Outbreak 2014–15«, abgerufen am 24. September 2020: http://www.who.int/csr/disease/ebola/en/.

13 Pam Belluck et al., »How Ebola Roared Back«, in: *New York Times* (29. Dezember 2014), abgerufen am 24. September 2020: https://www. nytimes.com/2014/12/30/health/how-ebola-roared-back.html.

14 MSF, »Ebola: Pushed to the limit and beyond«, S. 6.

15 Jean-Jacques Muyembe-Tamfum et al., »Ebola Virus Outbreaks in Africa: Past and Present«, in: *The Onderstepoort Journal of Veterinary Research* 79, no. 2 (2012), S. 451; David M. Pigott et al., »Mapping the Zoonotic Niche of Ebola Virus Disease in Africa«, in: *eLife* (8. September 2014), e04395.

16 Neil Carey, »Ebola and Poro: Plague, Ancient Art, and the New Ritual of Death«, Poro Studies Association, abgerufen am 30. September 2020: www.porostudiesassocitation.org/tag/dahkpanah/.

17 Paul Richards, »Burial/other cultural practices and risk of EVD transmission in the Mano River Region«, Briefing note for DFID, 14. Oktober 2014, Ebola Response Anthropology Platform, abgerufen am 24. September 2020: http://www.ebola-anthropology.net/evidence/1269/.

18 Mark G. Kortepeter et al., »Basic Clinical and Laboratory Features of Filoviral Hemorrhagic Fever«, in: *Journal of Infectious Diseases* 204, Suppl. 3 (1. November 2011), S. 810–816, abgerufen am 28. Okotber 2020: https://academic.oup.com/jid/article/204/suppl_3/S810/2192275.

19 Jean-Jacques Muyembe-Tamfum, Interview mit dem Autor, 29. Mai 2015.

20 David L. Heymann et al., »Ebola Hemorrhagic Fever: Lessons from Kikwit, Democratic Republic of the Congo«, in: *Journal of Infectious Diseases* 179, Suppl. 1 (1. Februar 1999), S. 283–286, abgerufen am 28. Oktober 2020: https://academic.oup.com/jid/article/179/Supplement_1/S283/882140.

21 David Heymann, Interview mit dem Autor, 19. März 2015.

22 James Fairhead, »Understanding social resistance to Ebola response in Guinea«, in: Ebola Response Anthropology Platform, April 2015, abgerufen am 24. September 2020: http://www.ebola-anthropology. net/evidence/1269/; Pam Belluck, »Red Cross Faces Attacks at Ebola Victims' Funerals«, in: *New York Times* (12. Februar 2015), abgerufen am 24. September 2020: https://www.nytimes.com/2015/02/13/world/ africa/red-cross-faces-attacks-at-ebola-victims-funerals.html.

23 »Ebola and Emerging Infectious Diseases: Measuring the Risk«, Chatham House (6. Mai 2014), abgerufen am 24. September 2020: https:// www.chathamhouse.org/events/view/198881.

24 Armand Sprecher, »The MSF Response to the West African Ebola Outbreak«, The Ebola Epidemic in West Africa, Institute of Medicine, Washington, D. C., 25. März 2015.

25 »Outbreak – Transcript«, Frontline, abgerufen am 24. September 2020: http://www.pbs.org/wgbh/frontline/film/outbreak/transcript/.

26 Joshua Hammer, »My Nurses are Dead and I Don't Know If I'm Already Infected – Matter«, in: *Medium* (12. Januar 2015), abgerufen am 4. Februar 2015: https://medium.com/matter/did-sierra-leones-hero-doctor-have-to-die-1c1de004941e.

27 Oliver Johnson, Interview mit dem Autor, 10. März 2015.

28 »Briefing note to the director-general, June 2014«, Associated Press: Bungling Ebola-Documents, abgerufen am 17. Juni 2015: http://data. ap.org/projects/2015/who-ebola/.

29 »Ebola Outbreak in W. Africa ›totally out of control‹–MSF«, RT English, abgerufen am 24. September 2020: http://www.rt.com/news/167404-ebola-africa-out-of-control/.

30 Will Pooley, Interview mit dem Autor, 24. Mai 2015.

31 Umaru Fofana und Daniel Flynn, »Sierra Leone Hero Doctor's Death Exposes Slow Ebola Response«, abgerufen am 12. Februar 2015: https://www.reuters.com/article/us-health-ebola-khan-insight-idUSKBN0GO07M20140824.

32 Daniel G. Bausch et al., »A Tribute to Sheik Humarr Khan and All the Healthcare Workers in West Africa Who Have Sacrificed in the Fight against Ebola Virus Disease: Mae We Hush«, in: *Antiviral Research* 111 (November 2014), S. 33–35.

33 Etienne Simon-Loriere et al., »Distinct Lineages of Ebola Virus in Guinea during the 2014 West African Epidemic«, in: *Nature* 524, no. 7563 (6. August 2015), S. 102–104.

34 Ed Mazza, »Donald Trump Says Ebola Doctors ›Must Suffer the Consequences‹«, in: *Huffington Post* (4. August 2014), sec. Media, abgerufen am 24. September 2020: https://www.huffingtonpost.com/2014/08/03/ donald-trump-ebola-doctors_n_5646424.html.

35 Bordzeitschrift der Brussels Airlines, März 2015.
36 MSF, »Ebola: Pushed to the limit and beyond«, S. 11.
37 Joanne Liu, Global Health Risks Framework, Wellcome Trust workshop, 1.–2. September 2015.
38 Preston, *The Hot Zone*, S. 81–83.
39 Ibid., S. 289 f.
40 Garrett, *The Coming Plague*, S. 593–595.
41 Tom Frieden, Interview mit dem Autor, 26. Oktober 2015.
42 »Statement of Joanne Liu at United Nations Special Briefing on Ebola«, United Nations, New York (2. September 2014), abgerufen am 27. November 2015: http://association.msf.org/node/162513.
43 Martin Meltzer et al., sowie Centers for Disease Control and Prevention, »Estimating the Future Number of Cases in the Ebola Epidemic–Liberia and Sierra Leone, 2014–2015«, in: *Morbidity and Mortality Weekly Report. Surveillance Summaries (Washington, D. C.: 2002)* 63 Suppl. 3 (26. September 2014), S. 1–14.
44 Norimitsu Onishi, »As Ebola Grips Liberia's Capital, a Quarantine Sows Social Chaos«, in: *New York Times* (28. August 2014), abgerufen am 24. September 2020: http://www.nytimes.com/2014/08/29/world/africa/in-liberias-capital-an-ebola-outbreak-like-no-other.html.
45 Breslow, »Was Ebola Outbreak an Exception Or Was It a Precedent?«, Frontline, abgerufen am 24. September 2020: https://www.pbs.org/wgbh/frontline/article/was-ebola-outbreak-an-exception-or-was-it-a-precedent/.
46 Mark Honigsbaum, »Ebola: The Road to Zero«, *Mosaic*, abgerufen am 22. September 2020: https://mosaicscience.com/story/ebola-road-zero.
47 Manny Fernandez und Kevin Sack, »Ebola Patient Sent Home Despite Fever, Records Show«, in: *New York Times* (10. Oktober 2014), abgerufen am 24. September 2020: https://www.nytimes.com/2014/10/11/us/thomas-duncan-had-a-fever-of-103-er-records-show.html.
48 Höchstwahrscheinlich hat sich Duncan am 15. September in Monrovia mit Ebola infiziert, als er die Tochter seines Vermieters, die an Ebola litt, zum Krankenhaus und wieder zurück nach Hause brachte, weil sie nicht aufgenommen werden konnte. Als er am 19. September vor dem Flug von Monrovia nach Brüssel gescreent wurde, wies er jedoch weder Fieber noch andere Ebola-Symptome auf; der Anschlussflug von Brüssel ging nach Washington Dulles, wo er in ein Flugzeug nach Dallas/Fort Worth umstieg. »Retracing the Steps of the Dallas Ebola Patient«, in: *New York Times* (1. Oktober 2014), abgerufen am 24. September 2020: http://www.nytimes.com/interactive/2014/10/01/us/retracing-the-steps-of-the-dallas-ebola-patient.html.
49 MSF, »Ebola: Pushed to the limit and beyond«, S. 9.

50 WHO, »Report of the Ebola Interim Assessment Panel – July 2015«, abgerufen am 24. September 2020: http://www.who.int/csr/resources/publications/ebola/ebola-panel-report/en.

51 Pierre Rollin, Interview mit dem Autor, 26. Oktober 2015.

52 Kevin Belluck et al., »How Ebola Roared Back«, in: *New York Times* (29. Dezember 2014), abgerufen am 24. September 2020: https://www.nytimes.com/2014/12/30/health/how-ebola-roared-back.html.

53 »Discussing Global Health at Davos«, *Wellcome Trust Blog*, abgerufen am 11. Juni 2015: http://blog.wellcome.ac.uk/2015/01/21/discussing-global-health-at-davos/. *Black Swan* (dt. *Der Schwarze Schwan*) ist der Titel des 2010 erschienenen Bestsellers von Nassim Nicholas Taleb, einem libanesisch-amerikanischen Autor; der Begriff steht für ein Ereignis, auf das uns frühere Erfahrungen nicht vorbereitet haben und das, bis es geschieht, allgemein für unmöglich gehalten wird. Musterbeispiel dafür ist, dass die Menschen in der Alten Welt vor der Entdeckung Australiens davon überzeugt waren, alle Schwäne seien weiß, da noch nie jemand einen schwarzen Schwan gesehen hatte. Taleb zufolge zeichnet sich ein Black-Swan-Ereignis durch drei Elemente aus: »Seltenheit, enorme Auswirkungen und rückblickende (aber nicht prospektive) Vorhersagbarkeit.«

54 Muyembe-Tamfum, »Ebola Virus Outbreaks in Africa: Past and Present«.

55 WHO, »Ebola virus disease, fact sheet 103, updated August 2015. Table: Chronology of previous Ebola virus disease outbreaks«, abgerufen am 24. September 2020: http://www.who.int/mediacentre/factsheets/fs103/en/.

56 Die Gründe dafür würden den Rahmen dieses Buches sprengen, aber so viel lässt sich sagen: Der kommerzielle Anreiz, in Impfstoffe und Medikamente für vernachlässigte Tropenkrankheiten wie Ebola zu investieren, ist für Pharmafirmen gering. Andererseits konnte ein internationales Konsortium mit Rückendeckung der WHO während des Ausbruchs in Guinea zeigen, dass ein experimenteller Impfstoff, entwickelt von der kanadischen Gesundheitsbehörde und der US-amerikanischen Defense Threat Reduction Agency, der zuvor nur unter Laborbedingungen an Affen getestet worden war, zufällig ausgewählten Versuchspersonen im Einsatz einen 100-prozentigen Schutz gegen Ebola gewährte. Noch sind Fragen zur Sicherheit des rVSV-Vakzins offen, und es ist unklar, wie lange der Schutzeffekt anhält, doch es besteht die Chance, dass es medizinischen Helfern angeboten werden könnte, bevor sie zum nächsten Ebola-Einsatz entsandt werden. So ließen sich Erkrankungs- und Opferzahlen vielleicht minimieren. Thomas W. Geisbert, »First Ebola Virus Vaccine to Protect Human Beings?«, in: *The Lancet* 389, no. 10068 (4. Februar 2017), S. 479 f.

57   Edward C. Holmes et al., »The Evolution of Ebola Virus: Insights from the 2013–2016 Epidemic«, in: *Nature* 538, no. 7624 (13. Oktober 2016), S. 193–200.

9 Z wie Zika

1   Juliana Barbassa, »Inside the fight against the Zika virus«, in: *Vogue* (5. Mai 2016), abgerufen am 1. August 2017: https://www.vogue.com/ article/zika-virus-doctor-vanessa-van-der-linden.

2   Laura Clark Rohrer, »Enigma«, in: *Pitt (University of Pittsburgh)*, Sommer 2017, S. 19–23.

3   Liz Braga, »How a Small Team of Doctors Convinced the World to Stop Ignoring Zika«, in: *Newsweek* (29. Februar 2016), abgerufen am 24. September 2020: http://www.newsweek.com/2016/03/11/zika-microcephaly-connection-brazil-doctors-431427.html.

4   Chikungunya in, »Chikungunya Fever Guide«, abgerufen am 24. September 2020: http://www.chikungunya.in/dengue-chikungunya-diffe rences.shtml.

5   Dick Brathwaite et al., »The History of Dengue Outbreaks in the Americas«, in: *The American Journal of Tropical Medicine and Hygiene* 87, no. 4 (3. Oktober 2012), S. 584–593, abgerufen am 28. Oktober 2020: https://www.ncbi.nlm.nih.gov/pmc/articles/PMC3516305/.

6   WHO, »Dengue and severe dengue«, abgerufen am 24. September 2020: http://www.who.int/mediacentre/factsheets/fs117/en/.

7   Carlos Brito, Interview mit dem Autor, 5. Januar und 24. Juli 2017.

8   Ibid.

9   Donald McNeil, *Zika. The Emerging Epidemic* (New York: Norton, 2016), S. 30.

10   »Alexander Haddow and Zika Virus«, University of Glasgow Library auf Flickr, abgerufen am 24. September 2020: https://www.flickr. com/photos/uofglibrary/albums/72157668781044525; McNeil, *Zika*, S. 19–22; G. W. A. Dick, »Zika Virus (II). Pathogenicity and Physical Properties«, in: *Transactions of The Royal Society of Tropical Medicine and Hygiene* 46, no. 5 (1952)S. 521–534.

11   Mary Kay Kindhauser et al., »Zika: the origin and spread of a mosquito-borne virus«, in: *Bulletin of the World Health Organization* 94 (2016), S. 675–686C, abgerufen am 7. August 2016: http://www.who.int/bulletin/ online_first/16-171082/en/.

12   McNeil, *Zika*, S. 41.

13   Ibid., S. 43–45.

14   Rachel Becker, »Missing Link: Animal Models to Study Whether Zika Causes Birth Defects«, in: *Nature Medicine* 22, no. 3 (März 2016), S. 225–227.

15 Rohrer, »Enigma«, S. 19–23.
16 Ernesto Marques, Interview mit dem Autor, 24. Juli 2017.
17 Braga, »How a Small Team of Doctors Convinced the World to Stop Ignoring Zika«.
18 Brito, Interview mit dem Autor, 5. Januar und 24. Juli 2017.
19 G. Calvet et al., »Detection and Sequencing of Zika Virus from Amniotic Fluid of Fetuses with Microcephaly in Brazil: A Case Study«, in: *The Lancet Infectious Diseases* 16, no. 6 (1. Juni 2016), S. 653–660.
20 Braga, »How a Small Team of Doctors Convinced the World to Stop Ignoring Zika«.
21 PAHO, »Neurological syndrome, congenital malformations, and Zika virus infection. Implication for public health in the Americas – Epidemiological Alert« (1. Dezember 2015), abgerufen am 24. September 2020: http://www.paho.org/hq/index.php?option=com_content&view=article&id=11599&Itemid=41691&lang=en.
22 David Heymann et al., »Zika Virus and Microcephaly: Why Is This Situation a PHEIC?«, in: *The Lancet* 387, no. 10020 (20. Februar 2016), S. 719–721.
23 Margaret Chan, »Zika: We must be ready for the long haul«, 1. Februar 2017, abgerufen am 24. September 2020: https://www.who.int/en/news-room/commentaries/detail/zika-we-must-be-ready-for-the-long-haul.
24 WHO, »Zika: Then, now and tomorrow«, abgerufen am 24. September 2020: https://www.who.int/features/2017/zika-then-now/en/.
25 Jonathan Watts, »Rio Olympics Committee Warns Athletes to Take Precautions against Zika Virus«, in: *The Guardian* (2. Februar 2016), abgerufen am 24. September 2020: https://www.theguardian.com/world/2016/feb/02/zika-virus-rio-2016-olympics-athletes.
26 Jonathan Ball, »No One is Safe from Zika: Confirmation that Mosquitoborne Virus Does Shrink Heads of Unborn Babies … and a Chilling Warning«, in: *Daily Mail* (31. Januar 2016), abgerufen am 24. September 2020: http://www.dailymail.co.uk/news/article-3424776/No-one-safe-Zika-Confirmation-mosquito-borne-virus-does-shrink-heads-unbornbabies-chilling-warning.html.
27 Julian Robinson, »Living with ›Zika‹: Brazilian Parents Pose with Their Children Suffering from Head-shrinking Bug to Highlight Their Plight«, in: *Daily Mail* (25. Februar 2016), abgerufen am 24. September 2020: http://www.dailymail.co.uk/news/article-3464023/Living-Zika-Brazilian-parents-pose-children-suffering-head-shrinking-bug-highlight-plight.html#ixzz4pR4i82UG.
28 Nadia Khomani, »Greg Rutherford Freezes Sperm over Olympics Zika Fears«, in: *The Guardian* (7. Juni 2016), abgerufen am 24. September

2020: https://www.theguardian.com/sport/2016/jun/07/greg-rutherford-freezes-sperm-over-olympics-zika-fears.

29 Andrew Jacobs, »Conspiracy Theories About Zika Spread Through Brazil with the Virus«, in: *New York Times* (16. Februar 2016), abgerufen am 24. September 2020: https://www.nytimes.com/2016/02/17/world/americas/conspiracy-theories-about-zika-spread-along-with-the-virus.html.

30 Sarah Boseley, »Florida Issues Warning after Cluster of New Zika Cases in Miami Neighborhood«, in: *The Guardian* (1. August 2016), abgerufen am 24. September 2020: https://www.theguardian.com/world/2016/aug/01/florida-zika-cases-transmission-neighborhood-miami-dade-county; Jessica Glenza, »Zika Virus Scare is Turning Miami's Hipster Haven into a Ghost Town«, in: *The Guardian* (10. August 2016), abgerufen am 24. September 2020: https://www.theguardian.com/world/2016/aug/10/zika-virus-miami-florida-cases-mosquito-wynwood; Richard Luscombe, »Miami Beach Protests against use of Naled to fight Zika-carrying Mosquitos«, in: *The Guardian* (8. September 2016), abgerufen am 24. September 2020: https://www.theguardian.com/world/2016/sep/08/miami-beach-zika-protests-naled-mosquitos.

31 N. R. Faria et al., »Establishment and Cryptic Transmission of Zika Virus in Brazil and the Americas«, in: *Nature* 546, no. 7658 (15. Juni 2017), S. 406–410.

32 Celina Turchi, Interview mit dem Autor, 24. Juli 2017.

33 Ilana Löwy, »Zika and Microcephaly: Can we Learn from History?«, in: *Revista de Saúde Coletiva* 26, no. 1 (2016), S. 11–21.

34 C. G. Victora et al., »Microcephaly in Brazil: How to Interpret Reported Numbers?«, in: *The Lancet* 387, no. 10019 (13. Februar 2016), S. 621–624.

35 W. K. Oliveira et al., »Infection-related Microcephaly after the 2015 and 2016 Zika Virus Outbreaks in Brazil: A Surveillance-based Analysis«, in: *The Lancet* 6736, no. 17 (21. Juni 2017), S. 31368–5.

36 W. Kleber de Oliveira et al., »Infection-Related Microcephaly after the 2015 and 2016 Zika Virus Outbreaks in Brazil: A Surveillance-Based Analysis«, in: *The Lancet* (21. Juni 2017), abgerufen am 28. Oktober 2020: https://www.thelancet.com/journals/lancet/article/PIIS0140-6736(17)31368-5/fulltext.

37 Stephanie Nolen, »Two Years after Brazil's Zika Virus Crisis, Experts Remain Baffled«, in: *The Globe and Mail* (1. September 2017), abgerufen am 24. September 2020: https://beta.theglobeandmail.com/news/world/zika-crisis-brazil/article36142168/.

38 Priscila M. S. Castanha et al., »Dengue Virus – Specific Antibodies Enhance Brazilian Zika Virus Infection«, in: *The Journal of Infectious Diseases* 215, no. 5 (3. Januar 2017), S. 781–785.

39 Ewen Callaway, »Rio fights Zika with Biggest Release Yet of Bacteria-infected Mosquitoes«, in: *Nature News* 539, no. 7627 (3. November 2016), S. 17.
40 Liana Ventura, Interview mit dem Autor, 28. Juli 2017.
41 Human Rights Watch, »Neglected and Unprotected: The Impact of the Zika Outbreak on Women and Girls in Northeastern Brazil« (12. Juli 2017), abgerufen am 24. September 2020: https://www.hrw.org/report/2017/07/13/neglected-and-unprotected/impact-zika-outbreak-women-and-girls-northeastern.
42 Rob Sawers, »The beautiful Brazilian beaches plagued by shark attacks«, BBC World News (27. September 2012), abgerufen am 24. September 2020: http://www.bbc.co.uk/news/world-radio-and-tv-19720455.
43 Andrew Spielman und Michael D'Antonio, *Mosquito: The Story of Man's Deadliest Foe* (New York: Hyperion, 2001).
44 »Aedes Albopictus – Factsheet for Experts«, in: *European Centre for Disease Prevention and Control*, abgerufen am 24. September 2020: http://ecdc.europa.eu/en/disease-vectors/facts/mosquito-factsheets/aedes-albopictus.

10 »Disease X«, eine neue Infektionskrankheit, heute bekannt als COVID-19

1 Partha Bose und Jilian Mincer, »The Doctor Whose Gut Instinct Beat AI in Spotting the Coronavirus«, Oliver Wyman Forum, abgerufen am 24. September 2020: https://www.oliverwymanforum.com/city-readiness/2020/mar/the-doctor-whose-gut-instinct-beat-ai-in-spotting-the-coronavirus.html.
2 Jeremy Page, Wenxin Fan und Natasha Khan, »How it All Started: China's Early Coronavirus Missteps«, in: *Wall Street Journal* (6. März 2020), abgerufen am 24. September 2020: https://www.wsj.com/articles/how-it-all-started-chinas-early-coronavirus-missteps-11583508932.
3 Wang Lianzhang, »Gone But Not Soon Forgotten: Li Wenliang's Online Legacy«, Sixth Tone, 7. Februar 2020, abgerufen am 24. September 2020: https://www.sixthtone.com/news/1005172/gone-but-not-soonforgotten-li-wenliangs-online-legacy.
4 Tian Yang et al., »Appeal From Chinese Doctors to End Violence«, in: *The Lancet* 382, no. 9906 (23. November 2013), S. 1703 f., abgerufen am 24. September 2020: https://www.thelancet.com/journals/lancet/article/PIIS0140-6736(13)62401-0/fulltext.
5 Page, »How it All Started: China's Early Coronavirus Missteps«.
6 Alexander Boyd, »CCP Report on Death of Dr. Li Wenliang Scapegoats Wuhan Police, Claims Him as Their Own«, SupChina (20. März 2020), abgerufen am 24. September 2020: https://supchina.com/2020/03/20/

ccp-report-on-death-of-dr-li-wenliang-scapegoats-wuhan-police-
claims-him-as-their-own/.

7   Page, »How it All Started: China's Early Coronavirus Missteps«.
8   Boyd, »CCP Report on Death of Dr. Li Wenliang Scapegoats Wuhan
    Police, Claims Him as Their Own«.
9   Verna Yu, »›Hero Who Told the Truth‹: Chinese Rage Over Corona-
    virus Death of Whistleblower Doctor«, in: *The Guardian* (7. Februar
    2020), abgerufen am 24. September 2020: https://www.theguardian.
    com/global-development/2020/feb/07/coronavirus-chinese-rage-death-
    whistleblower-doctor-li-wenliang.
10 Xu Zhangrun, trans. Geremie R. Barmé, »Viral Alarm: When Fury
    Overcomes Fear«, ChinaFile (5. Februar 2020), abgerufen am 24. Sep-
    tember 2020: https://www.chinafile.com/reporting-opinion/viewpoint/
    viral-alarm-when-fury-overcomes-fear.
11 Daniel Wrapp et al., »Cryo-EM Structure of the 2019-nCoV Spike in
    the Prefusion Conformation«, in: *Science* 367, no. 6483 (13. März 2020),
    S. 1260–1263.
12 Eine neuere, in der Fachzeitschrift *Nature* veröffentlichte Studie fand
    heraus, dass SARS-CoV-2 etwa viermal so stark an den ACE2-Rezeptor
    bindet wie das klassische SARS-Virus. Die Viren haben etwa 80 Pro-
    zent des Genoms gemeinsam, das bedeutet, dass SARS-CoV-2 wirk-
    lich ein neues Virus ist. Am engsten ist es mit Stämmen verwandt, die
    man in Fledermäusen und Schuppentieren gefunden hat. Das lässt
    vermuten, dass SARS-CoV-2 entweder direkt von Fledermäusen auf
    Menschen übergesprungen ist oder von Schuppentieren, die sich vor-
    her bei Fledermäusen angesteckt hatten. Bevor sie Menschen infizieren
    konnten, muss es in den Tiervirenstämmen zu Mutationen gekommen
    sein, die es dem Virus ermöglichten, sich leichter auf Menschen aus-
    zubreiten. Jian Shan et al., »Structural Basis of Receptor Recognition by
    SARS-CoV-2«, in: *Nature* (30. März 2020), abgerufen am 24. September
    2020: https://www.nature.com/articles/s41586-020-2179-y#Abs1.
13 »Mount Sinai Physicians the First in U. S. Analyzing Lung Disease
    in Coronavirus Patients from China«, in: *Imaging Technology News*,
    26. Februar 2020; Scott Simpson et al., »Radiological Society of North
    America Expert Consensus Statement on Reporting Chest CT Findings
    Related to COVID-19«, in: *Radiology: Cardiothoracic Imaging* 2, no. 2
    (25. März 2020), e200152.
14 Siehe zum Beispiel: Bill Gates, »Responding to Covid-19 – A Once-in-
    a-Century Pandemic?«, in: *New England Journal of Medicine* (28. Fe-
    bruar/30.April 2020), abgerufen am 27. Oktober 2020: https://www.
    nejm.org/doi/full/10.1056/nejmp2003762; David Morens, Peter Daszak
    und Jeffery Taubenberger, »Escaping Pandora's Box– Another Novel

Coronavirus«, in: *New England Journal of Medicine* (26. Februar/ 2. April 2020), abgerufen am 27. Oktober 2020: https://www.nejm.org/ doi/full/10.1056/nejmp2002106.

15 Christos Lynteris und Lyle Fearnley, »Why Shutting Down Chinese ›Wet Markets‹ Could Be a Terrible Mistake«, The Conversation (2. März 2020), abgerufen am 24. September 2020: https://theconversation. com/why-shutting-down-chinese-wet-markets-could-be-a-terrible-mistake-130625.

16 H. V. Fineberg, »Pandemic Preparedness and Response – Lessons from the H1N1 Influenza of 2009«, in: *New England Journal of Medicine* 370, no. 14 (3. April 2014), S. 1335–1342.

17 The World Bank, »2014–2015 West Africa Ebola Crisis: Impact Update«, 10. Mai 2016, abgerufen am 24. September 2020: https://www.worldbank. org/en/topic/macroeconomics/publication/2014-2015-west-africa-ebola-crisis-impact-update.

18 Kai Kupferschmidt, »Bats May Be Carrying the Next SARS Pandemic«, in: *Science* (30. Oktober 2013), abgerufen am 24. September 2020: https://www.sciencemag.org/news/2013/10/bats-may-be-carrying-next-sars-pandemic.

19 James Gorman, »How Do Bats Live With So Many Viruses?«, in: *New York Times* (28. Januar 2020), abgerufen am 24. September 2020: https:// www.nytimes.com/2020/01/28/science/bats-coronavirus-Wuhan.html; Jiazheng Xi et al., »Dampened STING-Dependent Interferon Activation in Bats«, in: *Cell Host & Microbe* 23, no. 3 (14. März 2018).

20 Kevin J. Olival et al., »Host and Viral Traits Predict Zoonotic Spillover From Mammals«, in: *Nature*, 21. Juni 2017.

21 Lisa Schnirring, »New SARS-like Virus From Bats Implicated in China Pig Die Off«, CIDRAP (5. April 2018), abgerufen am 24. September 2020: http://www.cidrap.umn.edu/news-perspective/2018/04/new-sars-virus-bats-implicated-china-pig-die.

22 Kate E. Jones et al., »Global Trends in Emerging Infectious diseases«, in: *Nature* 451, no. 7181 (21. Februar 2008), S. 990–993.

23 Bill Gates, »The Next Outbreak? We're Not Ready«, TED 2015, abgerufen am 24. September 2020: https://www.ted.com/talks/bill_gates_ the_next_outbreak_we_re_not_ready/transcript?language=en#t-39511.

24 WHO, »Blueprint for R&D Preparedness and Response to Public Health Emergencies Due to Highly Infectious Pathogens«, 8.–9. Dezember 2015, abgerufen am 24. September 2020, https://www.who.int/blueprint/ about/en/.

25 WHO, »Prioritizing diseases for research and development in emergency contexts«, 6.–7. Februar 2018, abgerufen am 26. März 2020:

https://www.who.int/activities/prioritizing-diseases-for-research-and-development-in-emergency-contexts.

26 Interview mit dem Autor, 6. März 2020. Die Person, von der Daszak spricht, ist Massinissa Si Mehand, ein technischer Referent der WHO. Dessen Forschungsinteresse gilt unter anderem »Angewandter Mathematik, Vorbereitung und Durchführung von Maßnahmen bei Krankheitsausbrüchen, Priorisierung, Entscheidungshilfen und Risikoanalyse«. Massinissa Si Mehand et al., »World Health Organization Methodology to Prioritize Emerging Infectious Diseases in Need of Research and Development«, in: *Emerging Infectious Diseases* 24, no. 9 (September 2018), abgerufen am 24. September 2020: https://wwwnc. cdc.gov/eid/article/24/9/17–1427_article.

27 Peter Daszak, »We Knew Disease X Was Coming. It's Here Now«, in: *New York Times* (27. Februar 2020), abgerufen am 24. September 2020: https://www.nytimes.com/2020/02/27/opinion/coronavirus-pandemics. html; https://www.globalviromeproject.org/our-history.

28 Global Virome Project, »What is GVP?«, Fact Sheet, abgerufen am 24. September 2020: http://www.globalviromeproject.org/fact-sheets.

29 CEPI, »Mission«, abgerufen am 24. September 2020: https://cepi.net/ about/whyweexist/; Elsevier, »Infographic: Global Research Trends in Infectious Disease«, 24. September 2020: https://www.elsevier.com/ connect/infographic-global-research-trends-in-infectious-disease.

30 The World Bank und WHO, »A World at Risk: Annual Report on Global Preparedness for Health Emergencies«, Global Preparedness Monitoring Board, September 2019.

31 »The Event 201 Scenario«, abgerufen am 24. September 2020: http:// www.centerforhealthsecurity.org/event201/scenario.html.

32 Helen Branswell und Megan Thielking, »Fluctuating Funding and Flagging Interest Hurt Coronavirus Research«, STAT, 10. Februar 2020, abgerufen am 24. September 2020: https://www.statnews.com/2020/02/ 10/fluctuating-funding-and-flagging-interest-hurt-coronavirus-research/.

33 Rupert Beale, »Wash Your Hands«, in: *London Review of Books* 42, no. 5 (5. März 2020), abgerufen am 24. September 2020: https://www. lrb.co.uk/the-paper/v42/n06/rupert-beale/short-cuts.

34 Angela Giuffrida und Lorenzo Tondo, »›As If a Storm Hit‹: More Than 40 Italian Health Workers Have Died Since the Crisis Began«, in: *The Guardian* (26. März 2020), abgerufen am 24. September 2020: https://www. theguardian.com/world/2020/mar/26/as-if-a-storm-hit-33-italian-health-workers-have-died-since-crisis-began.

35 Motoko Rich, »›We're in a Petri Dish‹: How a Coronavirus Ravaged a Cruise Ship«, in: *New York Times* (22. Februar 2020), abgerufen am

24. September 2020: https://www.nytimes.com/2020/02/22/world/asia/coronavirus-japan-cruise-ship.html.

36 Motoko Rich und Eimi Yamamitsu, »Hundreds Released From Diamond Princess Cruise Ship in Japan«, in: *New York Times* (19. Februar 2020), abgerufen am 24. September 2020: https://www.nytimes.com/2020/02/19/world/asia/japan-cruise-ship-coronavirus.html.

37 »›Clap for Carers‹: UK in ›emotional‹ tribute to NHS and care workers«, BBC News, 27. März 2020, abgerufen am 24. September 2020: https://www.bbc.com/news/uk-52058013.

38 Robert P. Baird, »What Went Wrong With Coronavirus Testing in the U. S.«, in: *New Yorker* (16. März 2020), abgerufen am 24. September 2020: https://www.newyorker.com/news/news-desk/what-went-wrong-with-coronavirus-testing-in-the-us.

39 Demetri Sevastopulo und Hannah Kuchler, »Trump's Bluster Fails Crisis Test«, in: *Financial Times* (27. März 2020).

40 Brad Brooks, »Like the Flu? Trump's Coronavirus Messaging Confuses Public, Pandemic Researchers Say«, Reuters (13. März 2020), abgerufen am 24. September 2020: https://in.reuters.com/article/us-health-coronavirus-mixed-messages-idINKBN2102GY.

41 Hockey Hall of Fame, »Wayne Gretzky: Biography«, abgerufen am 24. September 2020: https://www.hhof.com/LegendsOfHockey/jsp/LegendsMember.jsp?mem=p199901&type=Player&page=bio&list=ByName.

42 Donald G. McNeil Jr., »Inside China's All-Out War on the Coronavirus«, in: *New York Times* (4. März 2020), abgerufen am 24. September 2020: https://www.nytimes.com/2020/03/04/health/coronavirus-china-aylward.html.

43 Stephen Grey und Andrew MacAskill, »Special Report: Johnson listened to his scientists about coronavirus – but they were slow to sound the alarm«, Reuters (7. April 2020), abgerufen am 24. September 2020: https://www.reuters.com/article/us-health-coronavirusbritain-path-speci-idUSKBN21P1VF.

44 Emily Shapiro, »Read Gov. Cuomo's Moving Speech About Defeating the Novel Coronavirus«, ABC News (27. März 2020), abgerufen am 24. September 2020: https://abcnews.go.com/US/read-gov-cuomos-moving-speech-defeating-coronavirus/story?id=69839370.

45 Kenya Evelyn, »Trump On Urgent Requests For Ventilators: ›I Don't Believe You Need 30,000‹«, in: *The Guardian* (27. März 2020), abgerufen am 24. September 2020: https://www.theguardian.com/us-news/2020/mar/27/trump-ventilators-coronavirus-cuomo-new-york.

46 Ebony Bowden, Carl Campanie und Bruce Golding, »Worker at NYC Hospital Where Nurses Wear Trash Bags as Protection Dies from Coro-

navirus«, in: *New York Post* (25. März 2020), abgerufen am 24. September 2020: https://nypost.com/2020/03/25/worker-at-nyc-hospital-where-nurses-wear-trash-bags-as-protection-dies-from-coronavirus/.

47 Alfred W. Crosby, *America's Forgotten Pandemic: The Influenza of 1918* (Cambridge: Cambridge University Press, 2003), S. 322.

48 Mark Honigsbaum, *Living With Enza. The Forgotten Story of Britain and the Great Flu Pandemic of 1918* (London: Macmillan, 2009), S. 83 f.

49 Thomas Friedman, »Our New Historical Divide: B. C. and A. C. – the World Before Corona and the World After«, in: *New York Times* (17. März 2020), abgerufen am 24. September 2020: https://www.nytimes.com/2020/03/17/opinion/coronavirus-trends.html.

50 Robert Verity et al., »Estimates of the Severity of Coronavirus Disease 2019: A Model-Based Analysis«, in: *The Lancet Infectious Diseases* (30. März 2020), abgerufen am 24. September 2020: https://www.thelancet.com/journals/laninf/article/PIIS1473–3099(20)30243–7/abstract.

51 An der Spanischen Grippe starben weltweit schätzungsweise 50 bis 100 Millionen Menschen. Rechnet man das Wachstum der Weltbevölkerung seit damals ein, so wäre das heute mit einer Zahl von 140 bis 425 Millionen Toten gleichzusetzen. John Barry, »The 1918 Influenza Pandemic in Its Time – Will We Learn for the Future?«, in: *Nature Research Microbiology Community*, abgerufen am 24. September 2020: https://naturemicrobiologycommunity.nature.com/users/79120-john-barry/posts/29254-the-1918-influenza-pandemic-in-its-time-will-we-learn-for-the-future.

52 Arundhati Roy, »The Pandemic is a Portal«, in: *Financial Times* (3. April 2020), abgerufen am 24. September 2020: https://www.ft.com/content/10d8f5e8–74eb-11ea-95fe-fcd274e920ca.

53 Samanth Subramanian, »It's a Razor's Edge We're Walking: Inside the Race to Develop a Coronavirus Vaccine«, in: *Guardian* (27. März 2020), abgerufen am 24. September 2020: https://www.theguardian.com/world/2020/mar/27/inside-the-race-to-develop-a-coronavirus-vaccine-covid-19.

Epilog Das Jahrhundert der Pandemien

1 Commission on a Global Health Risk Framework for the Future, and National Academy of Medicine, Secretariat, *The Neglected Dimension of Global Security. A Framework to Counter Infectious Disease Crises* (Washington, D. C.: National Academies Press, 2016), abgerufen am 24. September 2020: http://www.nap.edu/catalog/21891.

2 Crosby, *America's Forgotten Pandemic*, S. xiii.

3 Christos Lynteris und Lyle Fearnley, »Why Shutting Down Chinese ›Wet Markets‹ Could be a Terrible Mistake«.

4   Mike Davis, *The Monster at Our Door,* vor allem Kapitel 7: »The Triangle of Doom«, S. 97–115.
5   Toph Allen et al., »Global Hotspots and Correlates of Emerging Zoonotic Diseases«, in: *Nature Communications* 8, no. 1 (24. Oktober 2017), S. 1–10, abgerufen am 24. September 2020: https://www.nature.com/articles/s41467-017-00923-8.
6   René Dubos, »Infection into Disease«, in: *Perspectives in Biology and Medicine* 1, no. 4 (Summer 1958), S. 425–35.
7   René Dubos, *Mirage of Health* (New Jersey: Rutgers University Press, 1988), S. 271.
8   Charles E. Rosenberg, *Explaining Epidemics and Other Studies in the History of Medicine* (Cambridge: Cambridge University Press, 1992), S. 295.
9   René Dubos, »Symbiosis of Earth and Humankind«, Vorlesung an der American University, Washington D. C., 6. Mai 1978, RU450 D851, Box 119, Folder 5, René Jules Dubos Papers, Rockefeller Archive Center.
10 Samuel Myers und Howard Frumkin (Hrsg.), *Planetary Health. Protecting Nature to Protect Ourselves* (Washington, London: Island Press, 2020).
11 David M. Morens und Jeffery K. Taubenberger, »Pandemic Influenza: Certain Uncertainties«, in: *Reviews in Medical Virology* 21, no. 5 (September 2011), S. 262–284.

Register

Bozeman, Marilyn 194
Briand, Sylvie 312
Brito, Carlos 340 ff., 346–352,
   362 f., 367
Brito, Charles 336 f., 342
Bronchitis 31, 272, 383
 – »eitrige Bronchitis« 31
Brucellose 125, 142
Burkitt-Lymphom 216, 235
Burnet, Frank Macfarlane 71 f.,
   153–156, 179
Bushmeat 17, 23, 241, 245, 287, 291,
   302 ff., 331, 411
B-Zellen 214

C

Camus, Albert 62, 98, 107, 413
Candidiasis 205–210, 247
CAPS (Coronavirus Associated
   Pulmonary Syndrome) 397
CD4-Zellen 205–208, 212–215,
   219, 230
CD8-Zellen 206, 214
Chamberland-Filter 50, 53
Chan, Margaret 267, 280, 312 f.,
   320, 353–357
CHAT 239
Chikungunya 337–341
Chlamydien 122, 179, 261
Chlamydophila (Chlamydia) psit-
   taci 122, 154, 162, 167, 177
Cholera 13–16, 47 ff., 56, 72, 184,
   252, 317, 337, 353, 360
 – Geflügel-/Hühnercholera 46,
   49, 190
Colby Rucker, William 84–87
Cole, Rufus 31, 40–47
Copeland, Royal S. 57 f.
Coronavirus 19, 282, 285 f., 289,
   382, 385–388, 392 f., 398, 409
COVID-19 (SARS-CoV-2)
   382–390, 397–408, 412

Coxiella burnetii 167, 179 ff.
Craven, Robert 163–166
Crosby, Alfred 404, 409
Cryer, George 96, 101, 108
Cumming, Hugh S. 92, 104–108,
   115 f., 120, 128 ff., 151
Cuomo, Andrew 402 ff.
Curran, James 209 f., 228–231
Cytomegalovirus (CMV) 207–210,
   230, 336, 350

D

Darrow, William 229 ff.
Daszak, Peter 286, 392–396, 410
Davis, Mike 254, 410
De Cock, Kevin 324 f.
Denguefieber 248, 253, 297,
   337–340, 353
Denguevirus 337, 340 f.
Desoxyribonukleinsäure (DNA)
   55, 65, 216 f., 238, 385 ff.
Deverell, William 82, 97
Diarrhoe 56, 122, 207, 283
Dickie, Walter 93, 96
Dickie, William 100–111
Diphtherie 16, 134
Disease X 394 f.
dos Santos, Mylene Helena 375 f.
Dubos, René 17 f., 161, 411 f.
Duesberg, Peter 239
Dugas, Gaëtan 229, 232 f., 246
Duncan, Thomas 327 f.

E

Ebola 11 f., 17, 20–23, 294–300,
   303–333, 353, 391, 394, 408
 – Behandlungszentren 303,
   306 ff., 316, 320, 326
 – Black-Swan-Ereignis 330
 – Bundibugyo-Ebolavirus 301 f.
 – Côte-d'Ivoire-/Taï-Forest-
   Ebolavirus 301

molekulare Uhr 67, 238, 246, 361
monoklonaler Antikörper (mAbs)
215
Montagnier, Luc 213, 219–223,
235
Monteiro, André 372 f.
Morens, David 71, 413
Morse, Stephen S. 248
Murines Leukämievirus 216
Murphy, John M. 182 f.
Muyembe-Tamfum, Jean-Jacques
303 ff.
Mycoplasma 272
Mycoplasma pneumoniae 162, 178
Mycosis fungoides 218

N

N95-Masken 267, 278, 281
Nebulisator 266
Nickelcarbonyl 173, 182–185
Nicolle, Charles 50–55, 72
Nipahvirus 286, 392–396
Nocard, Edmond 123 f., 132, 138,
155

O

Obama, Barack 323, 327, 391
Onkovirus 216–219
Opie, Eugene L. 30, 36
Opie, Eugene L. Opie 33
Ornithose 121
Ostküstenfieber 141
Owen, Wilfred 34 f.

P

Papageienkrankheit *siehe* Psitta-
kose
Paramyxovirus 274 f.
Paraquat 173
Park, William H. 44, 58 f.
Parvovirus 336
Pascoe, Elmer 93

Pascoe, J. L. 100 f.
Passageversuche 49, 54 ff.
Pasteurella pestis 78 f.
Pasteur, Louis 15, 46–50, 54,
123 ff., 190
Pathogene 15
»Patient Zero«/Indexpatient 229,
232, 247, 383, 393
Peiris, Malik 255–257, 260–265,
271–276, 282 f., 287
Penicillin 162, 200
Pépin, Jacques 241–246
Perry, James 92, 102 f., 106
Pest 13, 47, 248, 408
– 1. Pandemie (541–750) 81
– 2. Pandemie (1334–1353) 81
– 3. Pandemie (1855–1945) 82
– Ausbruch in der Mandschurai
1910 88 ff.
– Ausbruch in Los Angeles 1924
74–79, 91–110
– Beulenpest 79, 80, 252
– Beulenpest (bubonisch) 79
– Beulenpest in Kalifornien
1900–1914 82–88
– Lungenentzündung und 74 ff.
– Lungenpest 80 f.
– Lungenpest in Kalifornien
1919 87, 91
– Lungenpest (pneumonisch)
79
– Pestseptikämie (septisch) 79
– Peulenpest 81
– silvatische Pest 111 ff., 142
Pfeiffer, Richard 16, 35, 43–48, 52,
162
Phagozyten 28
PHEIC (Internationaler Gesund-
heitsnotstand) 312 f., 320 f.,
353–357, 360, 394
Phosgen 173
Piot, Peter 235, 320, 330

»Schwungvoll geschrieben und hochaktuell.«

The Boston Globe

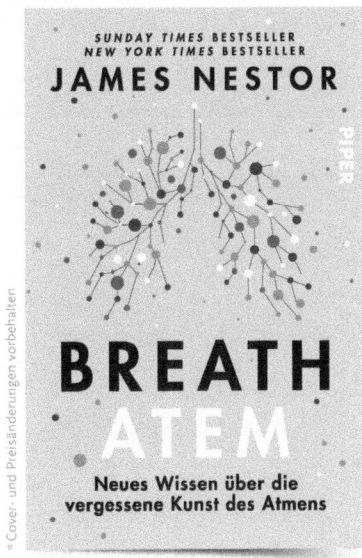

James Nestor

Breath – Atem

Neues Wissen über die vergessene
Kunst des Atmens – Der New-York-
Times-Bestseller

Aus dem Englischen von
Martin Bayer
Piper, 336 Seiten
€ 22,00 [D], € 22,70 [A]*
ISBN 978-3-492-05851-3

Nichts ist wichtiger für unsere Gesundheit und unser Wohlbefinden als der Atem. Doch viele haben verlernt, wie man richtig atmet. James Nestor nimmt uns mit auf eine faszinierende Abenteuerreise in alle Welt, um herauszufinden, wie wir lernen, wieder richtig zu atmen und gesünder zu leben.

»Eine begeisternde wissenschaftliche, kulturelle und spirituelle Geschichte darüber, wie wir atmen – und warum wir schon so lange falsch atmen.« Elizabeth Gilbert, Bestsellerautorin

PIPER

Leseproben, E-Books und mehr unter **www.piper.de**